Servicio Andaluz
de Salud (SAS)

Temario Específico Volumen 3

Fisioterapeutas

Servicio Andaluz de Salud (SAS)

eRodio
ediciones

Autores

Andrea López Merino
Fisioterapeuta

Ángeles Díaz Fernández
Fisioterapeuta

Sergio Hidalgo Varela
Fisioterapeuta

María Victoria Palop Montoro
Fisioterapeuta

Elena Piñero Pinto
Fisioterapeuta

Silvia Bravo Martínez
Fisioterapeuta

Marta Peña Salinas
Fisioterapeuta

Segunda edición, marzo 2017 (562 páginas)
Diseño de portada: Ediciones Rodio, S. Coop. And.
Edita: Ediciones Rodio, S. Coop. And.
Alameda de Hércules, 32-33. 1.ª planta. 41002-Sevilla
Teléfono: 955 28 74 84. Fax: 955 09 38 48
www.edicionesrodio.com
email: info@edicionesrodio.com
ISBN: 978-84-16963-18-8
ISBN Obra completa: 978-84-16963-21-8

Índice

Tema 44. Actuación del fisioterapeuta en situaciones críticas. Parada cardiorrespiratoria. Obstrucción de las vías aéreas. Reanimación cardiopulmonar básica. Fases 9

Tema 45. Fisioterapia Respiratoria. Valoración fisioterapéutica. Objetivos. Plan de tratamiento fisioterapéutico en las patologías más frecuentes. Fisioterapia respiratoria domiciliaria en pacientes con ventilación mecánica no invasiva 23

Tema 46. Fisioterapia en UCI, valoración y tratamiento del paciente crítico en ventilación mecánica. Preparación para el destete 87

Tema 47. Fisioterapia Cardiovascular. Valoración fisioterapéutica. Objetivos. Plan de tratamiento fisioterapéutico en las patologías más frecuentes 103

Tema 48. Fisioterapia en traumatología. Valoración fisioterapéutica. Objetivos. Plan de tratamiento fisioterapéutico 119

Tema 49. Tratamiento fisioterapéutico en las patologías óseas y de partes blandas en las diferentes articulaciones. Procedimientos fisioterapéuticos basados en terapias manuales 137

Tema 50. Fisioterapia en las malformaciones congénitas. Valoración fisioterapéutica. Objetivos. Plan de tratamiento fisioterapéutico en las patologías más frecuentes 235

Tema 51. Patologías pediátricas, cuello y deformidades del miembro inferior 249

Tema 52. Fisioterapia en las patologías vertebrales. Valoración fisioterapéutica. Objetivos. Plan de tratamiento fisioterapéutico en las patologías más frecuentes 263

Tema 53. Fisioterapia en reumatología. Valoración fisioterapéutica. Objetivos. Plan de tratamiento fisioterapéutico en las patologías más frecuentes (Artropatías inflamatorias, Reumatismos degenerativos, Periartritis escapulohumeral, Síndromes dolorosos) 279

Tema 54. Fisioterapia en neurología. Valoración fisioterapéutica. Objetivos. Plan de tratamiento fisioterapéutico en las patologías más frecuentes del Sistema Nervioso Central: Grandes síndromes neurológicos, enfermedades y lesiones de la médula espinal, lesiones cerebrales 301

Tema 55. Fisioterapia en neurología. Valoración fisioterapéutica. Objetivos. Plan de tratamiento fisioterapéutico en las afecciones neurológicas periféricas. Poliomielitis anterior aguda, lesiones del plexo braquial y miembro inferior. Parálisis periféricas tronculares 331

Tema 56. Valoración fisioterapéutica del desarrollo psicomotor del niño normal..... 351

Tema 57. Valoración fisioterapéutica de la Parálisis cerebral (PC); valoración de los trastornos motores y de los trastornos asociados. Educación terapéutica del PC....... 365

Tema 58. Electroterapia: Concepto. Clasificación de las corrientes eléctricas más utilizadas en fisioterapia. Acoplamiento entre el aparato de electroterapia y el paciente. Factores a valorar. Normas de seguridad en el manejo de aparatos de electroterapia 375

Tema 59. Técnicas electroterápicas con corrientes de baja, media y alta frecuencia. Indicaciones terapéuticas y contraindicaciones. Factores a tener en cuenta en la dosificación de las diferentes técnicas electroterápicas.. 397

Tema 60. Técnicas electroterápicas con ultrasonidos, radiaciones infrarrojas y ultravioletas, láser y campos magnéticos. Indicaciones terapéuticas y contraindicaciones. Factores a tener en cuenta en la dosificación de las diferentes técnicas electroterápicas 467

Tema 61. Técnicas eléctricas musculares. Fortalecimiento y elongación muscular por medio de corrientes eléctricas. Técnicas de las corrientes alternas más utilizadas para el fortalecimiento y la elongación muscular. Indicaciones terapéuticas y contraindicaciones.. 535

Bibliografía.. 557

Presentación

El equipo editorial de Ediciones Rodio, con más de 20 años de experiencia en el sector del libro para la preparación de oposiciones, pone a tu disposición este eficaz manual para la preparación de las pruebas de acceso a la categoría de Fisioterapeuta del Servicio Andaluz de Salud, según el Programa Oficial último.

Este tercer volumen, del temario Específico para esta categoría, comprende dieciocho temas (del 44 al 61) convenientemente desarrollados y actualizados.

Con el deseo de ofrecer al opositor un manual eficaz y de garantía, hemos incluido las respuestas a algunas preguntas solicitadas, referidas a los temas expuestos, en últimas convocatorias del Servicio Andaluz de Salud.

De este modo, a lo largo del desarrollo de cada tema, el lector encontrará este icono: que indica el párrafo donde está situada la respuesta de una pregunta de Exámenes oficiales del SAS para esta categoría.

Con estos recursos didácticos, pretendemos dotar al opositor de herramientas útiles para afrontar con garantías las pruebas selectivas.

Ediciones Rodio presenta el programa completo de Temas para Fisioterapeuta del SAS, dividido en seis volúmenes:

- *El Temario Común y test (temas y test 1 al 9).*
- *Temario Específico, Volumen 1.*
- *Temario Específico, Volumen 2.*
- *Temario Específico, Volumen 3.*
- *Temario Específico, Volumen 4.*
- *El Cuestionario, tipo test, de los Temas Específicos.*

Las actualizaciones que se realicen desde este momento hasta la fecha de publicación de la Convocatoria en el Boletín Oficial de la Junta de Andalucía (BOJA) podrán consultarse en nuestra página web ***http://www.temariosoposiciones.com/actualizaciones*** *junto a otros materiales complementarios.*

Sólo nos queda desearte el mayor de los éxitos.

Tu triunfo será nuestro triunfo.

Queremos felicitarte por el paso que has dado. Sabemos que afrontar unas oposiciones es una decisión importante, una tarea que precisa, entre otras cualidades, de grandes dosis de constancia y determinación. Pero no solo eso, también es importante poder contar con ayuda.

La colaboración es nuestra piedra angular, porque la razón de ser del cooperativismo está en la persecución de un beneficio común, aunando voluntades, afianzando recursos y mejorando la situación de quienes forman parte de un mismo proyecto.

Fieles a nuestros principios fundacionales, las cooperativas mantenemos un compromiso ético en aras de una sociedad más justa, a través de valores como la democracia, la transparencia, la responsabilidad social, la equidad o la solidaridad. Así como la Igualdad de género, y la sostenibilidad empresarial y medioambiental, que tienen carácter transversal al resto de principios.

Porque nosotros mismos hemos adoptado la fórmula del emprendimiento cooperativista, apreciamos el valor de contar con el apoyo de quienes confían en un mismo proyecto. Por eso, en nuestro compromiso con el empleo, queremos decirte que no estás solo en tu propósito. Desde este momento formamos contigo un equipo, y estamos convencidos que, con los recursos que ponemos a tu disposición, podrás obtener el máximo provecho al esfuerzo invertido y alcanzar con éxito tus objetivos de empleo.

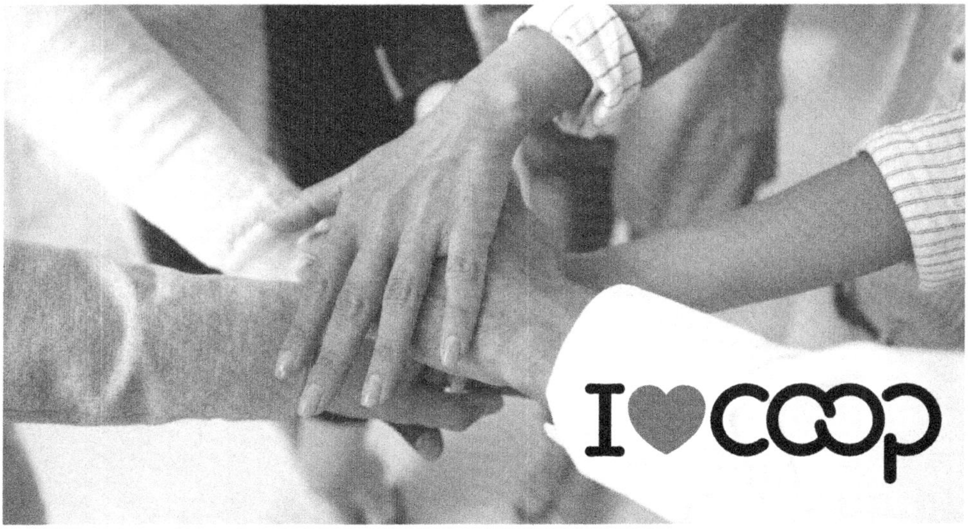

Fisioterapeutas Servicio Andaluz de Salud (SAS)
Temario específico
Volumen 3

Tema 44

Actuación del fisioterapeuta en situaciones críticas. Parada cardiorrespiratoria. Obstrucción de las vías aéreas. Reanimación cardiopulmonar básica. Fases

Andrea López Merino
Fisioterapeuta

Rodio ediciones

Índice esquemático

1. **Introducción**
   1.1. Objetivos fisioterápicos
   1.2. Valoración fisioterapéutica
2. **Parada cardiorrespiratoria**
   2.1. Causas de la parada cardiorrespiratoria
   2.2. Consecuencias de la PCR
   2.3. Diagnóstico
3. **Obstrucción de vías aéreas**
   3.1. Obstrucción de las vías aéreas superiores
   3.2. Obstrucción de vías aéreas bajas
4. **Reanimación cardiopulmonar básica: fases**
   4.1. Permeabilidad de la vía
   4.2. Breathing (respiración artificial)
   4.3. Conservación de la circulación

1. INTRODUCCIÓN

Cuando la actuación del fisioterapeuta es requerida en una situación crítica, siempre nos vamos a referir a pacientes en la fase aguda de cada proceso, ya sea enfermedad, accidente, cirugía o cualquier circunstancia que suponga una inestabilidad médica que ponga en riesgo la vida. Por ello es de vital importancia que el fisioterapeuta esté capacitado para una actuación efectiva dentro de situaciones de alta gravedad, conociendo la fisiopatología de cada caso y sus diversos procesos evolutivos, así como las normas y protocolos de actuación dentro de cada proceso.

En este apartado se darán pautas de qué hacer ante una parada cardiorrespiratoria, ante una obstrucción de las vías aéreas y ante la necesidad de realizar una reanimación cardiopulmonar básica.

1.1. Objetivos fisioterápicos

Dada la gravedad de una situación crítica, será imprescindible valorar los requerimientos del paciente en cada caso para poder coordinar con el equipo interdisciplinar nuestra actuación. En las etapas agudas nuestra actuación estará orientada a mantener el estado general del paciente para evitar posibles complicaciones. Debemos tener en cuenta la fragilidad del paciente y nuestro objetivo será sobretodo mantener el estado general del paciente y sus funciones vitales estables en la medida de lo posible. Dicho esto, nuestros objetivos serán:

- Facilitar la ventilación del paciente.
- Mantener los rangos articulares de todas las articulaciones donde sea posible la actuación.
- Mantener la musculatura en buen estado.
- Control postural.
- Evitar posibles deformidades producto de la inmovilización.
- Evitar la aparición de úlceras por presión.
- Evitar cualquier tipo de complicación derivada del encamamiento.

1.2. Valoración fisioterapéutica

El éxito de una intervención siempre está ligado a una buena valoración de cada paciente. Por ello, el fisioterapeuta deberá realizar una valoración personalizada del paciente para saber la condición del paciente, su estado general dentro de la complejidad de su enfermedad. Dentro de la valoración deberemos observar:

- Presencia de intubación endotraqueal.
- Necesidad de ventilación artificial.
- Datos de la monitorización como: la tensión arterial, saturación de oxígeno, ritmo respiratorio, ritmo cardiaco, etc.

- Presencia de drenajes.
- Presencia de sondajes.
- Canalización de vías centrales y nerviosas.
- Tipo de intervención quirúrgica en caso de haberse llevado a cabo.
- Presencia de problemas óseos y de partes blandas (fracturas, luxaciones, etc.)
- Presencia de posturas viciosas que podrían generar futuras retracciones con sus consiguientes retracciones y complicaciones en la recuperación del paciente.
- Estado de la piel, presencia de úlceras por presión o signos de una próxima aparición de las mismas.
- Limitaciones articulares (coherentes con los datos del paciente)
- Presencia de atrofia o signos de posible atrofia muscular en todos los grupos musculares.
- Problemas circulatorios (isquemia, éxtasis venoso, etc.)
- Existencia de daño neurológico y su etiología. (Central o periférico)

Todo esto debe ir reflejado en la valoración del fisioterapeuta para poder valorar más adelante la evolución del paciente y para mantener una comunicación objetiva con el resto del personal sanitario.

2. PARADA CARDIORRESPIRATORIA

Por parada cardiorrespiratoria (PCR) se entiende toda situación clínica que comprende un cese inesperado, brusco y potencialmente reversible de las funciones respiratorias y/o cardiocirculatoria espontáneas, no siendo resultado de la evolución natural de una enfermedad crónica avanzada o incurable, o del envejecimiento biológico.

Si no se contrarresta con medidas de reanimación, el paro cardiorrespiratorio produce una disminución brusca del transporte de oxígeno que da lugar a una disfunción del cerebro inicialmente y, posteriormente, conduce a lesiones celulares irreversibles en el organismo por la anoxia tisular y a la muerte biológica. La cardiopatía isquémica es la causa más frecuente de PCR en adultos en los países occidentales. Clínicamente una PCR se diagnostica por: pérdida de conocimiento, ausencia de pulsos palpables y apnea.

2.1. Causas de la parada cardiorrespiratoria

Son diversas. Muchas veces al estar presente en el momento de la parada puedes deducir fácilmente cual ha sido la causa (traumatismo, electrocución, ahogamiento, asfixia, intoxicación, estrangulación, hipotermia grave, etc). Dependiendo de la causa, el fisioterapeuta elegirá la mejor actuación.

Si tenemos un atragantamiento, no realizaremos insuflaciones puesto que resultarán ineficaces. En este caso utilizaremos las compresiones torácicas para conseguir expulsar el cuerpo extraño y posteriormente revisar el interior de la boca para comprobar que el cuerpo extraño se ha expulsado (correcta valoración, actuación exitosa).

Si la parada CR, no parece tener una causa evidente, debemos pensar que la causa es cardíaca. En este caso el mecanismo de la parada puede ser:

- Fibrilación ventricular, responsable del 75-80% de las PCR.
- Asistolia (se define en medicina como la ausencia completa de actividad eléctrica en el miocardio. Representa una isquemia miocárdica por periodos prolongados de perfusión coronaria inadecuada. Se identifica la asistolia como el ritmo correspondiente a la línea plana en el monitor. Una de las causas más comunes de asistolia es la hipoxia miocárdica; suele producirse cuando se bloquea el flujo sanguíneo coronario hacia el nodo S-A. La hipoxia grave impide que las fibras musculares conserven las diferencias iónicas normales a través de sus membranas y lipositos corrugados y se suele alterar a tal grado la excitabilidad que desaparece la ritmicidad automática.

  Cuando un paciente presenta asistolia, el tratamiento de elección es una inyección de epinefrina (también conocida como adrenalina) y atropina (la vasopresina puede eventualmente utilizarse) y reanimación cardiopulmonar. El corazón no responderá en estos casos a un desfibrilador por encontrarse ya despolarizado.
- Disociación electromecánica es una situación clínica en la que la actividad del corazón es organizada (incluso puede existir ritmo sinusal) pero no se observan pulsos centrales palpables. Esta situación se produce por distintas causas:
  1. Neumotórax a tensión (acumulación de aire o gas en el espacio pleural).
  2. Embolismo pulmonar (trombosis del sistema venoso profundo proveniente de los miembros inferiores).
  3. Hipovolemia (pérdida del contenido intravascular).
  4. Taponamiento cardíaco (acumulación de líquido en la cavidad pericárdica suficientemente importante como para obstruir la entrada de sangre a los ventrículos. Se evidencia con el pulso paradójico, que consiste en la caída de la tensión arterial sistólica mayor de 10 mm Hg. Durante la inspiración).
  5. Hipoxia (disminución del aporte de oxígeno a los tejidos por debajo de los límites fisiológicos pesar de una perfusión sanguínea de los tejidos adecuada).
  6. Acidosis (cuando el PH de la sangre es menor de 7´35).
  7. Hiperpotasemia (aumento de las cifras de potasio en sangre por encima de 5´5 mEq/litro).

2.2. Consecuencias de la PCR

Las consecuencias inmediatas de una PCR son la anoxia tisular y el fallo funcional de diversos órganos y sistemas. Los primeros sistemas afectados por una PRC con el nervioso y el cardiovascular y son quienes nos van a dar las pautas sobre su pronóstico.

- Isquemia miocárdica: el miocardio es sumamente sensible a la disminución del aporte de oxígeno, por lo tanto, esta condición, provocará un fallo en las propiedades contráctiles y de relajación del miocardio.

- Encefalopatía hipóxico-isquémica: Es el síndrome producido por la disminución del aporte de oxígeno (O_2) o la reducción mantenida del flujo sanguíneo cerebral al encéfalo. Puede ser provocada por una hipoxemia sistémica (asfixia) o una alteración en el transporte del O_2 (anemia aguda)

La anoxia que se prolonga por más de 3 a 5 minutos establece un daño irreversible sobretodo en los ganglios basales, hipocampo y cerebelo.

2.3. Diagnóstico

El diagnóstico se obtiene por la observación de la clínica. El fisioterapeuta se encontrará por tanto con:

- Pérdida brusca de conciencia.
- Ausencia de pulsos centrales después de la exploración en zonas carótida, braquial, femoral, etc.
- Apnea o respiración agónica.
- Midriasis, cianosis, etc, signos de descompensación que se considerarán unidos al resto de signos clínicos.
- En un paciente monitorizado se podrá observar con mayor facilidad con un electrocardiograma. Sus signos serán:
  1. Trastornos en la conducción ventrículo articular.
  2. Extrasístoles ventriculares.
  3. Taquicardia ventricular.
  4. Bradicardia sinusal extrema.
- En ocasiones se puede confundir una actividad eléctrica adecuada y un electrocardiograma normal pero con nula actividad contráctil del corazón. Por lo que el fisioterapeuta deberá comprobar la correcta valoración. Otros signos previos a la aparición de la PCR ayudarán al correcto diagnóstico (nerviosismo, pupilas dilatadas, pérdida de conciencia)

https://es.khanacademy.org/science/health-and-medicine/circulatory-system-diseases/dysrhythmias-and-tachycardias/v/normal-sinus-rhythm-on-ecg

3. OBSTRUCCIÓN DE VÍAS AÉREAS

El proceso de la respiración se divide en cuatro períodos principales: Ventilación pulmonar (entrada y salida de aire de los pulmones), difusión (paso del oxígeno y el dióxido de carbono (CO_2) desde el pulmón a los capilares pulmonares), transporte del oxígeno a las diferentes células y regulación de todo el proceso, fundamentalmente por el cerebro.

En condiciones normales, la respiración es rítmica, pausada y la frecuencia es estable; aunque fisiológicamente varía con la edad y actividades.

Para una adecuada ventilación pulmonar, debe estar permeable la vía aérea, existir un funcionamiento correcto de los pulmones y la pared del tórax y debe mantenerse una adecuada regulación de todo el proceso, por parte del centro nervioso de la respiración.

Sin una adecuada respiración, las células, fundamentalmente del cerebro, comienzan a morir pasados los 4-6 minutos, mucho antes si lo comparamos con la falla de la circulación, por ello, si bien en el orden práctico realizamos su examen luego de explorar el estado de conciencia, es el primer aspecto a resolver ante una supuesta víctima.

3.1. Obstrucción de las vías aéreas superiores

Las vías aéreas superiores se pueden obstruir por múltiples causas. Esta obstrucción puede tener distintos grados y en distintas zonas. Aquí se hará una clasificación tomando en cuenta la zona de obstrucción.

- Extratorácica: por encima del 5to o 6to cartílago traqueal. En este tipo de obstrucción se observa limitación al flujo inspiratorio y es de tipo variable. Durante la inspiración, aumenta el diámetro de la faringe y laringe y aumenta la presión negativa sobre la vía distal a la obstrucción, colapsándose las vías periféricas.
- Intratorácica: por debajo del 5to-6to cartílago traqueal. Hay limitación al flujo espiratorio y es de tipo fijo.

3.1.1. Causas

De origen funcional	Por obturación de la luz	Por lesiones orgánicas parietales	Por compresiones extrínsecas de órganos vecinos
Situaciones en las que el SNC está deprimido y el nivel de conciencia disminuido por diversas causas (post operatorio inmediato, alcoholismo agudo, medicación depresora del SNC, traumatismo craneoencefálico, crisis hipoglicémica, coma diabético, etc.) Disfunción neuromuscular aguda (parálisis de cuerda vocal post quirúrgica) o crónica (tumor, parkinson, ELA) Apnea del sueño.	Aspiración de líquidos. Inhalación de cuerpos sólidos.	Congénitas: estenosis laringea congénita. Edema inflamatorio: alergias, infecciones respiratorias, tumores, etc.	Vasculares: anomalías congénitas del cayado aórtico. Tumor cervical o del mediastino superior.

3.1.2. Clínica

1. Disnea aguda o crónica.
2. Estridor.
3. Respiración de tono bajo y ruidosa.
4. Si es de carácter inspiratorio hablaremos de obstrucción parcial extratorácica y si es de carácter espiratorio se hablará de obstrucción parcial intratorácica.
5. Disfonía (por afectación laringea), tos seca persistente y no productiva y hemoptisis (La hemoptisis incluye la expectoración de esputo hemoptoico o de sangre fresca procedente del aparato respiratorio, más concretamente de la zona subglótica.)
6. Cianosis, taquipnea, tiraje intercostal y supraclavicular, sudoración y alteraciones neurológicas.

3.1.3. Formas de presentación

- Formas agudas: necesitan de la intervención inmediata del personal de salud por ser de vital importancia valorar la posibilidad de intubación. Para ello se observarán los siguientes signos:
    1. Situación clínica: patologías previas, comidas copiosas, alergias.
    2. Escuchar intercambio de aire por nariz o boca.
    3. Dificultad para hablar.
    4. Movilidad de ambos hemotórax.
    5. Ruidos vocales (ronquera, gorgoteos).
    6. Estridor.
    7. Auscultación pulmonar y del cuello.
- Formas crónicas: se observará la aparición de disnea de manera progresiva. Suelen ser asintomáticas. En ciertos casos como en una intervención quirúrgica, se pueden agravar y dar sintomatología aguda.

3.1.4. Exploraciones complementarias

- Radiografía y/o TAC de tórax y/o de la zona cervical.
- Laringoscopia y fibrotraqueoscopia.
- Pruebas funcionales respiratorias.

Estas exploraciones se llevarán a cabo solo en las fases crónicas, ya que en las fases agudas, el personal de salud actuará de manera inmediata para valorar las intervenciones a practicarse.

3.1.5. Tratamiento

Medidas generales	Mantener las vías aéreas permeables. Ventilación con mascarilla y oxígeno. Implantación de una vía aérea artificial. Técnicas no quirúrgicas. Intubación faríngea (cánula de Guedel, cánula nasofaríngea) Intubación endotraqueal (oro traqueal, naso traqueal, transtraqueal) Técnicas quirúrgicas (traqueotomía, cricotiroidotomía con aguja o incisión)
Medidas específicas (en función a la causa)	**Laringoespasmo**: corticoides (vía intravenosa) **Cuerpos extraños**: apertura de la boca, maniobra de Heimlich, desobstrucción manual o con gasa, aspiración de líquidos, laringoscopia, broncoscopio. **Caída de lengua**: maniobra frente-mentón, tracción de la mandíbula hacia delante, apertura de la boca mediante tracción manual o instrumental, cánula de Guedel. **Edema angioneurótico**: corticoides (vía intravenosa) **Infección:** antibióticos. **Gases tóxicos y quemaduras:** corticoides endovenosos en fase aguda. **Estenosis fibrosas**: resección quirúrgica. **Tumores**: resección quirúrgica, cirugía láser, radioterapia.

3.2. Obstrucción de vías aéreas bajas

Se manifiestan con la prolongación y refuerzo de la espiración. Pueden aparecer sibilancias y/o crepitaciones secas audibles durante la auscultación (por el estrechamiento de la luz de los bronquios o bronquiolos).

Las causas más frecuentes son los procesos alérgicos, irritantes e infecciosos.

Tratamiento

1. Oxigenoterapia.
2. Disminución de la ansiedad.
3. Tratamiento específico.

4. REANIMACIÓN CARDIOPULMONAR BÁSICA: FASES

Cuando el personal sanitario está frente a un paciente con posible parada cardiorrespiratoria se debe plantear como principal objetivo conseguir la reanudación de la actividad cardíaca y proteger el funcionamiento del SNC. Se debe actuar con diligencia para asegurarse la pronta estabilización del paciente.

El fisioterapeuta tiene 3 campos de actuación en una situación de PCR.

Reanimación cardiopulmonar básica es un conjunto de actuaciones y maniobras orientadas a revertir una parada cardiorrespiratoria, con el objetivo de proteger la vida, evitando las lesiones irreversibles de los órganos vitales.

Estas maniobras se dividen en 3 momentos de actuación, como se describen en el siguiente cuadro.

RCP Básica (no requiere de medios especiales)	A: permeabilidad de la vía aérea. B: respiración boca a boca. C: masaje cardíaco.
RCP avanzada (requiere medios avanzados) ***solo personal de salud**	D: uso de drogas, medicación intravenosa, etc. E: monitorización del ECG F: desfibrilación.
RCP en cuidados intensivos	G: evaluación de la función cerebral del paciente. H: Cuidados intensivos.

Para hablar de esta maniobra, estudiaremos el ABC usado por todos los equipos de asistencia de urgencias en los que los objetivos estarán siempre orientados a:

Airway: permeabilidad de vías aéreas.

Breathing: facilitación de la respiración.

Circulation: conservación de la circulación.

4.1. Permeabilidad de la vía

El primer paso es siempre verificar la permeabilidad de las vías aéreas (*airway*). Para ello se coloca al paciente en decúbito supino con la cabeza alineada. Si el paciente está inconciente se deberá considerar la posibilidad de que su lengua esté obstruyendo el paso correcto de aire. Por ello, el personal sanitario deberá colocar la cabeza en hiperextensión (frente-nuca, frente-mentón).

Una vez colocada la cabeza en posición se procederá a limpieza de la cavidad bucal usando el dedo en gancho y buscando algún objeto extraño que esté ocasionando la obstrucción. Si hubiere dentadura postiza se retirará también y se limpiará la boca de secreciones con ayuda de una gasa o pañuelo.

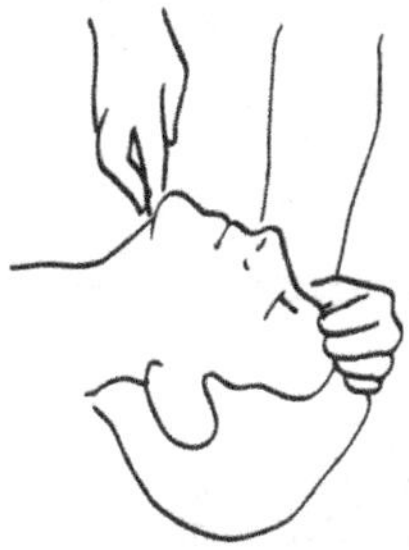

Una vez realizado este procedimiento, se verificará la restauración de la ventilación. Si no se consigue, se deberá sospechar de una obstrucción a nivel de la garganta, por lo cual se procede a realizar la maniobra de Heimlich.

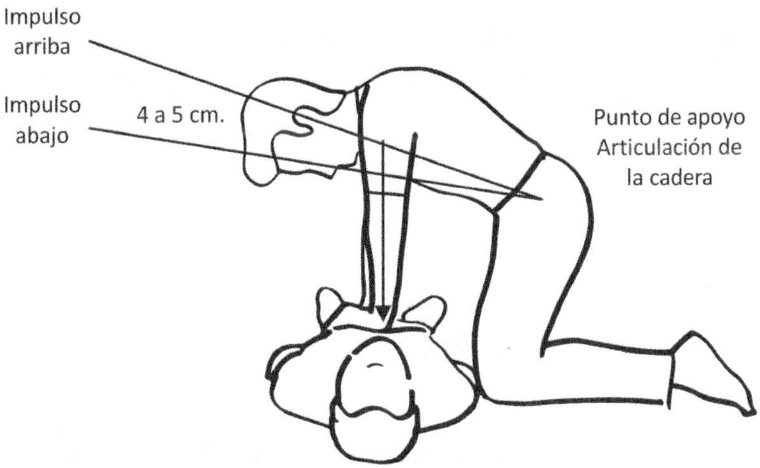

Nuevamente el personal sanitario se cerciorará que la función ventilatoria se ha restablecido. Si no se ha conseguido, se proseguirá con la siguiente fase.

4.2. Breathing (respiración artificial)

En esta fase el objetivo principal será llevar aire a los pulmones del paciente en parada cardiorrespiratoria. Esta actuación se llevará a cabo a través de 3 técnicas.

- Respiración boca a boca.
- Utilización del ambú
- Ventilación mecánica.

Respiración boca a boca: es la maniobra más universalmente empleada para suplir una respiración deficiente o ausente.

- Coloque al paciente alineado y boca arriba.
- Compruebe que no hay respiración o que esta es muy deficiente.

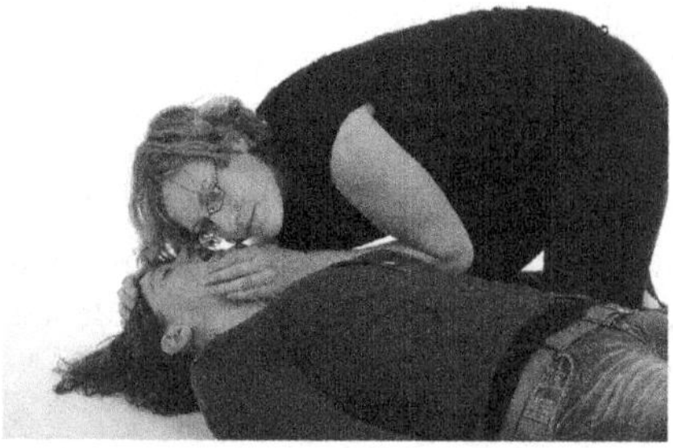

Levante el cuello e incline parcialmente la cabeza hacia atrás

- Asegure que la cabeza esté extendida y el mentón elevado si no hay trauma, si existe trauma mantenga la cabeza alineada, la columna cervical inmovilizada y la mandíbula elevada.

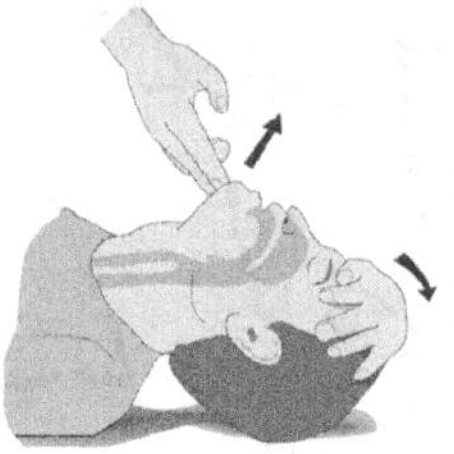

Levante bien el mentón

- Cierre la nariz (pince sus partes blandas con el primer y segundo dedo de la mano que está colocada en la frente y que también mantiene la extensión de la cabeza).
- Abra discretamente la boca sin perder la posición, tome una respiración profunda, coloque sus labios alrededor de la boca del paciente y asegúrese que no habrá fuga de aire.
- Introduzca el aire en las vías aéreas de forma suave (un segundo de duración para los adultos y entre 1 y 1.5 para los niños) observando la elevación del pecho.

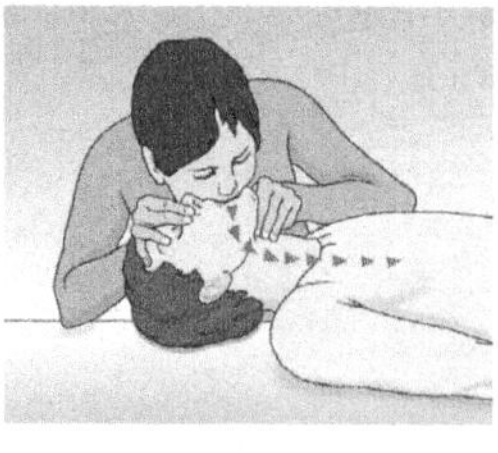

Oprima la nariz y sople en la boca abierta

- Sin perder la posición de la víctima separe sus labios de su boca y observe el descenso del tórax con la salida de aire.
- La cantidad de aire a insuflar depende de la edad, consistencia del individuo, resistencia de las vías aéreas, enfermedades previas, etc. En el adulto se recomienda de 500-600 ml de aire y en el lactante el que pueda contener en sus carrillos, no obstante, una buena medida es la cantidad que eleve al tórax, sin sobredistenderlo.

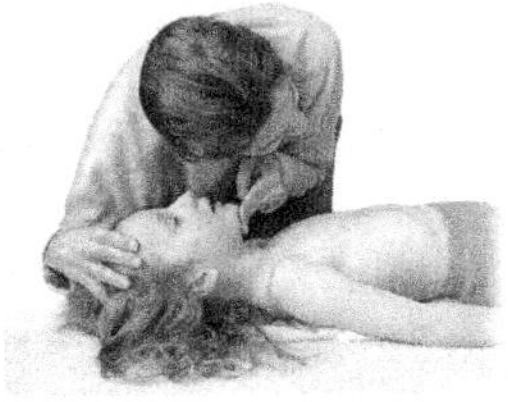

Compruebe la exhalación

- La frecuencia de respiraciones es de 20 por minuto en el niño y el lactante (1 cada 3 segundos) y 10 por minutos en el adulto (1 cada 6 segundos)
- Repita la secuencia en dependencia de la parte del ciclo en la cual se encuentre. Ventilación boca-boca. En el lactante, dado su menor tamaño, la técnica incluye cubrir su boca y la nariz con nuestros labios y el volumen de aire es mucho menor, se considera que una medida aproximada es la cantidad que quepa en nuestra boca, pero capaz de elevar el tórax sin distenderlo.

Respiración boca nariz: Esta maniobra es utilizada frente a imposibilidad de abrir la boca (trismo), lesiones en la boca (trauma) e imposibilidad de sellaje completo de la vía aérea por el método anterior.

- Coloque al paciente alineado y boca arriba.
- Compruebe que no hay respiración o que esta es muy deficiente.
- Asegure que la cabeza esté extendida y el mentón elevado si no hay trauma, si existe trauma mantenga la cabeza alineada, la columna cervical inmovilizada y la mandíbula elevada.

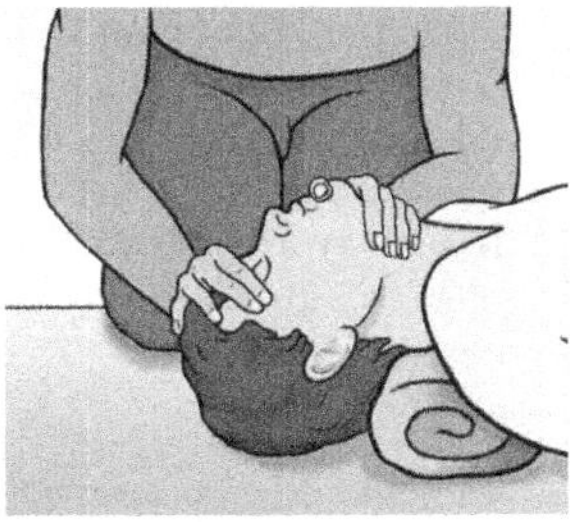

- Cierre la boca de la víctima y tome una respiración profunda.
- Rodee con sus labios la nariz del paciente e insufle (cantidad similar al anterior).
- Permita la exhalación para lo cual puede ser necesario abrir la boca.
- La frecuencia es similar a la descrita anteriormente.
- Repita la secuencia en dependencia de la parte del ciclo en la cual se encuentre.

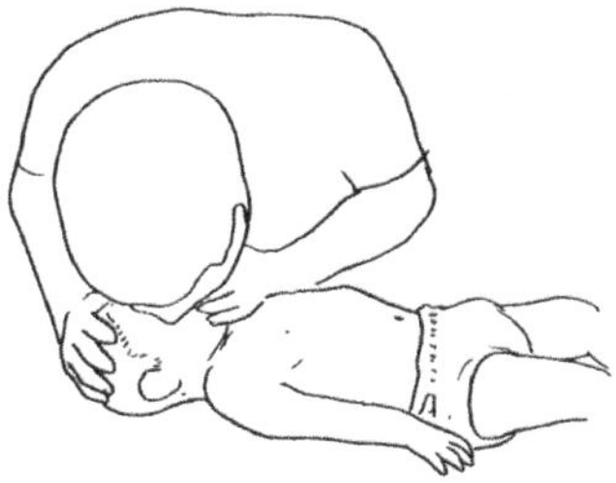

La frecuencia de este movimiento será entre 16 y 20 veces por minuto. Si se observa que no hay una respuesta rápida, se pasará al siguiente paso.

4.3. Conservación de la circulación

Circulation: masaje cardíaco: Es la técnica mediante la cual se realizan compresiones torácicas externas con el propósito de expulsar la sangre del corazón, y movilizarla hacia los tejidos. Estas compresiones torácicas, realizadas a una velocidad superior a 80 por minuto, garantizan una percusión mínima a dichos tejidos. A continuación, se describen los pasos a seguir.

- Se coloca al paciente en decúbito supino, sobre una superficie dura y con la cabeza, el tronco y las extremidades alineadas.
- El reanimador se coloca con los brazos extendidos, perpendicularmente sobre el centro de la caja torácica del paciente, colocando las manos en el punto elegido para el masaje.
- Para localizar el punto de masaje, el reanimador seguirá con sus dedos el reborde costal del paciente hasta su unión con el esternón. Con el dedo medio en ese punto, se coloca el dedo índice a su lado. A continuación de los de dedos se apoya el talón de la otra mano sobre el esternón (a nivel del tercio inferior del mismo).
- Sin variar la posición de la mano, colocar el talón de la otra encima y entrelazar los dedos de ambas manos, cuidando que siempre queden ubicados en el tercio inferior del esternón, en la línea media. Los dedos deben quedar como flotando, sin apretar sobre la parrilla costal.
- Una vez elegida la posición de masaje, el reanimado debe colocar sus brazos extendidos perpendicularmente sobre el esternón del paciente.
- Con los brazos así colocados, presionar el esternón hasta hacerlo descender aproximadamente 4-5 cm. A continuación se deja de presionar permitiendo que el tórax se eleve sin perder contacto con el área de masaje, repitiéndose a una velocidad de entre 80 y 100 compresiones por minutos.
- En situaciones de parada cardiorespiratoria se realizarán 30 compresiones y 2 ventilaciones de 1 segundo cada una tanto con un reanimador como con dos.

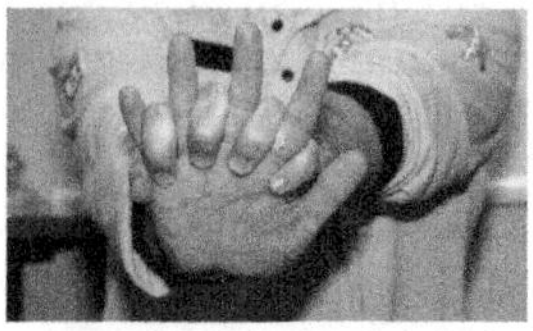

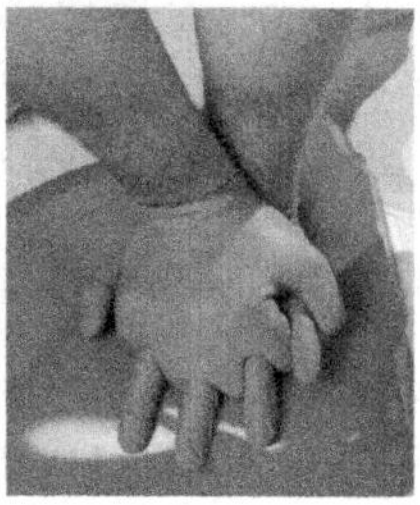

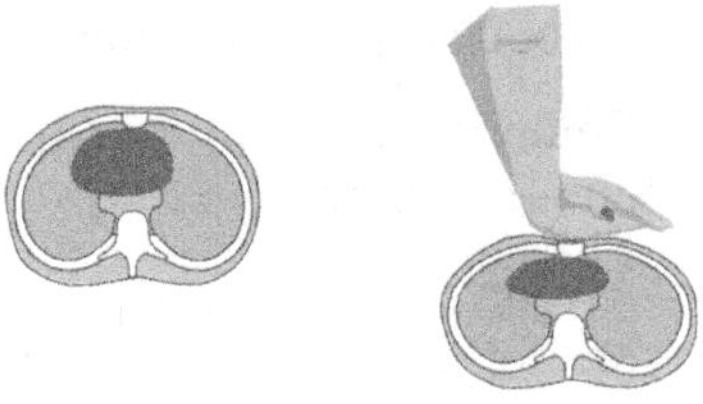

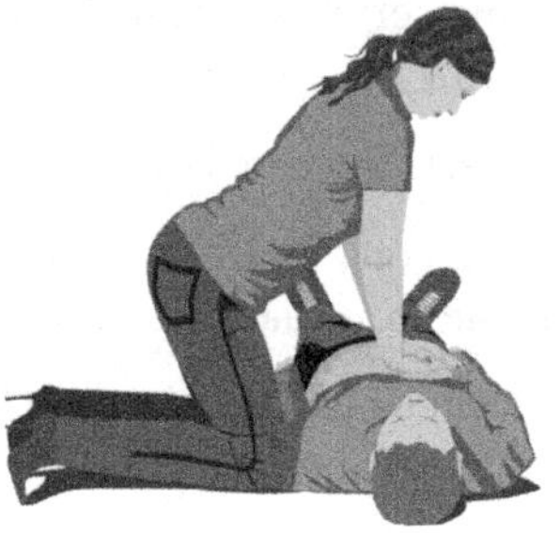

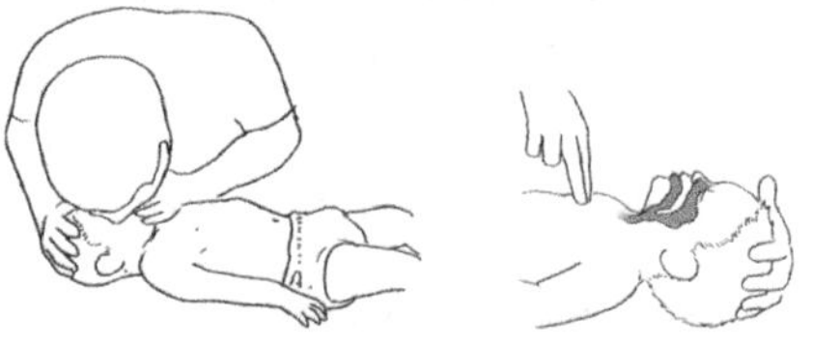

Fisioterapeutas Servicio Andaluz de Salud (SAS)

Temario específico Volumen 3

Servicio Andaluz de Salud (SAS)

Tema 45

Fisioterapia Respiratoria. Valoración fisioterapéutica. Objetivos Plan de tratamiento fisioterapéutico en las patologías más frecuentes. Fisioterapia respiratoria domiciliaria en pacientes con ventilación mecánica no invasiva

María Victoria Palop Montoro
Fisioterapeuta

Rodio ediciones

Índice esquemático

1. **Fisioterapia respiratoria**
    1.1. Definición y generalidades
    1.2. Evaluación fisioterápica
    1.3. Test funcionales
    1.4. Pruebas complementarias
2. **Técnicas de fisioterapia respiratoria**
    2.1. Definición
    2.2. Objetivos
    2.3. Clasificación de las técnicas
3. **Dispositivos utilizados en pacientes respiratorios: oxigenoterapia y aerosolterapia**
    3.1. Oxigenoterapia
    3.2. Aerosolterapia
4. **Ventilación mecánica y soporte ventilatorio**
    4.1. Consideraciones generales
    4.2. Parámetros seleccionables
    4.3. Indicaciones de la ventilación mecánica
    4.4. Objetivos
    4.5. Tipos
    4.6. Complicaciones
    4.7. Retirada de la ventilación mecánica
    4.8. Fisioterapia durante la ventilación mecánica
5. **Tratamiento fisioterápico de las patologías obstructivas**
    5.1. Generalidades
    5.2. Bronquitis crónica
    5.3. Enfisema pulmonar
    5.4. Bronquiectasias
    5.5. Asma bronquial
    5.6. Fisioterapia de las enfermedades obstructivas crónicas
6. **Tratamiento fisioterápico de las patologías restrictivas**
    6.1. Derrame pleural
    6.2. Fisioterapia en la cirugía torácica y abdominal
7. **Fisioterapia respiratoria en pediatría**
    7.1. Introducción
    7.2. Patologías más frecuentes
    7.3. Valoración
    7.4. Tratamiento

1. FISIOTERAPIA RESPIRATORIA

1.1. Definición y generalidades

La fisioterapia respiratoria según la SEPAR (Sociedad Española de Neumología y Cirugía torácica) "es el arte de aplicar unas técnicas físicas basadas en el conocimiento de la fisiopatología respiratoria, y en la atención psicoemocional del paciente para prevenir, curar , o algunas veces, tan solo estabilizar las alteraciones que afectan al sistema torácico pulmonar".

La fisioterapia respiratoria hace referencia al conjunto de técnicas físicas encaminadas a eliminar las secreciones de la vía respiratoria y mejorar la ventilación pulmonar. La evidencia científica que justifica su empleo en algunas enfermedades es insuficiente, aunque la práctica habitual perpetúa su uso. Es necesario individualizar el tratamiento atendiendo a la edad, la enfermedad de base y el estado clínico, la disponibilidad de aparatos y personal entrenado, el tiempo que requiere y el riesgo de pérdida de adherencia terapéutica. Las técnicas requieren entrenamiento y supervisión por parte de un médico y un fisioterapeuta especializado.

A menudo, la fisioterapia respiratoria se combina con otros tratamientos para facilitar el resultado deseado. Se incluyen la oxigenoterapia con gafas nasales para paliar la desaturación en pacientes con deterioro respiratorio, la nebulización previa con broncodilatadores y la nebulización posterior con corticoides y antimicrobianos.

1.1.1. Fines

- **Curativo**: tratar una deficiencia (rara vez) o corregir una disfunción (más frecuente).
- **Preventivo**: evitar la descompensación de una enfermedad crónica o tratar de limitar o retrasar su empeoramiento.
- **Paliativo**: para compensar o manejar una discapacidad.

1.1.2. Indicaciones

- Tratamiento de la congestión aguda (infección bronquial) o control de la congestión crónica (bronquitis crónica, EPOC, bronquiectasias...).
- Tratamiento de la obstrucción y sus consecuencias sobre la mecánica ventilatoria.
- Aprendizaje de un patrón de ventilación útil para la enfermedad obstructiva crónica (asma, EPOC...).
- Tratamiento de una disfunción aguda de la mecánica ventilatoria externa (pleuresia, postoperatorios de cirugía abdominal o torácica).
- Tratamiento de la insuficiencia respiratoria aguda o crónica.
- Reentrenamiento al esfuerzo, reducción de la disnea y mejora de la calidad de vida.

1.2. Evaluación fisioterápica

En la evaluación es posible determinar tres partes bien diferenciadas:

- Entrevista clínica.
- Exploración clínica respiratoria.
- Pruebas complementarias.

En la ficha de recogida de datos deben encontrarse:

1. Datos personales del usuario.
2. Diagnóstico actual, medicación, antecedentes personales o patologías asociadas.
3. Exploración del sujeto, incluyendo dos momentos bien diferenciados: en el primero, la observación se basa en aspectos más estáticos; sin embargo, en el siguiente nos basamos en aquellos más dinámicos que intervienen en los procesos ventilatorios, pese a que en la práctica muchas veces se recojan de forma simultánea.
4. Las exploraciones complementarias más comunes son la gasometría arterial, las radiografías, la espirometría y las pruebas de esfuerzo. Además pueden recogerse otras como son las escalas funcionales, según el centro y el tipo de asistencia (ambulatorios, hospitalizados, crónicos, postoperados, pacientes geriátricos, etc.).
5. Por último, siempre deben incluirse observaciones no sistematizadas que se consideren importantes o que pueden influir en el desarrollo del tratamiento.

1.2.1. Entrevista clínica

Durante la entrevista se produce el primer contacto en el cual podemos obtener información sobre aspectos relacionales, expectativas, deficiencias sensoriales o cognitivas. En esta fase debemos obtener información sobre los antecedentes personales y el motivo de consulta. También hay que considerar relevante información sobre el entorno físico, familiar y socioeconómico. En algunos casos toda esta información puede recogerse de forma indirecta a través de otros familiares, de otros profesionales de la salud o simplemente de la historia clínica.

En definitiva, se trata de una fase poco estructurada que debe culminar con un buen compromiso terapéutico entre el paciente y el fisioterapeuta. La eficacia del tratamiento suele depender de la calidad de la comunicación: de la relación y confianza que se establecen con el paciente desde el primer momento. Hay que adaptar el discurso, comprobar que el paciente ha comprendido perfectamente y replantearlo si es necesario.

Para establecer un plan terapéutico realista, negociado y compartido, el paciente debe disponer de toda la información. Los mejores resultados se obtienen cuando el paciente colabora y se siente parte activa del plan terapéutico. Debemos siempre preguntarnos:

- ¿Quién es el paciente y cuál es su problema médico?
- ¿De qué se queja el paciente y qué es lo que le molesta?

1.2.2. Exploración clínica respiratoria

En la exploración se recogen los signos (cianosis, acropaquia, por ejemplo) y los síntomas, como la disnea, la fatiga y el dolor. También observamos la constitución física de cada persona y valoramos su estado general, que se ve influenciado por la calidad de su nutrición (parenteral, enteral, etc); su trofismo muscular, la edad y la existencia de hábitos tóxicos. Todos ellos, junto a la presencia de antecedentes patológicos, puede que condicionen el modo en que llevemos a cabo el tratamiento y el logro de los objetivos propuestos.

1.2.2.1. Estructura del tórax

El interés por la estructura del tórax se justifica dada la implicación del mismo durante el proceso de ventilación; pues la existencia de alteraciones como el tórax "en embudo" (pectus excavatum), el tórax "en quilla" (pectus carinatum), el tórax "en tonel" o las asimetrías torácicas, repercutirán en la ventilación, comprometiéndola en mayor o menor grado.

Las alteraciones del tórax más comunes son las asimetrías. Se observan con el paciente en bipedestación, comparando algunos relieves cutáneos como la altura de las mamas, de los hombros y los ángulos inferiores escapulares. Rara vez estas asimetrías tienen origen en la enfermedad respiratoria, sino que suelen presentarse en las alteraciones de la estática, secundarias a afecciones idiopáticas, neuromusculares o reumáticas.

No obstante, en ocasiones puede comprobarse cómo algunas enfermedades respiratorias tienden a evolucionar hacia una hiperinsuflación del tórax, por aumento de las resistencias aéreas, que dificulta el trabajo espiratorio, dando lugar a unos músculos inspiratorios acortados y un diafragma aplanado. Esto produce una desventaja mecánica que repercute en mayor dificultad para realizar el proceso respiratorio, requiriendo la ayuda de los músculos accesorios. Ello se manifestará en un aumento del consumo de oxígeno y de la fatiga, apareciendo disnea posteriormente.

1.2.2.2. Perímetros torácicos

La medición de los perímetros torácicos nos permite obtener información del aumento o disminución de la flexibilidad del tórax. Estos datos nos pueden ser útiles como medio de evaluación de las técnicas de fisioterapia que estemos empleando, o bien como seguimiento de la evolución de patologías que producen disminución de la expansión torácica (espondilitis anquilosante, por ejemplo).

1.2.2.3. Mecánica ventilatoria

La mecánica ventilatoria puede ser causada por las citadas alteraciones morfológicas del tórax o ser consecuencia de distintos procesos de la cavidad abdominal que se caracterizan por una disminución de la eficacia de la función diafragmática. Estos se manifiestan con abdomen distendido, globuloso o indurado. A su vez, en la observación de la mecánica respiratoria puede detectarse la presencia de una ventilación paradójica o la asimetría de expansión de un hemitórax respecto al otro. Entre las causas de esta asimetría pueden encontrarse la morfología del tórax y los trastornos musculares (parálisis de la musculatura respiratoria).

La ventilación paradójica se caracteriza por una asincronía entre los diámetros torácicos y abdominales durante la respiración. Es frecuente en los pacientes crónicos o en situaciones clínicas como la insuficiencia respiratoria y los derrames pleurales.

Debe recogerse también la presencia de tirajes y la participación de la musculatura accesoria. En casos graves va acompañado de flapping (descoordinación de las partes distales de las extremidades) y de aleteo nasal.

Según las características ventilatorias del paciente se obtendrán valores diferentes de los siguientes parámetros:

- Volumen minuto (inspiratorio o espiratorio), que en condiciones normales puede presentar valores entre 5 y 10 l/min, según la persona y es susceptible de modificaciones durante las actividades de la vida diaria. (VMR= VC x FR).
- Volumen corriente o tidal (VC o VT).
- Frecuencia respiratoria (FR).

La relación del tiempo inspiratorio y espiratorio es importante observarla del mismo modo, ya que fisiológicamente debe existir una relación 1:2, y algunos pacientes con limitación crónica del flujo aéreo tienen alterada dicha relación, prolongando el tiempo espiratorio.

1.2.2.4. Auscultación

La auscultación pulmonar nos permite conocer la realidad de la ventilación pulmonar para establecer los objetivos de tratamiento. Esta herramienta nos aporta un mejor conocimiento de los cambios en la ventilación que presenta el paciente, como causa de su patología, o bien de la fatiga, del aumento del broncoespasmo, o de la retención de secreciones. Además nos permite comparar el estado previo y posterior a las técnicas empleadas en el paciente.

La auscultación debe realizarse en ciclos respiratorios completos, donde se compara siempre con el lado contralateral. Se puede empezar por las bases, los ápices, su cara anterior o posterior.

Se suele denominar murmullo vesicular al ruido respiratorio normal, el cual se presenta sin alteraciones, que en localización apical es turbulento y en las bases pulmonares es sosegado. Entre sus características podemos señalar:

- Es de baja intensidad.
- Percibido en la periferia del pulmón, corresponde al llenado alveolar durante la inspiración.
- El ruido respiratorio traqueobronquial se escucha en las zonas de proyección de las grandes vías aéreas, de intensidad más fuerte, en inspiración (más) y espiración.
- Puede estar enmascarado por la interposición de aire (neumotórax) o de líquido (pleuresia).

Algunos autores diferencian el murmullo vesicular en ruido respiratorio normal y ruido respiratorio bronquial, según se ausculte en las bases pulmonares o en zonas más apicales y próximas a las grandes vías aéreas. La ausencia del murmullo vesicular, o su disminución en una zona, se denominan afonesis e hipofonesis, respectivamente.

Además se producen ruidos adventicios, los cuales deben ser reconocidos, localizados y precisar en qué fase del proceso ventilatorio se producen. Entre estos se encuentran los estertores, los soplos y los roces. Los estertores son ruidos añadidos que corresponden a la vibración del aire que circula a través de una vía aérea patológica (por congestión/inflamación). Se dividen en:

- Estertores crepitantes o crepitantes finos:
  - ▹ Sonidos discontinuos y suaves.
  - ▹ Suelen escucharse al final de la inspiración.
  - ▹ Se asemejan a los pasos sobre la nieve.
  - ▹ El origen es muy distal o alveolar.
  - ▹ Reflejan la presencia de exudado o edema pulmonar.
- Estertores subcrepitantes o crepitantes gruesos:
  - ▹ Sonidos discontinuos y gruesos.
  - ▹ Se escuchan en inspiración.
  - ▹ Se asemejan a las burbujas que explotan en la superficie del agua.
  - ▹ Aumentan con la tos.
  - ▹ Reflejan congestión bronquiolo-alveolar.
- Estertores roncos o roncus:
  - ▹ Sonidos continuos y graves.
  - ▹ Se escuchan en inspiración y espiración.
  - ▹ Se asemejan al sonido del agua hirviendo.
  - ▹ La tos los modifica o hace desaparecer.
  - ▹ Reflejan congestión bronquial.
- Estertores sibilantes o sibilancias:
  - ▹ Sonidos continuos y agudos.
  - ▹ Se escuchan en inspiración y espiración.
  - ▹ Se asemejan a un silbido.
  - ▹ Son difusos.
  - ▹ Reflejan una disminución del calibre bronquial.

Los soplos corresponden a la propagación del ruido laringotraqueal normal a la superficie torácica. Reciben un timbre particular según el tejido interpuesto y reflejan la presencia de estructuras densificadas o condensadas. Existen dos tipos:

- Soplo tubárico: condensaciones neumónicas.
- Soplo pleurítico: pleuresias (suave, lejano, espiratorio).

Por último, los roces traducen la presencia de una inflamación pleural. Se asemejan al ruido que hace el papel de seda al arrugarlo y se escuchan en inspiración y espiración.

1.2.2.5. *Tos*

La tos de define como el mecanismo defensivo por el que se consigue la expulsión de secreciones, o bien de otros cuerpos extraños, de las vías aéreas. Rara vez será indicador de la enfermedad que la origina, pero puede orientar el diagnóstico. Algunas de las más características son la tos seca, la tos blanda (productiva) y la espasmódica.

- Tos seca y quintosa:
  - ▹ Irritación que aparece al inicio de las inflamaciones de la vía aérea.
  - ▹ Lesión del epitelio aéreo por infecciones virales.
  - ▹ Irritación fuera de las vías aéreas (mediastino, diafragma, pleura).
- Tos espasmódica:
  - ▹ Puede ser violenta.
  - ▹ De día y/o de noche.
  - ▹ Fenómenos alérgicos o de hiperreactividad bronquial.
- Tos productiva (tos húmeda):
  - ▹ Con expectoración de secreciones bronquiales.
  - ▹ Existencia de hipersecreción y/o congestión bronquial.

Datos importantes que deben recogerse de la tos son su frecuencia y los horarios de aparición. Esta tos puede verse dificultada por heridas quirúrgicas y trastornos musculares en tórax y abdomen, lo que puede aumentar el riesgo de complicaciones en pacientes que cursen con hipersecreción; sobre todo si se encuentran en inmovilización prolongada.

Cuando la tos va acompañada de expectoración, debemos observar sus características cuantitativas y cualitativas (color, textura, presencia de restos hemáticos, olor). La presencia de hemoptisis puede ser secundaria a hemorragia en las vías aéreas, a procesos tumorales o tuberculosis. Será interesante analizar la capacidad espontánea de drenaje (drenaje bronquial autónomo eficaz) por parte del paciente.

1.2.2.6. *Disnea*

La disnea se define como la sensación de molestia respiratoria percibida y expresada por el paciente, o como la "percepción angustiosa de un desajuste entre la demanda ventilatoria y las posibilidades mecánicas del sistema toracopulmonar". Entre sus causas se encuentran la alteración de la mecánica respiratoria, la presencia de fatiga muscular, problemas en la adaptación cardiovascular, etc. Su aumento progresivo produce una autolimitación inconsciente e insidiosa de las actividades. De este modo, en el momento en el que la disnea se convierte en una discapacidad, es expresada por el paciente y puede ser motivo de consulta. Por tanto, es un indicador obligado e indispensable para evaluar la repercusión de la enfermedad respiratoria en la calidad de vida del paciente.

En un intento de cuantificar esta sensación, se usan escalas y cuestionarios debido a las diferencias psicológicas de cada persona, sus propias vivencias y el aprendizaje, los cuales modifican su percepción. Entre estos se encuentran:

- Escalas verbales: escala de Borg, escala de la disnea de la American Thoracic Society.
- Escala visual analógica (EVA): permite medir la intensidad de la disnea, convirtiéndola en una variable cuantitativa (valores entre 0 y 10).
- Escalas de correlación disnea/esfuerzo.
- Cuestionarios de calidad de vida:
  - ▹ Genéricos (miden aspectos generales de la salud).
  - ▹ Específicos para las enfermedades respiratorias (por ejemplo, la escala de disnea de la British Medical Research Council, en la que se expresa su carácter evolutivo).

1.2.2.7. Fatiga muscular

El paciente puede referir con frecuencia la aparición de fatiga, expresada por dolor en los músculos periféricos, o bien de los músculos respiratorios. Su causa podría ser por atrofia o desuso, alteraciones nutricionales, disminución de la perfusión muscular o por enfermedades neuromusculares presentes. El aumento de la frecuencia respiratoria o de las presiones de las vías aéreas, así como el acortamiento muscular, pueden ocasionarla del mismo modo. En resumen, puede producirse:

- En músculos respiratorios: por aumento de FR, aumento de las presiones de las vías aéreas, acortamiento en la longitud del músculo.
- En músculos periféricos: sucesivas recaídas de los pacientes crónicos, disminución de la actividad por disnea (musculatura debilitada).

1.2.2.8. Dolor

El dolor puede definirse como la experiencia desagradable que asociamos primariamente a una lesión, o la percepción desagradable que es vivida de forma muy distinta por los diferentes individuos según su raza, orígenes culturales, creencias religiosas, sexo, e incluso puede variar en el mismo sujeto en función de su estado emocional, por el aprendizaje o por las experiencias previas.

Uno de los aspectos más difíciles de evaluar es la intensidad de la percepción dolorosa (ya que es subjetiva). Podemos utilizar escalas numéricas o verbales para precisarla, de igual forma que en la disnea. En la anamnesis debemos recoger las características del dolor, como son:

- Inicio y evolución.
- Localización.
- Su intensidad y sus cualidades.
- Tipo de dolor: agudo, crónico, referido u otros.

- Momento de instauración.
- Duración.
- Ciclo de evolución (si aumenta de noche, de madrugada, etc.).
- Factores que lo agravan (actividad, reposo, postura, estado emocional).
- Conductas en que aparece o limitaciones a causa del dolor.

El paciente con afección respiratoria crónica describe con frecuencia dolor torácico, por lo que hay que descartar una posible etiología cardíaca y otras afecciones respiratorias.

1.2.2.9. Signos de hipoxemia

- Cianosis: aparece cuando la tasa de hemoglobina reducida es superior a 5g/100ml. Es un signo tardío (coloración azulada de piel y mucosas). Existe una cianosis central (de origen respiratorio y visible en labios, orejas, uñas) y una cianosis periférica (por descenso en el flujo circulatorio local o periférico con menor temperatura distal cutánea).
- Taquicardia: aparece con el fin de aumentar el transporte de oxígeno.
- Acropaquia: es un engrosamiento de las falanges distales de los dedos de las manos y los pies, con un aumento de la curvatura de las uñas, un lecho ungueal esponjoso e indica hipoxemia crónica. Suele aparecer en patologías de origen central.
- Otros signos: agitación, irritabilidad y trastornos de consciencia.

1.2.2.10. Signos de hipercapnia

- Aumento de la presión parcial de dióxido de carbono en sangre arterial ($PaCO_2$). Puede ser causa de aumento de la presión arterial.
- Sudoración profusa predominante en rostro.
- Flapping tremor (descoordinación neuromotora).
- Somnolencia, obnubilación, coma.

La disnea puede indicar la existencia de hipercapnia e hipoxemia.

1.3. Test funcionales

Es frecuente observar que en las patologías respiratorias la funcionalidad del sujeto se ve afectada, tanto por la misma patología como por el deterioro del trofismo muscular, debido a un exceso de inmovilidad en un intento de evitar la sensación de ahogo y la fatiga muscular.

Formas de evaluación de la capacidad funcional más frecuentes:

- Test de los 6 minutos.

Se solicita al paciente que recorra un circuito cerrado del que conocemos su longitud, al ritmo habitual al que camina. Cuantificamos los metros recorridos en ese tiempo, la frecuencia cardíaca pre- y post-actividad y/o la pulsioximetría durante su desarrollo.

- Test de la escalera.

  Consiste en subir y bajar por una escalera, con escalones normales y un pasamanos. Se anota la cantidad de escalones (bajados o subidos) en un tiempo determinado o el tiempo utilizado en un número determinado de ellos. También puede registrarse la frecuencia cardíaca inicial y final o monitorizarse la saturación de oxígeno durante la prueba.

- Prueba de esfuerzo cardiorrespiratoria (PECR).

  Permite evaluar capacidades máximas, diagnóstico médico, reentrenamiento al ejercicio (individualizado). Se utilizan: cicloergómetro, electrocardiógrafo, analizador del gas respirado (evolución de VE, VO_2, VCO_2).

1.4. Pruebas complementarias

- **Radiología.**

  Nos informa de si ambos campos pulmonares se encuentran bien ventilados, si existen zonas de mayor densidad, pinzamientos de los senos costofrénicos o cardiofrénicos, retracciones del parénquima, aplanamiento diafragmático, hiperinsuflación del tórax u otras imágenes patológicas.

- **Espirometría.**

  La espirometría simple aporta el conocimiento de los volúmenes pulmonares estáticos (se realiza en espiración lenta y relajada). Mientras que la espirometría forzada refleja las alteraciones de la ventilación más significativas y ayuda a identificarlas (se realiza en espiración rápida y prolongada).

- **Gasometría**

  La gasometría informa de qué manera se realiza el intercambio gaseoso pulmonar. Con ella podemos evaluar la evolución del paciente y la necesidad de medios que permitan mejorar el intercambio gaseoso.

- **Pulsioximetría.**

  Con el pulsioxímetro puede monitorizarse el indicador de saturación de la oxihemoglobina (uno de los parámetros que incluye la gasometría).

- **Flujo espiratorio máximo (PEF).**

  Es un instrumento que facilita el diagnóstico y el seguimiento de los pacientes afectos de colapso de las vías aéreas de gran calibre. Partiendo del volumen de reserva inspiratoria, se obtiene durante una espiración rápida. Varía según el sexo, la edad y la estatura del sujeto.

- **Constantes vitales.**

  Otros datos a tener en cuenta son aquellos que nos informan del estado hemodinámico del paciente, como la presión arterial, frecuencia cardíaca y el ritmo cardíaco.

- **Indicadores de calidad de vida.**

  Son cuestionarios sobre la percepción que tiene el paciente de su enfermedad. Los cuestionarios genéricos analizan aspectos sobre la calidad de vida relacionada con la salud. Los cuestionarios específicos se referirán a una patología concreta (por ejemplo, enfisema, asma) o a alguna disfunción (por ejemplo, su movilidad, calidad del sueño, etc.).

2. TÉCNICAS DE FISIOTERAPIA RESPIRATORIA

2.1. Definición

Es un conjunto de técnicas basadas en el conocimiento de la fisiopatología pulmonar cuyo objetivo es prevenir, curar o estabilizar las alteraciones que afectan al sistema toracopulmonar.

2.2. Objetivos

1. Prevenir las disfunciones respiratorias mediante la movilización de la mucosidad para evitar la sobreinfección respiratoria y favorecer la ventilación alveolar.
2. Educar y sincronizar la ventilación para aumentar el volumen circulante y reducir la frecuencia respiratoria.
3. Readaptar al paciente al ejercicio para utilizar mejor el oxígeno, sin aumentar el consumo, y así mejorar su calidad de vida.
4. Favorecer todos los factores que incrementan la flexibilidad de la caja torácica, cintura escapular, raquis, y corregir los defectos estructurales que lo impidan.

2.3. Clasificación de las técnicas

2.3.1. Técnicas para la permeabilización de las vías aéreas

Permeabilizar es mantener una vía abierta al paso de un fluido líquido o gaseoso. Es una técnica que trata de corregir la ineficacia del aclaramiento mucociliar central y periférico, y el fallo en los diferentes mecanismos, para obtener una tos productiva.

Objetivos

1. Mejorar el transporte mucociliar.
2. Aumentar el volumen de la expectoración diaria.
3. Disminuir la resistencia de la vía aérea.
4. Mejorar la función pulmonar.

2.3.1.1. *Técnicas pasivas o dependientes*

- Drenaje postural.
- Percusiones.
- Vibraciones.
- Presiones manuales de la caja torácica.
- Tos provocada.

2.3.1.2. *Técnicas activas o autónomas*

- Reeducación de la tos y drenaje postural.
- Control de la espiración.
- Ciclo activo respiratorio.
- Drenaje autogénico.
- Coadyuvantes instrumentales.

2.3.1.3. *Técnicas pasivas o dependientes*

Drenaje postural

Son posturas terapéuticas en las que se usa la fuerza de la gravedad, orientando el bronquio a drenar lo más vertical posible, para que las secreciones alojadas en él que no pueden eliminarse, vayan pasando de las ramificaciones segmentarias a las lobares y de ahí a los bronquios principales y tráquea, de donde son evacuados por la tos.

El tiempo de posición de drenaje dependerá de la tolerancia del paciente (frecuencia respiratoria, frecuencia cardíaca, cianosis, etc.). En lactantes los cambios posturales se realizan en el regazo del adulto y en los niños mayores se empleaban mesas oscilantes o almohadas. Actualmente se utiliza en ambos la posición decúbito lateral y en sedestación, dado que la postura en Trendelemburg incrementa el trabajo respiratorio y aumenta la desaturación.

Hoy día, las investigaciones científicas dudan de su eficacia argumentando que las posiciones adoptadas para el drenaje de las secreciones, son deducidas de una orientación teórica de los bronquios y que existen variaciones morfológicas en cada una de las personas, por lo que estas posiciones teóricas no serían válidas.

Contraindicaciones del drenaje postural: disnea, hipoxia, hipertensión arterial, cardiopatías graves, edema cerebral.

Percusiones

Golpeteo rítmico y firme sobre la pared torácica en la zona exacta que se quiere drenar. Golpeteo repetido con la punta de los dedos en lactantes, la mano hueca en niños mayores o una mascarilla hinchable sobre las distintas zonas del tórax. Se combina con el drenaje postural.

La posición del paciente dependerá del segmento que tenga que drenarse.

Posición del fisioterapeuta: con las manos ligeramente ahuecadas, y con una relajada y rápida flexoextensión de las muñecas, de abajo arriba (no directamente sobre la piel del paciente).

Objetivos: movilizar las secreciones por la onda de choque y transmisión de energía que afecta a las propiedades reológicas del moco (viscosidad o elasticidad).

Indicaciones de la percusión:

- Hipersecretores con viscosidad mucosa aumentada.
- Fibrosis quística.
- Bronquiectasias.
- Pacientes con Insuficiencia respiratoria grave inmovilizados.
- Eliminar productos como el contraste tras una broncografía o en casos de atelectasias.

Contraindicaciones de la percusión:

- Hemoptisis.
- Osteoporosis.
- Tuberculosis pleural.
- Broncoespasmo.
- Fracturas costales.
- Neumotórax.
- Hemotórax.
- Metástasis óseas (costales o del raquis).

Actualmente se duda de su eficacia dado que las percusiones manuales se realizan a una frecuencia de entre 1-7 Hz, y se necesitaría una frecuencia de 25Hz para que fueran efectivas.

Vibraciones

Son movimientos oscilatorios aplicados a la pared torácica, transmitidos por el brazo del fisioterapeuta, con el fin de alterar la viscoelasticidad del moco. Se aplican las manos, o las puntas de los dedos, sobre la pared torácica y sin despegarlas se genera una vibración durante la espiración. Se combina con la compresión y el drenaje postural.

La posición del paciente dependerá del segmento a drenar.

Posición del fisioterapeuta: se colocan las manos relajadas sobre el área del tórax que se quiera tratar y, usando el peso del cuerpo, el fisioterapeuta produce una fuerte sacudida durante la espiración.

Objetivos: movilizar el moco debido a un aumento del movimiento de los cilios vibrátiles.

Indicaciones de la vibración:

- Patologías secretantes con gran aumento de la viscosidad y de las adherencias del moco.
- Pacientes muy deteriorados.
- Crisis asmáticas.

Contraindicaciones de la vibración:

- Enfisema bulloso.

  La frecuencia que hay que conseguir para que se rompan los enlaces moleculares, y que tenga efecto esta técnica, es de 50-60 Hz, lo cual no es posible de forma manual (de 4-20/25 Hz, 25 Hz en caso de manos muy expertas).

Presiones manuales de la caja torácica

Es una fuerza ejercida manualmente sobre la pared del tórax o del abdomen con el fin de aumentar de forma pasiva el flujo espiratorio. Sobre la caja torácica, permite la movilización costal; y sobre el abdomen, aumenta la presión abdominal que permite elevar el diafragma.

Posición del paciente en las presiones:

- Semisentado.
- Decúbito supino.
- Decúbito lateral.
- Cuadrupédica.
- Cuando se trata de una obstrucción proximal, la posición será de semisedestación con presión esternal y/o abdominal.

Objetivos de las presiones:

- El objetivo principal es aumentar el flujo espiratorio. Una presión cualquiera, ejercida sobre el tórax durante el tiempo de espiración forzada, induce una presión intratorácica superior a la que podría observarse durante la misma maniobra, en ausencia de dicha presión.
- Crear diferencias de presiones rápidas, lo cual asegura un aumento en la velocidad del flujo.
- Provocar fuerzas que despeguen las secreciones de la pared.

Indicaciones de las presiones:

- Pacientes con deterioro.
- Intubados.
- Problemas neuromusculares.
- Neonatos.
- Niños no colaboradores.
- Inhalación del líquido amniótico.
- Patología de la membrana hialina (fase secretante).

Contraindicaciones de las presiones:

- Tórax rígido.
- Osteoporosis grave.
- Fragilidad vascular.
- Estimuladores cardíacos.

Tos provocada

La tos es una espiración forzada, explosiva, voluntaria o refleja, que permite la defensa mecánica del árbol traqueobronquial en respuesta a un estímulo mecánico o químico. Representa la etapa final de todos los métodos de drenaje.

Mecanismo de la tos:

1. Inspiración profunda hasta el 70% de la capacidad vital.
2. Cierre de la glotis (estructuras subyacentes a cuerdas vocales) 2 segundos. Se asocia contracción isométrica de los músculos espiratorios (abdominales, torácicos) que llegan a una fuerza máxima (gran aumento de la presión abdominal, torácica y alveolar).
3. Apertura súbita de la glotis, por tanto, flujo espiratorio a gran velocidad.

Eficacia de la tos:

- Dependerá del gas y las características del moco.
- La fracción del moco movilizado es proporcional a la densidad y a la velocidad del gas (la duración de la sacudida) e inversamente proporcional a ciertas características reológicas del moco (viscosidad, elasticidad, adhesividad).

Modalidades de la tos:

- Tos fisiológica (es el mecanismo espontáneo).
- Tos provocada. Se puede desencadenar por estimulación voluntaria en zonas reflejas (entre cartílago cricoides y la escotadura esternal) y nasofaríngea (sonda de aspiración a través de la boca o de la nariz). Está indicado realizarla en neonatos, niños de corta edad y pacientes subcomatosos.
- Tos dirigida (voluntaria). Esta modalidad, a alto volumen pulmonar, es eficaz sobre los bronquios centrales o 1ª generación bronquial. A bajo volumen pulmonar, es eficaz sobre los bronquios periféricos o distales.

El despegamiento de la mucosidad de la pared desencadena habitualmente la tos. La tos produce la expectoración de la mucosidad por la boca o su deglución. No conviene reanudar los ejercicios de despegamiento mientras no se haya conseguido el aclaramiento de las vías respiratorias. En pacientes intubados o con cánulas de traqueostomía la succión suple a la tos. La sonda de aspiración se introduce hasta 1 cm más allá del extremo del tubo endotraqueal o la cánula; se inicia entonces la aspiración rotándola y retirándola lentamente. Conviene hiperoxigenar previamente, instilar un pequeño volumen de suero fisiológico, ajustar la presión negativa de aspiración y su duración, así como hiperinsuflar manualmente al finalizar el procedimiento para garantizar la oxigenación, reducir los efectos traumáticos en la mucosa y la producción de atelectasias.

Indicaciones de la tos:

- Tos dirigida.
  - ▷ EPOC.
  - ▷ Bronquiectasias.
  - ▷ Sobreinfecciones respiratorias.
  - ▷ Pacientes sometidos a una intervención quirúrgica (retención de secreciones).
  - ▷ Atelectasias.
  - ▷ Pacientes pediátricos.
  - ▷ En todos los casos en que haya una gran obstrucción de las vías aéreas debido al moco.
- Tos provocada.
  - ▷ Pacientes pediátricos.
  - ▷ Falta de colaboración.
  - ▷ Pacientes intubados, sedados, con problemas neurológicos y broncopléjicos.

Contraindicaciones de la tos:

- Contusiones torácicas.
- Neumotórax.
- Fracturas costales.
- Traumatismos intracraneales.
- Estenosis esofágicas.
- Resección o suturas traqueales.
- Traqueobroncomalacia.
- Crisis de asma o broncospasmo grave.
- Grandes hernias parietales, abdominales o de hiato.

2.3.1.4. Técnicas activas o autónomas

- Reeducación de la tos y drenaje postural (ya explicadas en las técnicas pasivas). El propio paciente puede llevarlas a cabo.
- Control de la espiración:
  - ▷ Lenta- espiración lenta total a glotis abierta en infralateral.
  - ▷ Rápida- técnica de espiración forzada.
- Ciclo activo respiratorio.
- Drenaje autogénico.
- Coadyuvantes instrumentales.

Espiración lenta total a glotis abierta en infralateral

Es una espiración lenta, con glotis abierta, desde el volumen corriente al volumen residual. Su particularidad es que sitúa al paciente en decúbito lateral sobre el lado a descongestionar (favorece su vaciamiento así como la compresión de las vías aéreas).

Mecanismo de acción: hiperventilación del pulmón que queda debajo.

Lugar de acción: árbol bronquial distal, en el que las espiraciones forzadas tienen un efecto nulo o limitado.

Posición del paciente: decúbito lateral sobre la zona afectada o decúbito supino, si no tolera (por cirugía).

Posición del fisioterapeuta: detrás del paciente, ejerce una presión abdominal infralateral con una mano y con la otra de nuevo ejerce presión a la altura de la parrilla costal supralateral (esta presión ayuda a obtener una deflación pulmonar progresiva).

Indicaciones:

- Pequeñas vías aéreas que constituyen la región pulmonar de mayores alteraciones. La insuficiencia del aclaramiento de esta región sensible ocasiona problemas funcionales más importantes que en las obstrucciones de los bronquios principales. La tos es ineficaz en la periferia del árbol bronquial.
- Retención de secreciones bronquiales distales en el caso de pacientes colaboradores (adultos, niños desde los 10-12 años con limitación crónica del flujo aéreo).
- Discinesia traqueobronquial, donde toda maniobra forzada provoca colapsos proximales perjudiciales a la evacuación de las secreciones.
- Asma bronquial.

Contraindicaciones:

- Falta de colaboración.
- Bronquiectasias quísticas.
- Edema agudo de pulmón.
- Absceso pulmonar.
- Anomalías vasculares unilaterales.

Aumento del flujo espiratorio

Es un aumento activo, activo-asistido o pasivo del flujo espiratorio, donde la velocidad, la fuerza y la duración serán necesarias para la eliminación de las secreciones.

El flujo espiratorio expresa la velocidad con la que desplaza el "frente aéreo" (cantidad de la columna de aire que se moviliza por las vías aéreas durante la espiración). Por tanto, corresponde a la velocidad de las moléculas de gas. Depende de 2 variables: es proporcional al flujo e inversamente proporcional al diámetro de las vías aéreas.

Objetivos:

- Movilizar las secreciones bronquiales de la periferia hacia las vías aéreas proximales por contracción activa, más o menos rápida y forzada de los músculos espiratorios.

- Actúan sobre las propiedades adhesivas, mediante las fuerzas realizadas, fraccionando las secreciones por aumento de la turbulencia del flujo.

Posición del paciente: sentado, semisentado, en decúbito supino o en decúbito lateral (apoyo sobre la zona sana).

Posición del fisioterapeuta: Al lado del paciente. Se realizan presiones manuales, torácicas y abdominales, en el tiempo espiratorio. Una mano en la zona torácica guía el movimiento costal. La otra en la zona abdominal, para la contracción de los músculos abdominales. De este modo el paciente contrae el vientre en el tiempo espiratorio.

Indicaciones: Patologías con obstrucción proximal o distal.

- Hereditarias.
  - ▷ Mucoviscidosis.
  - ▷ Síndrome de Kartagener.
  - ▷ Patologías de cilios inmóviles.
  - ▷ Déficits inmunitarios.
- Adquiridas.
  - ▷ Bacterianas o virales.
  - ▷ EPOC.
  - ▷ Postcirugía.
  - ▷ Tras ventilación mecánica controlada.

Contraindicaciones:

- Osteoporosis.
- Insuficiencia renal después de un tiempo prolongado de tratamiento con corticoides.
- Cirugía abdominal, si hay dolor.
- Fatiga de los músculos respiratorios, con aparición de disnea y utilización de músculos accesorios de la respiración.
- Traqueomalacia.
- Hernia de hiato o reflujo gastroesofágico.
- Patologías cardíacas graves.

Técnica de espiración forzada (FET: forced expiratory technique)

Es una espiración forzada a glotis abierta, con contracción de la musculatura abdominal y torácica, desde un volumen pulmonar medio a bajo, seguidas de un control respiratorio. Es una técnica que se utiliza para evitar la fase compresiva de la tos.

El paciente puede adoptar la posición más confortable para su realización.

Indicaciones:

- Discinesia bronquial.
- Pacientes quirúrgicos.
- Bronquiectasias.

- Fibrosis quística.
- Bronquitis crónica.

Contraindicaciones:

- Falta de colaboración por parte del paciente.
- Broncoespasmo.
- Broncomalacia.
- Cardiopatías graves.
- Paresia de los músculos abdominales.

Ciclo activo respiratorio (ACBT: active cycle breathing technique)

Cuando las series de FET se intercalan con períodos de ventilación diafragmática pausada y controlada y se asocian al drenaje postural.

Fases:

1. Control respiratorio.
2. Expansiones torácicas.
3. Control respiratorio.
4. Técnica de espiración forzada (huffing).
5. Control respiratorio.
6. Expansiones torácicas.
7. Técnica de espiración forzada.

Drenaje autógeno

Es una técnica de limpieza bronquial realizada a ritmo ventilatorio lento y controlado en 3 fases a diferentes volúmenes pulmonares. Se trata de una técnica autónoma que el paciente puede realizar solo sin la necesidad del fisioterapeuta, quien se limitará a la evaluación periódica del proceso.

Fases:

- Se inicia a volumen de reserva espiratorio, con el fin de despegar las secreciones.
- Después a volumen corriente, para recolectarlas.
- Finalmente, a volumen de reserva inspiratorio, para evacuar las secreciones sin provocar la tos.

Posición del paciente: Sentado, con la espalda erguida, cabeza ligeramente en hiperextensión. Manos apoyadas sobre la zona superior izquierda y derecha del tórax.

Realiza una inspiración diafragmática nasal, seguida de una pausa inspiratoria, con vías aéreas superiores abiertas, para finalizar con una espiración nasal lenta.

Indicaciones:

- Mucoviscidosis.
- Bronconeumopatías secretantes.
- Inestabilidad bronquial.

Contraindicaciones:

- Se trata de una técnica larga y difícil de aprender.
- Pacientes no colaboradores.
- Pacientes menores de 8 años.

2.3.2. Coadyuvantes instrumentales

2.3.2.1. Aerosolterapia

Un aerosol es el conjunto de partículas sólidas o líquidas dispersadas en una fase gaseosa y capaz de mantenerse en suspensión en su medio.

Objetivos:

- Introducir una sustancia farmacológica o no en las vías aéreas distales para conseguir dilatar los bronquios.
- Fluidificar las secreciones para mejorar la expectoración.
- Prevenir el broncospasmo.
- Depósito local de un antibiótico.

Debe administrarse: 20 minutos antes de las técnicas de permeabilización (fluidificadores, mucolíticos, antiinflamatorios, broncodilatadores), o después (antibióticos).

Fármacos utilizados:

- Broncodilatadores (habrá que enseñar su utilización al paciente).
    1. Quitar el tapón.
    2. Agitar el producto antes del empleo.
    3. Colocar la obertura hacia abajo, a distancia de la boca abierta.
    4. Inspirar apretando el broncodilatador.
    5. Apnea de 10 s.
- Otros fármacos (corticoides, antibióticos, fluidificantes, mucolíticos).

2.3.2.2. Presión espiratoria positiva

Dispositivo que permite aplicar una presión positiva variable transmitida de la boca al árbol bronquial durante la espiración. Lavable y esterilizable.

Se compone de:

- Una pieza bucal y del cuerpo del aparato, de material duro.
- Un embudo circular de material duro.
- Una bola metálica de alta densidad inoxidable.
- Una cubierta inmóvil con perforaciones en su parte superior.

Objetivos:

- Aumentar la presión positiva endobronquial, lo que permite retrasar el colapso bronquial, aumentar el volumen espiratorio y obtener un mayor flujo espiratorio.
- Movilizar las secreciones bronquiales mediante las vibraciones internas generadas con esta técnica, y disminuir la viscosidad de las secreciones modificando sus propiedades reológicas.

2.3.2.3. *Flutter*

Oscilaciones de la presión sobre la vía aérea que producen una vibración que se transmite en la pared del bronquio, lo cual permite un aumento del calibre bronquial y un incremento del flujo espiratorio.

Mecanismo de acción: despegar las secreciones, disminuir el colapso bronquial por un aumento de la presión intrabronquial e incrementar el flujo espiratorio, lo que facilita la progresión de las secreciones hacia las vías aéreas centrales.

2.3.3. Técnicas de relajación

Son mecanismos cuyo objetivo es aliviar y reducir la sensación de angustia, ansiedad y tensión. Estas técnicas se realizarán previamente a la reeducación respiratoria.

Objetivos: Enseñar al paciente cómo poder disminuir el trabajo respiratorio y controlar la disnea.

Existen muy diversas técnicas: método de Jacobson, método de Schultz, etc.

Indicaciones: asma y toda patología que cursa con angustia debido a la sensación de disnea, ya que producen regulación y autocontrol de la ventilación.

2.3.4. Técnicas de reeducación respiratoria

Para que tenga lugar un adecuado intercambio gaseoso en los tejidos, es necesaria:

- Una ventilación alveolar adecuada.
- Una perfusión equilibrada a dicha ventilación (relación ventilación/perfusión V/Q).
- Un transporte de oxígeno eficaz.

La reeducación respiratoria busca modificar los dos primeros elementos cada vez que se encuentren alterados.

Objetivos:

- Disminuir el trabajo respiratorio.
- Mejorar la eficacia respiratoria.
- Mejorar la tolerancia al ejercicio.
- Mejorar la calidad de vida del paciente.

Se deben tener en cuenta dos premisas importantes:

- Toma de conciencia por parte del paciente.
- Relajación del paciente (entorno tranquilo, posición cómoda, voz suave).

Tipos de técnicas:

1. Ventilación lenta controlada.
2. Respiración con los labios fruncidos.
3. Ventilación dirigida.

Objetivos:

- Corregir los movimientos paradójicos y las asinergias ventilatorias.
- Instaurar una ventilación abdomino-diafragmática a baja frecuencia y a gran volumen corriente.
- Automatismo ventilatorio en las AVD.

Ventajas de la reeducación:

- Mejora de la ventilación alveolar mediante el aumento del volumen corriente, disminución del volumen del espacio muerto anatómico, sin incrementar la frecuencia respiratoria.
- Reducción del asincronismo alveolar. Los alveolos menos ventilados disponen de un tiempo más prolongado para vaciarse y llenarse.
- La reducción del volumen de cierre aumenta el volumen corriente en la capacidad residual funcional y disminuye la precocidad del colapso bronquial.
- Aumento de la ventilación colateral. La respiración a gran volumen corriente y la frecuencia respiratoria lenta favorecen la importancia de la ventilación colateral.
- Los cambios de posición del paciente modifican la distribución del oxígeno y de la masa sanguínea en el pulmón.

2.3.4.1. Reeducación abdominodiafragmática

Esta técnica aumenta el diámetro anteroposterior y vertical del tórax. El diafragma es el principal músculo inspirador (70%). Su contracción no sólo aumenta el volumen de la caja torácica en dirección vertical, sino que también tiende a incrementar el diámetro transverso de su porción inferior. Además, el diafragma desempeña otros actos respiratorios como la tos, el estornudo y el hipo. La movilidad del diafragma se modifica en las diferentes posiciones y se comporta en función de las presiones que sufre según la ley de la membrana deformable. La presión visceral es más intensa en la zona de apoyo y la deformación de la membrana diafragmática es máxima en dicha zona.

Generalmente acompaña a las técnicas de expansión torácica en algunos síndromes restrictivos. Se trata de mejorar el descenso diafragmático (posición inspiratoria máxima) y su recorrido (entre las posiciones inspiratorias y espiratorias máximas.)

Las técnicas empleadas combinan 2 elementos: posición y trabajo inspiratorio.

La posición del paciente permite, gracias al peso de las vísceras, variar la resistencia ofrecida al descenso diafragmático. En decúbito lateral, la resistencia ofrecida es baja en el lado elevado, lo que favorece el descenso diafragmático. En el lado apoyado, la resistencia es alta, lo que favorece el recorrido diafragmático

La reeducación en fuerza y resistencia del diafragma está indicada en algunos síndromes obstructivos, dentro del entrenamiento global de los músculos inspiratorios.

Indicaciones:

- Esta técnica es básica para conseguir una ventilación abdominodiafragmática a gran volumen corriente y baja frecuencia (ventilación dirigida).
- En pacientes con limitación crónica al flujo aéreo, a fin de mejorar la ventilación alveolar.
- En pacientes con cirugía abdominal alta y baja, la posición mejor tolerada (para evitar el dolor) es el decúbito lateral.

2.3.4.2. Reeducación de las fibras posteriores del diafragma

Posición del paciente: decúbito supino sobre un plano duro, piernas flexionadas para relajar la musculatura abdominal, lo cual permite una carrera frénica más amplia.

Trabajo de reeducación: se solicita al paciente que realice una inspiración nasal lenta y profunda, que hinche el vientre, seguida de una espiración bucal lenta (labios fruncidos) y, al mismo tiempo, que comprima el vientre para adentro.

Al iniciar la inspiración el fisioterapeuta opondrá una ligera resistencia que irá disminuyendo al final de ésta, y en el tiempo espiratorio se realizará una presión manual al final del mismo. Las cinesias diafragmáticas pueden ser asistidas o contrarresistidas con la ayuda de saquitos de arena.

Posición del fisioterapeuta: una mano en la zona torácica para controlar que no movilice el tórax y la otra mano sobre la zona abdominal para controlar que hinche el abdomen (voz suave).

2.3.4.3. Reeducación hemidiafragmática

Posición del paciente: decúbito lateral apoyado sobre la zona afectada, cuerpo estirado, cabeza apoyada sobre la almohada y con los brazos flexionados. La pierna inferior debe estar flexionada y la superior extendida.

Posición del fisioterapeuta: detrás del paciente y colocará sus manos igual que en el ejercicio anterior.

Trabajo de reeducación: el mismo que en el ejercicio anterior. En el curso de la inspiración, la resistencia va disminuyendo para así permitir una ampliación máxima inspiratoria; la otra mano verificará la ausencia de expansión a la altura del hemitórax que queda en la parte superior.

2.3.4.4. Reeducación de la porción anterior del diafragma

Se bloquea la parte superior del tórax para fijar el esternón y las primeras costillas, con el fin de dejar libre el abdomen. En este caso utilizamos la posición en cuadrupedia.

Movilizaciones torácicas

1. **Expansión costal superior bilateral.**

   Posición del paciente: decúbito supino, con las extremidades superiores e inferiores en extensión.

   Posición del fisioterapeuta: detrás de la cabeza del paciente, colocará sus dos manos sobre la zona anterosuperior del tórax, de manera que los dedos crucen las costillas y los pulgares sobre el esternón.

   Trabajo de reeducación: el fisioterapeuta solicita al paciente hinchar o insuflar en el tiempo inspiratorio la zona torácica, al mismo tiempo que ejerce una resistencia que va cediendo al final de la inspiración. Y en el tiempo espiratorio se ejerce una presión con las manos hasta el final del mismo.

2. **Expansión costal superior unilateral.**

   Se utiliza cuando es necesario expandir un solo hemitórax (pondremos de ejemplo el derecho).

   Posición del paciente: cabeza flexionada hacia el lado izquierdo, mano derecha colocada detrás de la nuca para favorecer la obertura del hemitórax, y el brazo izquierdo estirado a lo largo del cuerpo.

   Trabajo de reeducación: en el tiempo inspiratorio llevará su peso sobre la mano izquierda, inhibiendo así la expansión de la zona apical correspondiente, y la mano derecha al contrario, como en la expansión bilateral, frenando la inspiración con una presión decreciente y acompañando la espiración con una presión creciente.

3. **Expansión del sector axilar.**

   Posición del paciente: decúbito lateral sobre el lado sano, cabeza inclinada hacia la zona de apoyo, brazo en flexión y mano en la nuca.

   Posición del fisioterapeuta: una mano sobre el sector afectado, la otra superpuesta sobre la mano apoyada.

   Trabajo de reeducación: el mismo que los anteriores.

4. **Expansión costobasal bilateral.**

   Posición del paciente: decúbito supino, cabeza en ligera flexión sobre una almohada, extremidades inferiores en extensión.

   Posición del fisioterapeuta: colocará sus manos sobre las zonas laterales del tórax.

   Trabajo de reeducación: presionará en la espiración y opondrá una resistencia decreciente en la inspiración.

5. **Expansión costobasal unilateral.**

   Posición del paciente: decúbito lateral apoyado sobre el lado sano, cabeza un poco baja, el brazo en elevación lateral completa (ampliación torácica total), la extremidad inferior en extensión (la de apoyo) y la otra en flexión.

Posición del fisioterapeuta detrás del paciente y situará sus manos sobre la zona a movilizar:

1ª variante: abducción-aducción del brazo, y es el paciente quien ejerce a la espiración una presión sobre la parrilla costal, mediante la aducción del brazo, seguida de una expansión inspiratoria de la parrilla costal mediante la abducción y la ampliación de la zona costal afectada.

2ª variante: colocación de un rulo acentuando la obertura parietal contralateral.

3. DISPOSITIVOS UTILIZADOS EN PACIENTES RESPIRATORIOS: OXIGENOTERAPIA Y AEROSOLTERAPIA

3.1. Oxigenoterapia

Alban Barach en 1922 introdujo la oxigenoterapia en la medicina moderna al utilizarla en pacientes hospitalizados con neumonía. En la actualidad es uno de los recursos fundamentales en el tratamiento de la insuficiencia respiratoria, tanto aguda como crónica, cuando la hipoxemia supone riesgo para la vida y el tratamiento farmacológico es insuficiente.

3.1.1. Causas de hipoxemia

Además de la disminución de la concentración de O_2 ambiente, existen cuatro mecanismos que pueden causar hipoxemia:

- Hipoventilación alveolar.
- Alteraciones de la relación ventilación/perfusión.
- Shunt intrapulmonar.
- Alteraciones de la difusión.

3.1.1.1. Hipoventilación alveolar

La hipoxemia está relacionada con el incremento de CO_2 alveolar, por disminución de la ventilación efectiva. Si esta situación depende solo del fallo de la pared torácica para actuar como fuelle (enfermos con patología neuromuscular o enfermos narcotizados), la corrección de la hipercapnia (aumento de la presión parcial de dióxido de carbono ($PaCO_2$), medida en sangre arterial, por encima de 46 mmHg. Produce una disminución de pH sanguíneo debido al aumento de la concentración plasmática de dióxido de carbono) depende de una mejoría de la ventilación, ayudando a los músculos ventilatorios a efectuar su función, la oxigenoterapia será necesaria solo si existe algún problema pulmonar añadido.

En todo caso estará indicada la ventilación mecánica, según gravedad.

3.1.1.2. En periodos de estabilidad

La relación ventilación/perfusión es la primera causa de hipoxia en la EPOC. En agudizaciones puede asociarse una hipoventilación de cuya gravedad informa la $Pa0_2$.

El objeto de la oxigenoterapia en estas circunstancias es asegurar una adecuada oxigenación, sin producir retención de CO_2 que producirá cambios peligrosos del pH (hipercapnia).

3.1.2. Métodos de administración

3.1.2.1. Gafas nasales

Cuando la fracción de oxígeno inspirado ($FI0_2$) no es elevada, el método más utilizado son las gafas nasales. El FIO_2 dependerá:

- Del caudal de O_2 utilizado.
- De la frecuencia y profundidad de las inspiraciones.

Siendo más cómodas que las mascaras, pero su inconveniente radica en la inexactitud de aporte, lo que podemos paliar mediante control con pulsiómetro. Con caudales de O_2 reducidos no necesita humidificación.

Requieren higiene y cuidar la permeabilidad de los orificios (pacientes con secreciones abundantes).

3.1.2.2. Mascaras Venturi

Son el material indicado para flujos entre 4 y 15 l/m, permitiendo una proporción prefijada y constante respecto al oxigeno ambiente. Permite proporciones de 24, 28, 31, 35,40 y 50%.

Si se requieren proporciones superiores al 50%, se debe administrar con máscaras con reservorio o con válvula unidireccional. Si sellan bien, pueden proporcionar concentraciones del 90%.

Aspectos negativos:

- Mala tolerancia por el ajuste.
- Riesgo de hipercapnia.

Recordemos que en Oxigenoterapia el pulsiómetro debe ser de uso constante, dada su fiabilidad y bajo coste.

3.1.3. Ajustes de la oxigenoterapia

Existen distintos procedimientos según exista riesgo de provocar acidosis hipercápnica o aumentarla. *(Ph compatible con la vida, rango 7,4-7,8):*

- En pacientes hipercápnicos e hipoxémicos. El objetivo es corregir parcialmente la hipoxemia y alcanzar una PaO_2 de 60 mm Hg, equivalente a una SaO_2 >90%, sin aumento significativo de la hipercapnia.

- En enfermos hipoxémicos sin peligro de hipercapnia. (Ejemplo: sujetos previamente sanos afectos de neumonía) No existe motivo que impida buscar una PaO_2 normal.

3.1.4. Oxigenoterapia de larga duración

La hipoxemia alveolar de larga duración afecta negativamente sobre la circulación pulmonar y el corazón derecho, con riesgo de comprometer la supervivencia.

La hipoxemia tisular es responsable de:

- Incremento de la masa de los hematíes (estimulación de la eritropoyetina renal).
- Aumento de la viscosidad sanguínea.
- Cuando la disminución del contenido arterial de O_2 es consecuencia de disminución de hemoglobina, bajo gasto cardiaco u otras causas del transporte, o por problemas propios de los tejidos, la utilidad de la oxigenoterapia es solo relativa.
- Es de gran utilidad en hipoxemia por EPOC.

3.1.4.1. Oxigenoterapia en domicilio (OD)

Es posible con la aparición de equipos adecuados. La oxigenoterapia de larga duración, posible con la OD, pretende:

- Frenar o incluso disminuir las alteraciones vasculares pulmonares.
- Reducir la policitemia.
  - ▹ Policitemia: Aumento del número de eritrocitos en sangre periférica por encima de las cifras normales. Puede ser secundaria a una enfermedad pulmonar o cardiaca o a la estancia prolongada en zonas de altitud. Considerar también el término Leucemia y Eritrocitosis.
  - ▹ Policitemia Vera: Trastorno de etiología desconocida caracterizado por un incremento en el recuento de hematíes, hematocrito, hemoglobina, leucocitos plaquetas y volumen sanguíneo total. Se asocia a un defecto del cromosoma F.
- Mejorar la condición psíquica.
- Mejorar la calidad del sueño.
- Prolongar la supervivencia.

1. Condiciones de indicación

La Sociedad Española de Neumología y cirugía torácica (SEPAR) recomienda la OD en enfermos con EPOC en los que, en reposo y respirando aire ambiente, la PaO_2 no supere los 55 mmHg. Así mismo, indicada si la PaO_2 se sitúa entre 55 y 60 mm Hg, pero aparecen manifestaciones de repercusión orgánica de la hipoxemia:

- Hipertensión pulmonar.
- Cor Pulmonale.

- Insuficiencia cardiaca congestiva.
- Arritmias.
- Policitemia y afección del rendimiento intelectual.

El síndrome de apnea del sueño puede aparecer en el EPOC y tiene unas pautas de tratamiento definitivas. No existen datos que justifiquen la oxigenoterapia en hipoxemias que aparecen en EPOC solo durante el ejercicio o el sueño.

2. Dosis

Debe ser suficiente para mantener una PaO_2 superior a 60 mmHg (SaO_2 del 93 %) evitando aumentos del flujo que propicien aparición de hipercapnia y cambios negativos del pH.

3. Sistemas de administración

- Fuentes portátiles de O_2 líquido.
- Mochila: autonomía 6-8 horas con caudales habituales.
- Botellas pequeñas (para traslados).
- Concentradores, para caudales menores de 3 l/min (problema que presentan: nivel de ruido)

El usado más frecuentemente son las gafas.

3.2. Aerosolterapia

3.2.1. Aerosol

Como ya lo definimos, es el conjunto de partículas liquidas o sólidas dispersadas y transportadas en suspensión por un gas. Sus objetivos son:

- Humidificación.
- Deposición y transporte de fármacos en el tracto respiratorio.

Una nebulización es más eficaz cuando asegura la homogeneidad del tamaño de las partículas. Las nebulizaciones ultrasónicas permiten obtener mayor regularidad en el tamaño de las partículas.

El flujo gaseoso y el espacio muerto influyen considerablemente sobre el tamaño de las partículas y la homogeneidad del aerosol. Para penetrar a nivel alveolar se requieren partículas de tamaño igual o inferior de 0,5 micras.

3.2.2. Mecanismos de deposición

Dependen estrechamente del tamaño de las partículas. Tipos:

- Deposición por impactación (impactos por velocidad en las paredes).
- Deposición por sedimentación (deposito por gravedad).

- Deposición por difusión: fijación al azar de partículas en ausencia de flujo aéreo (movimiento browniano).

3.2.3. Influencia del flujo y modalidad ventilatoria

El diámetro considerable de los bronquios mayores y la velocidad del flujo aéreo favorecen la deposición por impactación.

El diámetro bronquial pequeño y flujo aéreo pequeño provocan depósito por sedimentación con penetración más profunda en los bronquios.

La ausencia de flujo aéreo en los bronquios terminales y alveolos favorecen el depósito por difusión.

La cantidad de producto inhalado y depositado depende de la modalidad ventilatoria:

- Gran volumen corriente y frecuencia ventilatoria lenta favorecen una deposición mayor y más profunda de los productos. (Profunda entendido como más cerca de los alvéolos).
- Una pausa teleinspiratoria favorece el depósito por sedimentación y por difusión.
- La modificación voluntaria de la modalidad ventilatoria (ventilación dirigida o localizada) favorece la deposición en una zona pulmonar determinada.

3.2.4. Sistemas utilizados en la práctica

3.2.4.1. Inhaladores presurizados

Son aerosoles dosificados de bolsillo.

Ventajas: Precisión de la dosificación y facilidad de transporte.

Desventajas: Dificultad para un uso correcto y escasa deposición alveolar (15% de deposición por impactación precoz en orofaringe y pérdidas espiratorias.

Mejor uso con cámaras de nebulización.

3.2.4.2. Nebulizadores neumáticos

Nebulizadores que contienen una cámara para el flujo gaseoso y el producto, donde el flujo gaseoso crea el aerosol y una mascarilla facial o una boquilla.

Resultan fáciles de usar y crean una granulometría fiable.

Técnica:

- Flujo gaseoso mínimo de 6 l/min. El O_2 a esa dosis puede resultar contraindicado.
- Usar preferentemente aire comprimido.
- El volumen del producto debe ser 5 ml (frecuentemente se usa suero fisiológico para llegar a los 5 ml de producto).

4. VENTILACIÓN MECÁNICA Y SOPORTE VENTILATORIO

4.1. Consideraciones generales

La ventilación mecánica es la técnica empleada para sustituir parcial o totalmente la ventilación espontánea, para el mantenimiento de la vida de un paciente grave y agudo.

Los ventiladores mecánicos son aparatos que incorporan un sistema de válvulas en el que su apertura determinara el inicio o el final del ciclo respiratorio.

Tanto la válvula inspiratoria como la espiratoria son unidireccionales. La primera suministra un determinado flujo de gas al paciente y la segunda permitirá la salida de los gases.

Los respiradores se clasifican en:

- Aquellos que generan presión positiva (supratmosféricos).
- Aquellos que generan presión negativa (subatmosféricos). Estos no se utilizan en el ámbito hospitalario.

Los respiradores de presión positiva pueden iniciar la insuflación de dos formas diferentes:

- La primera permite el ciclado por el esfuerzo inspiratorio del paciente, que al llegar al nivel de sensibilidad programado origina el inicio de la insuflación *(trigger):* Ventilación mecánica parcial.
- La segunda modalidad será el ciclado por tiempo, en la que la válvula se abrirá regularmente al transcurrir un tiempo predeterminado: Ventilación mecánica artificial o total.

Normalmente se combinan los dos sistemas, programándose un tiempo para la abertura de la válvula y se deja el *trigger* abierto para que el paciente pueda disparar ciclos adicionales.

4.2. Parámetros seleccionables

En los ventiladores mecánicos existen una serie de parámetros a seleccionar por medio de unos mandos comunes. Estos parámetros básicos son:

- Fracción de oxígeno en el aire espirado ($Fi0_2$). La concentración de oxígeno se ajusta para mantener una presión parcial arterial (PaO_2) entre 60 y 90 mmHg.
- Volumen minuto. Hay ventiladores en los que este parámetro se selecciona directamente a través de un mando. Si no existe este mando, se regula a través de un selector de frecuencia respiratoria, o de volumen corriente. Los valores aconsejados serán de una frecuencia respiratoria de 10 a 12 respiraciones por minuto, con un volumen corriente de aproximadamente 10 ml/kg.
- Relación I/E. Se programan los tiempos de inspiración y espiración, siendo aconsejable empezar con una relación 1/2.

- Administración de flujo. Normalmente será ascendente.
- Presión positiva teleespiratoria (PEEP). Es recomendable no pasar de 15 cmH_20.
- Presión inspiratoria. Sirve para regular el nivel de presión soporte o presión controlada.

4.3. Indicaciones de la ventilación mecánica

- Oxigenación inadecuada.
- Ventilación alveolar insuficiente.
- Disfunción y fatiga de la musculatura respiratoria.

El ventilador genera un flujo de gas hacia el parénquima pulmonar que induce la inspiración. La espiración es pasiva y viene dada por la elasticidad del pulmón. Una vez finalizada la inspiración, los pulmones vuelven a su punto de partida.

4.4. Objetivos

- El objetivo principal es conseguir una oxigenación adecuada manteniendo saturaciones de O_2 al 90% y una PaO_2 en limites seguros (entre 80 y 100 mmHg).
- La segunda prioridad será mantener una adecuada eliminación de CO_2, manteniendo una presión parcial arterial ($PaCO_2$), entre 35 y 45 mmHg y un pH sobre los valores normales.
- Finalmente, el objetivo es reducir el trabajo respiratorio o suplir totalmente la insuficiencia respiratoria. De esta manera se mantiene al paciente en unas condiciones de comodidad y de seguridad, siendo ambos objetivos los que se trata de conseguir.

4.5. Tipos

Todos los equipos actuales permiten añadir PEEP, con lo que se utiliza una presión positiva continua.

4.5.1. Sustitución ventilatoria total

4.5.1.1. Ventilación mecánica controlada

La ventilación mecánica controlada (VMC) es la modalidad mediante la cual se garantiza la sustitución total de la función ventilatoria. El ventilador suministra un número preseleccionado de respiraciones por minuto, a un volumen corriente también preseleccionado. En esta modalidad la máquina es insensible a los esfuerzos del paciente, por lo que estará indicada en circunstancias en las que interese que este no realice esfuerzo alguno o cuando deba permanecer sedado. La adaptación más aproximada a las constantes se lleva a cabo después de efectuar una gasometría arterial.

4.5.1.2. Ventilación con presión controlada

En esta modalidad de ventilación lo que se mantiene constante es el nivel de presión de las vías aéreas. El número de respiraciones por minuto estará preseleccionado. Cualquier esfuerzo inspiratorio puede iniciar una insuflación suplementaria al nivel prefijado. El volumen corriente es variable y el flujo se desacelera para mantener una misma presión en las vías aéreas independiente del volumen pulmonar instantáneo.

4.5.2. Tipos de sustitución ventilatoria parcial

4.5.2.1. Ventilación controlada-asistida

El paciente es quien dispara la inspiración, pero el respirador suministra el volumen necesario para completar el ciclo inspiratorio programado. Si el enfermo no hace el esfuerzo inspiratorio dentro de un tiempo predeterminado, el ventilador le suministrará un ciclo respiratorio de manera automática. Es importante el mando de sensibilidad o *trigger,* que puede ser ajustado de tal manera que se active aunque el esfuerzo inspiratorio sea el mínimo.

4.5.2.2. Presión de soporte inspiratorio

En este tipo de sustitución ventilatoria parcial, las respiraciones espontáneas del paciente son asistidas con una presión positiva inspiratoria, ya prefijada, que se sumará a la presión negativa generada por el paciente, de tal forma que aumenta el volumen de la ventilación. De esta manera es el propio paciente el que fija la frecuencia respiratoria, el tiempo inspiratorio y el volumen corriente.

Esta modalidad de ventilación se usa fundamentalmente como un método de «destete» o extubación ya que, como hemos mencionado, es el mismo paciente quien determina el ritmo respiratorio y ejercita su musculatura respiratoria activamente.

Se suele añadir una PEEP para que esta musculatura respiratoria trabaje en las mejores condiciones. La finalidad es restaurar la capacidad residual funcional (CRF) para abrir los territorios mal ventilados y mejorar el intercambio gaseoso, mejorando así la estabilidad alveolar.

4.5.2.3. Ventilación mandataria intermitente

El objetivo de este tipo de ventilación es que el paciente pueda realizar ventilaciones espontáneas intercaladas entre los ciclos del ventilador. Existen dos tipos:

- No sincronizada. El paciente puede respirar espontáneamente y recibir ciclos mandatarios de presión positiva con volumen establecido. Es una técnica en desuso para el destete, por existir modalidades más adecuadas.
- Sincronizada. Los ciclos del respirador son temporizados para coincidir con el esfuerzo espontáneo del paciente, lo que puede ser muy útil para el destete.

4.5.1.2. Ventilación espontánea con presión positiva continua

Conocida como CPAP *(continuous positive airway pressure),* este tipo de ventilación es una respiración espontánea en la que se consigue una presión positiva durante todo el ciclo respiratorio. Esta forma de ventilación también se puede utilizar sin tubo endotraqueal mediante sistemas de alto flujo.

El paciente controla todos los parámetros de su ventilación y el respirador sólo tiene que mantener la PEEP en las vías aéreas.

4.5.2. Otras modalidades

Son técnicas que se aplican en situaciones muy específicas. Se incluirían la ventilación selectiva, la ventilación con sistemas de alta frecuencia y la respiración extracorpórea con oxigenador de membrana.

4.6. Complicaciones

Aunque la ventilación mecánica ayuda a salvar vidas, también se asocia con una serie de complicaciones que pueden clasificarse en diferentes grupos.

- **Ventilatorias.**
  - Hipocapnia (tasa anormalmente baja de anhídrido carbónico en sangre). Debido a la eliminación de una gran cantidad de este gas puede dar como resultado una alcalosis respiratoria.
  - Hipercapnia (exceso de anhídrido carbónico en sangre). Debido a un aumento de la concentración de oxígeno, o bien por un uso prolongado de la ventilación mecánica, puede dar como resultado una acidosis respiratoria.
  - Atelectasias (falta de dilatación pulmonar). Secundarias a la rotura del equilibrio entre la fuerza de expansión del tórax y la fuerza de retracción del pulmón, que mantienen a los alvéolos abiertos. Este equilibrio se ve gravemente alterado con la ventilación mecánica, la posible sedación *y* los decúbitos prolongados.
  - Aparte de estos, encontramos otros factores que ayudan a la formación de atelectasias, como son la poca ventilación en los campos en declive (atelectasias laminares), la obstrucción bronquial por alteración mucociliar que favorece el aumento de secreciones, la ausencia de contracción del diafragma, la ausencia de tos y la utilización de mezclas gaseosas ricas en oxígeno. También puede provocarse una atelectasia por una intubación selectiva, preferentemente el tronco bronquial derecho por su orientación.
- **Hemodinámicas.**
  - Disminución del gasto cardíaco. La ventilación a presión positiva incrementa la presión intratorácica, dificultando el retorno venoso al corazón derecho y bloqueando los capilares pulmonares.

  - ▷ Dificultad en el retorno venoso. Puede llegar a originar un tromboembolismo pulmonar (TEP). Este tipo de pacientes tienen un alto riesgo de TEP debido a la estasis venosa asociada al encamamiento e inmovilidad, insuficiencia cardíaca, deshidratación y edad avanzada.
- Infecciosas.
  - ▷ Bacteriemias. Secundarias a infecciones conocidas (neumonía postoperatoria, urinaria o de una herida quirúrgica).
  - ▷ Sepsis. Así como en la bacteriemia encontramos presencia de bacterias en sangre, en la sepsis se acompañará de fiebre o hipotermia.
  - ▷ Neumonía nosocomial. Es una de las complicaciones más frecuentes y más graves. La presencia de una vía aérea artificial con la supresión de muchos de los sistemas de defensa frente a la infección, y la gravedad de las enfermedades de estos pacientes, son las principales causas de la neumonía nosocomial.
- **Mecánicas**.
  - ▷ Fallo del ventilador. Por contaminación del circuito o mal funcionamiento del ventilador por problemas técnicos o errores de su uso.
  - ▷ Barotrauma. Presencia de aire extraalveolar localizado donde normalmente no debería observarse. Aparece tras la rotura de alvéolos sobredistendidos. Los factores de riesgo que predisponen son el uso de ventiladores volumétricos, con elevados volúmenes, presiones alveolares elevadas y el uso de PEEP. Los pacientes con un riesgo elevado de presentar esta complicación son los afectados de un síndrome de distrés respiratorio agudo (SDRA).
- **Complicaciones asociadas a la intubación**.

  Estas complicaciones pueden ser lesiones de laringe o tráquea y edemas de cuerdas vocales. En aquellos pacientes en los que se prevé un período prolongado de intubación se les puede llegar a practicar una traqueotomía para evitar estas lesiones.
- **Psicológicas**.

  Están relacionadas sobre todo con estos tres aspectos:
  - ▷ Problemas de comunicación. Existe una imposibilidad física de comunicarse verbalmente debido, en primer lugar, al tubo endotraqueal, o bien, en segundo lugar, a la cánula de la traqueotomía. Por otro lado, se encuentran la clínica y el nivel de conciencia del paciente. El estado general y las constantes vitales también pueden dificultar o imposibilitar esta comunicación.
  - ▷ Desorientación espaciotemporal. Provocada por falta de referencias externas. Por otra parte, la estructura de la unidad y la necesidad de actuar frecuentemente sobre el paciente conducen a que, en muchas ocasiones, existan interrupciones constantes del sueño.
  - ▷ Dependencia paciente-máquina. Son pacientes con capacidad para realizar todo el trabajo respiratorio de forma aceptable, pero cuando se les informa sobre la posibilidad de un destete, tienen una gran ansiedad por separarse de «su ventilador», ya que no se creen capaces de poder ventilar sin él.

4.7. Retirada de la ventilación mecánica

Tan importante como la instauración de la ventilación mecánica es su retirada. La mayor parte de los pacientes pueden ser desconectados del ventilador cuando el proceso causal ha sido controlado, mientras que algunos necesitarán una retirada progresiva. Este período entre la respiración artificial y la respiración espontánea es conocido como destete o *weaning.*

Con el fin de evitar o de reducir las complicaciones derivadas de la propia ventilación mecánica, es preciso que el destete sea precoz y rápido, pero con las máximas medidas de seguridad hacia el paciente.

Este procedimiento comienza con la explicación apropiada al paciente del trabajo que deberá realizar debido a las modificaciones de la ventilación. En un segundo momento ayudarán en este proceso técnicas de fisioterapia para dirigir las ventilaciones y drenar las secreciones de las vías aéreas.

Por tanto:

- Explicación del proceso al paciente y del trabajo que debe realizar por las modificaciones de la ventilación.
- Apoyo de fisioterapia en el proceso de destete con ventilación mandataria intermitente sincronizada.

La fisioterapia postextubación debe ser rigurosa y repetida, teniendo siempre en cuenta el estado y la fatiga del paciente. El fisioterapeuta se marcará los siguientes objetivos:

- Mantener la ventilación espontánea y eficaz.
- Mantener una buena permeabilidad bronquial.
- Ayudar a la incorporación eventual de un sistema mecánico externo (CPAP).

Las principales modalidades ventilatorias durante el destete son las siguientes:

- Ventilación mandatoria intermitente sincronizada. En este tipo de ventilación se intercalan ciclos mandatorios con ciclos espontáneos de forma programada. Estos ciclos mandatorios se van reduciendo hasta que los pacientes están en condiciones de tolerar el tubo en «T».
- Presión soporte. Permite mantener al paciente con su ritmo respiratorio. La presión soporte puede disminuirse progresivamente hasta que el paciente esté en condiciones de respirar con el tubo en «T».
- Pausas con tubo en «T». Respiraciones espontáneas a través del tubo endotraqueal con oxígeno en «T», durante un período de tiempo que cada vez se va alargando hasta el destete definitivo

Podemos encontrarnos que, aun siguiendo algunos de estos tres pasos, el destete sea un fracaso, lo cual suele suceder por una serie de factores solapados:

- Hipoxemia. Provoca hiperventilación e incapacidad para mantener una respiración espontánea.

- Inestabilidad hemodinámica. La ventilación suele proporcionar un descanso a los pacientes con cardiopatías subyacentes, al pasar a ventilación espontánea se pueden provocar cuadros de insuficiencias cardíacas.
- Desequilibrio entre la demanda ventilatoria y la capacidad ventilatoria.
- Dependencia psicológica del ventilador.

4.8. Fisioterapia durante la ventilación mecánica

Cuando un paciente se encuentra ventilado mecánicamente, debe tenerse en cuenta que estará expuesto a un aumento de las secreciones que se debe a varios factores:

- El propio tubo endotraqueal que irrita la mucosa.
- La imposibilidad del paciente para toser de manera efectiva.
- Normalmente el aire inspirado que insufla el ventilador es seco.

Todo esto conduce a la formación de tapones de secreción que pueden provocar una sobreinfección respiratoria.

En una sala de cuidados intensivos, el fisioterapeuta necesita un programa terapéutico coherente y adecuado para iniciar su actuación.

- En primer lugar, recogeremos la información que nos permita tener el máximo conocimiento del paciente y de su patología, de lo cual derivará su programa terapéutico. El programa terapéutico será diferente si el paciente se encuentra en una fase estable o en una fase de descompensación.
- En la fase estable, la fisioterapia estará orientada a instruir al paciente en la mejora de la relación del trabajo abdominodiafragmático, del modo ventilatorio, de la desobstrucción o permeabilización de las vías aéreas con el mínimo coste de energía y de la autonomía del tratamiento ante su enfermedad. Este último apartado será a medio o largo plazo.
- En la fase de descompensación se deberá ayudar al paciente a superar la fase aguda y a evitar la intubación, para que mejoren la ventilación alveolar y la desobstrucción bronquial sin que aumente la fatiga muscular, manteniendo o mejorando su gasometría arterial. Este será un objetivo a corto plazo.

El estado del paciente impondrá el empleo de la ayuda necesaria con diferentes técnicas de apoyo o totalmente pasivas, pudiendo incluso complementarlas con la administración de aerosoles con agua destilada o de broncodilatadores.

Para garantizar la eficacia de las técnicas empleadas, es necesario evaluar, al finalizar la sesión, si se ha logrado el objetivo fijado y si se observan modificaciones clínicas sobre el paciente. Esta doble evaluación conducirá a seguir con las técnicas empleadas o bien a modificarlas. Incluso puede inducir al cambio de los objetivos del tratamiento.

Cada paciente reacciona de una forma diferente ante las técnicas que podemos utilizar. Por eso hay que tener en cuenta los conocimientos y las experiencias anteriores que este pueda tener, y saber si puede utilizar esta información en el momento clínico en el que se encuentre. Estas informaciones permitirán construir el programa terapéutico, que pasará de ser una simple técnica a una técnica adaptada al paciente.

Aparte de esto, también jugaremos con la influencia de ciertos elementos que nos permitirán modificar la ventilación, como son:

- Localización de la respiración con la que se puede aumentar a voluntad la ventilación en una determinada región (costal alta, costal baja, abdominal, hemitórax derecho, hemitórax izquierdo, región anterior del tórax o región posterior del tórax).
- La posición del paciente que influye de manera directa y pasiva sobre la ventilación dependiendo de la posición:
  - ▹ Del tronco (decúbito supino, decúbito prono, decúbito lateral, sentado, inclinación anterior e inclinación lateral).
  - ▹ De las extremidades inferiores.
  - ▹ De las extremidades superiores.

También podemos elegir el momento del trabajo muscular dirigido, si se trabaja sobre la inspiración o sobre la espiración.

La elección, adaptación y eficacia de la técnica dependerán de la experiencia del fisioterapeuta ante una determinada situación clínica.

Objetivos de fisioterapia en pacientes con ventilación mecánica:

- Permeabilizar las vías aéreas.
- Reeducación ventilatoria.
- Reeducación muscular.
- Permeabilización de las vías aéreas:

Los objetivos principales en este apartado serán:

- Mejorar el transporte mucociliar.
- Aumentar el volumen de expectoración diaria.
- Disminuir la resistencia de las vías aéreas.
- Mejorar la función pulmonar.

Todo esto favorecerá la depuración bronquial impidiendo la acumulación de secreciones y facilitando el paso del aire a través del árbol bronquial.

Cuando tenemos a un paciente ventilado de manera mecánica, normalmente las secreciones se hacen más espesas y viscosas. Para poder ayudar a drenarlas con mayor facilidad, es imprescindible que estas sean fluidas. Esto lo conseguiremos combinando la acción de los mucolíticos con una buena hidratación y humidificación del aire inspirado.

Una vez tengamos las secreciones fluidas, utilizaremos diferentes técnicas para la expectoración. Algunos estudios han demostrado lo nocivo del aire seco sobre la actividad ciliar y el movimiento de las secreciones, del aire frío, que disminuye la actividad ciliar, o del aire muy caliente, que destruye los cilios vibrátiles. Así pues, el aire inspirado tendría que estar entre 30 y 32 °C, con una humedad relativa del 100%.

Reeducación ventilatoria y muscular:

Las técnicas de reeducación ventilatoria estarán destinadas a mejorar la relación ventilación/perfusión (V/Q) y, por consiguiente, el intercambio gaseoso. El objetivo fundamental de la reeducación ventilatoria será obtener la mejor función pulmonar posible.

Las técnicas empleadas son las siguientes:

- Ventilación dirigida.
- Técnicas de reacondicionamiento muscular basadas en el entrenamiento físico de la musculatura ventilatoria. Tienen como objetivo final mejorar la calidad de vida del paciente. Se intenta aumentar la fuerza y la resistencia de la musculatura ventilatoria que, como toda musculatura estriada sometida a reposo, en este caso por ventilación mecánica, disminuye sus capacidades (hipotonía).

5. TRATAMIENTO FISIOTERÁPICO DE LAS PATOLOGÍAS OBSTRUCTIVAS

5.1. Generalidades

La enfermedad pulmonar obstructiva crónica (EPOC) es una entidad patológica que se caracteriza por una combinación de enfermedad en la vía aérea y en el parénquima pulmonar. Viene definida por una reducción del flujo espiratorio máximo y por una distensión pulmonar. Es una enfermedad que evoluciona en el tiempo, que se cronifica y debe ser contemplada desde el punto de vista de la reeducación respiratoria.

La fisioterapia respiratoria en el paciente con EPOC debe estar encaminada a estabilizar la enfermedad, enlenteciendo su proceso natural, con el fin de que el paciente disminuya sus síntomas, mejore su capacidad funcional, pueda llevar a cabo sus actividades de la vida diaria, y así mejore su calidad de vida.

5.2. Bronquitis crónica

5.2.1. Definición

La Organización Mundial de la Salud define la bronquitis crónica como "una sobreproducción crónica de moco, con tos y expectoración diaria, durante más de 3 meses consecutivos y en un período superior a los 2 años".

5.2.2. Observaciones clínicas

- Cianosis (por disminución de la presión parcial de oxígeno).
- Producen gran cantidad de secreciones, por hiperplasia e hipertrofia de las glándulas mucosas.
- En la auscultación se detectarán abundantes ruidos respiratorios graves (roncus).

- Presentan asinergias ventilatorias (hay una alteración importante del patrón respiratorio por la utilización exagerada de los músculos accesorios respiratorios).
- Suelen presentar edemas maleolares. La vasoconstricción pulmonar hipóxica produce con el tiempo insuficiencia cardíaca derecha (*cor pulmonale*).
- La hipoxia distal se manifiesta con alteración en los dedos en las fases más avanzadas de la enfermedad (dedos "en palillo de tambor" y uñas "en vidrio de reloj").

5.2.3. Estructura bronquial

- Se producen hipertrofia e hiperplasia de las glándulas secretoras de moco, lo que aumenta las secreciones bronquiales, que suelen ser muy viscosas, haciendo que se formen tapones mucosos en las vías aéreas de pequeño calibre. Esto alterará el intercambio gaseoso.
- Habrá destrucción del epitelio ciliado (encargado de la eliminación de las secreciones) por las infecciones de repetición. Ello ocasionará una retención de moco con reinfecciones constantes.

5.3. Enfisema pulmonar

5.3.1. Definición

El enfisema pulmonar puede definirse como una dilatación anormal y permanente de los espacios aéreos, situados por debajo de los bronquiolos terminales, acompañada de destrucción de las paredes alveolares.

5.3.2. Observaciones clínicas

- Tórax insuflado debido al atrapamiento aéreo.
- Disnea de esfuerzo que dificulta al paciente la realización de las actividades de la vida diaria.
- Tiraje importante de los músculos accesorios respiratorios, taquipnea y respiración alargada con labios fruncidos (fijando los miembros superiores en un punto de apoyo).
- Habrá disminución importante de los ruidos respiratorios e incluso abolición del murmullo vesicular en las zonas más afectadas.
- Expectoración escasa o nula.
- Acropaquia e hipocratismo digital en las fases muy avanzadas.

5.3.3. Estructura bronquial

- Destrucción de las fibras elásticas del pulmón, lo que disminuye la distensibilidad pulmonar (*compliance*).
- Estrechamiento de la vía aérea por pérdida del soporte radial.

5.4. Bronquiectasias

5.4.1. Definición

Las bronquiectasias son dilataciones bronquiales debidas a la debilidad de las paredes bronquiales. Pueden ser congénitas o adquiridas.

Las formas congénitas tienen con frecuencia aspecto quístico, están generalizadas en ambos pulmones y dan clínica severa de tos y expectoración. Otras, en cambio, son asintomáticas y el único síntoma apreciable es la hemoptisis. Entre las bronquiectasias congénitas se encuentran:

- El síndrome de Kartagener (con dextrocardia y sinusitis asociadas)
- Mucoviscidosis o fibrosis quística del páncreas

Las bronquiectasias adquiridas se producen por una obstrucción bronquial que a la larga ocasiona sobreinfecciones de repetición, bronquitis, lesiones postuberculosas o cuerpos extraños. Entre las causas más conocidas desarrolladas en la infancia se encuentran el sarampión y la tos ferina.

5.4.2. Observaciones clínicas

- Tos crónica con expectoración purulenta en grandes cantidades.
- Hemoptisis.
- Neumonías de repetición.

Las bronquiectasias congénitas pueden ocasionar síntomas sistémicos:

- Anorexia.
- Debilidad.
- Pérdida de peso.
- Retraso ponderal en niños.
- En fases avanzadas de la enfermedad existirá disnea, acropaquia y aumento del trabajo respiratorio con tiraje de los músculos accesorios de la respiración.

5.4.3. Estructura bronquial

- Se forman pequeños "remansos" donde se acumulan las secreciones, por inflamaciones repetidas y obstrucción bronquial.
- Hiperplasia de las glándulas mucosas, secretando moco muy viscoso, adherente y difícil de eliminar.
- Fragilidad vascular que hace que los capilares puedan romperse con facilidad y producir hemorragias frecuentes.

5.5. Asma bronquial

5.5.1. Definición

El asma es una inflamación de las vías aéreas producida por un aumento de los mastocitos y eosinófilos, debido a una gran variedad de estímulos. Cursa con una obstrucción variable y reversible del flujo aéreo y con hiperreactividad bronquial.

Según su gravedad, en cuanto a sintomatología y la necesidad de medicación, se puede clasificar el asma en leve, moderado y grave.

5.5.2. Observaciones clínicas

- Tos irritativa.
- Expectoración mucosa.
- Disnea con sibilancias ocasionales (de predominio nocturno).

En la fase de crisis el paciente puede presentar:

- Tensión y sensación de opresión torácica.
- Cianosis o extrema palidez con sudoración profusa.
- Aumento de la ventilación a expensas de los músculos accesorios.
- Bloqueo torácico inspiratorio y espiración muy alargada.
- Bloqueo diafragmático.
- Expectoración pegajosa y difícil de expulsar.

La auscultación informará de:

- Sibilancias inspiratorias y espiratorias.
- Roncus, al movilizarse el moco.
- En fases graves puede estar abolido el murmullo vesicular (por la reducción del flujo espiratorio).

5.5.3. Estructura bronquial

- Edema de la pared bronquial por congestión del endotelio.
- Turgencia de la mucosa bronquial con aspecto edematoso.
- Infiltración celular de neutrófilos y eosinófilos.
- Hiperplasia del músculo liso de la zona responsable de la motricidad alveolar y bronquiolar.

5.6. Fisioterapia de las enfermedades obstructivas crónicas

La fisioterapia respiratoria en la EPOC es una herramienta importante para tratar todos los problemas que presentan estos pacientes. El fisioterapeuta cuenta con numerosas técnicas que permiten estabilizar al paciente y mejorar así su calidad de vida.

Las técnicas de fisioterapia respiratoria se pueden agrupar en cuatro áreas:

- Técnicas para la permeabilización de las vías aéreas.
- Técnicas de relajación.
- Técnicas de control respiratorio.
- Técnicas de reentrenamiento para el ejercicio.

Técnicas para la permeabilización de las vías aéreas

Estas técnicas permiten mantener la vía aérea libre de secreciones. Están indicadas en pacientes con hipersecreción bronquial, alteración de las propiedades reológicas del moco, pérdida o disfunción ciliar y alteraciones del mecanismo de la tos.

Técnicas de relajación

Tienen como objetivo aliviar y reducir la tensión que presentan la mayoría de estos pacientes. Las más utilizadas son:

- Técnica de Jacobson (basada en la contracción-descontracción muscular).
- Entrenamiento autógeno de Schultz.
- Relajación dinámica de Caycedo.
- Técnicas orientales: yoga, zen, etc.

Técnicas de control respiratorio

Estas técnicas, basadas en la biomecánica diafragmática y costovertebral, tienen como objetivo mejorar la función pulmonar. Son un conjunto de maniobras que interrelacionan los tres mecanismos de la respiración (caja torácica, músculos respiratorios y parénquima pulmonar) en un mismo trabajo.

Las técnicas más frecuentes son:

- Ventilación lenta controlada (VLC).
- Respiración a labios fruncidos (RLF).
- Ventilación dirigida.
- Movilizaciones torácicas.

Técnicas de reentrenamiento para el ejercicio

Son técnicas muy importantes para poder paliar la disnea que de forma grave y progresiva limitará los esfuerzos de estos pacientes.

Las características fundamentales para iniciar un programa de entrenamiento al ejercicio son:

- Intensidad del esfuerzo adecuada a cada paciente, según el nivel alcanzado en la prueba de esfuerzo previa.
- El trabajo se iniciará, en general, al 50-70% de la carga máxima tolerada durante la prueba de esfuerzo máximo.

- Esta intensidad irá aumentándose progresivamente a medida que el paciente lo tolere.
- La frecuencia de las sesiones debe ser de al menos 3 veces por semana. Lo ideal será 5 días a la semana.
- La duración de cada sesión debe oscilar entre 15 y 30 minutos por sesión (según el tipo de entrenamiento).
- El programa debe durar como mínimo de 6 a 8 semanas.

El entrenamiento puede ser de dos tipos:

- Entrenamiento específico de los músculos respiratorios.

  Su objetivo es incrementar la fuerza y resistencia de estos músculos para evitar la fatiga. Las fuerzas de resistencia inspiratoria son las más utilizadas y pueden ser de dos tipos:

  ▷ Resistencia al flujo (se hace respirar al paciente a través de orificios de distinto calibre).

  ▷ Límite de carga (dispositivos con un umbral de presión predeterminado).

  El paciente respira contra este tipo de resistencias, adaptadas individualmente, dos veces al día durante 10-15 minutos.

- Entrenamiento físico general.

  Su objetivo es potenciar la musculatura de miembros superiores e inferiores (grandes masas musculares) para conseguir una mejor adaptación respiratoria y cardiovascular ante un trabajo físico.

  El tipo de trabajo físico depende del nivel de gravedad de la enfermedad.

  ▷ En miembros superiores se recomiendan ejercicios encaminados a mejorar el acondicionamiento muscular de la cintura escapular por medio de un trabajo activo, libre o contrarresistencia.

  ▷ En miembros inferiores, el trabajo de los grandes grupos musculares se realizará con la marcha, subida y bajada de escaleras, cicloergómetros, cintas sin fin, etc.

6. TRATAMIENTO FISIOTERÁPICO DE LAS PATOLOGÍAS RESTRICTIVAS

6.1. Derrame pleural

Es el cúmulo de líquido de origen plasmático en el espacio pleural. Este líquido puede ser seroso, hemorrágico o purulento. Es difícil establecer una clasificación que relacione bien las diferencias fisiopatológicas con las etiológicas en esta afección.

6.1.1. Etiopatogenia

- Exudados: Por aumento de la permeabilidad capilar o linfática.
- Traumatismos.
- Infecciones.
- Tumores.

- Enfermedades gastrointestinales.
- Embolismo pulmonar, drogas, hemotórax, etc.
- Trasudados: Por desequilibrios o alteraciones del mecanismo formación-absorción del liquido pleural.
- Insuficiencia cardiaca, cirrosis, síndrome nefrítico, diálisis, etc.
- Punción pleural indicada con fines diagnósticos y de drenaje.

La evolución natural del derrame pleural se produce de dos formas:

- Reabsorción, si el volumen es moderado.
- Transformación en gel, colágeno y tejido conjuntivo con tendencia retráctil, el cual produce adherencias de las dos capas de la pleura.

Las adherencias pleurales limitan la movilidad del diafragma produciendo:

- Disminución de la movilidad del hemidiafragma del lado afecto.
- Movilidad paradójica.
- Desaparición del seno costo-diafragmático.

6.1.2. Manifestaciones clínicas

La clínica es inespecífica y su intensidad variará en función de la cantidad de líquido acumulado y de la etiología del mismo, incluso el hallazgo puede ser causal. Los síntomas pueden ser:

- Dolor pleurítico. Solo puede ser causado por la pleura parietal; es variable, desde una sensación de incomodidad hasta un dolor cortante que aumenta con la tos y los movimientos respiratorios. Por regla general, se localiza en la pared costal (en la zona de afectación pleural), excepto en la afectación de la pleura diafragmática, que se localiza en el hombro del mismo lado, dada su inervación por el nervio frénico.
- Tos. Habitualmente es seca (no productiva); se piensa que por la propia inflamación pleural o por la compresión del líquido sobre el pulmón.
- Disnea. Existe una cierta restricción respiratoria relacionada más con la enfermedad parenquimatosa subyacente y el dolor torácico que con el derrame. Solo en grandes derrames habrá una alteración de la ventilación/perfusión y una disminución de la movilidad diafragmática.
- Otros. Fiebre, escalofríos, sudor nocturno, etc.

6.1.3. Tratamiento de fisioterapia

Fase aguda

El paciente suele permanecer encamado (duración aproximada 10 días).

Debe adaptarse a la fatiga de cada persona, siendo preferibles sesiones de corta duración, de 10-15 minutos, varias veces al día.

- Control postural: debe motivarse al paciente para que descanse en decúbito lateral sobre el lado sano, varias veces al día. De este modo el diafragma puede descender y se favorece la apertura máxima del seno costodiafragmático lateral. Para abrir los senos costodiafragmáticos anteriores y posteriores, se solicita al paciente que se mueva de forma regular, colocándose en decúbito supino y prono.

- Movilización diafragmática: su periodicidad impide o disminuye la formación de sínfisis y favorece la resorción de líquido. Debe ser de gran amplitud, con localización basal, en decúbito supino o lateral del lado afecto.
- Masoterapia: el masaje se realiza a la altura de los paravertebrales, de los espacios intercostales y de los músculos escapulares. Debe ser lento y profundo, de tipo antiálgico. Los puntos dolorosos pueden tratarse con fricciones y vibraciones.
- Corrección de la actitud y prevención de las deformidades del raquis en el plano frontal y sagital: los pacientes tienden a adoptar posiciones defensivas como consecuencia del derrame pleural. Por este motivo son convenientes pequeños ejercicios correctivos sencillos que puede realizar en la cama o al borde de la misma. Así favorecerá la expansión costal del hemitórax afectado.
- Drenaje bronquial: en caso de obstrucción bronquial asociada, las sesiones deben iniciarse con ejercicios de aceleración del flujo espiratorio. La espiración se modula en función de la localización de las secreciones.
- Deambulación: en cuanto el estado general lo permita, y una vez que el dolor haya disminuido, el paciente debe comenzar a caminar corrigiendo su postura.

Fase subaguda

Es el período de recuperación funcional propiamente dicho. Básicamente se realiza un trabajo con dominio espiratorio, asociado a las diferentes posiciones con el fin de reabsorber el líquido y de movilizar las láminas pleurales.

- Espiración dinámica: Para favorecer la reabsorción del líquido. Además, las contracciones musculares causan un aumento del flujo circulatorio, la neovascularización pleural y la permeabilidad de los macrófagos.

  El fisioterapeuta conduce este tipo de trabajo con las manos, con lo cual estimula la contracción muscular en las zonas afectadas. El movimiento espiratorio puede ser muy dinámico y rápido para provocar variaciones bruscas de la presión pleural, o bien largo y activo, para movilizar el diafragma y los senos costodiafragmáticos.
- Ejercicios correctivos del raquis y de la cintura escapular con refuerzo muscular contrarresistencia: Los ejercicios de expansión costal inferior, axilar y posterior se prescriben rápidamente, mientras que el fortalecimiento muscular se añade para buscar la amplitud.
- Tratar posturas antiálgicas.
- Drenaje bronquial (se continúa en caso de obstrucción bronquial).
- Deambulación: A medida que su estado mejore, debemos aumentarla e incluir ejercicios de rampa y escaleras.

Fase tardía

Comienza entre la cuarta y sexta semana, según el caso. Se continúa la sesión de ejercicios respiratorios y se añaden ejercicios de flexibilización torácica de apertura del hemitórax. Al principio se realizan sobre una tabla, progresando a sedestación y en espalderas. Estos ejercicios de realizan de forma tardía, una vez que los signos inflamatorios han desaparecido por completo.

Por último, el entrenamiento al esfuerzo ayudará a mejorar el rendimiento, disminuyendo el trabajo ventilatorio, y permite completar la recuperación funcional de los volúmenes pulmonares.

6.2. Fisioterapia en la cirugía torácica y abdominal

En todos los procesos quirúrgicos realizados en tórax y abdomen existe una afectación de la mecánica ventilatoria. La incidencia respiratoria será por:

- Complicación de la cirugía torácica y abdominal.
- Anestesia general endotraqueal y la ventilación mecánica invasiva.

Produce reducción de los volúmenes estáticos que condicionan un patrón ventilatorio restrictivo. La ventilación mecánica produce además microateletaxias.

En conjunto, se produce síndrome restrictivo por:

- La posición.
- La ventilación mecánica.
- Los anestésicos.

La fisioterapia respiratoria tendrá como objetivo la prevención y el tratamiento, en caso de que sea necesario, de las posibles complicaciones respiratorias que puedan presentarse. Las complicaciones más frecuentes suelen ser:

- Patología del parénquima pulmonar: atelectasia y neumonía.
- Patología pleural: derrame pleural y neumotórax.
- Patología diafragmática: paresia diafragmática.

Por su parte, los efectos de la anestesia y la posición del paciente durante la intervención van a provocar los siguientes cambios:

- Disminución del diámetro anteroposterior del tórax y desplazamiento cefálico del diafragma.
- Aumento de la secreción bronquial y cambios en su viscosidad (por fármacos anestésicos y la irritación producida por el tubo endotraqueal).
- Disminución del reflejo tusígeno (por administración de sedantes y miorrelajantes).
- Ausencia de suspiros y bostezos posteriores al postoperatorio (entre 6-24 horas).

6.2.1. Preoperatorio

Objetivos:

- Detectar al paciente con riesgo respiratorio elevado y conseguir su colaboración.
- Ofrecerle una buena y adecuada información.
- Entrenarle para que en quirófano tenga las mejores condiciones posibles.

Procedimiento:

- Revisión de su historia clínica y de pruebas complementarias (radiografía de tórax, pruebas funcionales respiratorias, gasometría arterial).
- Exploración física (observación del sistema musculoesquelético del tórax, auscultación respiratoria y percusión).
- Entrenamiento de los ejercicios respiratorios (se enseña su correcta realización, con predominio del trabajo abdominodiafragmático en el caso de cirugía torácica, y el trabajo costobasal en el caso de la cirugía abdominal).
- Educación de la tos (es importante enseñar al paciente la tos fisiológica o productiva, por medio de la contracción brusca de la musculatura espiratoria, la cual permeabiliza las vías aéreas).
- Protección de la herida quirúrgica (importante su protección con las manos durante la tos, lo cual evitará complicaciones).
- Analgesia postoperatoria (el dolor afecta a la mecánica ventilatoria).
- Cambios posturales (previenen complicaciones derivadas de la inmovilidad, tanto respiratorias como circulatorias).

6.2.2. Postoperatorio

Objetivos:

- Mantener la permeabilidad de las vías aéreas.
- Aumentar los volúmenes pulmonares.
- Restablecer el patrón respiratorio.

Tratamiento de fisioterapia:

Si el paciente está despierto y hemodinámicamente estable, se inicia la fisioterapia con la realización de los ejercicios respiratorios practicados durante el preoperatorio.

Las técnicas y procedimientos más utilizados son:

- Técnicas de reeducación ventilatoria, para conseguir la expansión pulmonar y una mejor distribución del aire inspirado. Incluye:
  - ▹ Ventilación abdominodiafragmática y costal.
  - ▹ Ventilación dirigida.
- Curas posturales específicas para el drenaje pleural.
  - ▹ Técnicas de permeabilización de las vías aéreas. Su objetivo es conseguir el drenaje de secreciones impidiendo que se acumulen y facilitando el paso del aire a través del árbol bronquial, mediante la modificación del flujo espiratorio, de dos modos:
  - ▹ Bajo flujo: ejercicio a débito inspiratorio controlado (EDIC), espiración lenta total con la glotis abierta en decúbito infralateral y espiración lenta prolongada.
  - ▹ Alto flujo: aceleración del flujo espiratorio (AFE) y tos asistida.

Respecto al tratamiento del broncoespasmo, en la fase aguda suele prevalecer el tratamiento farmacológico, pero puede utilizarse como técnica activa la espiración con freno labial.

En caso de que exista una atelectasia, además de las técnicas citadas, puede utilizarse como coadyuvante el inspirómetro de incentivo (previo adiestramiento por parte del fisioterapeuta).

6.2.3. Tratamiento de fisioterapia en la cirugía pulmonar

Los ejercicios del postoperatorio serán (además de los indicados para la expansión global del parénquima pulmonar) de expansión localizada. Así realizaremos un trabajo más específico para conseguir que el pulmón restante ocupe el mayor espacio posible. Estará indicado en:

- Lobectomías (resección de uno o más lóbulos del pulmón).
- Resección segmentaria (extirpación de un segmento pulmonar).
- Resección en cuña (extirpación de una pequeña área del pulmón).

El tratamiento postoperatorio en el cual se insistirá en los ejercicios de expansión global del pulmón afecto estará indicado en las siguientes intervenciones:

- Pleurectomía (exéresis de toda la membrana pleural).
- Descorticación pleural (extirpación de una parte de la membrana pleural restrictiva que impide la expansión pulmonar completa).
- Abrasión pleural (formación de adherencias asépticas entre la pleura parietal y la visceral mediante un agente esclerosante o cirugía).

Por su parte, la neumonectomía es la extirpación completa de un pulmón. Por tanto debemos cuidar el pulmón intacto manteniéndolo limpio de secreciones y bien ventilado. En el postoperatorio buscamos evitar la fístula broncopleural (complicación más frecuente). Método:

- Los primeros 10 días se mantendrá al paciente incorporado unos 45º, para evitar que el líquido que queda en el espacio del pulmón extirpado humedezca el muñón de sutura.
- No se colocará al paciente en decúbito lateral sobre el lado sano hasta que se haya formado fibrina en el espacio torácico (neumonectomizado).
- En caso de que sea necesario modificar la posición del paciente para facilitar la expectoración, se le colocará en semidecúbito lateral sobre el lado de la toracotomía.

6.2.4. Fisioterapia en cirugías de resección costal y toracoplastia

- Insistir en la importancia de una buena sujeción del tórax en el momento de la tos y la espiración forzada (para evitar movimientos paradójicos que disminuyan la fuerza al expectorar).
- Debe cuidarse la articulación del hombro para conservar su movilidad, con ejercicios que deben iniciarse a partir del segundo día del postoperatorio (si el estado general del paciente lo permite).

6.2.5. Aspectos de la cirugía torácica a tener en cuenta desde el punto de vista de la fisioterapia

Hay que tener en cuenta que las vías de abordaje producirá un cuadro lesional según su situación y extensión.

- Esternotomía media.
  - ▷ Divide el esternón en su línea media longitudinalmente (usado para intervenciones de corazón, mediastino y grandes vasos).
  - ▷ Provoca menor interferencia ventilatoria que los abordajes laterales.
  - ▷ Riesgo de artrosis y actitudes cifóticas posquirúrgicas.
- Toracotomía posterolateral.
  - ▷ Es la cirugía más común para la mayoría de las intervenciones intratorácicas. Se puede considerar la toracotomía estándar.
  - ▷ Habitualmente la incisión quirúrgica sigue el 5º espacio intercostal desde la línea axilar media/anterior hasta la apófisis espinosa.
  - ▷ Se seccionan los músculos Serrato anterior, Dorsal Ancho, Trapecio y Romboides.
  - ▷ Las costillas se separan (a nivel del 5º espacio) ampliamente.
- Toracotomía anterolateral.
  - ▷ Es la incisión submamaria del 4º espacio intercostal hasta la axila (línea axilar media). A veces se corta transversalmente el esternón para dar mayor amplitud.
  - ▷ Se seccionan los músculos Pectoral Mayor, Pectoral Menor (una parte) y Serrato Menor (se dilacera).
- Toracotomía axilar.
  - ▷ Es la incisión paralela a la 5ª costilla, desde el borde externo de la escápula hasta el pliegue submamario.
  - ▷ El Pectoral Mayor y Dorsal Ancho se separan.
  - ▷ El Serrato se separa de su inserción en la 5ª costilla.
- Ventaja: No se seccionan músculos mayores.

Las consecuencias postoperatorias de estar intervenciones pueden ocasionar:

- Dolor y posturas antiálgicas.
- Inmovilización torácica.
- Lesión del paquete vásculo-nervioso intercostal.
- Lesiones articulares costovertebrales, costotransversas e interapofisarias.
- En las neumotomías, puede aparecer dolor posteroesternal profundo por desplazamiento del mediastino.
- Las toracotomías laterales pueden causar complicaciones del plexo braquial.
- Limitaciones de la movilidad del hombro e incluso cervicalgias.

En estos casos, los objetivos de la fisioterapia post-operatoria serán:

- Aliviar el dolor conseguir o mantener la permeabilidad de las vías aéreas
- Reexpandir el pulmón.
- Recuperar la movilidad costal.
- Recuperación funcional posterior.
- Considerar el síndrome restrictivo parietal.
- Considerar el síndrome obstructivo (presente habitualmente).

Técnicas de fisioterapia más frecuentes:

- Flutte.
- Espirómetro incentivado.
- Presión Espiratoria Positiva (PEP), entre 10 y 20 mm de H_2O.
- Uso combinado de espirómetro incentivado y PEP.

Objetivos de fisioterapia en la fase crónica:

- Reducir el dolor residual.
- Permeabilizar las vías aéreas.
- Flexibilización de la caja torácica.
- Minimización de secuelas diafragmáticas y pleurales (adherencias).
- Mejorar la elasticidad del parénquima pulmonar.
- Reeducar el patrón respiratorio.

Técnicas de fisioterapia empleadas:

- Cinesiterapia, masoterapia y electroterapia (analgesia y recuperación funcional de las articulaciones próximas, torácicas, diafragmáticas y de las cicatrices).
- Técnicas de drenaje bronquial.
- Reeducación respiratoria.

6.2.6. Fisioterapia en el trasplante pulmonar

Según la SEPAR, el trasplante pulmonar está indicado en:

- Personas menores de 65 años.
- Enfermedad avanzada sintomática.
- Esperanza de vida menor de 2 años.
- Ausencia de patología irreversible en otros órganos.

Las enfermedades con indicación de trasplante suelen ser:

- Enfermedad intersticial pulmonar: fibrosis quística.
- Enfermedades supurativas: fibrosis quística, bronquiectasias.
- EPOC.
- Hipertensión pulmonar.

La fisioterapia pre-trasplante consistirá en:

- Información al paciente de las técnicas de fisioterapia post-trasplante.
- Mantener y mejorar la funcionalidad del sistema toraco-abdominal.
- Limpiar las vías de secreciones.
- Mantener la expansión pulmonar.

La fisioterapia post-trasplante en la UCI tendrá como objetivos:

- Prevenir y tratar complicaciones de los miembros superiores e inferiores.
- Prevenir complicaciones circulatorias: Tromboflebitis, edemas etc.
- Estimular la respiración diafragmática.
- Prevención de ateletaxias, infecciones, etc.

El protocolo se llevará a cabo 2-3 veces/día, iniciándose a las 12-24 horas de la intervención. Cada 2-4 horas realizaremos:

- Respiración diafragmática.
- Respiración dirigida (control del ritmo y amplitud creciente).

Atención: No existe el reflejo tusígeno, por tanto habrá que educar la higiene mediante:

- Flujos rápidos (glotis abierta) ayudados por presiones (si se admiten).
- Aspirar las secreciones.

Deberemos adecuar los horarios a pautas de sedación, procurando aumentar la colaboración del paciente.

Fisioterapia post-trasplante en planta:

- Reeducación del patrón ventilatorio.
- Tratar alteraciones articulares y musculares.
- Recuperación de la expansión pulmonar.
- Flexibilizar la caja torácica.
- Drenaje bronquial (recordar que no existe reflejo tusígeno).
- Ortostatismo y deambulación.

Tras el alta hospitalaria, nos centraremos en el reentrenamiento al esfuerzo.

7. FISIOTERAPIA RESPIRATORIA EN PEDIATRÍA

7.1. Introducción

Las características anatómicas y fisiológicas del aparato respiratorio del niño, especialmente lactantes y niños pequeños, le hacen especialmente sensible a las infecciones respiratorias, algunas de las cuales como las bronquiolitis y las neumopatías pueden afectar gravemente la función pulmonar.

Todo esto hace que la fisioterapia respiratoria sea un recurso terapéutico utilizado de forma cada vez más sistemática y precoz en pediatría, por su probada eficacia en la lucha contra la obstrucción bronquial.

7.2. Patologías más frecuentes

7.2.1. Distrés respiratorio del recién nacido

Es siempre una urgencia terapéutica y es necesario conocer sus manifestaciones clínicas para evitar los efectos nefastos de una asfixia, sobre todo a nivel cerebral.

Es importante descartar la existencia de una infección, para lo cual se efectuará un examen biológico y bacteriológico.

Signos clínicos:

- Cianosis.

  Indica una mala oxigenación tisular. Esta puede ser:

  - Localizada (en extremidades o mucosas).
  - Generalizada.

  Hay que tener en cuenta que una anemia generalizada puede enmascarar una hipoxia.

- Anomalías del ritmo respiratorio.

  El ritmo normal de un bebé suele oscilar entre los 30 y 50 ciclos/min.

  - Se considera taquipnea cuando el ritmo se acelera por encima de los 50 ciclos/min. Siempre es patológico.
  - Hablamos de bradipnea cuando el ritmo respiratorio desciende por debajo de los 30 ciclos/min. Puede deberse a un agotamiento o fallo muscular, o también a un gran acúmulo de secreciones en la zona tráqueobronquial.
  - Pausas respiratorias: cuando la interrupción del ritmo respiratorio tiene una duración menor de 20 segundos.
  - Apnea: interrupción del ritmo respiratorio mayor de 20 segundos.

- Signos respiratorios de lucha.

  Son muy claros de observar en el prematuro, pero menos evidentes en el recién nacido a término, cuyo tórax es más rígido. Estos signos se valoran siguiendo la Escala de Silverman, cuya puntuación va de 0 (niño normal) a 10 (distrés respiratorio severo).

  Escala de Silverman: Su cálculo es importante para el fisioterapeuta porque permite cuantificar el grado de distrés respiratorio de un recién nacido así como seguir su evolución. Esta escala es más fiable en los recién nacidos a término; en el resto no lo es tanto.

- Fatiga.

  Se puede valorar mediante la maniobra de tos provocada, cuando sea posible.

- Tos.

  La tos interrumpe, momentáneamente, el ritmo ventilatorio normal. Su acción se sitúa, principalmente, en vías respiratorias proximales (no más allá de bronquios segmentarios de 3ª o 4ª generación).

  En caso de anomalías constitucionales del cartílago bronquial, la tos puede provocar un colapso bronquial, en cuyo caso será ineficaz y fatigante.

  La tos puede ser difícil o inexistente en las lesiones de los músculos respiratorios (diafragma, abdominales, glóticos), sean de origen neuromuscular, neurológico o muscular. La tos necesita una sincronización perfecta entre los músculos antes citados.

A estos problemas pueden añadirse otros de deglución, de orígenes diversos, que pueden engendrar un síndrome de inhalación, el cual vendría a aumentar el acúmulo de secreciones.

Diferentes formas de tos:

- Seca y no productiva.
  - ▹ Suelen aparecer quintas de tos dolorosas y fatigantes.
  - ▹ Se da en la primera fase de la crisis asmática y en ciertas bronquiolitis; también en laringitis,traqueítis y bronquitis por irritación, así como en agresiones de las pleuras o el pericardio.
- Productiva.
  - ▹ La expectoración es difícil de conseguir voluntariamente en el niño de menos de 3 años. Las secreciones suelen deglutirse.
  - ▹ La encontramos en las patologías que cursan con una hipersecreción mucosa: mucoviscidosis, bronquiectasias, etc.

Es importante anotar:

- Horario y frecuencia de la tos.
- Dificultad (dolor).
- Disnea.
- Aparición de broncoespasmo.
- Tonalidad.
- Existencia de una posición que favorezca o desencadene la tos.
- Existencia y naturaleza de las secreciones.
- Vómitos.
- Alteraciones del sueño.

7.2.2. Niños prematuros y neonatos

7.2.2.1. Inhalación de meconio

En un niño a término o postérmino con sufrimiento fetal agudo, la anoxia que se produce desencadena importantes movimientos torácicos incoordinados y anárquicos; en estos casos, existe el riesgo de entrada de líquido amniótico conteniendo meconio, debido a la relajación de los esfínteres.

El tratamiento es urgente ya en la sala de parto, y consiste en la aspiración de la faringe, tráquea y grandes bronquios, e incluso a veces se requiere masaje cardíaco para completar la reanimación y oxigenoterapia.

La fisioterapia respiratoria se emplea lo más precozmente posible para limpiar las vías respiratorias.

7.2.2.2. Enfermedad de la membrana hialina

Afecta casi exclusivamente a los prematuros, en la mitad de los casos con menos de 32 semanas. Es una ausencia o falta de madurez del surfactante, sustancia segregada por la membrana hialina que tapiza las paredes de los bronquios terminales y el alveolo por la cara interna, y que evita el colapso del alveolo en la espiración.

La falta de surfactante provoca en los niños que sufren esta enfermedad, un colapso alveolar en la espiración poco después del nacimiento, instaurándose rápidamente una insuficiencia respiratoria gradualmente en aumento, con los siguientes signos clínicos:

- Taquipnea e irregularidad creciente del ritmo respiratorio.
- Hipoxemia, e incluso hipercapnia en casos graves, y acidosis metabólica.
- Parte superior del tórax muy hinchada.
- Períodos de apnea y cianosis.
- Formación excesiva de secreciones, una vez comenzada la síntesis de surfactante.

En la primera fase de la enfermedad, los 2-3 primeros días, el tratamiento consiste en la instauración de ventilación mecánica con oxigenoterapia, así como el aporte externo de surfactante. La fisioterapia respiratoria está indicada cuando se inicia la síntesis de surfactante y se produce un aumento excesivo de secreciones.

7.2.2.3. Síndrome de Pierre Robin

Malformación que se caracteriza por una grieta en el velo del paladar, un pequeño mentón y una caída de la lengua hacia la faringe (glosoptosis).

Se encuentran asociados problemas en la **deglución y el ritmo respiratorio**, que pueden requerir para su solución de alimentación por sonda e incluso de una traqueotomía para mantener la ventilación.

En estos niños es fundamental mantener la posición de seguridad para prevenir la glosoptosis, en decúbito prono verticalizado con un ángulo de 20° respecto a la horizontal.

7.2.2.4. Atresia coanal

Es la ausencia del orificio o coana que separa la fosa nasal de la faringe, que está fibrosada u osificada de forma bilateral o unilateral.

La atresia coanal bilateral provoca una disnea obstructiva grave, que desaparece cuando el niño llora, para reaparecer cuando cesa el llanto.

7.2.3. Lactantes

7.2.3.1. Bronquiolitis

Es una infección vírica que afecta a los lactantes durante los primeros seis meses de vida. En función del tipo de virus y su localización las formas clínicas son diferentes.

La infección produce una inflamación de los bronquiolos, cuya luz se obstruye debido al edema de las paredes bronquiales, y por las excesivas secreciones de la capa mucosa. Si no se soluciona la obstrucción, el aire queda encerrado distalmente, y se produce la atelectasia cuando este aire se absorbe por completo; además, las secreciones atrapadas en el segmento colapsado pueden infectarse.

Las manifestaciones clínicas son las siguientes:

- Existe un pico de fiebre inicial.
- Infección primaria de las vías respiratorias superiores.
- Aparición más o menos rápida de una tos seca, a menudo nocturna.
- Pérdida de apetito, vómitos y fatiga.
- Taquipnea, disnea respiratoria y obstrucción.
- Aplanamiento del diafragma, y se hace evidente el movimiento torácico superior.
- A la auscultación se perciben crepitaciones en la inspiración y en la espiración, y si existe broncoespasmo, sibilancias en la espiración.
- Cianosis.
- Dilatación de las ventanas de la nariz en la inspiración.

7.2.3.2. Reflujo gastroesofágico

Es un mal funcionamiento de la válvula pilórica del esófago, que permite un paso anormal y frecuente del contenido gástrico al esófago.

En el recién nacido se produce de forma casi fisiológica después de la toma, pero una frecuencia o un volumen exagerado de este reflujo pueden provocar patologías o agravar determinadas afecciones respiratorias con un riesgo importante para la salud del niño durante el primer año de vida.

Las principales manifestaciones clínicas que podemos encontrar son:

- Cianosis y apnea, que se presentan de forma súbita.
- Tos espasmódica, bronquitis obstructiva y bronconeumonías recidivantes.

7.2.3.3. Neumonías bacterianas

Son enfermedades graves, cada vez menos frecuentes debido a la prevención. Entre las más conocidas podemos mencionar dos tipos de neumonía bacteriana:

- Tos ferina

  Causada por el bacilo de Bordet y Geugou. Los síntomas iniciales de la enfermedad son leves, para ir agravándose progresivamente, apareciendo tos cada vez más intensa, vómitos, apnea e incluso taquicardia y cianosis; además, el riesgo de sobreinfecciones es grande.

- Neumonía por Estafilococo

  Es una grave bronconeumopatía bacteriana. Su evolución es muy rápida, afectando especialmente a los lactantes. Las primeras manifestaciones clínicas no son graves, pero enseguida aparece disnea, taquipnea, tos, abdomen hinchado y tez gris pálida.

7.2.4. Niños

7.2.4.1. Asma del lactante y del niño pequeño

Es una disnea obstructiva de tipo bronquiolar que suele aparecer rápidamente, preferentemente por la noche, y evoluciona en crisis más o menos espaciadas.

En el asma infantil existe un estrechamiento de los conductos respiratorios debida al broncoespasmo y a la hipersecreción mucosa de las glándulas tráqueobronquiales, lo que se traduce finalmente en un aumento de la resistencia de las vías respiratorias.

Las principales manifestaciones clínicas son:

a) Durante la crisis:
   - ▷ Tos paroxística y no productiva.
   - ▷ Disnea espiratoria con sibilancias y puesta en juego de los músculos inspiratorios accesorios (escalenos y ECM). El niño intenta fijar su cintura escapular apuntalando los brazos y encorvando el tronco para aumentar la eficacia de los músculos accesorios de la respiración.
   - ▷ El tórax está distendido y muestra pocos movimientos.
   - ▷ Taquipnea.
   - ▷ Dificultades en la alimentación.

b) Superada la crisis, en los periodos de estabilidad:
   - ▷ La tos, seca durante la crisis, se hace productiva.
   - ▷ Disnea ante esfuerzos mínimos, pese a la apariencia de normalidad.
   - ▷ La respiración con la parte superior del tórax impide la normal expansión de este, y puede conducir a defectos posturales como hombros en anteversión y aumento de la cifosis dorsal.

Etiología:

- Factor alérgico, en la mayoría de los casos (polvo de casa, alimentos, polen).
- Existencia a veces de un reflujo gastroesofágico que desencadena o agrava la crisis asmática.
- Factores psicológicos (sobreprotección, angustia).
- Infecciones (reacciones inmunológicas frente a estas).
- Fatiga.

Tratamiento:

- Administración de broncodilatadores. Es fundamental enseñar a los padres y al niño a hacerlo correctamente.
- Antiinflamatorios (corticoides).
- Lucha contra los alérgenos y factores predisponentes.
- Fisioterapia respiratoria.

Tratamiento del reflujo gastroesofágico.

Durante la crisis asmática es fundamental respetar las posiciones de adaptación al síndrome asmático, pues facilitan la relajación y el control de la respiración:

- En el lactante que todavía no mantiene una sedestación estable, la posición es en decúbito ventral con las rodillas replegadas y la cabeza girada a un lado.
- En el niño pequeño, la posición que adopta es sentado con rodillas flexionadas, ligera cifosis dorsal y hombros hacia delante, con lo que se consigue un bloqueo tóracoabdominal y se facilita la puesta en juego de los músculos inspiradores accesorios.

En los periodos en los que el niño está estabilizado, y siempre que su edad lo permita, es importante educar al niño deforma que, ante la inminencia de una crisis, que muchas veces se puede prever, aprenda a relajarse y adopte la posición más ventajosa para él, pero sin intentar modificar en ningún caso su frecuencia respiratoria. En esta fase cuando aparece la tos productiva, se emplean técnicas específicas de desobstrucción.

7.2.4.2. Fibrosis quística o mucoviscidosis

Es una enfermedad hereditaria que afecta a las glándulas exocrinas, en general, aunque las más frecuente y significativamente afectadas son las del páncreas y el árbol bronquial. Las secreciones glandulares son de viscosidad anormal y fácilmente provocan obstrucción.

Los mayores trastornos para el niño van a ser digestivos, afectándose la digestión de alimentos y la absorción de grasa en el intestino, y respiratorios, que finalmente serán los más importantes y difíciles de controlar, con un aumento importante de las secreciones mucosas bronquiales que provocan la obstrucción de las vías respiratorias, y con ello, un numeroso cuadro de patologías respiratorias (neumonía, bronquitis, bronquiectasias, enfisema…).

La enfermedad puede ser de gravedad muy diversa, pudiendo dar manifestaciones clínicas ya en el lactante con 2-4 meses; el pronóstico depende en gran medida de la calidad del tratamiento recibido, que siempre es paliativo.

Tratamiento paliativo:

Se tratan los síntomas de la enfermedad en general, tanto el trastorno pancreático como el pulmonar, previniendo alteraciones pulmonares irreversibles, centrándose por ello en la lucha contra la obstrucción bronquial mediante fisioterapia respiratoria, la infección pulmonar crónica (con antibioterapia específica) y la insuficiencia pancreática (régimen pobre en grasas).

7.2.4.3. Bronquiectasias

Es una dilatación localizada o extendida del árbol bronquial. Existe una pérdida de elasticidad de las paredes bronquiales: una pérdida de tejido elástico y una lesión de las capas muscular y cartilaginosa.

Hay distintos tipos: puede ser de forma cilíndrica o de saco; la primera es reversible, la sacular no. La causa no está clara, se encuentra asociada a enfermedades genéticas como la fibrosis quística, y también pueden aparecer después de enfermedades infecciosas como bronquiolitis o neumonía.

Los signos clínicos más frecuentes son la presencia de tos productiva, sobre todo al levantarse, y en las formas crónicas y graves, disnea, anorexia y hemoptisis.

7.3. Valoración

Anamnesis

- Estudio de la Historia Clínica

  Es importante consultar:

  - El examen clínico.
  - La evolución.
  - Las radiografías.
  - Los gases de sangre.
  - El diagnóstico y el tratamiento.
  - El modo de ventilación mecánica (si está en reanimación).
- Entrevista con los padres y/o personal de enfermería.

  Nos permite conocer datos recientes, tales como:

  - Comportamiento.
  - Apetito.
  - Vómitos.
  - Tos nocturna.
  - Fiebre.
  - Infecciones ORL asociadas.

Inspección del niño

Informa sobre:

- Frecuencia respiratoria.
- Coloración de los tejidos, erupciones...
- Búsqueda de signos, a veces imperceptibles, de distrés respiratorio (aleteo nasal, tiraje supra e intercostal, balanceo toracoabdominal).
- Observar si existen cicatrices de intervenciones quirúrgicas, torácicas y abdominales.

Palpación (toma de contacto)

Las manos del fisioterapeuta deben estar calientes y sin joyas para evitar daños y porque son un aporte de gérmenes.

Nos dará información sobre:

- Abdomen abombado o doloroso a la presión (orientará sobre la elección de la técnica de higiene bronquial).
- Asegurar la integridad de la parrilla costal.
- Permite reconocer un enfisema subcutáneo (notaremos crepitantes a la presión).

Auscultación

Se deberá efectuar antes y después de la sesión de higiene bronquial para apreciar la eficacia de la técnica.

- Antes:
  - ▷ Localiza las secreciones.
  - ▷ Aprecia las anomalías ventilatorias.
- Después:
  - ▷ Objetiva la eficacia de las maniobras terapéuticas..

    Si el niño está intubado y ventilado, la auscultación debe ser simétrica, salvo en caso de intubación selectiva de un pulmón. En cualquier caso tendremos que avisar al médico rápidamente si observamos alguna anomalía.
- Ruidos respiratorios normales.
  - ▷ Murmullo vesicular (inspiratorio y espiratorio). Indica un buen funcionamiento de la ventilación alveolar.
- Ruidos respiratorios anormales.
  - ▷ Estertores o crepitantes (inspiratorio). Nos informa sobre el paso del aire entre líquido, en especial en vías aéreas pequeñas y alveolos.
  - ▷ Roncus (espiratorio). Se produce cuando existe líquido o secreciones en vías aéreas mayores o hay un estrechamiento de las mismas.
  - ▷ Sibilancias (inspiratorio o espiratorio). Indican la existencia de vías aéreas constreñidas (sobre todo las de pequeño calibre).
  - ▷ Frote pleural (inspiratorio y espiratorio). Indica fricción entre las pleuras visceral y parietal inflamadas.

Otros aspectos a tener en cuenta

- El contacto de la mano sobre el tórax permite sentir las vibraciones de los ruidos respiratorios.
- Escuchar los ruidos respiratorios. Indican acúmulo de moco en las vías aéreas superiores.

- Percusión. Una hiperclaridad a la percusión podría ser sinónimo de: neumotórax, enfisema, hernia diafragmática.
- El sonido mate nos informará de la existencia de: derrame pleural o condensación pulmonar (atelectasia).
- La percusión puede desencadenar la tos por movilización de secreciones en la tráquea.
- Análisis de la tos (provocada o no). Nos dará información sobre la eficacia de la tos, el grado de fatiga y la existencia de un acúmulo de secreciones.

Examen radiológico

Aunque no es de nuestra competencia interpretar radiografías para hacer un diagnóstico, es importante saber interpretarlas, para reconocer el problema pulmonar, lo que nos orientará después, a la hora de elegir la técnica terapéutica.

Una buena radiografía debe tener una buena penetración de los rayos X y debe estar bien contrastada.

7.4. Tratamiento

Objetivos:

- Terapéuticos: eliminar o disminuir la obstrucción bronquial.
- Preventivos: evitar la aparición de daños estructurales irreversibles, evitando las cicatrices y la pérdida de elasticidad del parénquima pulmonar secundaria a una infección bronquial.

7.4.1. Oxigenoterapia

Consiste en aumentar los valores de la PaO_2 en la sangre circulante para, en caso hipoxemia, llevarla a los límites de la normalidad utilizando una mezcla de gases enriquecida en 0_2.

Su tratamiento se utiliza en casos de distrés respiratorio, cuando el niño está hipóxico o corre el riesgo de sufrir hipoxia por maniobras de fisioterapia.

Hay que tener en cuenta que el exceso de 0_2 siempre es tóxico para el pulmón y, sobre todo en el prematuro, puede causar ceguera. Por ello es importante que la oxigenoterapia sea controlada por oximetría (medida de la $Pa0_2$).

Modos de administración:

El aire ambiente contiene un 21% de 0_2 a la presión de 1 atmósfera, lo que corresponde a una presión parcial de 0_2 de 150 mmHg. Si queremos aumentar esta fracción de 0_2 hay que enriquecer el aire inspirado con oxígeno puro. El oxígeno se puede administrar por:

- Cápsula de Hood, o también mediante una bolsa de plástico en la cabeza. Se usa en recién nacidos en incubadora y en lactantes. Se respira espontáneamente, una mezcla gaseosa (aire + 0_2) humidificada y calentada.

  El flujo de gases varía de 5 a 8 l/min (según tamaño de la cápsula) y debe ser el suficiente para evitar que exista una reinspiración de los gases espirados que nos conduciría a una situación de hipercapnia.
- Cánula naso-faríngea.
- Sonda de intubación (ventilación mecánica).
- Sonda nasal. Se usa poco en lactantes y niños pequeños. Su mayor riesgo reside en su ineficacia en caso de obstrucción. Debe verificarse su permeabilidad constantemente.

Advertencias:

- El 0_2 tiene toxicidad directa sobre las vías aéreas y el parénquima pulmonar, a través de los radicales libres.
- Su toxicidad también puede ser indirecta, a través del 0_2 vehiculizado por la hemoglobina en caso de hiperoxia. Una vasoconstricción prolongada en la retina puede ser responsable de ceguera.
- Su toxicidad es más importante cuanto mayor sea la concentración de la mezcla inspirada; la duración de su utilización y la inmadurez del niño.
- La FiO_2 debe siempre estar controlada por un oxímetro y debe ser prescrita, con valores exactos, por el médico.

7.4.2. Normas generales de actuación en fisioterapia

- La valoración fisioterápica debe ser realizada al inicio de cada sesión, con el objetivo de observar la evolución de la enfermedad. Los resultados deberán ser anotados en una ficha de seguimiento del tratamiento.
- En ocasiones, la auscultación deberá realizarse no solo al inicio del tratamiento, sino también durante y al final de éste como criterio de evaluación de la eficacia del tratamiento.
- Es importante que nuestras manos tengan la temperatura adecuada antes del contacto con el niño, y que la sala de tratamiento mantenga una temperatura agradable (si el niño siente frío aumenta el consumo de oxígeno).
- Cuando el niño precisa oxigenoterapia hay que aumentar el flujo de oxígeno durante el tratamiento, debido a que las maniobras fisioterápicas pueden llevar a un aumento de la $PaC0_2$.
- Durante la aplicación de las distintas técnicas, y si el niño está monitorizado, vigilaremos los valores registrados y evitaremos manipular las sondas y el resto del equipo de monitorización.
- El tratamiento debe practicarse lo más espaciado posible de las comidas del niño.

7.4.3. Técnicas específicas de fisioterapia respiratoria

Desobstrucción nasofaríngea

Hasta los seis meses el niño respira solamente por la nariz; por lo tanto, cuanto más pequeño sea el niño, la obstrucción bronquial supondrá un mayor obstáculo para la ventilación. El papel de la nariz es calentar, purificar y humidificar el aire inspirado.

La obstrucción puede provocar:

- Dificultades de alimentación.
- Dificultad respiratoria.
- La succión se ve comprometida.
- Facilita la infección.
- Con la desobstrucción nasofaríngea se pretende por una parte liberar las vías aéreas superiores, y por otra, la recogida y análisis de las secreciones (cantidad y calidad).

Descripción de la técnica:

- La aspiración de secreciones se lleva a cabo a través de una sonda de calibre adaptado a las coanas del niño, con una presión de aspiración entre 100-150 mbar (incluso 200). Es importante aumentar la fracción inspiratoria de oxígeno antes de la aspiración, y no olvidar volver al flujo inicial después. El tiempo de aspiración se sitúa en torno a los 15 segundos.
- Se introduce un trozo de sonda igual a la distancia de la nariz a la oreja (trago). En caso de precisar aspiración bucal, la distancia se tomará de la boca a la oreja.
- Antes de aspirar podemos administrar suero fisiológico o mucolíticos, con el fin de fluidificar las secreciones y facilitar el paso de la sonda.

Drenaje postural

Favorece el drenaje y la eliminación de las secreciones hacia los grandes troncos. Su aplicación en el caso de prematuros, recién nacidos y niños pequeños es menor que en el adulto. Por ello, se utilizan otras técnicas para facilitar la eliminación de las secreciones, principalmente el aumento de velocidad del flujo espiratorio.

Los cambios posturales de decúbito supino a prono, alternos, son posturas para facilitar la ventilación más que posturas de drenaje.

En decúbito lateral izquierdo, la inspiración en el pulmón izquierdo se ve dificultada por el peso del cuerpo mientras se facilita la espiración pasiva, al contrario que el pulmón derecho donde se facilita la inspiración.

Cuando se emplean posturas de ventilación en decúbito lateral, estas serán de corta duración por el riesgo de hipoventilación en las zonas de alta resistencia al flujo.

Vibraciones

La aplicación de estas maniobras es difícil en neonatos, y casi imposible cuando se encuentran en incubadoras. Se aplican preferiblemente de forma manual, y son producidas por una tensión de los músculos de brazo y antebrazo que se transmite a través de la mano o de yema de los dedos.

Son maniobras de corta duración, no más de 15 segundos y, cuando sea posible, se realizarán en tiempo espiratorio. Pueden aplicarse de forma aislada o ir asociadas a drenaje postural o técnicas de aumento de velocidad del flujo espiratorio.

Clapping y percusiones

Son técnicas que apenas tienen efecto en los lactantes por el escaso efecto mecánico que producen en un tórax tan maleable, es por ello que apenas se utilizan en el niño pequeño.

Tos provocada

Se utiliza con el fin de eliminar las secreciones cuando estas se encuentran en las grandes vías respiratorias (proximales). Es importante saber que la tos solo será eficaz a gran volumen.

La tos puede ser un gesto voluntario de imitación en el niño de entre 9-10 meses, pero la educación de la tos voluntaria activa es difícil de llevar a cabo antes de los 2-3 años. El fisioterapeuta deberá pues, desencadenar la tos por vía refleja pero nunca se provocará en un niño menor de 3 meses.

Los receptores más importantes y accesibles están al nivel de la tráquea y vías respiratorias superiores.

Para provocar la tos podemos utilizar:

- Reflejo traqueal. Se desencadena deprimiendo la tráquea, con el dedo pulgar, hacia abajo, atrás y adentro (justo por encima de la escotadura esternal). Esta presión se aplicará en un tiempo de apnea inspiratoria. La cabeza del niño debemos mantenerla en extensión.
- Vías aéreas superiores. También es posible estimular los receptores de las fosas nasales mediante la aspiración, pero puede provocar náuseas que pueden acabar en vómitos, con el consecuente riesgo de aspiración de contenido gástrico.
- Otras maniobras. El aumento de la velocidad del flujo espiratorio selectivo sobre el pulmón izquierdo parece ser que desencadena el reflejo de la tos por estimulación de los receptores pericárdicos.

Precauciones.

No buscar el reflejo de la tos si el niño está intubado, pues se podrían producir lesiones por compresión o hemorrágicas.

Aumento de velocidad del flujo espiratorio

Es la técnica fisioterápica de limpieza bronquial más parecida a la fisiológica, y se emplea cuando el mecanismo fisiológico del niño, la tos, es ineficaz para cumplir ese objetivo.

Fisioterapeutas Servicio Andaluz de Salud (SAS)

Temario específico
Volumen 3

Servicio Andaluz de Salud
(SAS)

Tema 46

Fisioterapia en UCI, valoración y tratamiento del paciente crítico en ventilación mecánica. Preparación para el destete

Sergio Hidalgo Varela
Fisioterapeuta

Rodio ediciones

Índice esquemático

1. **Fisioterapia en UCI**

2. **Valoración y tratamiento del paciente crítico en ventilación mecánica**
   2.1 Ventilación Mecánica (VM)
   2.2. Fases del VM
   2.3. Objetivos y valoración de pacientes con ventilación mecánica
   2.4. Técnicas del fisioterapeuta respiratorio

3. **Preparación para el destete**
   3.1. Índice para predicción del destete
   3.2. Valoración para iniciar el destete

1. FISIOTERAPIA EN UCI

La fisioterapia en pacientes críticos es siempre una actuación sobre pacientes en la fase aguda de una enfermedad, un accidente, cirugía o cualquier otra causa que le lleva a una fase de inestabilidad desde el punto de vista médico.

En la UCI el Fisioterapeuta hace fisioterapia respiratoria, es una especialidad de la fisioterapia que se encarga del tratamiento, prevención y estabilización de las diferentes enfermedades del aparato respiratorio. Se indica que intervenga un fisioterapeuta cuando hay una patología respiratoria que curse con aumento de secreciones provocando tos, dificultad respiratoria, problemas de alimentación, absentismo escolar, bronquitis...

Esta función debe realizarla un fisioterapeuta especializado, con una formación compleja y adecuada para reconocer las fisiopatologías respiratorias y las técnicas y habilidades adecuadas para mejorar la situación del paciente.

El paciente estará en unidades especiales, UCI, incubadora, reanimación, etc.,- Donde este está recibiendo tratamiento médico altamente especializado. Los pacientes pueden ser cualquiera, lactantes, adultos, niños con problemas respiratorios.

La fisioterapia respiratoria ayuda a lactantes y niños con el drenaje de secreciones, mejorando la ventilación pulmonar y evitando complicaciones como las atelectasias o neumonías. Con toda esta ayuda el menor comienza a tener mejorías notorias como la mejor alimentación, el sueño, la tos disminuye, es decir mejora su calidad de vida.

En el caso de los adultos, se indica la fisioterapia respiratoria en enfermedades agudas como bronquitis o neumonías y enfermedades crónicas como EPOC, enfermos neuromusculares y neurológicos con afectación respiratoria, asma, cáncer...

Teniendo en cuenta que la fisioterapia respiratoria nunca sustituye a un tratamiento médico, sino que lo complementa enumeraremos los numerosos beneficios que tiene.

- Facilita la movilización.
- Expectoración de secreciones.
- Mejorando la ventilación pulmonar y la oxigenación.
- Previene complicaciones tras cirugías toraco-abdominales.
- Mejora la disnea y la capacidad de ejercicio en pacientes crónicos.
- Evita las reinfecciones e ingresos hospitalarios.
- Aporta calidad de vida restaurando o manteniendo una función respiratoria óptima.

Cabe destacar que la fisioterapia respiratoria está contraindicada realizarla durante las dos horas posteriores a una comida para evitar vómitos o reflujo gastroesofágico, a pacientes con hipertensión arterial grave no controlada, hemorragias, postoperatorio inmediato, entre otras.

2. VALORACIÓN Y TRATAMIENTO DEL PACIENTE CRÍTICO EN VENTILACIÓN MECÁNICA

2.1 Ventilación Mecánica (VM)

La ventilación mecánica es un tratamiento de soporte vital. Un ventilador mecánico es una máquina que ayuda a respirar a las personas cuando no son capaces de respirar lo suficiente por sí mismas.

El ventilador mecánico también puede llamarse máquina de respirar o respirador. La mayoría de los pacientes que necesitan el apoyo de un ventilador debido a una enfermedad grave están ingresados en una unidad de cuidados intensivos, aunque aquellas personas que necesitas tener la maquina durante más tiempo pueden estar en una unidad de hospitalización normal.

La ventilación mecánica sirve para llevar el oxígeno a los pulmones y el organismo, para ayudar a los pulmones a eliminar dióxido de carbono, para facilitar el trabajo respiratorio y para que el paciente respire cuando no puede hacerlo debido a alguna lesión.

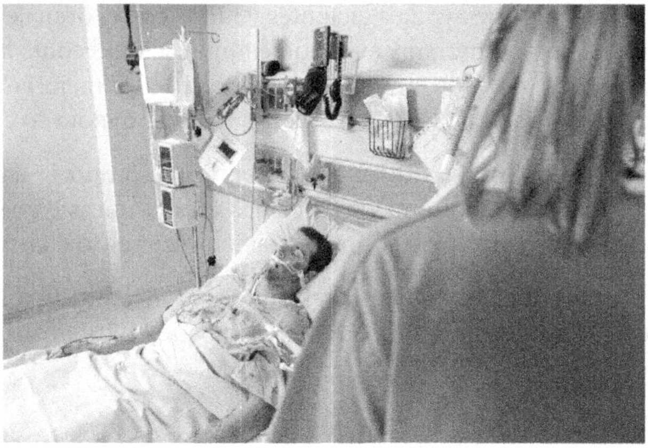

Un ventilador se conecta a la persona a través de un tubo que se coloca en la boca o en la nariz y en dirección descendente hasta la tráquea. Cuando el médico coloca la sonda ET en la tráquea del paciente, se denomina intubación.

Algunos pacientes tienen un orificio quirúrgico en el cuello y se conecta una cánula en él. La cánula trac puede permanecer en la tráquea del paciente tanto tiempo como sea necesario y es más seguro que una sonda endotraqueal.

El ventilador insufla aire en el interior de los pulmones de la persona, ayuda al paciente haciendo todo el trabajo respiratorio. Da una cierta presión en los pulmones para mantenerlos abiertos de modo que los sacos aéreos no se colapsen.

La sonda traqueal facilita la eliminación del moco si el paciente tiene una tos débil.

2.2. Fases del VM

A) Insuflación. El aparato genera una presión sobre el volumen de gas y lo moviliza insuflándolo en el pulmón a expensas de un gradiente de presión. La presión máxima se llama presión de insuflación o presión pico.

B) Meseta. El gas introducido en el pulmón se mantiene en él durante un tiempo para que se distribuya por los alvéolos. En esta pausa el sistema paciente-ventilador queda cerrado y en condiciones estáticas; la presión que se mide en la vía aérea se denomina presión meseta o presión pausa y corresponde con la presión alveolar máxima y depende de la distensibilidad o compliance pulmonar.

C) Deflación. El vaciado del pulmón es un fenómeno pasivo, sin intervención de la máquina, causado por la retracción elástica del pulmón insuflado. Los respiradores incorporan un dispositivo que mantiene una presión positiva al final de la espiración para evitar el colapso pulmonar, es lo que conocemos por PEEP.

2.3. Objetivos y valoración de pacientes con ventilación mecánica

La fisioterapia respiratoria son maniobras aplicadas sobre las bases de la mecánica ventilatoria; volúmenes, flujos, presiones, dirigidas a prevenir y tratar complicaciones respiratorias.

Entre los objetivos del fisioterapeuta esta la salvaguarda de la vida del paciente y otros objetivos inmediatos como:

- La ventilación y evitación de futuras complicaciones.
- Prevenir deformidades costovertebrales.
- Restaurar función pulmonar.
- Limpiar las vías aéreas y así evitar neumonías y atelectasias.
- Control de las secreciones.
- Mantener y mejorar la resistencia y eficiencia del musculo respiratorio.
- Evitar efectos nocivos de la inmovilización.

Aunque los objetivos varían según las múltiples variables y tipologías de paciente, entre éstas destacan.

- Existencia de intubación endotraqueal.
- Conexión a ventilador artificial.
- Tipo de cirugía que pueda haber recibido el paciente.
- Existencia de daño neurológico, central o periférico.
- Fracturas múltiples o complejas.
- Monitorizaciones diversas.

El fisioterapeuta hace siempre una valoración personalizada a cada paciente, teniendo en cuenta problemas óseos y de partes blandas, atención a la correcta posición y alienación de los miembros, cuidado de la piel evitando ulceras, prevención de problemas circulatorios, etc.

Realizar una buena evaluación del paciente no es tarea difícil, tenemos que observar el color de la piel, el nivel de consciencia, la frecuencia respiratoria, el trabajo respiratorio, la simetría en el movimiento de la pared torácica y los parámetros del monitor de la cabecera pueden observarse a distancia y proporcionan una impresión global del estado del paciente.

Periódicamente debe realizarse una exhaustiva exploración clínica del tórax, donde se lleve a cabo la palpación, percusión y auscultación.

2.4. Técnicas del fisioterapeuta respiratorio

Hay numerosas técnicas que puede llevar a cabo el fisioterapeuta respiratorio con un paciente, pero destacaremos las dos más importantes; La higiene bronquial y dentro de esta la movilización de flujos, las posturas y ondas de choque y la técnica de expansión pulmonar donde destaca la ventilación dirigida, técnica de facilitación neuromuscular, hiperinflación manual, movilizaciones y posturas.

2.4.1. Higiene bronquial

A) Movilización de Flujos

- Compresiones y descompresiones; aplicación de maniobras externas de presión manual sobre la caja torácica, permitiendo aumentar los volúmenes y los flujos inspiratorios o espiratorios según el momento que se realicen durante el ciclo respiratorio.
- Drenaje Autógeno; es un método de respiración controlada en el que el paciente controla la frecuencia, la distribución y la profundidad de la respiración.
- Tos; no es sólo una acción de expulsión , sino que es una acción dinámica que expulsa el aire o las secreciones por medio de un movimiento peristáltico muy rápido originado en los bronquios más pequeños y que termina en la laringe, acompañado de un movimiento de los esfínteres funcionales. La espiración forzada expansiva permite la eliminación de secreciones de las vías aéreas más grandes. La tos es una defensa mecánica del árbol bronquial que puede ser estimulada o ser voluntaria.

  Una de las técnicas que se conoce es la Tos Kinésica que consta de las siguientes fases.

  1. Irritación inicial.
  2. Inspiración Profunda.
  3. Cierre de Glotis.

4. Fase comprensiva.
5. Fase expulsiva.

Para la tos son conocidas algunas técnicas de asistencia como la comprensión manual torácica, la comprensión manual abdominal o abdomino-torácica. Estas técnicas deben realizarse en posición semisedente.

B) Drenaje Postural

Técnica de postura, la cual tiene el objetivo de incrementar el clearance de secreciones de las vías aéreas con asistencia de la gravedad.

C) Ondas de Choque

- Percusiones y Vibraciones
  - ▷ Técnicas a través de las que se incrementa el clearance de las secreciones de las vías aéreas por transmisión de una onda de energía a través de la pared torácica.
  - ▷ La percusión consiste en palmadas en la pared torácica sobre el área afectada del pulmón usando las manos ahuecadas.
  - ▷ Las vibraciones pueden ser aplicadas manualmente por vibración con sacudidas o compresiones de la pared torácica durante la espiración.
- Succión; La succión vía tubo endotraqueal o traqueotomía, con el objetivo de remover secreciones desde las vías aéreas centrales y estimular la tos.

2.4.2. Posturas correctas para la reeducación respiratoria

En Fisioterapia es de vital importancia la postura correcta o posición, siendo aún más importante que la práctica de los movimientos.

Un individuo sano, con movimientos respiratorios uniforme, adopta una posición de reposo natural relajada y su respiración será abdominal. La respiración se volverá torácica cuando se efectúa un trabajo de sobrecarga de la mitad superior del tórax o cuando, tras haber abandonado una posición correcta y relajada, se adopta una postura viciosa.

A) Decúbito lateral

Para mantener la relajación de la pared abdominal y facilitar la respiración fisiológica. La postura será:

- Espalda ligeramente incurvada hacia delante.
- Miembros Inferiores en semiflexión.
- Miembros Superiores, el que queda abajo con ligera flexión de hombro y codo, y el de arriba semiflexionado y apoyado sobre la almohada delante del tórax.
- La cabeza algo inclinada hacia delante sobre una almohada que soporte el cuello.

B) Bipedestación

- Cabeza, tronco y miembros; alineados en un plano frontal, en posición de equilibrio armónico.
- Miembros Superiores a lo largo del cuerpo, y la musculatura de la caja torácica y abdomen relajada.
- Miembros Inferiores ligeramente separados, con las rodillas extendidas pero relajadas.

C) Decúbito supino

- Miembros Inferiores, flexionados 60º.
- Almohadas bajo las rodillas.
- Miembros Superiores, a lo largo del cuerpo.
- Pies apoyados sobre la cama.
- Cabeza y cuello descansan sobre una almohada no muy alta.

D) Decúbito prono

Inhibe la expansión torácica anterior y limita el descenso del diafragma, pero hay ocasiones en las que hay que colocar al paciente en esta postura:

- Almohada bajo la zona abdominal baja.
- Miembros Superiores, a lo largo del cuerpo o en posición de candelabro.
- Cabeza rotada y cara mirando hacia un lado.
- Evitar el equino de los pies situando los pies fuera del borde de la camilla o con las piernas apoyadas sobre una cuña.

E) Posición sedente

- Relajado sobre una banqueta con una altura que permita a las rodillas la flexión de 90º.
- Tronco inclinado hacia delante, con los hombros elevados y con los codos apoyados sobre una mesa.
- Rodillas ligeramente separadas y piernas verticales al suelo.

2.4.3. Expansión Pulmonar

A) Ventilación dirigida

- Ejercicios respiratorios; inspiraciones lentas y profundas con el objetivo de ventilar áreas con constantes tiempos alteradas.

  Destacan los ejercicios respiratorios diafragmáticos, reeducación respiratoria, aprendizaje y ejecución de la aceleración del flujo y reeducación de la tos.

- Compresiones y descomprensiones; compresiones torácicas sostenidas, mediante las cuales se logra la redistribución del flujo respiratorio hacia zonas mal ventiladas, determinadas por la auscultación del paciente.

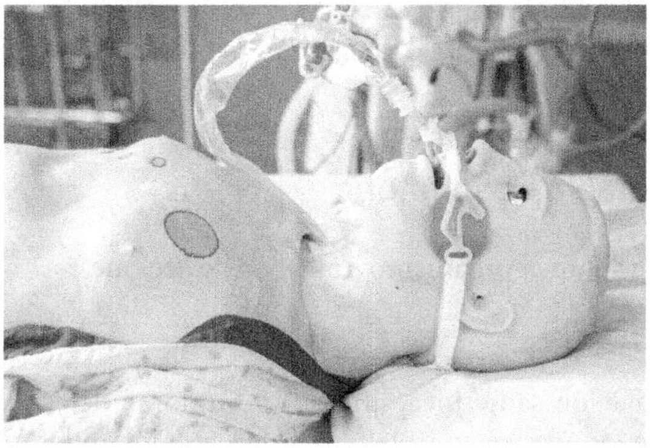

B) Estimulación propioceptiva

Mediante el estiramiento de los músculos respiratorios desde el inicio de la espiración, seguido de liberación al final de la misma.

C) Hiperinflación manual

Insuflar los pulmones con Vt altos, vía un resucitador manual o ambu.

El objetivo es prevenir el colapso pulmonar:

- Re-expandiendo los alvéolos colapsados, mejorando así la oxigenación y la compliance pulmonar
- Aumentando además el movimiento de las secreciones hacia las vías aéreas centrales.

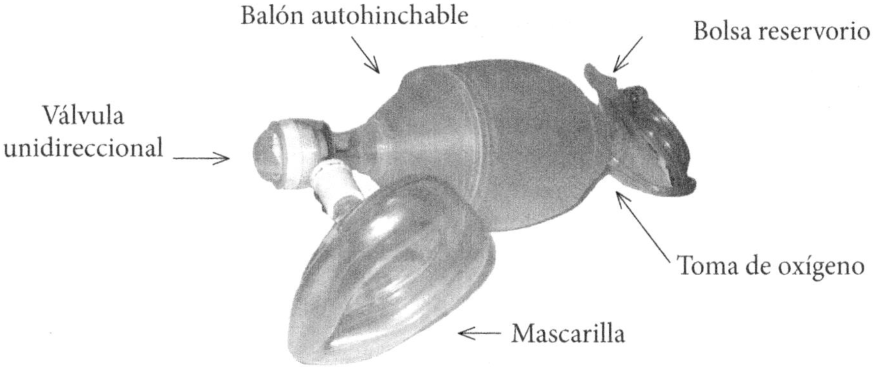

D) Movilizaciones

Son ejercicios activos de extremidades, encontramos las movilizaciones activas o rotaciones en la cama, trasferencias fuera de la cama, sedestación y marcha. El motivo fisiológico es que mejora la ventilación alveolar y la relación V/Q.

Provee un estímulo gravitacional para mantener o restaurar la distribución corporal normal de fluidos.

2.4.4. Masoterapia Respiratoria

El masaje ejerce sobre el organismo dos tipos de acciones:

A) Acción directa o mecánica:

Facilita la circulación sanguínea, linfática y humoral, determina la absorción de los trasudados y de los edemas y, acelera los intercambios en los tejidos tratados.

- Sobre la piel, el masaje activa la función respiratoria y excretora, eliminando las células más superficiales y poniendo al descubierto las células más jóvenes.
- Sobre las terminaciones nerviosas periféricas, la acción del masaje conlleva un efecto sedante y antiálgico.
- Sobre los músculos, la acción del masaje es sobre todo eutrófica y estimulante para la mejoría de la circulación de la sangre, vectora de oxígeno y de glucógeno y, facilita la eliminación de los desechos de los intercambios.

B) Acción indirecta o refleja:

Se manifiesta por medio del sistema neurovegetativo gracias a la estimulación de los nervios vasomotores, determinado por vía refleja, una hiperemia activa que se demuestra por la aparición de enrojecimiento y de calor. También, por medio de los arcos reflejos, el masaje del tejido conjuntivo y de los músculos del tronco pueden mejorar la estenosis bronquiolar (Kohlrausch y Teirich Leube).

2.4.4.1. Técnicas de masoterapia que con más frecuencia se utilizan en la Fisioterapia respiratoria.

A) Masaje simple;

La mano "ajustada" a la piel busca los músculos contracturados y actúa a su nivel por fuerte presión de la palma o del cabo de los dedos sobre el plano profundo, efectuando movimientos lentos giratorios y comprimiendo los músculos. Nos podemos encontrar contracturas a nivel del cuello, nuca, hombros, dorso, tórax, abdomen…

La desaparición de la contractura da lugar a una sensación de relajación y de bienestar.

A nivel del tórax, se practican igualmente presiones deslizadas "en peine" con efecto sedante.

- Técnica de percusión;

  Las percusiones torácicas inducen habitualmente a una respiración más lenta y profunda.

  Son eficaces en presencia de lesión focalizada, realizándose en la postura selectiva de drenaje del lóbulo o del segmento lesionado.

  Existen diferentes formas de realizar un masaje de percusión sobre el tórax, como son:

  - Palmoteo o "claque"; palma de la mano abierta. Se percute con una mano de manera sucesiva, o con las dos manos de manera alternativa y rítmica. Se realiza sobre la zona posterosuperior del tórax, entre las escápulas. Es útil cuando el paciente habiendo preparado sus secreciones no llega a expectorar.
  - Golpeteo o "tapotemente"; con los bordes de las manos en forma de pequeños golpes. Las dos manos trabajan de forma alternativa y rítmica, percute una mano mientras la otra se levante y así sucesivamente. Se realiza en fase espiratoria.
  - Percusión indirecta; se coloca una de las manos abierta y ajustada a la superficie anterior o posterior del tórax y, mientras, el borde cubital de la otra mano percute sobre el dorso de la mano abierta. Se realiza en fase espiratoria.
  - Percusión con los pulpejos de los dedos o "frapping"; percusión directa sobre el tórax con los pulpejos de los dedos. Se aplica juntando y manteniendo curvados los dedos índices, medio y anular. Se suele realizar en niños a los que previamente se les cubría la zona a percutir con una tela ligera para no irritar la piel.
  - Percusión con manos en cúpula o "clapping"; con las manos en forma de cúpula o taza. Los huecos de las palmas de las manos encierran un colchón de aire que, al percutir sobre el tórax, se comprime y amortigua el golpe, lo que permite una sacudida eficaz e indolora. Se realiza con las dos manos de forma alternativa y rítmica de 50 a 100 percusiones por la región pulmonar y durante la fase espiratoria.

  No se percutirá sobre:

  - Precordio izquierdo.
  - Esternón y fuera de la zona torácica.
  - Columna vertebral.

  Indicaciones:

  - Obstrucción por moco.
  - Bronquiectasia.
  - Absceso.
  - Segmentos colapsados.

- ▷ Secreciones espesas.
- ▷ Siempre que existan secreciones que despegar.

Precauciones:

- ▷ Osteoporosis.
- ▷ Traqueotomía.
- ▷ Presencia de tubos de drenajes endotraqueales o intercostales.

Contraindicaciones:

- ▷ Ectopias de costillas.
- ▷ Herida esternal.
- ▷ Fractura costal.
- ▷ Hemoptisis.
- ▷ Derrame pleural.
- ▷ Dolor excesivo.
- ▷ Neumotórax actual o con antecedente de espontaneo.
- ▷ Embolias pulmonares.
- ▷ Alteraciones del ritmo cardíaco.

– Técnica de vibración:

Consiste en compresiones intermitente de la pared torácica. La frecuencia óptima parece estar comprendida entre los 20 y 100 Hz. El fisioterapeuta aplica y ajusta la palme sobre la zona torácica a drenar a la vez que mantiene en tensión los músculos de su hombro y miembro superior, con los codos en extensión.

La tensión se trasmite a sus manos donde se convierte en una ligera vibración mediante la participación de una sucesión de contracciones alternas de los músculos flexores y extensores de la muñeca.

Esta ligera vibración aplicada al tórax sobre el segmento bronco-pulmonar adecuado, despega las secreciones y ayuda a los mecanismos normales de clarificación bronquial. La vibración se realiza sólo durante la fase espiratoria en conjunción con la compresión del tórax.

De forma concomitante a las vibraciones se realizan presiones torácicas que se dirigen de arriba abajo durante la fase espiratoria respetando el juego costal. Despegadas y movilizadas las secreciones por efecto de las vibraciones, estas son impulsadas hacia los bronquios de mayor calibre con ayuda de la respiración forzada.

Indicaciones:

- ▷ Atelectasias.
- ▷ Secreciones gruesas.
- ▷ En pacientes que no pueden recibir percusión.

Precauciones:

- ▷ Osteoporosis.
- ▷ Incisión pulmonar y esternal.

Contraindicaciones:

- ▹ Fracturas costales.
- ▹ En un volet.
- ▹ Hemoptisis.
- ▹ Embolias pulmonares.

- Técnicas de presión;

  Las presiones que se efectúan sobre el tórax no es una técnica de masoterapia, ya que sus objetivos principales van a ser:

  - ▹ Asistir o resistir los movimientos torácicos y diafragmáticos durante la respiración.
  - ▹ Asistir la tos para expectorar.
  - ▹ Proporcionar una carga sensora estimulando el conocimiento del área que tiene que ser expansionada durante la respiración segmental.

  La técnica de presión puede ejecutarse de forma simétrica o asimétrica en diversas posiciones. Su realización debe de ser suave. Los dedos ejercen una presión sin que sea preciso utilizar la palma de la mano.

  Se puede realizar, también, con la eminencia tenar o hipotenar, o con todo el antebrazo. En ciertas posturas las presiones se efectúan con ambas manos.

3. PREPARACIÓN PARA EL DESTETE

Uno de los objetivos de la sustitución de la ventilación es la recuperación de la respiración espontanea lo más precoz y en las mejores condiciones posibles. Retirar la ventilación mecánica es a veces más difícil que mantenerla.

Podemos definir el destete, es decir la desconexión de la ventilación mecánica como el periodo de transición entre esta y la ventilación espontánea y que culmina con el restablecimiento del eje faringo-laringo.traqueal mediante la extubacion.

Para la mayoría de los pacientes el destete dura una corta fracción de tiempo, aunque existe un 20/25% que presentan dificultades para la desconexión y retirada del respirador.

En la actualidad cada vez es más común utilizar y validar protocolos de destete, con los que se obtienen mejores resultados al disminuir las complicaciones de la VM.

3.1. Índice para predicción del destete

Los índices de predicción miden si un paciente puede o no ser desconectado de la VM según los resultados de una prueba.

- El valor predictivo positivo es la probabilidad de que un paciente sea desconectado con éxito cuando la prueba predice éxito.

- El valor predictivo negativo es la probabilidad de que un paciente fracase en la desconexión cuando la prueba predice fracaso.

En la actualidad, se pueden distinguir dos tipos de indicadores de predicción en el destete, criterios clásicos, que son relativamente simples de obtener a la cabecera del enfermo, y los recientes que, por el contrario, resultan más complejos en su obtención.

Las más utilizadas en la actualidad son:

- La presión de soporte (PS)
- Ventilación mandatoria intermitente (IMV).
- Presión positiva continua de la vía aérea (CPAP)
- Tubo en T.

3.1.1. Ventilación con presión de soporte (PS)

La inspiración comienza cuando el ventilador reconoce el esfuerzo inspiratorio del paciente por medio de un sistema de disparo sensible y la rápida respuesta a pequeños cambios de presión.

Con este modo el paciente puede controlar su propia frecuencia, la duración de la inspiración y la espiración.

Mejora la eficacia de la respuesta espontánea y reduce el trabajo respiratorio y el consumo de O2 por los músculos respiratorios. Durante el destete previene la aparición de la fatiga diafragmática.

3.1.2. Ventilación mandatoria intermitente (IMV)

Su propósito es permitir que un paciente sometido a VM pueda realizar respiraciones espontaneas intercalada entre las insuflaciones del respirado. Encontramos dos tipos de ventilación mandatoria intermitente:

- No sincronizada; las ventilaciones mecánicas son asincrónicas con los esfuerzos inspiratorios del paciente.
- Sincronizadas; las respiraciones mecánicas son disparadas por el paciente. Permite la sincronización de respiraciones espontaneas y las asistidas por el respirador, limitada por el flujo y presión. Permitiendo una fácil transición entre el soporte respiratorio total y el destete.

3.1.3. Presión positiva continua en vía aérea (CPAP)

No es un verdadero modo ventilatorio en VM ya que no asiste en forma activa a la inspiración. Es efectiva sólo si el paciente respira espontáneamente. La CPAP es una forma de elevar la presión al final de la espiración por encima de la atmosférica con el fin de incrementar el volumen pulmonar y la oxigenación.

Siempre se utiliza en respiración espontánea, el aire entra en los pulmones de forma natural, por acción de los músculos respiratorios y gracias a una válvula en la rama espiratoria se evita que el pulmón se vacíe del todo al final de la espiración.

3.1.4. Tubo en T

El paciente debe de estar consciente del procedimiento para evitar generar situaciones de ansiedad.

Se mantendrá en reposo semisentado para favorecer la motilidad óptima del diafragma.

La prueba del Tubo en T suele durar 30 minutos. Los periodos suelen iniciarse con 5 minutos e irlos incrementando progresivamente.

3.2. Valoración para iniciar el destete

Para iniciar el destete ventilatorio se deberá valorar que el fallo respiratorio haya mejorado en un nivel suficiente para permitir un intercambio respiratorio aceptable, también deberán tenerse en cuenta una serie de características en el paciente:

- Estabilidad cardiovascular.
- Ausencia de fiebre, sepsis o infección controlada.
- Equilibrio metabólico y nutrición aceptable.
- Integridad neurológica y psicológica.
- Adecuado impulso respiratorio.
- Presente reflejos de deglución, tos y expectoración.
- Hidratación adecuada.
- Fuerza muscular general óptima.
- Control del dolor.

3.2.1. Factores destacables durante el destete

Para realizar un adecuado destete se debe de determinar el momento adecuado y se debe de desarrollar un plan de destete, tanto para el paciente como para el equipo.

Dentro de este plan cabe destacar que inicialmente hay que preparar psicológicamente al paciente y explicarle el procedimiento completo.

El destete debe iniciarse siempre durante el día. El paciente debe de encontrarse en posición semisedente y cómo durante el proceso. Inmediatamente después del destete, se realizará una evaluación basal del paciente.

Temario específico
Volumen 3

Tema 47

Fisioterapia Cardiovascular. Valoración fisioterapéutica. Objetivos. Plan de tratamiento fisioterapéutico en las patologías más frecuentes

Fisioterapeutas *Servicio Andaluz de Salud (SAS)*

Andrea López Merino
Fisioterapeuta

Rodio ediciones

Índice esquemático

1. **Definiciones**
2. **Prevención de las enfermedades vasculares a través del ejercicio físico**
   2.1. Valoración fisioterapéutica
   2.2. Objetivos
3. **Plan de tratamiento en las patologías más frecuentes**
4. **Resultados esperados de la rehabilitación cardíaca**

1. DEFINICIONES

Las enfermedades cardiovasculares son la principal causa de muerte en los países industrializados. Suelen acompañarse de significativas alteraciones psicológicas y originan grandes costes económicos. Los programas de rehabilitación cardíaca son sistemas terapéuticos aconsejados por la Organización Mundial de la Salud (OMS) en los años sesenta del pasado siglo (1964 y 1968) y se definen como «el conjunto de medidas necesarias para asegurar a los cardiópatas una condición física, mental y social óptima que les permita ocupar por sus propios medios un lugar tan normal como les sea posible en la sociedad».

El abordaje terapéutico del enfermo cardíaco debe llevarse a cabo de un modo integral actuando sobre las esferas física, psicológica y sociofamiliar del sujeto y el control de sus factores de riesgo.

Cuando se habla de "riesgo cardiovascular" se habla de la probabilidad de sufrir un infarto cerebral, angina de pecho, un infarto agudo de miocardio o una muerte súbita.

Existen factores de riesgo que predisponen a la persona a padecer de una enfermedad cardiovascular. El personal de salud podrá influir en algunos para reducir este riesgo. Así tenemos:

FACTORES DE RIESGO NO MODIFICABLES La enfermedad coronaria aumenta su incidencia con la edad (entre 50 y 65 años) y es más frecuente en el hombre que en la mujer.	– Edad – Sexo – Antecedentes familiares
FACTORES DE RIESGO MODIFICABLES	– Tabaquismo. – Obesidad. – Sedentarismo. – Hipertensión arterial. – Diabetes. – Hipercolesterolemia.

Todos estos factores facilitan la formación de placas de ateroma en la luz de las arterias, estrechándolas. Cuando esta luz se estrecha al máximo o alguna placa de ateroma se desprende, obstruye la luz de las arterias y es cuando la enfermedad se manifiesta.

Clasificación de las patologías cardiovasculares

AFECCIONES CARDÍACAS	1. Ateroesclerosis coronaria: engrosamiento de las paredes de las arterias coronarias que conducen a la formación de esclerosis y que a su vez, producen isquemia del territorio del miocardio correspondiente. Es la causa mas frecuente de enfermedad cardíaca en el adulto. 2. Cardiopatías congénitas: - Comunicación interauricular. - Comunicación interventricular. - Estenosis pulmonar. - Tetralogía de Fallot. 3. Valvulopatías: - Estenosis mitral. - Insuficiencia mitral. - Estenosis aórtica. - Insuficiencia aórtica. - Estenosis tricúspide. - Insuficiencia tricúspide.
AFECCIONES VASCULARES	1. Obliteraciones arteriales agudas (patología frecuente caracterizada por la oclusión arterial de distintas etiologías. De poca gravedad dependiendo de la rapidez y eficacia del tratamiento elegido) 2. Obliteraciones arteriales crónicas. Provocadas por las placas de ateroma. Las manifestaciones clínicas no se presentan hasta que la luz vascular no se estrecha hasta un 70%. 3. Tromboangeítis obliterante o enfermedad de Buerger: es una enfermedad segmentaria, inflamatoria y oclusiva, que afecta de forma predominante a las arterias y venas de mediano y pequeño calibre de las extremidades. Ocurre con mayor frecuencia en varones jóvenes fumadores, sobre todo de países mediterráneos y asiáticos. Se considera un proceso autoinmune en relación con el tabaco. Clínicamente, se caracteriza por la presencia de lesiones isquémicas digitales dolorosas. 4. Varices: Por lo general, las várices no causan problemas médicos. Si lo hacen, se puede simplemente recomendar cambios en el estilo de vida. A veces las várices causan dolor, coágulos de sangre, úlceras de la piel y otros problemas. Si esto sucede, se recomendará uno o más procedimientos. Algunas personas deciden someterse a estos procedimientos para mejorar el aspecto de las várices o para aliviar el dolor. Muchos tratamientos para las várices son rápidos y fáciles, y no requieren una recuperación larga.

.../...

.../...

AFECCIONES VASCULARES	5. Trombosis venosas profundas: Las trombosis venosas profundas (TVP) son más comunes en los adultos de más de 60 años, pero pueden ocurrir a cualquier edad. Cuando un coágulo se desprende y se desplaza a través del torrente sanguíneo, se denomina émbolo, el cual se puede atascar en el cerebro, los pulmones, el corazón o en otra área, lo que lleva a daño grave. Los factores de riesgo son: - Un catéter de marcapasos que se ha pasado a través de la vena en la ingle. - Reposo en cama o sentarse en una posición por mucho tiempo como un viaje en un avión. - Antecedentes familiares de coágulos sanguíneos. - Fracturas en la pelvis o las piernas. - Haber dado a luz en los últimos 6 meses. - Embarazo. - Obesidad. - Cirugía reciente (especialmente cirugía de la cadera, de la rodilla o pélvica en la mujer). - Producción excesiva de glóbulos rojos por parte de la médula ósea, lo que provoca que la sangre esté más espesa.

2. PREVENCIÓN DE LAS ENFERMEDADES VASCULARES A TRAVÉS DEL EJERCICIO FÍSICO

La enfermedad cardiovascular comprende diferentes patologías que afectan al corazón y al sistema circulatorio, incluye la enfermedad cardíaca, accidente cerebro vascular e hipertensión arterial.

Las evidencias de los beneficios del ejercicio y las sugerencias para los profesionales de la salud para implantar programas de actividad física han sido recientemente recopiladas en una publicación de la Sociedad Americana del Corazón. En esta publicación se enfatiza, que el ejercicio recomendado es el aeróbico (caminar rápido, trotar, nadar, montar en bicicleta o jugar tenis) con una duración de 40-60 minutos, idealmente, todos los días de la semana o mínimo 3- 4 veces, en forma alternada, con una intensidad que genere una frecuencia cardíaca entre el 60- 85% de la máxima teórica (220 menos la edad en años cumplidos). Es importante tener presente que para mantener el peso alcanzado o que se tiene, se debe continuar con la misma actividad, frecuencia e intensidad.

2.1. Valoración fisioterapéutica

La historia clínica: para preparar una buena historia clínica que permita una correcta comunicación entre profesionales de la salud, el fisioterapeuta deberá, en la medida de lo posible, empaparse de todos los datos que le proporcionará tanto el médico, profesional de enfermería, como el paciente y la familia. Todo ello lo llevará a evitar realizar pruebas diagnósticas que podrían desestabilizar al paciente. Dentro de los síntomas principales que se encuentran en un cardiópata se pueden destacar:

- Disnea.
- Dolor torácico.
- Palpitaciones.
- Síncope y presíncope.
- Hemoptisis.
- Edemas.
- Cianosis.
- Embolismos.
- Fatiga, debilidad cansancio.
- Dolor abdominal.

Exploración física: con los datos obtenidos de la historia clínica, el fisioterapeuta complementará la información con una adecuada exploración y su correspondiente registro con el que controlará de manera objetiva la evolución del paciente. La exploración de un paciente afectado con una enfermedad cardiovascular, consta de 4 actuaciones principales:

- **Inspección**: se recoge información sobre la constitución y aspecto general del paciente, tales como:
  1. Coloración y aspecto de la piel y mucosas.
  2. Existencia de cianosis.
  3. Presencia de diseña, ortopnea, edemas en miembros inferiores.
  4. Frecuencia y patrón respiratorios.
  5. Latido cardíaco.
  6. Dedos en palillo de tambor con uñas de cristal de reloj.
  7. Pulsaciones de las venas del cuello.
- **Palpación**: en esta fase de la valoración el fisioterapeuta deberá tener presente los latidos y sonidos que se evidencian tanto en un individuo sano como lo que se observa en los individuos con alguna patología cardiovascular. Así, si durante la palpación se pueden ver reflejadas patologías como el crecimiento ventricular derecho (no palpable en personas sanas). Se deberá prestar atención a posibles vibraciones correspondientes a ruidos y soplos audibles. Se registrará la amplitud, frecuencia, ritmo y onda del pulso, así como su presencia en zonas proximales y distales. Su ausencia en alguna de ellas podría indicar la inte-

rrupción total o parcial en ese trayecto. El pulso arterial normal es regular por lo cual se deberá tomar en cuenta cualquier cambio en su ritmo y frecuencia.

- **Percusión**: La percusión cardíaca es un método muy subjetivo y expuesto a error. Aunque teóricamente parece que no debe ofrecer dificultad técnica alguna, pues las cualidades percutorias del corazón (sonido mate) y del pulmón (sonido timpánico) son distintas, en realidad sucede de muy diferente manera.
- **Auscultación**: es uno de los métodos clínicos más valiosos y certeros para el examen del corazón, sobretodo para el diagnóstico de las afecciones valvulares que pueden ser reconocidas por este medio antes de que hayan ocasionado modificaciones en la forma y el tamaño del corazón y, por consiguiente, del electrocardiograma. Sirve también para reconocer los estadios de claudicación miocárdica y las alteraciones del ritmo cardíaco. Constituye un método de exploración cuyas ventajas no pueden ser igualadas por ningún otro.
- **Métodos diagnósticos**: una vez recogidos los datos de la historia clínica y de la exploración, será imprescindible complementar esta información con otros métodos diagnósticos más directos como son:
  - ▹ El electrocardiograma.
  - ▹ Radiografía de tórax.
  - ▹ Analíticas de sangre.
  - ▹ Ergometría.
  - ▹ Ecocardiograma doppler, etc.

2.2. Objetivos

La OMS aconseja incluir en estos programas a todos los pacientes cardiópatas sean cual fuere su gravedad, con el objetivo fundamental de mejorar su calidad de vida a través de, en una primera etapa, rehabilitarse bajo la tutela del personal de salud y en etapas más tardías con pautas orientadas a mejorar el estilo de vida. La experiencia ha demostrado además que disminuyen la mortalidad y la incidencia de nuevas complicaciones, por lo que tienen una alta rentabilidad desde el punto de vista de coste y de beneficios.

Los programas de rehabilitación cardiovascular deben iniciarse de forma precoz cuando el proceso cardiológico esté estabilizado y no constituya ningún peligro para la vida del individuo. Comprenden:

- Fase I: en la etapa aguda, es una toma de contacto con el paciente.
- Fase II, es un período, supervisado médicamente, de aprendizaje de pautas de conducta con una duración de semanas o meses
- En la fase III, que se extiende al resto de la vida, el paciente deberá seguir realizando lo aprendido, sin supervisión pero con controles médicos periódicos.

3. PLAN DE TRATAMIENTO EN LAS PATOLOGÍAS MÁS FRECUENTES

El sistema nacional de salud en la actualidad solo contempla incluir a pacientes con una afectación cardíaca ya instalada, en la que las secuelas impedirían un retorno a la vida diaria con normalidad. Se incluyen por tanto a pacientes en etapas posteriores a una patología isquémica como el infarto de miocardio. Pero sería interesante que cualquier paciente con factores de riesgo asista a un programa específico de prevención debidamente supervisado por el personal de salud.

Indicaciones:

- Cardiopatía isquémica: infarto de miocardio, postcirugía de by-pass aorto-coronario, postangioplastía, angina estable.
- Transplante cardíaco.
- Valvulopatías operadas.
- Defectos congénitos operados.
- Insuficiencia cardíaca controlada.
- Marcapasos y desfibriladores implantados.
- Sujetos sanos con factores de riesgo coronario.

Contraindicaciones:

- Absolutas
  1. Aneurisma disecante de la aorta.
  2. Estenosis aórtica severa.
  3. Arritmias severas.
- Relativas
  1. HTA no controlada.
  2. Angina inestable.
  3. Insuficiencia cardíaca descontrolada.

Fases del programa de rehabilitación cardíaca

La rehabilitación cardíaca comprende sesiones de entrenamiento físico y pautas de actuación psicológica. En los pacientes con cardiopatía coronaria se hace especial hincapié en la necesidad de controlar los factores de riesgo (tabaquismo, hipertensión arterial, colesterol elevado, etc) mediante la realización de programas específicos dirigidos a cada uno de ellos.

Los diferentes protocolos de los programas de rehabilitación cardíaca se fundamentan en las características físicas y psíquicas del paciente (edad, capacidad física, trastornos psicológicos, deterioro osteomuscular, etc.), en las dependencias directas que ha generado la cardiopatía y en la posible coexistencia de otras enfermedades.

Fase I

Se inicia el primer día en pacientes con infarto agudo de miocardio no complicado o en pacientes clínica y hemodinámicamente estables. En esta fase se intenta evitar las posibles complicaciones producto del reposo prolongado, se hace una toma de contacto con el paciente, explicándole la naturaleza del tratamiento, la importancia de cambiar los hábitos de su vida diaria que podrían estar constituyendo un riesgo para una recaída y se explica el nivel de actividad que deberá tener cuando el retorno a su domicilio sea posible.

Desde el punto de vista físico, la actividad debe ser isotónica (1-2 METS), que viene a corresponder a una actividad como el aseo del paciente. Se impone controlar la frecuencia cardíaca en esa movilización precoz para que no exceda de 120 lat/min o rebase los 20 latidos de la frecuencia basal del paciente; pero si está consumiendo betabloqueadores no debe presentar manifestaciones de angina de pecho, disnea, palpitaciones o cansancio, así como alteraciones del segmento ST, ni reducir la presión arterial más de 10-15 mm de Hg. Puede utilizarse la escala de Borg con una intensidad por debajo de 14. La tensión arterial y frecuencia cardíaca se tomarán al paciente a los 5 minutos del calentamiento o estiramiento en posición de pie.

En esta fase en conveniente integrar al tratamiento a un familiar o persona cercana que participe activamente del programa así como mantener la comunicación con el equipo de salud que trabajará con el paciente.

En pacientes con bajo riesgo, se les pide que realicen, por lo menos 2 veces al día, un autocuidado, sentándose al borde de la cama, caminando con asistencia a un ritmo pausado y en la medida de sus posibilidades (sin llegar al cansancio). Se dará la pauta de empezar con 5 minutos hasta la media hora de ejercicio leve siempre vigilando la aparición de signos de disnea, sudoración o dolor de pecho. Si esto sucediera, se deberá suspender el ejercicio hasta observar una mejoría.

El fisioterapeuta estratificará el riesgo del paciente para definir su actuación en la fase II.

Cuando el paciente vuelve a casa, se le dará la pauta de actuación. Las actividades que realizará en casa (2-3 METS) serán de bajo impacto y que incluyan movimiento de todos los segmentos corporales. Así, el paciente comenzará su rehabilitación dando pequeños paseos por casa, realizando labores de casa de poco esfuerzo e irá aumentando su participación poco a poco. Se insistirá en que se cumplan las pautas en cuanto al cambio en el estilo de vida (alimentación, tabaquismo, sedentarismo).

ESTRATIFICACIÓN DEL RIESGO CARDIOVASCULAR
Bajo:
1. 1er infarto.
2. Sin complicaciones.
3. Fracción de eyección normal o leve depresión.
4. No arritmias.
5. No isquemia residual.
6. No angina de pecho.
7. No insuficiencia cardíaca.
8. Capacidad física mayor a 7 METS.

.../...

.../...

Medio: 1. Fracción eyección moderada (depresión). 2. Isquemia residual positiva. (+) 3. Sin angina o angor leve. 4. Capacidad física de 5-7 METS.
Alto: 1. Fracción de eyección con depresión severa. 2. Arritmias severas. 3. Insuficiencia cardíaca. 4. Isquemia residual. (++,+++) 5. Angor severo. 6. Capacidad física menor a 5 METS. 7. Hipotensión dependiente del esfuerzo.

Fase II

El trabajo físico de los pacientes debe ser planificado en forma individual, teniendo en cuenta edad, sexo, enfermedades asociadas, grado de inactividad, etcétera, pero se pueden formular lineamientos generales que deben respetar los siguientes criterios:

1. Calentamiento: ejercicios de flexo-extensión: 10-15 min.
2. Ejercicios aeróbicos: cinta, bicicleta: 20-30 min.
   - Pacientes con negatividad electro-clínica: Ejercicios entre 75%-85% de frecuencia cardíaca máxima (FCM) alcanzada en PEG (60-80% del VO_2 máximo), o entre el 70–85% de la frecuencia cardíaca máxima teórica (FCMT) para la edad.

     Frecuencia cardíaca máxima teórica: 220 – edad (para hombres y mujeres)

     Método de Karvonen o cálculo de la frecuencia cardíaca de entrenamiento (FCE):

     FCE: (FC máx – FC basal) x (% deseado) + FC basal

     Donde: FC máx – FC de reposo= frecuencia cardíaca de reserva (FCR).

     Porcentaje deseado: 60%–80% al inicio, calculado según ergometría. (Este método es útil para los pacientes que reciben betabloqueantes).

     Escala de Borg: entre 13 y 14 (no superar esfuerzo 15).
   - Pacientes con positividad electro-clínica o sintomáticos: Ejercicios menores a 75% de la FCM alcanzada, o bien no sobrepasar el umbral de isquemia, pero siempre intentando alcanzar un nivel próximo a éste con el fin de ir elevándolo progresivamente.
3. Período de relajación o vuelta a la calma: 8- 10 min.

   Durante este proceso y de forma paralela se complementará con:

- ▹ Programas de instrucción a los pacientes.
- ▹ Estimulación a complementar la RC con trabajo domiciliario.
- ▹ Control de los FDR.
- ▹ Apoyo psicopedagógico.
- ▹ Enseñar al paciente a controlar el grado de esfuerzo: Control de la frecuencia cardíaca.
  - Escala de Borg. Aprender a respetar siempre los tiempos de la digestión.
  - Enseñanza sobre el correcto uso de la indumentaria deportiva.
- ▹ Progresión de la actividad física
- ▹ Aumento de la duración hasta 45 minutos. Esta será continua e intermitente. Se plantearán ejercicios en bicicleta y cinta de andar (ejercicio aeróbico). Ambos son eficaces para generar entrenamiento. El continuo se basa en la actividad física con carga de trabajo constante, alternando con períodos de reposo absoluto. En el intermitente se realiza trabajo continuo, se le intercalan períodos cortos de alta intensidad y luego períodos de menor intensidad para procurar la recuperación.
- ▹ Actividades deportivas recreativas. Luego de las 8-12 semanas, se hace una valoración para decidir la introducción al circuito de ejercicios para mejorar tonicidad y resistencia (trabajo isotónico de pesas, de bajas cargas y muchas repeticiones). Se harán ergometrías de control durante esta fase (u otro estudio funcional que registre la evolución positiva del paciente). En esta etapa se insiste en el trabajo coordinado con el equipo para hacer un seguimiento y soporte psicosocial. Es aquí cunado se inicia el apoyo para la reinserción laboral.

  Se valoran también el tratamiento de otras patologías añadidas como dificultades motrices, enfermedades osteoarticulares y neurológicas, obesidad importante y para los que tienen la posibilidad de hacerlo. También debe ser considerada la natación como un buen medio para la rehabilitación cardíaca. El agua, produce un efecto flotador que anula más de las 3/4 partes del peso de un individuo sumergido hasta el cuello. Por otra parte, el agua tibia facilita los ejercicios de flexibilidad y estiramientos, favorece los movimientos con menor dolor articular, menor carga y dificultad, aumenta la circulación sanguínea periférica y ayuda a una mayor ventilación pulmonar. Para ello se deberán tener ciertas consideraciones. Una de ellas será el nivel de entrenamiento previo que el paciente tenía. El aprendizaje de un deporte constituye un esfuerzo considerable para el sistema cardiovascular, por lo cual si el paciente no ha tenido contacto previo con esta actividad se tomarán medidas para facilitar su introducción al programa de rehabilitación. También se debe considerar la temperatura del agua, que en ningún momento bajará de 27 grados. El agua fría tiene efectos negativos en la función cardíaca.

  Las actividades lúdicas además de obtener sensación de bienestar, crear vínculos y reducir el éstres, ayudar a evitar el abandono. Es común en estas etapas que los pacientes sientan desidia y se planteen el cese de la rehabilitación.

Todas las actividades que se propongan, deberán tener: una etapa de calentamiento (10 a 15 minutos), entrenamiento (20 a 40 minutos) y enfriamiento (10 a 15 minutos) y ninguna actividad debe tener como resultado sensación de agotamiento o falta de aire. La intensidad debe ser de leve a moderada.

Los programas de marcha independiente también son beneficiosos en esta etapa. Esta es una actividad que el paciente puede realizar por su cuenta pero siempre tomando en cuenta pautas dadas por el fisioterapeuta. Estas serán:

- No se realizarán dentro de las 3 horas siguientes a la comida principal.
- Descansar media hora al finalizar el circuito o trayecto definido.
- Controlar siempre la frecuencia cardíaca prescrita.
- Durante los primeros 15 días solo se realizará marcha en terreno llano.
- Si durante la marcha, el paciente siente angina, deberá descansar 10 minutos. Si no siente mejoría se autoriza a tomar un comprimido de nitrito bajo la lengua, que podrá repetir hasta 3 veces. Si no sintiera mejoría, deberá acudir a urgencias.

Fase III

En esta fase se continúa con la actividad física al menos 4- 5 veces por semana y de manera permanente (en gimnasio o domicilio), siguiendo siempre los lineamientos de la fase II y agregando actividades lúdicas y de equipo:

- Caminata.
- Bicicleta.
- Actividades recreativas: natación, voleibol, tenis, etcétera.
- Flexibilidad.
- Entrenamiento de resistencia. Dicha actividad no debe ser menor a 5 METs.
- Control de los factores de riesgo.
- Completo conocimiento de la enfermedad, de la medicación y enseñanza para reconocer signos y síntomas anormales.
- Reevaluación médica: 3, 6 y 12 meses.
- Ergometría cada 6 – 12 meses, según evolución clínica.

4. RESULTADOS ESPERADOS DE LA REHABILITACIÓN CARDÍACA

Los resultados esperados después de este largo programa de tratamiento irán en función al compromiso adquirido tanto por el paciente como por el profesional de la salud. A continuación se enumeran:

- Disminución de la morbilidad de las enfermedades cardiovasculares (sintomatología e ingresos por infartos de repetición, angina, insuficiencia cardíaca, etcétera): 30%-35% a partir del primer año.

- Disminución de número de consultas de cardiología y urgencia.
- Disminución del consumo de medicación y de solicitudes de exámenes complementarios.
- Disminución del número de nuevos procedimientos invasivos.
- Rápido retorno a las actividades laborales post-eventos cardiovasculares.
- Mejora de la capacidad funcional (30% aproximadamente).
- Ahorro de costes, con una mejora de la relación coste-beneficio: Si la totalidad de los pacientes cardiópatas fueran incluidos en programas de RC, se lograría disminuir 35% del total de los gastos en salud ocasionados por esta enfermedad.
- Mejora de la calidad de vida.
- Disminución de la mortalidad total por causas cardiovasculares (12%-20%).

Protocolos en patologías específicas

Insuficiencia cardíaca

Dadas las condiciones y características de los pacientes con insuficiencia cardíaca, se debe ser muy cuidadoso en la prescripción del ejercicio. La inclusión o no de los pacientes al programa de rehabilitación cardíaca, deberán haber pasado por una ergometría de determinación directa del VO_2 max.

El proceso de entrenamiento será progresivo y segmentario. Los usuarios de estos programas suelen tener un deterioro muscular y físico importante y requerirán un tiempo para adaptarse al nuevo estilo de vida. La carga no deberá superar el 60% de la frecuencia cardíaca máxima alcanzada en la ergometría. Se aconseja, como se comentó antes, un trabajo segmentario, que irá desde la movilización de las articulaciones distales y progresará hasta las grandes articulaciones. Con esto el fisioterapeuta se asegura no sobrecargar la función del corazón con insuficiencia. Posteriormente se integrará ejercicio aeróbico de mayor intensidad tomando en cuenta siempre, el progreso de la etapa anterior. Este programa por tener pacientes más inestables, es más lento y de mayor duración que los habituales. Se recomienda hacer valoraciones y controles periódicos mas frecuentes.

Pacientes operados de corazón

En este grupo se incluyen:

- Pacientes con revascularización quirúrgica coronaria.
- Cirugía valvular.
- Cirugía de enfermedades congénitas.
- Transplantados.
- Este grupo de pacientes tiene algunos riesgos que hay que tomar en cuenta. Al ser post operados, el fisioterapeuta deberá realizar un pequeño programa de rehabilitación respiratoria para evitar posibles atelectasias o infecciones) se iniciará con movilizaciones pasivas, asistidas y libres, haciéndolo de forma segmentaria. Se debe recordar que estos pacientes suelen tener molestias y dolores post operatorios así como los miedos típicos de una operación de esta magnitud.

La fase II es prácticamente parecida a la de los pacientes con insuficiencia cardíaca, solo que empezará mas tarde, cuando las heridas de la operación hayan cicatrizado totalmente. Es frecuente que los pacientes tengan molestias derivadas de la estereotomía, arritmias, fibrilación auricular y la toma de medicación anticoagulante. Los enfermos vasculares son muy frágiles en esta etapa por lo que hay que tener especial cuidado. Los ejercicios deben ser para ellos muy suaves y libres. Se debe integrar el soporte psicológico en búsqueda de relajación y manejo de los miedos y la angustia de la recaída.

Los pacientes transplantados también tienen una recuperación lenta, esto es debido a que el paciente trabaja con un corazón denervado y depende de las catecolaminas extracardíacas. La prescripción del ejercicio en este tipo de pacientes, se determinará con un a ergometría con determinación directa del VO_2 max. El fisioterapeuta se asegura de esta manera de tener un mejor control de la evolución del VO_2 max.

Estos pacientes también deben recibir apoyo psicológico.

Ancianos

El ejercicio físico que practican los jóvenes y adultos se pueden extrapolar a los adultos mayores. Siempre se debe tomar en cuenta las características de este colectivo (la debilidad por posible desuso, la diabetes, enfermedades pulmonares crónicas, alteraciones osteomusculares, alteraciones sensoriales, etc.). El fisioterapeuta debe recordar que este grupo de personas deberán trabajar con supervisión constante, ya que cumplen las mismas premisas que los demás pacientes, pero con una intensidad menor. La pérdida de ciertas facultades podría interferir con el programa por lo que la supervisión será primordial. El entrenamiento aeróbico para los ancianos deberá estar orientado al trabajo en bicicleta, cinta de andar o piscina terapéutica (donde la temperatura no sea menor a 27 grados y mayor a 33 grados). Las actividades lúdicas que fomenten la autoestima y la socialización serán de gran importancia y se deberá crear rutinas para cada grupo considerando sus habilidades y dificultades.

Relación entre la intensidad del esfuerzo percibido y porcentajes de la fc máxima teórica y del consumo máximo de oxígeno (modificado de BERTOLASSI).

Escala de Borg	Intensidad	FC máx (%)	VO2 máx (%)
<10	Muy liviano	<35	<30
10-11	Liviano	35-59	30-49
12-13	Moderado	60-79	50-74
14-16	Intenso	80-89	75-85
>16	Muy intenso	>90	>85

*FC máx (%): porcentaje de la FC máxima. VO_2 máx (%): porcentaje del consumo máximo de oxígeno

Cálculo de la frecuencia cardíaca ideal de entrenamiento (FCIE)

- Método del VO_2:

FCIE= FC al 60-80% del VO2máx obtenido en la prueba de esfuerzo (PE) al inicio del programa

- Método de Karvonen:

FCIE= (FCmáx-FCbasal) x 60 a 80/100 + FC basal

- Método de la AHA:

FCIE= FCmáx en la PE x 70 a 85/100

Estimación de la percepción subjetiva del esfuerzo (Escala de Borg)

*La ideal se encuentra entre 12 y 15.

6-7 muy, muy leve.

8-9 muy leve.

10-11 moderadamente leve.

12-13 moderado.

14-15 duro.

16-17 muy duro.

18-19-20 muy, muy duro.

Determinación del gasto metabólico

1 Met= VO_2 en reposo= 3,5 ml/kg/min

Met ideal entrenamiento= 0,60 + Met máx/100) x Met máx

Temario específico
Volumen 3

Fisioterapeutas Servicio Andaluz de Salud (SAS)

Servicio Andaluz de Salud
(SAS)

Tema 48

Fisioterapia en traumatología. Valoración fisioterapéutica. Objetivos. Plan de tratamiento fisioterapéutico

Sergio Hidalgo Varela
Fisioterapeuta

Rodio ediciones

Índice esquemático

1. **Introducción**
   1.1. Causas
   1.2. Tipos de fractura
   1.3. Manifestaciones clínicas
   1.4. Fractura en niños
   1.5. Fracturas Articulares
2. **Valoración**
   2.1. Tratamientos generales en las fracturas
   2.2. Objetivos
3. **Reparación de fracturas**
   3.1. Factores que intervienen en la consolidación
   3.2. Alteración del proceso de consolidación
4. **Recuperación del paciente**
5. **Traumatismos en miembros superiores**
   5.1. Hombro
   5.2. Codo
   5.3. Antebrazo
   5.4. Carpo y mano
6. **Traumatismos en miembros inferiores**
   6.1. Pelvis
   6.2. Cadera
   6.3. Rodilla
   6.4. Pierna, tobillo y pie

1. INTRODUCCIÓN

Una fractura es la pérdida de continuidad normal de la sustancia ósea o cartilaginosa, a consecuencia de golpes, fuerzas o tracciones cuyas intensidades superen la elasticidad del hueso. El término es extensivo para todo tipo de roturas de los huesos, desde aquellas en que el hueso se destruye amplia y evidentemente, hasta aquellas lesiones muy pequeñas e incluso microscópicas.

Al conjunto de la lesión ósea y de las partes blandas vecinas lesionadas se les denomina foco de fractura.

Existen otro tipo de fracturas como las fracturas producidas por el estrés, la fractura se producen con traumatismos mínimos o sobrecargas muy repetidas. Y las fracturas por arrancamiento, son producidas por que los tendones o ligamentos soportan una tensión extrema y se desanclan del hueso y con ello puede arrancar un pequeño fragmento de la cortical.

1.1. Causas

Casi siempre una fractura es producida por un traumatismo, este no suele ser directo sino que es indirecto, el hueso se somete a una carga que no es capaz de soportar.

Aunque no solo la fractura de un hueso puede producirse por traumatismo, también afecta si el hueso está muy débil y se rompe con una carga normal, un hueso puede debilitarse por varias cosas;

- La osteoporosis; cuando los huesos pierden calcio, se da sobre todo en mujeres ancianas.
- Enfermedades del colágeno; el hueso no solo se compone de calcio sino también de colágeno, al igual que la osteoporosis la pérdida del colágeno también debilita el hueso.
- Infecciones y tumores óseos; estas lesiones afecta al hueso de forma muy notable y da lugar a que se fracturen en situaciones cotidianas o en traumatismos mínimos.

1.2. Tipos de fractura

A) Fractura con mecanismo causal evidente

- Mecanismos directo; la fractura asienta a nivel del impacto y si lesiona partes blandas periféricas da lugar a fractura abierta (de fuera a adentro). Se produce en el lugar de impacto donde se produce la lesión. Dentro del mecanismo directo encontramos:
    - ▷ Mecanismo contuso; produce deformidad en flexión y resulta una fractura transversa u oblicua con más o menos conminutas.

▹ Mecanismo por aplastamiento; aumenta la gravedad por la frecuente asociación de compromiso vascular y lesión de partes blandas.

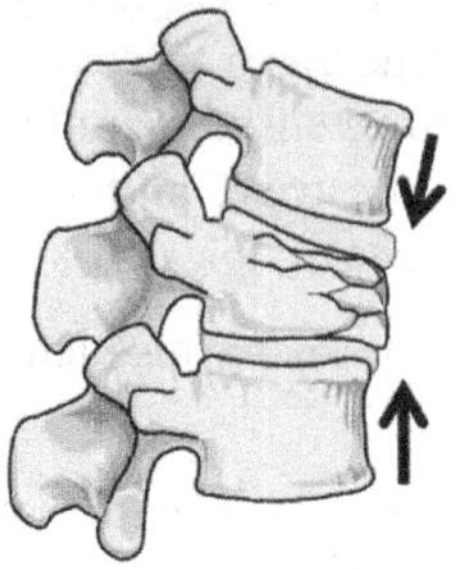

▹ Lesiones penetrantes, aquellas producidas por arma de fuego.

- Mecanismo indirecto; la fractura asienta a diferente nivel del punto de aplicación de la fuerza física, también puede ser abierta.

  A su vez los mecanismos indirectos se subdividen en varios tipos:

  ▹ Mecanismo de flexión; la flexión produce una fractura con un tercer fragmento más o menos grande.

  ▹ Mecanismo de compresión; la compresión da lugar al aplastamiento longitudinal del hueso.

  ▹ Mecanismo de torsión; la torsión produce fractura espiroidea.

  ▹ Fuerzas de tensión; las fuerzas de tensión que se manifiestan en las inserciones óseas de ligamentos y tendones.

  ▹ Fuerzas tangenciales; las fuerzas tangenciales productoras de las típicas fracturas condrales y osteocondrales.

B) Fractura sin mecanismo causal evidente

Son las denominadas fracturas patológicas, un amplio grupo de procesos patológicos son los responsables (osteoporosis, tumores óseos).

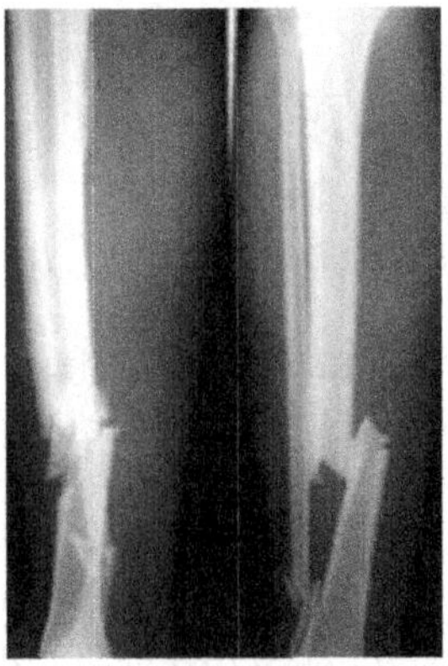

C) Fractura por fatiga

No es patológica y no es debida a traumatismo único sino a traumatismos repetidos con tal frecuencia que se sobrepasa la resistencia de la estructura ósea. Se producen gradualmente, la mayoría son incompletas y sin desplazamiento.

Las fracturas incompletas son en las que las líneas de fractura no abarcan todo el espesor del hueso en su eje transversal.

Las completas son en las que hay solución de continuidad que afecta a la totalidad del espesor del huso y periostio. Esta puede a su vez ser simple, con desplazamiento y esquirlada.

1.3. Manifestaciones clínicas

Las manifestaciones clínicas suelen ser dolor, impotencia funcional, tumefacción, deformidad, crepitación, pero lo peor en las lesiones son las complicaciones, como por ejemplo:

- Complicaciones neurológicas, vasculares y viscerales.
- Necrosis vascular del hueso por alteraciones en la irrigación.
- Por la inmovilización en decúbito prolongada: ulceras, trombosis venosa profunda, atrofias musculares, descalcificación ósea.
- De la anestesia y cirugía cuando se requieran; atelectasis, neumonías, hemorragias que determinan anemia o shock, infección de la herida.
- Miositis osificante, masa calcificada en los tejidos cercanos a la articulación, determinando restricción de los movimientos.

1.4. Fractura en niños

Las fracturas de los niños son muy diferentes de la de los adultos, puesto que su anatomía física y biomecánica es muy distinta.

Entre las diferencias anatómicas destaca la presencia de cartílagos de crecimiento, el periostio grueso, la estructura ósea más porosa, la presencia de epífisis no osificadas.

Entre las diferencias fisiológicas se encuentra; el crecimiento y la remodelación activa en el niño, además de ser una consolidación mucha más rápida.

Tipos de fracturas en niños

- Fracturas no fisarias:
  - ▹ Incompletas.
    - ° Fracturas en toro o rodete; es una fractura estable con dolor referido en la metáfisis donde asienta.

  - Fracturas en tallo verde, se rompe el lado convexo y se mantiene intacta la cortical del lado cóncavo.
  - Deformidad plástica; incubación del hueso sin mostrar trazos de fractura.
- ▹ Completas; similares a las del adulto.

- Fracturas fisarias o espifisiolisis traumática.

  Son fracturas que asientan sobre la fisis y su trazo sigue o cruza dicha estructura, o bien separa parte o la totalidad de la epífisis de la metáfisis ósea.

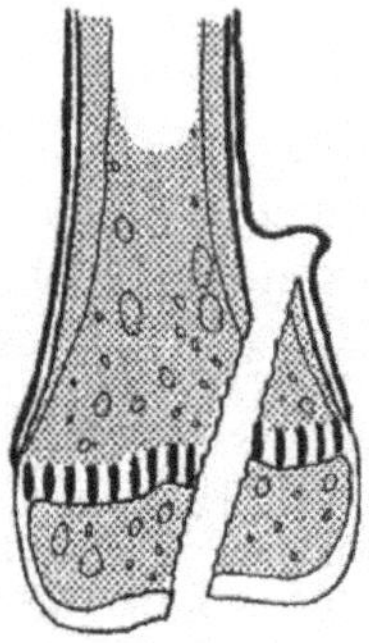

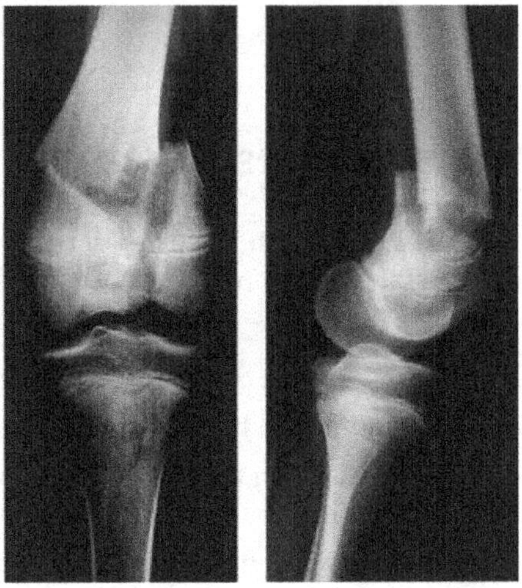

1.5. Fracturas Articulares

Son de las fracturas más graves puesto que además del dolor, implican la limitación de la movilidad, artritis e inestabilidad. En ocasiones la fractura se hace conminuta por lo que la lesión de la superficie articular permanecerá en el tiempo.

Las lesiones articulares producen a su vez lesiones de partes blandas con hematoma que dan lugar a inmovilidad o contractura muscular.

Estas consecuencias incluyendo los edemas además de la inmovilización favorece la aparición de las atrofias por desuso y adherencias.

Estas fracturas suelen dejar numerosas secuelas y afectan a determinados factores.

- Factores que afectan a la movilidad articular; adherencias musculares, capsulares o ligamentosas o una consolidación viciosa.
- Factores que contribuyen a la inestabilidad; como hundimiento de la superficie articulas, la rotura de un ligamento, desplazamiento de algún fragmento óseo.
- Factores que contribuyen a la artritis traumática; son consecuencias directas de las lesiones articulares.

2. VALORACIÓN

Para valorar correctamente una fractura se debe conocer datos como la edad, la actividad laboral, antecedentes quirúrgicos, posibles alergias y otros datos relevantes.

La zona a examinar, debe ser palpada y evaluada, ver la apariencia física, la movilidad, el estado neurológico y vascular. La exploración radiológica es imprescindible para hacer una correcta valoración.

Las fracturas se deben estudiar en, al menos, 2 proyecciones. Hay casos que precisan proyecciones especiales. La radiografía de un hueso largo debe incluir las articulaciones proximal y distal a la fractura.

Además de las radiografías, hay otras técnicas para valorar fracturas más complicadas y para investigar las lesiones de las partes blandas.

2.1. Tratamientos generales en las fracturas

La prioridad fundamental es salvar la vida del paciente, después intentar salvar el miembro afectado y restablecer la función completa de dicho miembro.

Destacan dos tipos de tratamiento, las de urgencias y la local.

2.1.1. Tratamiento de urgencia

Está dividida en tres partes; Las medidas generales que van dirigidas al paciente, para mantener la permeabilidad de las vías aéreas, realizarle masaje cardíaco si hay parada cardiorrespiratoria y cohibir hemorragias con vendajes compresivos y evitando los torniquetes.

La inmovilización provisional que pretende no agravar la lesión de las partes blandas, disminuir el dolor, facilitar el transporte del traumatizado y disminuir el riesgo de shock y de embolia grasa. Y por último transporte adecuado del paciente hasta el hospital.

2.1.2. Tratamiento local

Solo se intenta cuando la situación clínica del paciente es estable y tras tratar las lesiones prioritarias. El tratamiento comienza con un correcto diagnóstico y después siguen tres principios; reducción, inmovilización y recuperación funcional.

La reducción se basa en manipular la fractura para conseguir una buena función y acelerar la consolidación. Existen manipulaciones cerradas y la reducción abierta.

La inmovilización trata de evitar que los extremos fracturados se desplacen y se consoliden, se usan herramientas como yesos, cabestrillos, etc.

Las técnicas ortopédicas tienen como objetivo es conservar el mayor potencial posible del miembro leso con cualquiera de los métodos de tratamiento.

A) Tratamiento conservador de las fracturas

En esta técnica de tratamiento la reducción es manual y la inmovilización se lleva a cabo mediante tracción o yeso.

- La inmovilización con tracción se utiliza para corregir la deformidad y la tendencia al acortamiento producido por la contracción muscular.
- La inmovilización enyesada, es la forma más sencilla de tratamiento y requiere una vigilancia ulterior para evitar alteraciones circulatorias, ulceras por presión y pérdida de la corrección.
- Yesos funcionales donde no es necesario la inmovilización de las articulaciones proximal y distal. Las partes blandas son fundamentales para aportar la estabilidad necesaria a la fractura y por último se debe hacer un estímulo precoz de la función y la contracción.

B) Tratamiento quirúrgico de las facturas

Los principios del tratamiento quirúrgico se establecieron por la AO en 1958. Los cuatro principios fundamentales son; la reducción anatómica de la fractura, la fijación interna estable, el tratamiento cuidadoso de partes blandas y la movilización activa inmediata.

- Los indicadores del tratamiento son:
  - ▹ Fracturas articulares desplazadas.
  - ▹ Fracturas inestables donde fracaso el tratamiento conservador.
  - ▹ Fracturas-avulsiones importantes.
  - ▹ Fracturas con mal resultado funcional tras el tratamiento conservador.
  - ▹ Seudoartrosis.
  - ▹ Fracturas asociadas a lesión vasculo-nerviosa que precisa conservador.
  - ▹ Cuando se requiere movilización temprana para evitar las complicaciones sistémicas asociadas a la inmovilización.
- Fijación interna estable y compresión.

  Para que se cumplan todos los indicadores del tratamiento hay que conseguir una fijación interna estable, con los diversos métodos de osteosíntesis; la compresión interfragmentaria y la comprensión axial.
- Implantes de uso más frecuentes:
  - ▹ Métodos de fijación; La osteosíntesis o compresión con placas y o tornillos, bandas de tensión, osteosíntesis intramedular.
  - ▹ Método de fijación semirrígida; clavos flexibles intramedulares.

▷ Método de fijación externa; que proporciona una fijación rígida, permite la vigilancia de heridas y del miembro, permite movilización inmediata de las articulaciones proximal y distal y permite tratamientos agresivos simultáneos sobre el hueso o partes blandas.

2.1.3. Factores que influyen en la elección del tratamiento de las fracturas

Los dos factores principales que influyen en el tratamiento de las fracturas son el paciente, puesto que hay que tener en cuenta su edad y el estado general de esta y también debe considerarse la fractura, en la que hay que mirar el estado de la piel, la localización de la fractura y si afecta a articulaciones o huesos.

- Complicaciones de las fracturas; son eventualidades que pueden ser casi siempre evitadas. Se dividen en complicaciones locales, locales tempranas y locales tardías:
  - ▷ Complicaciones locales; son aquellas derivadas de la osteosíntesis, provocan una alteración de la función y pueden ser evitadas. Existen las complicaciones tempranas como la infección y las tardías como la refractura y el fracaso de implante.
  - ▷ Complicaciones regionales; son aquellas que incluyen vasos, nervios, músculos y tendones y vísceras que acompaña a la fractura:
    - ° Síndrome compartimental agudo; se produce cuando aumenta la presión del interior del compartimento, y se debe reducir la perfusión capilar por debajo del nivel necesario y mantener la viabilidad del tejido. No puede durar mucho tiempo puesto que si persiste, se producen cambios irreversibles, y puede dar lugar a la amputación.
    - ° Complicaciones vasculares; pueden ser de extrema gravedad. Se produce más cuando el vaso está más próximo al hueso y donde tiene menor movilidad. Tiene mejor pronóstico en el miembro superior que en el inferior.
    - ° Complicaciones viscerales; por traumatismos abdominales.
    - ° Complicaciones nerviosas; son de las más frecuentes, la parálisis inmediata tras fractura o luxación traumática. Se produce más en el miembro superior, por tracción con elongación del nervio sobre el borde óseo de la fractura desplazada.
    - ° Complicaciones músculo-tendinosas; Una de las complicaciones es la miositis osificante, que es la aparición de una masa calcificada en tejidos vecinos de una articulación, pudiendo producir una limitación funcional, también existe la rotura tendinosa.
    - ° Necrosis óseas post-traumáticas; se produce por la interrupción del aporte vascular a la epífisis como resultado de la fractura o luxación. Se localiza sobre todo en la cabeza femoral, escafoides, astrágalo.

- Complicaciones generales; son complicaciones que ocasionalmente se dan en la fractura y pueden acabar con la vida del paciente. Puede ser:
  - Shock; es una alteración hemodinámica, se produce por traumatismos y politraumatismos cuando existe perdida de volumen sanguíneo.
  - Embolia grasa; Se produce por insuficiencia respiratoria aguda, parece estar relacionado con el paso de gotas de grasa desde el foco de fractura al torrente circulatorio, causando obstrucción en los vasos pequeños de órganos y tejidos.
  - Enfermedad trombo-embolica; La trombosis venosa se suele producir frecuentemente tras una fractura. Se puede dar profilaxis médica y medidas físicas como movilización precoz, utilización de medias elásticas antrombóticas.

2.2. Objetivos

Los cuatro objetivos básicos del tratamiento de cualquier fractura son; aliviar el dolor, obtener y mantener una posición satisfactoria de los fragmentos óseos, permitir y estimular la unión ósea y restablecer una función óptima.

Los objetivos fisioterapéuticos son:

- Favorecer la formación del callo de fractura (magnetoterapia).
- Revertir los efectos negativos de la inmovilización.
- Conseguir la máxima recuperación funcional posible.
- Prevenir las posibles complicaciones, generalmente de problemas tromboembólicos, inflamación y dolor, inhibiciones musculares y amiotrofia y rigidez articular.

Se realizaran ejercicios isométricos cuando el yeso inmovilizador todavía este colocado en el foco de fractura y ejercicios de movilización y de carga progresiva.

3. REPARACIÓN DE FRACTURAS

A la hora de producirse una reparación de la fractura ocurre un proceso biológico donde en lugar de producirse una cicatriz, el hueso se regenera solo en 3 fases.

- Fase inflamatoria, la cual dura entre uno y cinco días. Se produce la hemorragia y necrosis de los extremos óseos y provocan que se inflame.
- Fase reparadora; entre el 4 y 40 días. Se forma un callo óseo externo perióstico, después un callo interno. La unión se produce cuando los extremos óseos están unidos por un callo osificado.
- Fase de remodelación; entre 25 y 100 días. Cuando el callo perióstico se reabsorbe y el canal medular se abre.

3.1. Factores que intervienen en la consolidación

Entre los factores que influyen en la consolidación de una fractura se encuentran; la carga, el tipo de hueso, la lesión de las partes blandas, el tipo de fractura, el tratamiento, la infección, las fracturas intraarticulares y los factores sistémicos.

La carga es un factor bastante destacable puesto que los yesos funcionales estimulan el callo óseo y la compresión intermitente es beneficiosa durante la consolidación. También interviene el tipo de hueso afectado, el hueso esponjoso tiene una consolidación más rápida por su riqueza vascular

El tipo de lesión de partes blandas es un factor importante debido que a mayor sea el traumatismo, mayor será la lesión de la parte blanda y más lento será el proceso de consolidación.

El tratamiento influye en el proceso de consolidación, debe ser correcto y cuidadoso a la hora de realizar las técnicas quirúrgicas y la distracción de los fragmentos.

La infección de la fractura impide que en esta se forme el callo óseo y con lo cual no se produce una consolidación normal.

Las fracturas intraarticulares se producen ante la presencia de líquido sinovial que retrasa el proceso de consolidación. Por ultimo hay que tener en cuenta factores como la edad, las hormonas y la nutrición, o componentes que perjudiquen como el alcohol o las drogas.

3.2. Alteración del proceso de consolidación

El retardo de la consolidación se produce al no haber una correcta evolución del foco de la fractura, el callo no aparece de manera habitual y al final tarda en consolidar.

La pseudoartrosis es cuando aparece una movilidad en el foco de la fractura y se produce falta de consolidación. La pseudoartrosis hipertrófica destaca por el dolor en la movilización del foco y por el contrario la pseudoartrosis atrófica destaca por la movilidad patológica de gran amplitud.

4. RECUPERACIÓN DEL PACIENTE

Primeramente se debe cuidar la lesión del paciente de forma inmediata, después tratarlo pasando por el tratamiento de urgencia y el tratamiento definitivo y por último la recuperación funcional normal o lo mejor posible.

- El edema de las partes blandas produce adherencias con la consiguiente rigidez articular se puede prevenir mediante:
  - ▹ La apropiada elevación del miembro fracturado durante la fase precoz de la curación.

  - ▹ Por medio del ejercicio activo de todos los músculos regionales.
- Los músculos no utilizados sufren una atrofia por desuso, previniéndose;
  - ▹ Ejercicios isométricos de los músculos que mueven las articulaciones inmovilizadas.
  - ▹ Ejercicios isotónicos del resto de las musculaturas del miembro.
- La fisioterapia es muy importante para la recuperación del paciente posterior a la fractura, realizando:
  - ▹ Movilización de las articulaciones que no han sido inmovilizadas.
  - ▹ Preservar la función muscular y articular después de una fractura.
  - ▹ Preservar la salud mental.
- Después de la inmovilización se ha de continuar con los ejercicios activos como la potenciación muscular normal y la movilidad articular.
- Muchas veces es preciso reentrenar al paciente en las actividades de vida diaria.

5. TRAUMATISMOS EN MIEMBROS SUPERIORES

5.1. Hombro

Fractura de clavícula

El principal tratamiento en la clavícula será el conservador. En el niño el remodelaje se realizara fácilmente en pocos meses y usaremos un vendaje en ocho durante tres o cuatro semanas. Si no existe desplazamiento en la fractura, inmovilizamos con vendajes de Velpeau, Gilchrist o cabestrillo. En los adultos la consolidación será más lenta y la remodelación será de peor calidad.

Los tipos de fractura más frecuentes son:

- La de tercio medio; se usara vendaje en ocho, de 6 a 8 semanas.
- La del tercio externo; de ser tipo 1 y 3 nos encontraremos con fracturas estables con poco desplazamiento pudiente usar el vendaje de Velpeau. Y las del tipo 2 requieren intervención quirúrgica.
- La del tercio interno; se trata de manera conservadora y tienen un buen pronóstico al ser desplazamiento de pequeña gravedad.

La consolidación de la fractura de clavícula suele durar entre 3 y 4 semanas, donde cabe destacar que es importante apreciar la rotación externa del hombro que produce un efecto de separación de la interlinea acromioclavicular y por ello hay que evitar dicho movimiento.

Fractura de escapula

El tratamiento del deslizamiento de la escapula sobre el tórax se logra con la técnica de movilización pasiva. El paciente deberá colocarse en decúbito lateral y el fisioterapeuta deberá posiciones sus manos en el borde interno de la escapula.

En la mayoría de los casos el desplazamiento de la escapula es mínimo por lo que el tratamiento será conservador. Únicamente se requerirá tratamiento quirúrgico con fracturas de gran desplazamiento intraarticulares y de hombro flotante.

En el caso de que se precise una inmovilización se hará mediante cabestrillo para desgravitar el brazo, durara unas 6 semanas. Si hay fractura de la glena será necesario el control radiológico para descartar posibles desplazamientos posteriores.

Luxación glenohumeral

La luxación glenohumeral se produce por traumatismo directo sobre el hombro y por indirecto cuando sobre el brazo se aplican fuerzas en abducción, extensión y rotación externa que pone en tensión el manguito de los rotadores.

Se debe hacer una reducción de la luxación lo antes posibles y una vez llevada a cabo se inmovilizara el hombro durante 2 o 4 semanas. Posteriormente se movilizara el hombro evitando la abducción forzada, rotación externa y retropulsión.

Solo se pensara en tratamiento quirúrgico en el caso de que la luxación sea recidivante, y se usaran técnicas como Putti-Plat o Blankart.

Fractura de la diáfisis del húmero

Es un tratamiento conservador, reducción mediante la simple gravedad es suficiente para alinear un hueso que tolera deformidades significativas en varo.

Se utiliza yeso colgante de Caldwell, férula braquial en U asociada a un vendaje de Velpeau o collarín.

Fisioterapia de las fracturas del hombro

Una vez inmovilizada la zona afectada se emplean terapias con la crioterapia, movilizaciones activas de muñeca y dedos y ejercicios isométricos de deltoides y músculos periarticulares.

La inmovilización suele dura entre 3 y 4 semanas, después de esta se recomienda electroterapia antiálgica previa a la movilización y ejercicios pendulares con cargar mínimas.

5.2. Codo

Luxación de codo

Se realizara una reducción cerrada de forma precoz, para de este modo evitar dolores de partes blandas. Una suave flexión y la presión sobre el olecranon facilitan la reducción. Debe realizarse bajo sedación y una vez realizada la inmovilización, se deberá evaluar el arco de movimiento antes de poner la férula u órtesis que mantendrá el codo a 90º de flexión.

La reducción quirúrgica se realiza solo en casos en los que se asocia una fractura desplazada de la apófisis coronoides o de la epitróclea que provocan inestabilidad.

Fractura de cúbito

La reducción ortopédica seguida de inmovilización no se recomienda puesto que no dan buenos resultados, se suelen producir desplazamientos secundarios.

Actualmente el tratamiento en adulto es quirúrgico y la reducción de la luxación y de la fractura que será estabilizada de forma rígida con una placa atornillada.

Fractura de radio

Los resultados del tratamiento ortopédico son pobres, ya que los músculos tienden a mantener el desplazamiento a reproducirlo una vez reducida la fractura.

Estas lesiones se tratan de forma quirúrgica, se coloca una placa con tornillos una vez reducida la fractura.

5.3. Antebrazo

El tratamiento en fracturas diafisarias del antebrazo de divide en:

- Fracturas no desplazadas: son muy frecuentes en los niños donde el periostio tiene un importante papel estabilizador. En las fracturas en tallo verde, se colocara una inmovilización con un yeso braquial de escayola, durante 6 o 8 semanas.
- Fracturas desplazadas: El tratamiento ortopédico solo está indicado en los niños y en algunas raras fracturas sin desplazar del adulto. Para la reducción se sigue la ley del pronador redondo que indica la posición en la que se debe inmovilizar el fragmento distal en función del nivel de la fractura. Se aplicara un branquial de escayola abierto y bien moldeado durante al menos 8 semanas.

5.4. Carpo y mano

Este tipo de fracturas son frecuentes en ancianos, puesto que son producidas por caídas pero también se producen en jóvenes.

El fisioterapeuta tendrá el papel de inmovilizar. Durante la inmovilización se harán ejercicios activos de hombro, codo y dedos.

Posterior a la inmovilización están:

- Maniobras pasivas globales en flexión, extensión e inclinaciones laterales, suaves, progresivas e indoloras.
- Parafina e hidroterapia.
- Masaje centrípeto de drenaje antiedema.

- Baños de contraste con la misma función.
- Movimientos pasivos con tracción axial para mejorar la movilidad.
- Movimientos activos analíticos que deben conducir a un gesto funcional.

6. TRAUMATISMOS EN MIEMBROS INFERIORES

6.1. Pelvis

En caso de politraumatizados con fractura inestable de la pelvis hay que tener presente la inestabilidad circulatoria y hacer, una profilaxis del shock hipovolémico con reposición liquida que será aun más intensa en las fracturas abiertas, que exigen un taponamiento manual de la hemorragia.

La pelvis deberá inmovilizarse durante el transporte con un cierre del anillo pelviano y colocación de los miembros inferiores en aducción y rotación interna.

La mayor parte de las fracturas de la pelvis son estables. En estos casos el tratamiento se basa en reposo en cama y profilaxis tromboembólica.

El tratamiento conservador puede indicarse también en fracturas más complejas y no desplazadas, en las que el reposo en cama debe superar las 3-4 semanas bajo control radiográfico repetido para descartar desplazamiento secundarios que indiquen una osteosíntesis.

6.2. Cadera

La reducción debe hacerse siempre con anestesia general, que permita una relajación muscular completa.

El tratamiento es ortopédico cuando hay contraindicaciones de la intervención, aunque si esto no ocurre, en los pacientes jóvenes se realiza osteosíntesis que requiere una mayor inmovilidad.

En ancianos se pondrá, prótesis total o parcial, cementada o no cementada que permite apoyo precoz. El paciente podrá andar a partir del segundo día de la operación. A partir del día 15 podrá iniciar marcha con bastones ingleses en 3 puntos, con apoyo bipodal a 30º de inclinación.

6.3. Rodilla

- Fractura de Fémur y Rótula:
  - ▹ Fractura de la cabeza femoral; como la articulación suele estar luxada, se procede a la reducción urgente de la misma. En la fractura con indentación,

está indicada la movilización continua pasiva precoz permitiendo el apoyo parcial con muletas.

En el caso de una fractura transcondral desplazada en la que no se consigue una reducción concéntrica, será necesario realizar una reducción abierta y una fijación interna o una extirpación del fragmento.

- ▹ Fractura de cuello femoral: en las que no están desplazadas, la osteosíntesis parece ser la opción más correcta. En las desplazadas deben ser tratadas de acuerdo con la edad y la demanda funcional del paciente utilizando métodos de osteosíntesis o la sustitución protésica.
- ▹ Fracturas de región trocantérea: el tratamiento es la reducción y estabilización quirúrgicas. El objetivo principal de la cirugía es conseguir una reducción anatómica satisfactoria que permita una estabilidad en el sistema con el fin de lograr una movilización precoz y una rápida rehabilitación,
- ▹ Fractura subtroncantéreas: el tratamiento es quirúrgico.
- ▹ El síndrome femoropatelar (SFP) o condromalacia rotuliana: es el reblandecimiento y descomposición del tejido (cartílago) que recubre la parte inferior de la rótula. El tratamiento es ejercicios y reposos en sedestación prolongada.

- Fisioterapia de las fracturas de rodilla:

  Las fracturas de rodilla producen una limitación importante de la amplitud articulas, a veces se debe a la falta de movilización. Entre los tratamientos más frecuentes encontramos:

  - ▹ La movilización pasiva de la rótula en sentido vertical descendente para alongar el tendón del cuádriceps y el sentido lateral para alongar los alerones rotulianos.
  - ▹ Ejercicios propioceptivos que entrenan la rodilla para el esfuerzo.
  - ▹ Cinesiterapia activa asistida al principio y activa libre más tarde.
  - ▹ Férulas.

6.4. Pierna, tobillo y pie

- Fractura diafisiaria de tibia y peroné:

  La rotura de tibia es una de las más comunes y a pesar de ello su tratamiento es algo complejo, por el contrario la fractura de peroné tiene un mejor pronóstico puesto que es más flexible y está rodeado de músculos.

  El tratamiento es ortopédico, primero se hace una reducción y posteriormente se pone yeso durante 6 o 8 semanas. No se recomienda apoyar el pie mientras este enyesado, una vez se quite el yeso podrá apoyarlo siempre y cuando este bien consolidado.

  En el caso de ser necesario el tratamiento quirúrgico, se emplean enclavamientos centromedurales, placas con tornillos, tornillos en fracturas espiroideas, seguidas de yeso. Después de este tipo de intervenciones el fisioterapeuta mediante rehabilitación tiene el deber de reestablecer la función que tenía la parte dañada.

- Fracturas maleolares del tobillo:

  Suele ser producida por mecanismos de inversión o eversión forzada del pie o combinados con rotaciones. El paciente notara dolor intensa con impotencia funcional y tumefacción rápida.

  El tratamiento dependerá del desplazamiento y estabilidad de los fragmentos. Si no se puede obtener una reducción anatómica estable, se recomienda cirugía.

- Fractura del pie:

  El tratamiento que se utiliza es común a los de tobillo, tibia y peroné puesto que en todos se pretende restablecer la movilidad y estabilidad del tobillo y pie.

  - ▹ Se utilizan baños de remolino, crioterapia y electrotirapia analgésica.
  - ▹ Movilizaciones pasivas analíticas de todas las articulaciones del pie.
  - ▹ Movilizaciones globales en valgo, varo, inversión y eversión, de forma suave e indolora.
  - ▹ Movilizaciones activas primero analíticas y luego globales.
  - ▹ Reeducación de la marcha y ejercicios propioceptivos.

- Esguince:

  El esguince es un conjunto de lesiones capsulares y ligamentosas producidas por un mecanismo agudo que sobrepasa su límite funcional, pero sin llegar a alterar la congruencia articular.

  Para su tratamiento existen numerosas técnicas, las más utilizadas son:

  - ▹ La inmovilización enyesada. Alivia el dolor de forma inmediata, aunque impide los movimientos que habrían podido reducir la rotura capsular y existen la posibilidad de que se produzcan alteraciones por la inmovilización.
  - ▹ La reparación quirúrgica. Da lugar a una muy buena cicatrización y reducción anatómica.
  - ▹ La movilización inmediata. Permite que tendones y planos aponeuróticos ejerzan una comprensión que reduce el desgarro capsular. Elimina los elementos capsulares o sinoviales.

  Existen dos tipos de esguinces. Los esguinces benignos, su tratamiento es con vendajes elásticos y cinesiterapia muy controlada, además de masaje transverso profundo y electroterapia.

  Y los esguinces graves, que necesitan un tratamiento quirúrgico en todos los casos de gente joven con inestabilidad articular demostrada.

Fisioterapeutas Servicio Andaluz de Salud (SAS)

Temario específico
Volumen 3

Servicio Andaluz de Salud
(SAS)

Tema 49

Tratamiento fisioterapéutico en las patologías óseas y de partes blandas en las diferentes articulaciones. Procedimientos fisioterapéuticos basados en terapias manuales

María Victoria Palop Montoro
Fisioterapeuta

Rodio ediciones

Índice esquemático

1. **Fisioterapia en traumatología**
   1.1. Generalidades
   1.2. Valoración y objetivos fisioterápicos en las fracturas
   1.3. Tratamiento general de las fracturas
   1.4. Objetivos de fisioterapia
   1.5. Tratamiento de fisioterapia
2. **Traumatismos en el miembro superior**
   2.1. Fracturas de hombro
   2.2. Fracturas de codo
   2.3. Fracturas de carpo y mano
   2.4. Fracturas de las falanges de las manos
3. **Traumatismos en el miembro inferior**
   3.1. Fracturas de la pelvis
   3.2. Fracturas de fémur
   3.3. Fracturas de rótula
   3.4. Fracturas de tibia y peroné
   3.5. Fracturas de los huesos del pie
4. **Traumatismos del raquis**
5. **Fisioterapia en las patologías de partes blandas**
   5.1. Esguinces
   5.2. Luxaciones
   5.3. Contusiones y roturas musculares
   5.4. Contracturas musculares
   5.5. Roturas tendinosas
   5.6. Tendinitis
   5.7. Tenosinovitis
6. **Patologías más frecuentes de partes blandas**
   6.1. Luxaciones de hombro
   6.2. Hombro doloroso
   6.3. Luxaciones de cadera
   6.4. Lesiones de la rodilla
   6.5. Esguinces de tobillo
   6.6. Esguinces cervicales

1. FISIOTERAPIA EN TRAUMATOLOGÍA

1.1.Generalidades

1.1.1. Definición de fractura

La fractura es una "solución de continuidad, parcial o total de un hueso". Además del hueso, todos los otros elementos del aparato locomotor pueden resultar igualmente dañados. Se lesionan en mayor o menor grado articulaciones, músculos, vasos, nervios, etc., sea en forma directa por acción del traumatismo o indirecta como consecuencia de las acciones terapéuticas.

Al conjunto de la lesión ósea y de las partes blandas vecinas lesionadas se les denomina foco de fractura.

Muchas veces, el origen de las complicaciones o de las secuelas, no nace del daño óseo en sí mismo, sino del compromiso de las partes blandas directa o indirectamente involucradas en el traumatismo.

1.1.2. Clasificación de las fracturas

- Según su etiología:
  - ▹ Fracturas por traumatismos directos: Se producen en el lugar de impacto de la fuerza responsable de la lesión.
  - ▹ Fracturas por traumatismos indirectos: Son las que se producen a distancia del lugar del traumatismo por concentración de fuerzas en dicho punto.
  - ▹ Fracturas por contracción muscular: Son debidas a la contracción súbita de un potente músculo o grupo muscular.
- Según su mecanismo de producción (dirección en que las fuerzas mecánicas responsables son aplicadas sobre el hueso):
  - ▹ Fracturas por flexión.
  - ▹ Fracturas por compresión o aplastamiento.
  - ▹ Fracturas por tracción o arrancamiento.
  - ▹ Fracturas por cizallamiento.
  - ▹ Fracturas por torsión.
- Según su patrón de interrupción:
  - ▹ Fracturas incompletas: Las líneas de fractura no abarcan todo el espesor del hueso en su eje transversal.
  - ▹ Fracturas subperiósticas: El periostio se mantiene íntegro, aunque variablemente despegado de la superficie ósea.
  - ▹ Completas: Existe solución de continuidad que afecta a la totalidad del espesor del huso y periostio. Pueden ser, a su vez: simples, con desplazamiento y esquirladas.

- Según la estabilidad
  - ▷ Fracturas estables: No tienen tendencia a desplazarse una vez conseguida la reducción.
  - ▷ Fracturas inestables: Tienden a desplazarse una vez reducidas.

1.1.3. Manifestaciones clínicas de las fracturas

Las manifestaciones clínicas suelen ser:

- Dolor.
- Tumefacción.
- Impotencia funcional

1.1.4. Complicaciones de las fracturas

Las complicaciones de las fracturas pueden ser muy variadas:

- Relacionadas con el daño de los tejidos: hemorragia externa, infección en las fracturas abiertas, etc.
- Por la inmovilización en decúbito prolongada: úlceras, trombosis venosa profunda, atrofias musculares, descalcificaciones óseas, etc.
- Por la anestesia y cirugía (si son necesarias): atelectasis, neumonías, hemorragias que pueden producir anemia o shock, infección de la herida, etc.
- Trastornos de consolidación propios de la fractura: falta de consolidación, consolidación tardía, consolidación en mala posición, cierre epifisario traumático.
- Rigidez articular por adherencias, restricciones mecánicas, artrosis, etc.
- Atrofia de Südeck, que producirá restricción de los movimientos y sensibilidad difusa.
- Necrosis avascular del hueso, por alteraciones en la irrigación.
- Miositis osificante, provocando restricciones de la movilidad.
- Complicaciones neurológicas, vasculares y viscerales.

1.1.5. Factores que intervienen en la consolidación de las fracturas

- La carga: La influencia estimulante de la carga es bien conocida. El tratamiento de las fracturas con yesos funcionales considera como básico que la movilidad relativa a nivel del foco de fractura estimule el callo óseo y que la compresión intermitente sea beneficiosa durante la consolidación.
- Tipo de hueso afectado: El hueso esponjoso tiene una consolidación más rápida por su riqueza vascular y celular (siempre que los extremos óseos estén en perfecto contacto, ya que si están distraídos la consolidación será larga y dificultosa).
- Lesión de partes blandas: Cuanto mayor es la lesión de las partes blandas vecinas al foco de la fractura, más lento es el proceso de consolidación.

- Tipo de fractura: Las fracturas abiertas, las fracturas conminutas, las que cursan con pérdida de sustancia ósea y aquellas con desplazamiento de los fragmentos son los tipos que retrasan más la consolidación.
- Tratamiento: Una reducción inadecuada, el exceso de tracción de los fragmentos óseos, técnicas quirúrgicas que comprometan la vascularización influirán en el proceso de reparación.
- Otros factores importantes: La edad, los niveles hormonales, la nutrición o las drogas influyen también en el proceso de consolidación ósea.

1.2. Valoración y objetivos fisioterápicos en las fracturas

1.2.1. Valoración fisioterapéutica

En la anamnesis, el paciente nos debe relatar como ha ocurrido el incidente, dónde y el tiempo que ha transcurrido.

Se recogerán también datos como la edad, actividad laboral, antecedentes quirúrgicos, posibles alergias, etc.

La exploración física debe ir seguida de la inspección y palpación de la zona afectada, evaluando la movilidad y estado neurológico y vascular (por las posibles complicaciones) de la misma.

La exploración radiológica, prescrita por el médico, es imprescindible para evaluar toda fractura, y nos servirá para conocer las características más específicas de la misma. Esta exploración radiológica de un hueso largo debe incluir las articulaciones proximal y distal a la fractura. En niños son necesarias a veces radiografías comparativas.

1.2.2. Objetivos fisioterápicos

La prioridad fundamental en un paciente gravemente traumatizado es salvar su vida, después salvar la extremidad afectada y, posteriormente, restablecer en el tiempo más corto posible la función completa.

1.3. Tratamiento general de las fracturas

El tratamiento de las fracturas puede dividirse en dos etapas: de urgencia y local.

1.3.1. Tratamiento de urgencia

Incluye tres etapas de intervención:

- En primer lugar, medidas generales que están encaminadas a salvar la vida del paciente. Consisten en mantener la permeabilidad de las vías aéreas, masaje cardíaco (si hay parada) y evitar la hemorragia con vendajes compresivos, procurando limitar los torniquetes.

- En segundo lugar, la inmovilización provisional, fundamental para no agravar la lesión de las partes blandas, evitar el shock, disminuir el dolor y facilitar el transporte.
- Por último, el transporte adecuado hasta un centro hospitalario. Debe realizarse de forma cómoda y rápida para el paciente.

1.3.2. Tratamiento local

Los principios generales de tratamiento local son aplicables a toda fractura: reducción, inmovilización y fisioterapia.

- La reducción de una fractura consiste en manipularla hasta lograr una relación anatómicamente deseable para conseguir una buena función y acelerar la consolidación. Está indicada cuando hay desplazamientos angulares y rotatorios o acortamientos que amenacen la función del miembro. Encontramos dos tipos de reducciones:
  - ▷ Manipulación cerrada: Consiste en emplear maniobras manuales, a veces bajo control radiográfico, o emplear una tracción mecánica sin abrir quirúrgicamente el foco de fractura.
  - ▷ Reducción abierta: Se utiliza en el tratamiento de las fracturas compuestas, cuando los métodos conservadores han fracasado y se considera que el mejor método de inmovilización es la fijación interna.
- La inmovilización trata de impedir que los extremos fracturados se desplacen, que haya dolor y con ella se procura que la consolidación tenga lugar en posición ósea correcta. Se pueden utilizar diversos procedimientos: cabestrillos, yesos rígidos o articulados, tracción continua durante semanas (mientras que la fractura permanece reducida), fijación interna (cuando la fractura no ha podido reducirse por métodos cerrados) o fijación externa (en la que los extremos óseos permanecen alineados mediante agujas fijadas a los mismos).

1.4. Objetivos de fisioterapia

- Favorecer la formación del callo de fractura.
- Evitar los efectos negativos de la inmovilización.
- Conseguir la máxima recuperación funcional.
- Prevenir las posibles complicaciones (problemas tromboembólicos, inflamación, dolor, inhibiciones musculares, amiotrofia y rigidez articular).

1.5. Tratamiento de fisioterapia

En general, realizaremos ejercicios isométricos cuando el yeso inmovilizador todavía esté colocado en el foco de fractura y, posteriormente, ejercicios de movilización y de carga progresiva.

Trataremos en cada fractura, cada caso de manera personalizada.

2. TRAUMATISMOS EN EL MIEMBRO SUPERIOR

2.1. Fracturas de hombro

2.1.1. Fracturas de clavícula

La clavícula es un hueso que contribuye a la estabilidad de la cintura escapular y de todo el miembro superior. También influye decisivamente en la movilidad.

La fractura de clavícula es la más frecuente en la infancia, representando el 30% de todas las fracturas. Su mecanismo lesional suele ser por traumatismo directo con caída sobre la cara externa del hombro.

Clínicamente la deformidad es muy clara y se aprecia un desplazamiento característico, con el fragmento proximal hacia arriba y atrás, traccionado por el músculo esternocleidomastoideo, y el segmento distal hacia abajo, por efecto del peso del miembro superior. El paciente adquiere una posición con el brazo en aducción (pegado al cuerpo) y sujeto con el miembro contrario.

- Tratamiento médico:
  - ▹ Inmovilización El método de inmovilización más utilizado es el vendaje en 8.
  - ▹ Osteosíntesis con aguja de Kirschner, fijador externo, etc
- Tratamiento de fisioterapia:

  Fase de inmovilización

  Objetivos:
  - ▹ Disminuir el edema.
  - ▹ Disminuir el dolor.
  - ▹ Evitar posturas antiálgicas.
  - ▹ Prevenir posibles secuelas de la inmovilización.

  Tratamiento:
  - ▹ Crioterapia para disminuir el edema y como medida analgésica.
  - ▹ Masoterapia de las regiones próximas a la lesión.
  - ▹ Corrección postural para evitar deformidades.
  - ▹ Fisioterapia respiratoria suave.
  - ▹ Ejercicios isométricos de la musculatura periarticular.
  - ▹ Movilización activa de las articulaciones libres, así como de la región cervical y de la mano y codo del miembro afecto.

  Fase postinmovilización

  La consolidación de esta fractura viene a producirse alrededor de las 3 ó 4 semanas, y hemos de tener en cuenta que la rotación externa del hombro produce un efecto de separación de la interlínea acromioclavicular, por lo que debemos evitar este movimiento.

Objetivos:

- ▹ Disminuir el dolor (si se mantiene).
- ▹ Aumentar la movilidad articular.
- ▹ Potenciar la musculatura.
- ▹ Evitar posturas alteradas.
- ▹ Readaptación funcional.

Tratamiento:

- ▹ Electroterapia analgésica.
- ▹ Cinesiterapia activa-asistida para liberar la articulación.
- ▹ Ejercicios pendulares.
- ▹ Tonificación muscular.
- ▹ Ejercicios correctivos posturales.
- ▹ Adaptación progresiva a las actividades de la vida diaria.

*La complicación más frecuente es la pseudoartrosis.

2.1.2. Fracturas de la escápula

Son poco frecuentes, representando el 3-5% de todas las fracturas de hombro. Por lo general, son fracturas con escaso desplazamiento, por lo que la reducción e inmovilización no suelen ser necesarias.

- Clasificación (según la zona de lesión):
  - ▹ Fracturas del cuello (separan la cavidad glenoidea del resto del hueso).
  - ▹ Fracturas del cuerpo (pueden ser verticales, horizontales del ángulo superior o inferior, oblicuas, conminuta).
  - ▹ Fracturas de la glenoides (es una fractura intraarticular en la que estará indicado el tratamiento quirúrgico).
  - ▹ Fracturas de las tuberosidades (las fracturas del acromion desplazadas requerirán de reducción quirúrgica. Por su parte, las fracturas de coracoides pueden producirse por tracción de alguno de los músculos que se insertan en ella como son el coracobraquial, la porción corta del bíceps braquial y el pectoral menor).
- Tratamiento médico:
  - ▹ En las fracturas del cuello se coloca una férula en abducción.
  - ▹ En las fracturas del cuerpo se coloca un cabestrillo durante 10-15 días.
  - ▹ En las fracturas desplazadas de alguna de las tuberosidades estas se corrigen con agujas o tornillos.
- Tratamiento de fisioterapia

  Fase de inmovilización

  Objetivos:

  - ▹ Disminuir el edema y el dolor.

- Corregir posturas antiálgicas.
- Prevenir las consecuencias de la inmovilización.

Tratamiento:

- Electroterapia analgésica (para el dolor y descontracturar la zona).
- Ejercicios correctivos de la postura.
- Fisioterapia respiratoria.
- Masaje circulatorio del miembro superior.
- Isométricos de la musculatura periarticular.
- Movilización activa de las articulaciones libres (aquellas sin inmovilizar).

Fase postinmovilización

Objetivos:

- Aumentar la movilidad articular.
- Liberación articular ante posibles retracciones.
- Potenciar la musculatura.

Tratamiento:

- Electroterapia analgésica previa a la movilización.
- Cinesiterapia de liberación de la articulación del hombro.
- Técnicas de liberación escapular (la recuperación del deslizamiento de la escápula sobre el tórax se logra por movilización pasiva, con el paciente en decúbito lateral y las manos del fisioterapeuta sobre el borde interno de la escápula).
- Tonificación de toda la musculatura (es importante la tonificación de los músculos interescapulares, trapecio y serrato mayor).

2.1.3. Fracturas del extremo proximal del húmero

Las fracturas de la epífisis proximal de húmero, conocidas clásicamente como fracturas de hombro, pueden aparecer en todas las edades, aunque suelen presentarse con mayor frecuencia en niños y personas mayores. El extremo proximal del húmero está formado por diversas partes (cabeza humeral, cuello anatómico, cuello quirúrgico y las dos tuberosidades) que clasifican a estas fracturas según su parte lesionada:

- Fracturas de las tuberosidades (pueden estar asociadas a luxaciones o producirse por arrancamiento debido a la contracción de la musculatura que se inserta en cada una. Recordemos que en el troquín se insertan los músculos subescapular, redondo mayor y pectoral mayor; y en el troquiter se insertan los músculos supraespinoso, infraespinoso y redondo menor).
- Fracturas del cuello anatómico (son poco frecuentes pero producen complicaciones al lesionar los vasos que irrigan la cabeza humeral, provocando una necrosis de la misma).
- Fracturas de la cabeza humeral (el mecanismo de la lesión es el traumatismo directo o caída sobre la mano con el brazo en abducción).

- Fracturas del cuello quirúrgico (el mecanismo suele ser indirecto, por abducción con caída apoyando el brazo extendido en abducción y anteversión; o por adducción, en caídas en que el apoyo del brazo se realiza en aproximación. El desplazamiento de los fragmentos y su angulación determinarán el tratamiento médico).

Otra clasificación de mayor sencillez, atendiendo a su localización puede ser:

- Fracturas del cuello quirúrgico (por debajo de troquín y troquiter).
- Fracturas del cuello anatómico (en el límite del cartílago articular).
- Fracturas del troquín (produce arrancamiento del subescapular) o del troquíter (produce arrancamiento en el manguito de los rotadores, con trazo intertuberositario siguiendo al canal bicipital).
- Fracturas de la cabeza del húmero.

Según la disposición de los fragmentos, las fracturas pueden ser engranadas en abducción, en aducción, con desplazamiento o sin desplazamiento.

Mecanismos de producción:

- Mecanismo directo, por caída sobre el hombro.
- Mecanismo indirecto, suele ser el más frecuente, por caída sobre el codo o sobre la mano en extensión (impacto del húmero sobre el acromion). Dependiendo de la dirección del tronco en relación a la mano, ocurrirá flexión en abducción o adducción.

Tratamiento médico:

- Ortopédico. El 80% de las fracturas de húmero proximal solo requieren inmovilización de pocos días (vendaje tipo Velpeau) seguida de una rehabilitación activa. Es el más frecuente en las fracturas sin desplazamiento y estables. El hueso esponjoso, que está dotado de vascularización, resultará en una óptima consolidación. La inmovilización está limitada a la fase dolorosa y se efectúa un inicio precoz de la movilización, por el riesgo alto de adherencias que presentan este tipo de fracturas (suele ser de 15 días en jóvenes y 48 horas en personas mayores). Las fracturas en valgo se inmovilizan en adducción y las fracturas en varo se inmovilizan en abducción.
- Tratamiento quirúrgico: Los procedimientos quirúrgicos más frecuentes son los siguientes:
  - ▹ Manipulación bajo anestesia y fijación percutánea con agujas. En este caso el inicio de la movilización se realizará pasadas 48 horas. La retirada de las agujas suele acontecer a las 4-8 semanas. Las indicaciones de esta intervención son fracturas del cuello quirúrgico en el anciano y aquellas fracturas en las que existen 3 y 4 fragmentos.
  - ▹ Reducción abierta y fijación interna (osteosíntesis). Se realizan solo en caso de pacientes jóvenes y fracturas muy desplazadas. Hay riesgo de compromiso vascular y necrosis de la cabeza del húmero.

- ▹ Sustitución protésica de la cabeza humeral. Se realiza en personas mayores de 50 años y si existe alto riesgo de necrosis de la cabeza humeral (en el cuello quirúrgico, fracturas en Y, fracturas con 4 fragmentos).

Tratamiento de fisioterapia

- Fase de inmovilización absoluta.
- Fase de inmovilización relativa.
- Fase postinmovilización.
- Fase de recuperación funcional.
- Fase de resolución.

Fase de inmovilización absoluta

Objetivos:

- Paliar el dolor y el edema.
- Reducir las consecuencias de la inactividad.

Tratamiento:

El paciente vendrá provisto de un vendaje tipo Velpeau (en el tratamiento conservador).

- Crioterapia.
- Movilización activa de los dedos y la muñeca.
- Masaje descontracturante.
- Ejercicios para la región cervical (de flexibilización y estiramiento).

Fase de inmovilización relativa

Objetivos:

- Todos aquellos de la primera fase.
- Corrección postural.
- Aumento del arco articular.

Tratamiento:

El paciente lleva un cabestrillo en collar o un cabestrillo amplio.

- Si el edema ha disminuido: termoterapia por conducción o conversión.
- Movilizaciones activas de dedos y muñeca.
- Masaje descontracturante.
- Ultrasonido pulsátil.
- Corrección de la postura frente a un espejo para la relajar la musculatura.
- Ejercicios de Codman (Péndulo Circular: el paciente se inclina hacia delante desde la cintura a 90 grados, utilizando un punto de apoyo con su otra mano. Realiza un movimiento circular con su brazo, en el sentido de las manecillas del reloj. Debe repetirlo 10 veces y después otras 10 veces en sentido contrario a las manecillas del reloj. Es conveniente realizar este ejercicio 3 veces al día).

Fase postinmovilización

Objetivos:

- Ganar recorrido articular.
- Comenzar la potenciación muscular.

Tratamiento:

El paciente tiene la posibilidad de usar esporádicamente el cabestrillo.

- Ejercicios de relajación o termoterapia previa a la movilización.
- Ejercicios desgravitados en hidroterapia, tablas deslizantes y artromotores.
- Ejercicios activos con poleoterapia y mecanoterapia.
- Ejercicios autoasistidos.
- Movilizaciones pasivas.
- Ejercicios isométricos con flexión de codo.

Algunos ejemplos gráficos de cinesiterapia activa serían los siguientes:

Flexión del hombro (asistida): Unir las manos (entrelazadas) y levantar los brazos por encima de la cabeza. Se pueden también hacer acostado (figura A) o sentado (figura B). Deben mantenerse los codos lo más derechos posible. Realizar de 10 a 20 repeticiones, 3 veces al día.

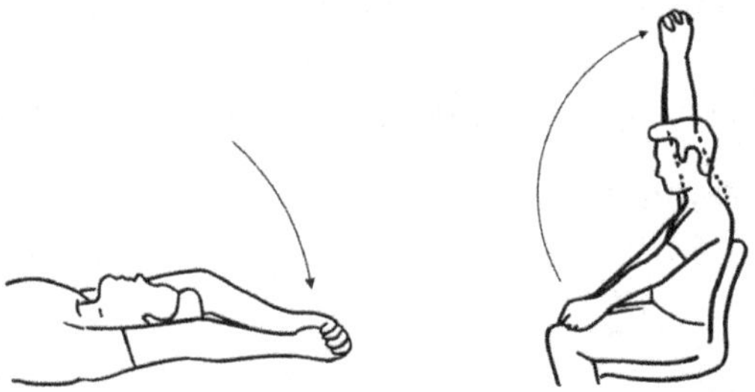

Rotación del hombro con apoyo: Mantener el codo apoyado en un lugar (como muestra la figura) y las escápulas hacia abajo y juntas. Girar el antebrazo hacia delante y hacia atrás. Repitiendo 10 veces; 3 veces al día.

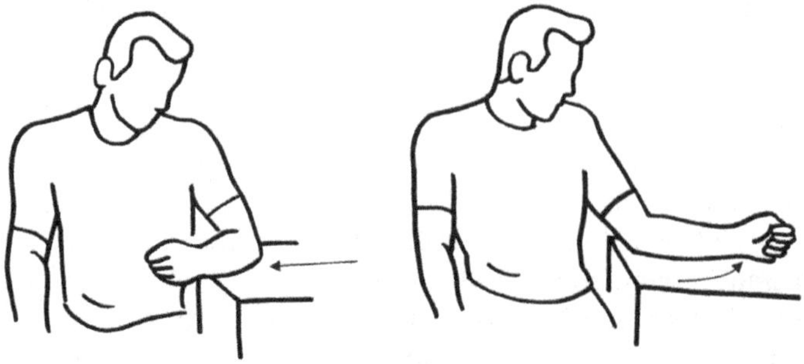

Caminado por pared de dedos: Con el codo derecho, utilizar los dedos para caminar hacia arriba por la pared, o en el marco de la puerta, lo más alto posible. Mantener esta posición 10 segundos y repetirlo 3 veces. Realizar este ejercicio 3 veces al día.

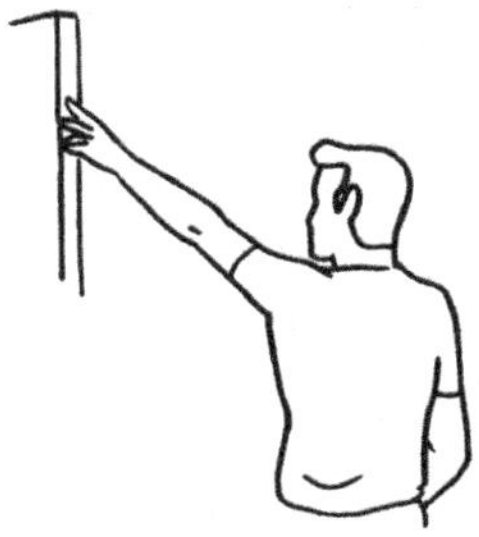

Rotación interna del hombro: El paciente lleva su mano detrás de la espalda y hacia el lado opuesto. Repetir 10 veces. Realizarlo 3 veces al día.

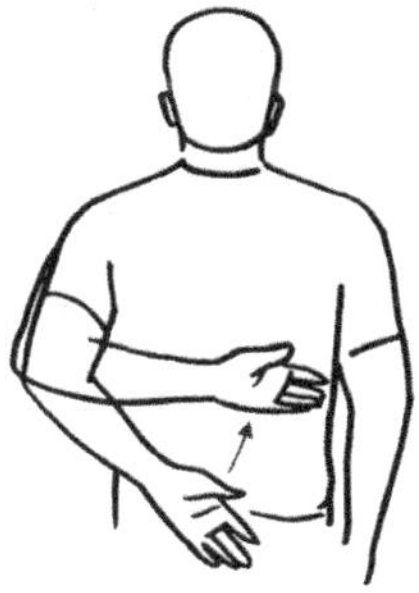

Flexión del hombro: Elevación del brazo hasta señalar el techo manteniendo el codo derecho. Mantener esta posición 10 segundos y repetirlo 3 veces. Realizar este ejercicio 3 veces al día.

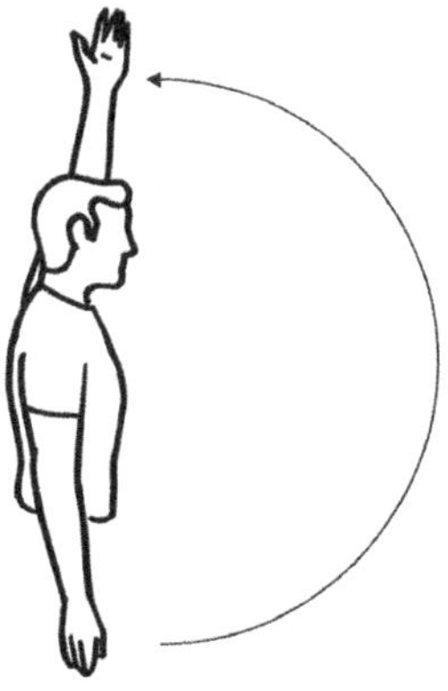

Abducción del hombro: Elevar los brazos lateralmente, con los codos derechos y las palmas hacia abajo. Sin encoger los hombros, ni inclinar el tronco. Mantener esta posición 10 segundos; repitiéndolo 3 veces. Realizar este ejercicio 3 veces al día.

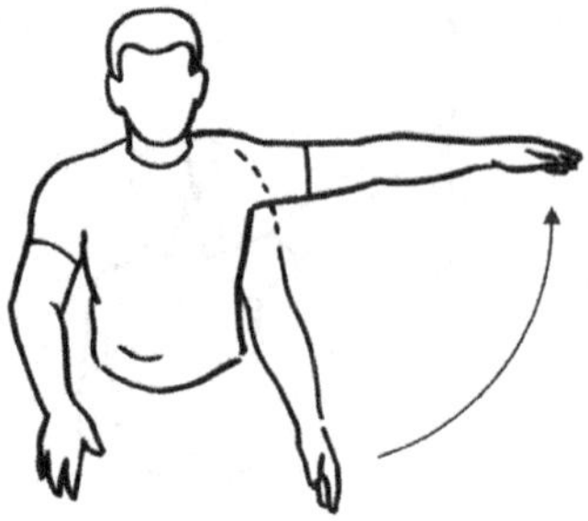

Extensión del hombro (Isométrica): Posicionarse con la espalda contra la pared y los brazos rectos hacia los costados. Manteniendo los codos derechos, empujar los brazos contra la pared durante 5 segundos y luego relajar. Repetirlo 10 veces.

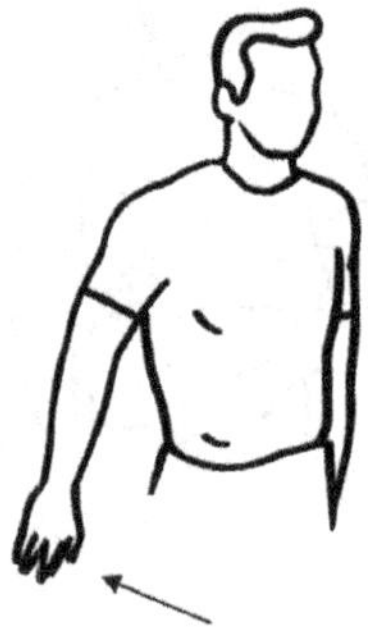

Rotación externa (Isométrica): Situarse con el costado del lado operado hacia la pared. Doblar el codo 90 grados. Empujar el brazo contra la pared durante 5 segundos, luego relajar. Repetirlo 10 veces.

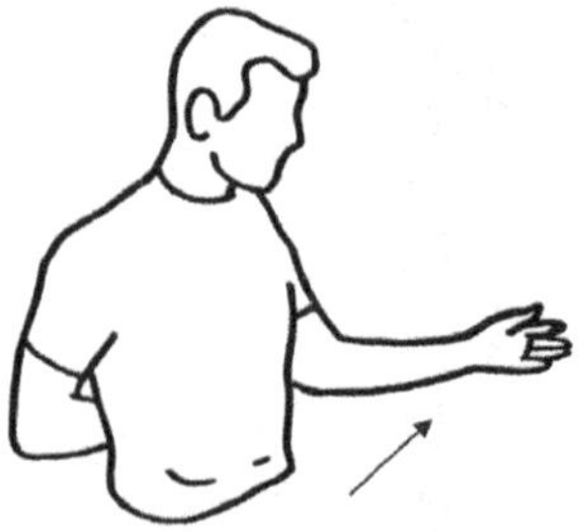

Rotación interna (Isométrica): Colocarse en una esquina de la pared o en el marco de una puerta. Poner el brazo del hombro operado contra la pared con el codo doblado a 90 grados. Empujar el brazo contra la pared reteniendo durante 5 segundos, luego relajar. Repetirlo 10 veces.

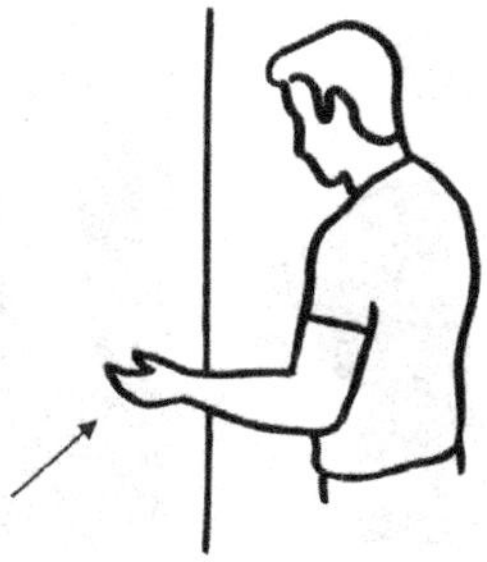

Aducción del hombro (Isométrica): En sedestación, poner una pequeña almohada entre el costado y el brazo. Hacer presión sobre esta durante 5 segundos, luego relajar. Repetirlo 10 veces. Realizar este ejercicio 3 veces al día.

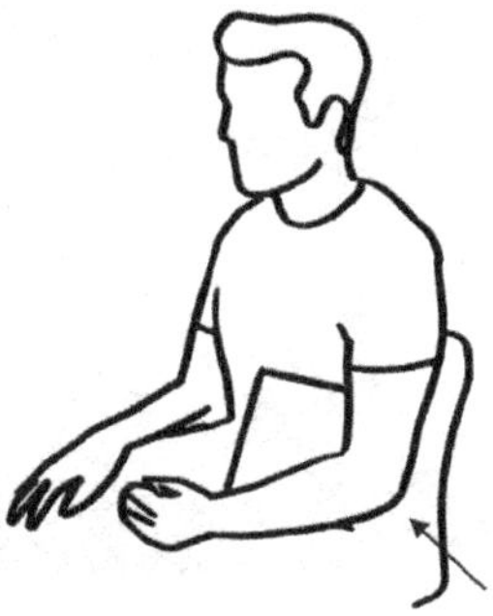

Abducción de hombro (Isométrica): Resistir un movimiento lateral hacia arriba empujando el brazo contra el respaldo de una silla. Mantener esta posición durante 5 segundos, luego relajar. Repetir 10 veces. Realizar este ejercicio 3 veces al día.

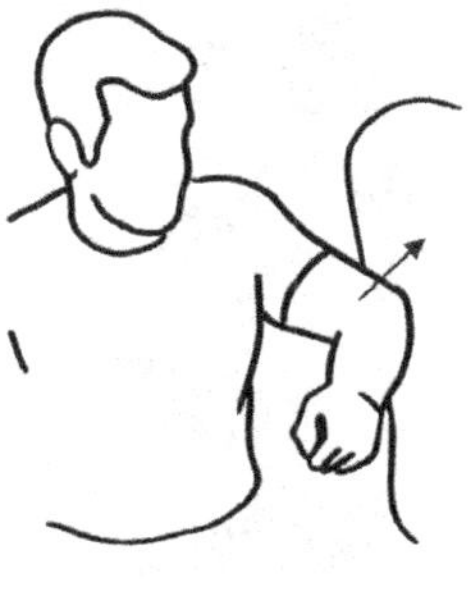

Otros ejercicios que debemos recomendar al paciente

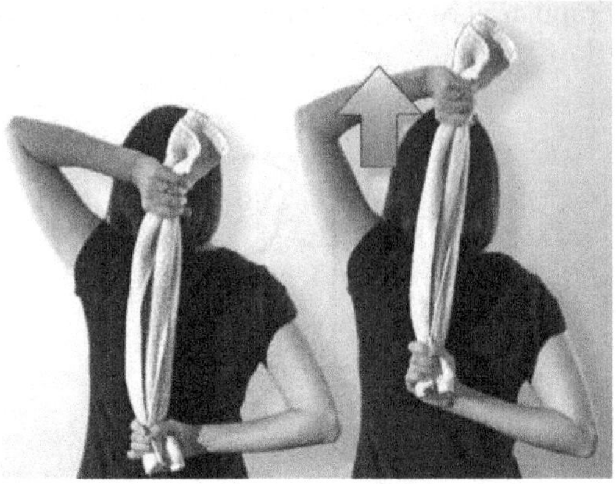

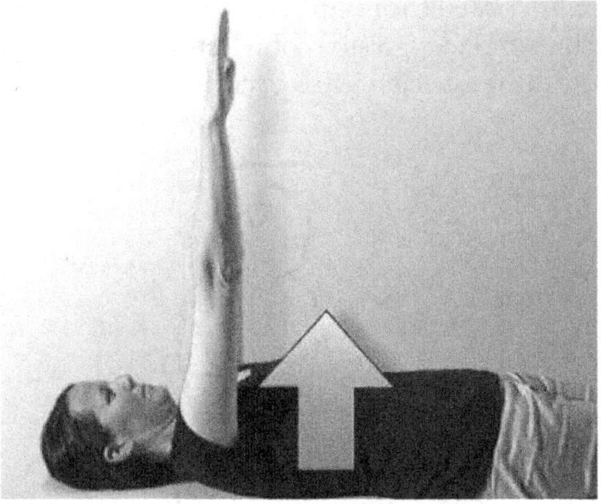

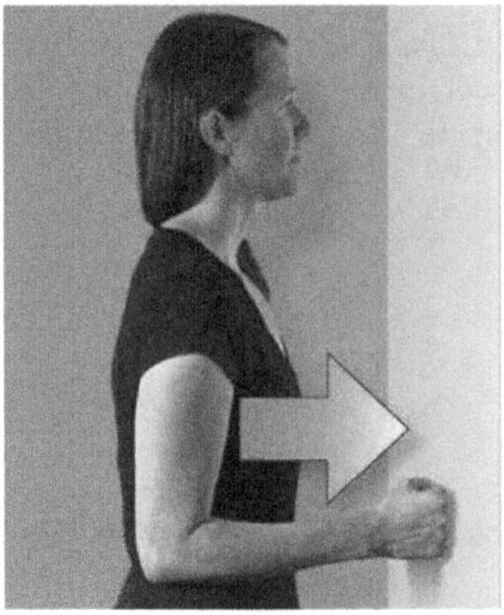

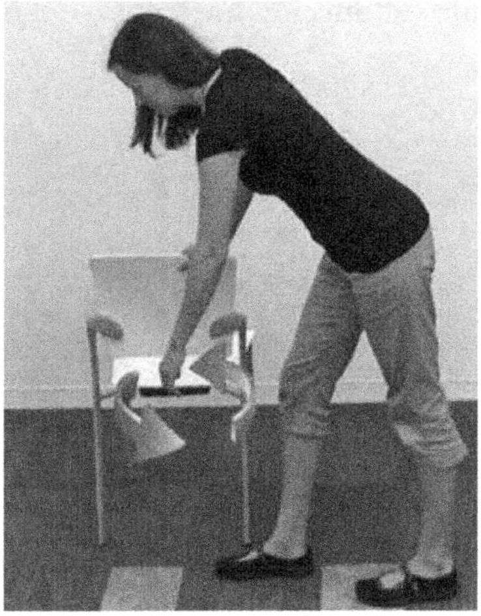

Ejercicio del péndulo

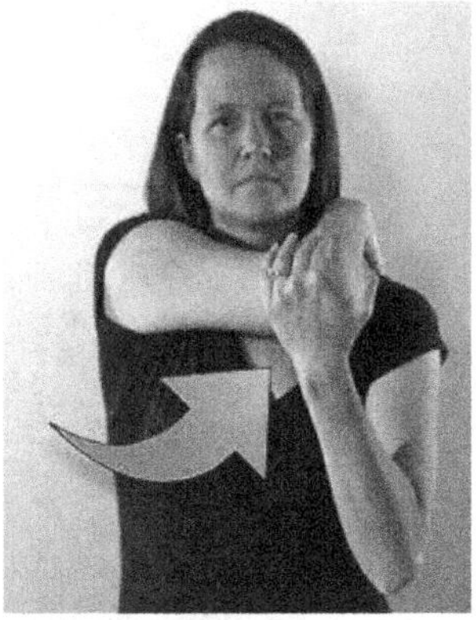

Estiramiento de la parte posterior del hombro

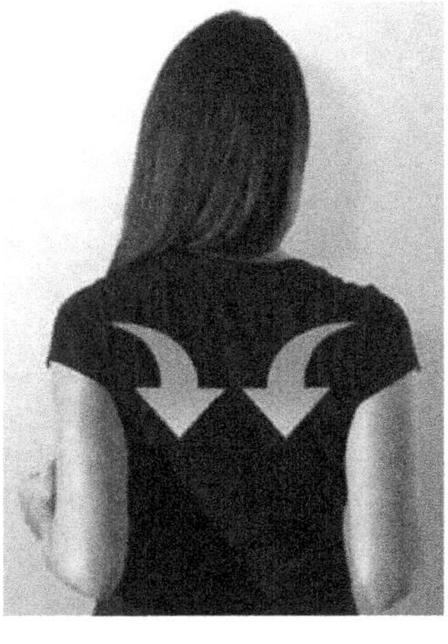

Retracción del omóplato (adducción horizontal del húmero)

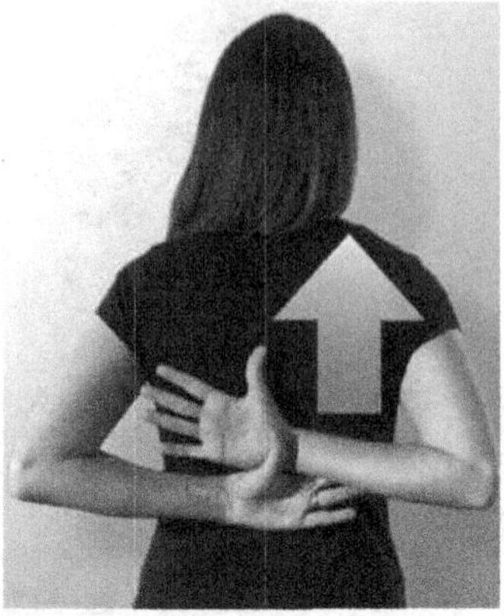

Estiramiento subiendo las manos por la espalda

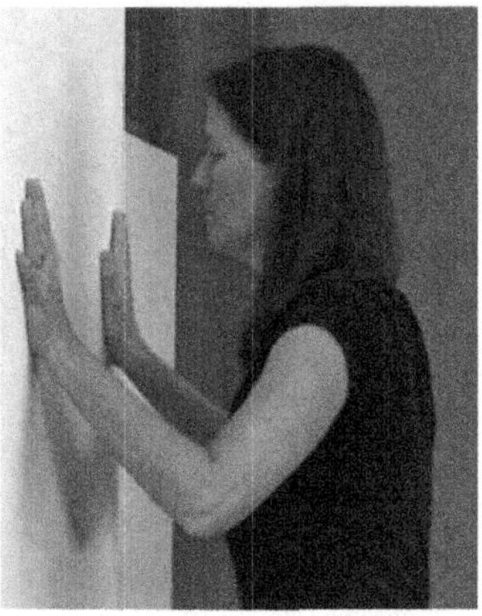

Flexiones contra la pared

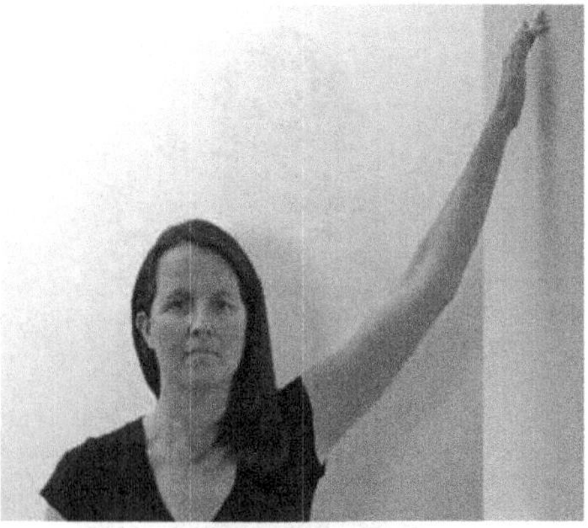

Estiramientos en la pared

Fase de recuperación funcional

Objetivos:

- Conseguir el arco articular completo.
- Potenciar la musculatura.

Tratamiento:

- Movilizaciones pasivas del hombro y pasivas-forzadas.
- Trabajo de propiocepción y potenciación global con PNF.
- Mecanoterapia con resistencia.
- Potenciación con cargas manuales o peso.

Algunos ejemplos de ejercicios recomendados en esta fase

Rotación interna-externa del hombro: Mantener el codo doblado a 90 grados. Sosteniendo una pesa ligera, elevar la mano hacia el estómago y regresando lentamente. Repetir 10 veces. Realizar este ejercicio 3 veces por día.

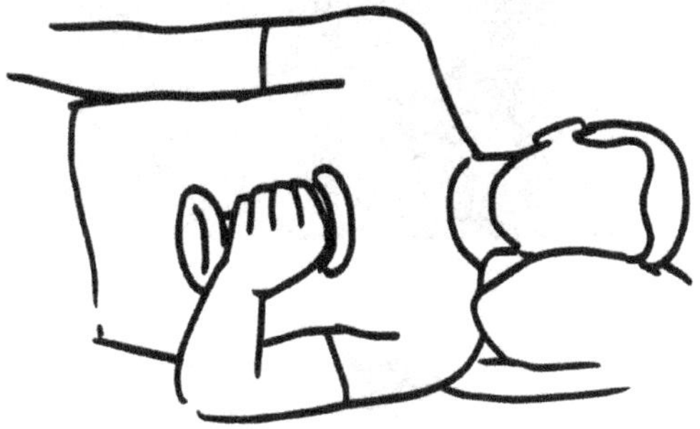

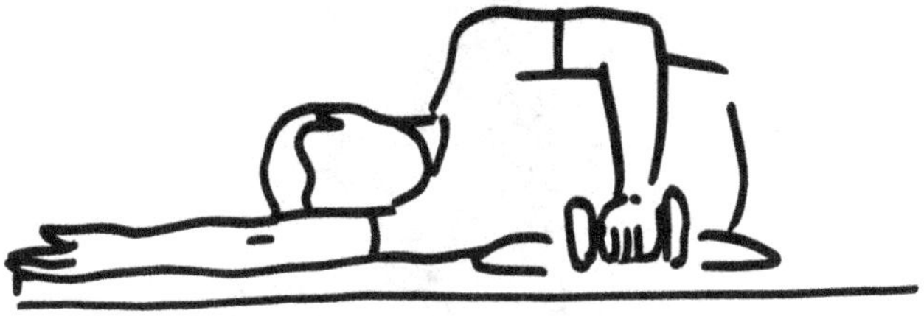

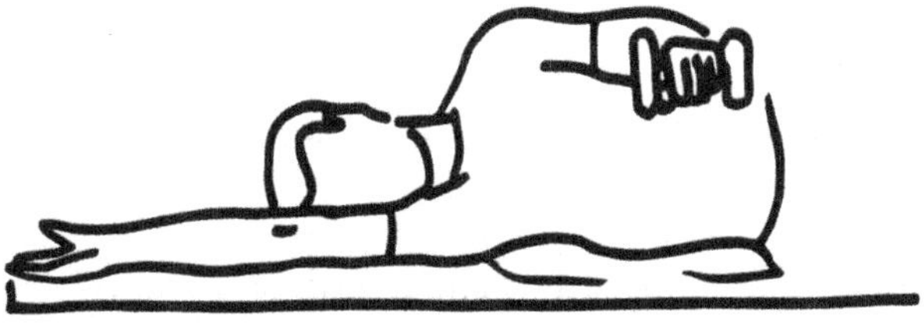

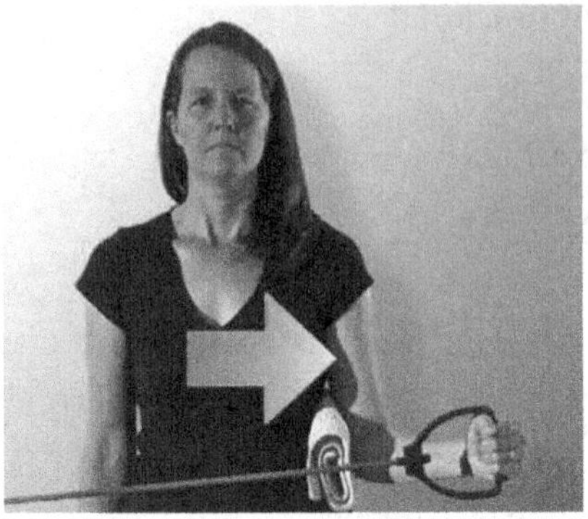

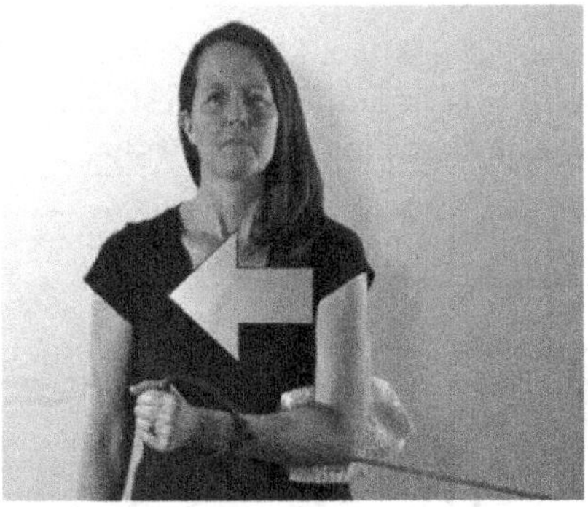

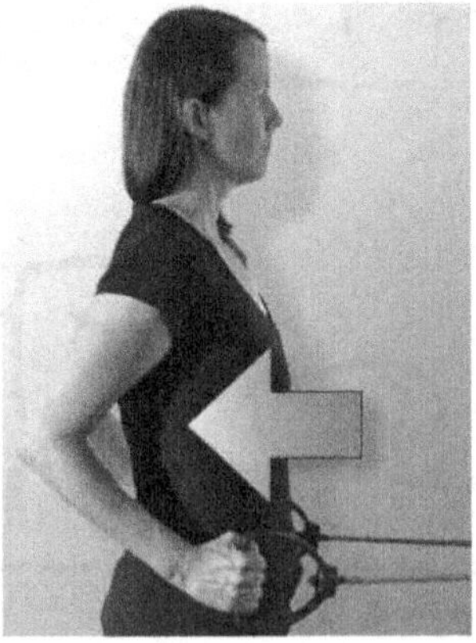

Fase de resolución

Objetivo: Inicio de las actividades habituales y los deportes.

Tratamiento:

- Natación en todos los estilos (indicado en todas las edades).
- Juegos de pelota.

Complicaciones:

- Algodistrofia simpático refleja.
- Capsulitis retráctil.
- Necrosis avascular de la cabeza humeral.
- Compresión vascular axilar.
- Lesión del nervio circunflejo.
- Lesión de la arterial humeral (fracturas en valgo).
- Lesión del deltoides (fracturas en varo).
- Rigidez de hombro (por retracción de la cápsula).
- Pseudoartrosis.

2.1.4. Fracturas de la diáfisis humeral

Son fracturas relativamente frecuentes en adultos de mediana y avanzada edad.

Mecanismo lesional:

- Directo: caída sobre ese lado o golpe en el brazo (provoca fracturas transversales o conminutas).
- Indirecto: caída sobre la mano con la muñeca y el codo en extensión (fracturas oblicuas o espiroideas si se asocia un componente rotatorio.)

Clasificación:

- Según el mecanismo: transversales, conminuta, espiroideas u oblícuas.
- Según la localización: del tercio superior, inferior o medio.

Tratamiento médico:

- En general, el tratamiento es conservador, utilizándose yeso colgante de Caldwell, férula braquial en U asociada a un vendaje de Velpeau o collarín. La duración suele ser de 45-60 días.
- El tratamiento quirúrgico se puede realizar con enclavado endomedular, fascicular (por la fosita olecraniana), elástico o por fijador externo.

Tratamiento de fisioterapia:

Fundamentalmente consiste en luchar contra el edema y el dolor, favorecer el callo de regeneración, movilizar las articulaciones proximales y distales a la lesión y dar tonicidad a los músculos.

Objetivos:

- Objetivo primordial: evitar la pseudoartrosis.
- Realizar tratamiento de la cintura escapular, del hombro y del codo.

Fisioterapia en el tratamiento conservador:

- Tras la retirada de la inmovilización (yeso o férula): rotaciones activas, evitando resistencias hasta la certeza de consolidación.
- Con el codo libre: prono-supinación con el codo a 90°.

Fisioterapia en el tratamiento quirúrgico:

Suele realizarse osteosíntesis (placa atornillada a compresión, clavos de Rush, clavo intramedular, etc.).

- Movilización precoz a las 48 horas.
- Efectuar rotaciones con certeza de que exista consolidación.
- Pronosupinación con el codo a 90º.

Complicaciones:

- Lesión del nervio radial:
  - ▹ Por el traumatismo en sí.
  - ▹ Por la existencia de un callo hipertrófico.
  - ▹ Durante la maniobra de reducción.
  - ▹ Por el acto quirúrgico.
- Lesión de la arteria humeral (poco frecuente).
- Pseudoartrosis (si no se produce consolidación a las 12 semanas).

2.1.5. Fracturas del extremo distal del húmero

Son fracturas que, debido a su localización, comprometen la movilidad del codo. Sus manifestaciones clínicas son muy llamativas por la importante tumefacción, dolor e impotencia funcional del codo.

Lo más importante es realizar precozmente la valoración cuidadosa de la situación vásculo-nerviosa distal, que debe ser inmediata y repetida en las horas posteriores a la reducción de la fractura.

Se pueden clasificar según la localización de la lesión en:

- Supracondíleas.
- Transcondíleas.
- Intercondíleas.
- Fracturas de la tróclea.

También se clasifican atendiendo a la edad y el mecanismo lesional:

- Epifisiolisis, que a su vez pueden ser supracondíleas (en niños menores de 2 años), supraintercondíleas (son intraarticulares y los cóndilos tienden a desplazarse lateralmente), del cóndilo externo (en niños de 4-7 años) y del cóndilo interno (en niños de 9-14 años).
- Fractura de las tuberosidades, por arrancamiento, avulsión o tracción del epicóndilo o de la epitróclea por los músculos que se insertan en ellos.

Mecanismo de producción:

- Las supracondíleas suelen producirse de forma indirecta por caída con el brazo en flexión o extensión.

- Las supraintercondíleas ocurren por mecanismo directo como un golpe sobre el olecranon, que separará la extremidad en tres fragmentos.
- Las condíleas suelen ser por un golpe directo.

Tratamiento médico:

Si la fractura es desplazada, será imprescindible la reducción y la fijación con agujas. Si la fractura no es desplazada, el tratamiento es ortopédico, con inmovilización durante 4 semanas, pero el yeso no debe comprimir para prevenir la contractura isquémica de Volkmann.

- Ortopédico, método funcional de Brown y Morgan (codo en flexión máxima de 120° en cabestrillo, el cual provocará gran rigidez en flexión).
- Tracción con aguja.
- Yeso braquiopalmar.
- Quirúrgico, osteosíntesis con placas, tornillos, agujas o fijadores externos.

Tratamiento de fisioterapia

Fase de inmovilización

Objetivos:

- Disminuir el dolor.
- Drenar el hematoma.
- Favorecer la circulación.
- Prevenir la atrofia muscular.

Tratamiento:

- Crioterapia y electroterapia analgésica.
- Masaje circulatorio e hidroterapia para el hematoma.
- Movilización de las articulaciones vecinas.
- Isométricos.

Fase postinmovilización

Objetivos:

- Disminuir el dolo.
- Aumentar el recorrido articular.
- Flexibilizar los tejidos.
- Tonificar la musculatura.

Tratamiento:

- Termoterapia y electroterapia analgésica.
- Ejercicios de contracción-relajación.
- Estiramientos neuromusculares.
- Cinesiterapia activa, activo-asistida y pasiva del codo (en progresión); tanto en flexo-extensión como en prono-supinación.

- Ejercicios en cadena cinética englobando las articulaciones proximal y distal.
- PNF/Kabat.
- Reeducación funcional.
- Potenciación muscular.

Complicaciones:

- Hay que tener en cuenta que las fracturas intraarticulares provocan mayor hemorragia y peor pronóstico. Esto es, las supraintercondíleas y las condileas.
- Daño de la arterial humeral.
- Lesión del nervio radial.
- Afectación del nervio mediano.

2.2. Fracturas de codo

En todas las fracturas que afecten a la articulación del codo, hay que tener en cuenta una serie de reglas comunes durante la fisioterapia:

- Debemos evitar maniobras dolorosas para el paciente ya que incrementan los fenómenos inflamatorios que facilitan la instauración de rigideces.
- Se deben recuperar simultáneamente la amplitud articular y la fuerza muscular, tanto en flexo-extensión como en prono-supinación.
- La aplicación de ultrasonidos tiene efectos beneficiosos pero están contraindicados en presencia de osteosíntesis superficiales.
- La recuperación completa de la fuerza muscular se efectuará cuando el codo esté indoloro, estable y móvil.

2.2.1. Fracturas del olécranon

El olécranon puede fracturarse atendiendo a tres mecanismos lesionales:

- Directo, por golpe directo.
- Indirecto, por hiperextensión.
- Por arrancamiento, debido a la acción del tríceps braquial.

Clasificación y mecanismo de producción:

- Apicales (en los extremos del hueso), debidas a un arrancamiento.
- Medias, que pueden ser por mecanismo directo o indirecto.
- Basales (en la misma base del olecranon), también directas o indirectas.
- Conminuta o estrelladas, por golpe directo.

Al igual que las fracturas del extremo distal del húmero, cabría la clasificación posible en intraarticulares y extraarticulares.

Tratamiento médico:

Las fracturas del olécranon, cuando los fragmentos están separados, la reducción debe ser exacta para no limitar el movimiento y llegar a producir artrosis de la articulación.

- Ortopédico o conservador, con yeso axilo-digital, en posición de semiextensión para la relajación del tríceps, durante 5 semanas aproximadamente. Previamente se reduce la fractura, si existiera desplazamiento.
- Quirúrgico, con tornillos o cerclaje en obenque en 8.

Tratamiento de fisioterapia:

Será el mismo que en las fracturas del extremo distal del húmero ya que afectan todas a la articulación del codo y su fisioterapia persigue los mismos fines.

2.2.2. Fracturas de la coronoides

La disposición de la apófisis coronoides hace que su fractura se vea acompañada, en la mayoría de los casos, de luxación posterior del codo.

El mecanismo de producción puede ser:

- Indirecto, por caída sobre la mano con el codo en semiflexión.
- Tracción o avulsión, debido a una contracción brusca del braquial anterior.

Clasificación: Se enuncian fracturas del pico o de la base y, a su vez, asociadas o no a la luxación posterior del codo.

Tratamiento médico:

- Ortopédico, con yeso axilo-digital en hiperflexión (durante unas 2-4 semanas).
- Quirúrgico mediante osteosíntesis o, si es necesario, extracción del fragmento desplazado.

Tratamiento de fisioterapia:

Del mismo modo, el realizado en todas las fracturas de codo y del extremo distal del húmero.

2.2.3. Fracturas de la cabeza radial

Las fracturas de la cabeza del radio son siempre intraarticulares y, por lo general, tienen gran riesgo de producir rigidez postraumática, en todos los rangos de movimiento del codo. Se caracterizan por sus manifestaciones clínicas, debido al dolor y la impotencia funcional que presentan en los movimientos de prono-supinación.

Mecanismo lesional: es la caída sobre la mano con el brazo en extensión y ligera desviación radial de la muñeca.

Clasificación:

- Fracturas horizontales, con o sin desplazamiento y conminuta.

- Fracturas lineales o fisuras.
- Fracturas marginales, en las que se desprende un fragmento lateral.
- Fracturas en seta, por compresión.

Tratamiento médico:

- Ortopédico, con yeso en posición funcional (entre 3 y 4 semanas).
- Quirúrgico con tornillos, aguja cóndilo-radial, o bien extracción de los fragmentos libres e incluso de la cabeza radial.

Tratamiento de fisioterapia:

Volvemos a remitirnos a las fracturas de codo y del extremo distal del húmero para su tratamiento óptimo.

Complicaciones:

- Osteonecrosis de la cabeza del radio.
- Sinostosis radio-cubital.
- Rigidez y anquilosis de la articulación del codo.

2.2.4. Fracturas diafisarias de cúbito y radio

Son fracturas aisladas del cúbito o el radio, o bien se asocian a una afectación de la articulación radio-cubital. La clínica se caracteriza por deformidad, impotencia funcional y acortamiento. El mecanismo de producción puede ser:

- Directo.
- Indirecto, en caídas sobre la mano con apoyo de la eminencia hipotenar.
- Por rotación, al realizar una supinación forzada.

Se clasifican en:

- Fracturas de cúbito y radio.
- Fracturas aisladas del cúbito o del radio.
- Fracturas del cúbito o del radio asociadas a una luxación radio-cubital; denominadas "fractura de Monteggia" (fractura de la diáfisis o epífisis del cúbito asociada a luxación anterior de la cabeza del radio) y "fractura de Galeazzi" (fractura del tercio medio o distal del radio asociada a luxación posterior del cúbito y desinserción del ligamento triangular).

Tratamiento médico:

Se realiza con especial atención a la rama posterior del nervio radial en fracturas del tercio superior del radio.

- Ortopédico, reducción (si hay desplazamiento o luxación) y yeso braqui-palmar (aproximadamente unos 3 meses).
- Quirúrgico, con placas de compresión.

Tratamiento de fisioterapia:

Seguiremos aplicando el tratamiento general que realizamos en las fracturas de codo, visto con anterioridad. Recordemos que, durante la inmovilización, realizaremos ejercicios para mantener el tropismo muscular y la movilidad de las articulaciones que no están inmovilizadas, como el hombro, la columna cérvico-dorsal y los dedos. Tras la inmovilización, haremos ejercicios activos progresivos de muñeca y codo en flexo-extensión, con resistencia progresiva. Como novedad, insistiremos en los movimientos de prono-supinación (pero no antes de la 8ª semana), ya que estarán especialmente limitados en esta lesión, y trabajaremos la articulación de la muñeca, al estar implicada en dicho movimiento. También se incluirán ejercicios funcionales destinados a reintegrar el antebrazo en la vida diaria.

2.2.5. Fracturas de la extremidad distal del radio

Por su disposición, son fracturas que comprometen la articulación de la muñeca.

Se clasifican del siguiente modo:

- Fractura de Colles-Pouteau, la cual se produce por encima (1,5-2 cm) de la articulación. Típicamente se describe por caída sobre la eminencia tenar con el antebrazo en pronación.
- Fractura de Rhea-Barton o fractura "desviación en dorso de tenedor", producida por el mismo mecanismo que la de Colles, pero solo se fragmenta la porción dorsal del radio.
- Fractura de Goyran-Smith, producida por caída sobre el dorso de la mano donde se luxa el carpo por interiorización del escafoides. Provoca una deformidad de la muñeca en "escalón dorsal".
- Fractura cuneana externa, que implica la fractura de la apófisis estiloides del radio únicamente.

Tratamiento médico:

- Ortopédico, con yeso en posición de flexión palmar y desviación cubital o en posición de Hennequin (pronación e inclinación cubital de 30º), aproximadamente unas 3 semanas.
- Quirúrgico, con agujas o fijador externo.

Tratamiento de fisioterapia:

Fase de inmovilización

Objetivos:

- Disminuir el edema.
- Reducir el dolor.
- Prevenir las consecuencias de la inmovilización.

Tratamiento:

- Crioterapia, drenaje linfático manual y vendaje compresivo.
- Cinesiterapia activa de las articulaciones vecinas (hombro, codo y dedos), sin obligar a la prono-supinación en exceso.
- Electroterapia analgésica (si no hay material de osteosíntesis).

Fase postinmovilización

Objetivos:

- Disminuir el dolor (si persiste).
- Disminuir adherencias cicatriciales y articulares.
- Favorecer la circulación.
- Aumentar la movilidad.
- Tonificar la musculatura.

Tratamiento:

- Electroterapia analgésica (si continúa el dolor).
- Baños de contraste y parafina.
- Masoterapia de la cicatriz (si la hay).
- Masoterapia descontracturante de toda la musculatura.
- Técnicas articulares.
- Cinesiterapia activa y activo-asistida de la muñeca.
- Potenciación muscular.

Complicaciones:

- Algodistrofia simpático-refleja o enfermedad de Südeck.
- Afectación del nervio mediano, del nervio cubital y/o de la arterial humeral.
- Miositis osificante.
- Rigidez articular.

2.3. Fracturas de carpo y mano

Este tipo de fracturas son frecuentes en ancianos, producidas por caídas; pero también en jóvenes, como consecuencia de accidentes de circulación en bicicleta y moto. Son las fracturas más frecuentes del esqueleto humano. Las caídas sobre la mano pueden fracturar el extremo distal del radio, produciendo una fractura de Colles, o producir lesiones en los huesos del carpo, en especial del escafoides. Este último, por su especial vascularización, presenta en determinados tipos de fracturas, sobre todo las que afectan a su polo más proximal, un alto grado de falta de consolidación requiriendo técnicas quirúrgicas para su fijación.

2.3.1. Fractura de escafoides

Es la más común de las fracturas del carpo y cursa con dolor a la palpación de la "tabaquera anatómica".

Se clasifica en fractura intraarticular o extraarticular, o bien en fractura oblícua vertical, horizontal o transversal.

Tratamiento médico:

- Ortopédico, con yeso antebraquial y pulgar en oposición (aproximadamente 2-4 meses).
- Quirúrgico, mediante osteosíntesis con tornillos o extirpación del escafoides con sustitución protésica o injerto óseo (en casos extremos de necrosis o pseudoartrosis).

Tratamiento de fisioterapia:

Fase de inmovilización

Objetivos:

- Paliar el dolor y el edema.
- Reducir las consecuencias de la inmovilización.

Tratamiento:

- Crioterapia y medidas antiedema (elevación).
- Cinesiterapia de las articulaciones libres (Mov de dedos de la mano, codo, hombro (trabajar la ABD).

Fase postinmovilización

Objetivos:

- Disminuir el dolor.
- Eliminar el edema residual.
- Incrementar el arco articular.
- Iniciar la potenciación muscular.

Tratamiento:

- Medidas antiedema con drenaje linfático manual del miembro superior.
- Masoterapia de estimulación de la musculatura de la mano y del antebrazo.
- Cinesiterapia pasiva y activo-asistida de muñeca y mano (según dolor), utilizando la parafina o la termoterapia superficial, previas a la movilización.
- Movilizaciones activas, iniciándolas a favor de la gravedad y posteriormente contra gravedad.
- Hidroterapia. Baños de contraste y movilidad en agua caliente.
- Electroterapia con magnetoterapia y ultrasonidos (para favorecer el callo óseo); además de TENS, interferenciales (con fines analgésicos) y corrientes rusas (para potenciación).

Fase de recuperación funcional

Objetivos:

- Conseguir el recorrido articular completo.
- Aumentar la potenciación muscular.

Tratamiento:

- Parafina o termoterapia superficial previa a la movilización.
- Cinesiterapia pasiva "forzada", técnicas articulatorias y estiramientos.
- Cinesiterapia activa-resistida de muñeca y mano (según dolor) con trabajo en progresión de cargas.
- Potenciación analítica con cargas manuales o pesos (valorar si precisa de electroterapia).
- Trabajo de propiocepción y potenciación global con PNF.
- Mecanoterapia.
- Ejercicios de movilidad y fortalecimiento domiciliarios de muñeca y dedos.

Fase de resolución

Objetivos:

- Iniciar y facilitar las actividades habituales o deportivas.

Tratamiento:

- Trabajo de la muñeca en actividades de la vida diaria tales como traslado de pesos, alimentación, pinza fina, etc.
- Bailes que movilicen muñeca y dedos (por ejemplo, las "sevillanas").
- Continuación con ejercicios de movilidad y potenciación domiciliarios, de muñeca y dedos.

2.3.2. Fracturas del carpo

Las fracturas de los huesos del carpo son poco habituales pero presentan el riesgo de consolidación, al ser muy lento.

Clasificación:

- Fracturas del piramidal (por traumatismo directo).
- Fracturas del semilunar.
- Fracturas del ganchoso (cursarán con dolor en la parte cubital).
- Fracturas del trapecio (suelen ir asociadas a fracturas del primer metacarpiano).

Tratamiento médico:

- Ortopédico, con yeso antebraquial.
- Quirúrgico, con osteosíntesis o extirpación de huesos o fragmentos.

Tratamiento de fisioterapia:

Fase de inmovilización:

Objetivos:

- Disminuir el edema
- Disminuir el dolor (si lo hay)

Tratamiento:

- Drenaje linfático manual y elevación de la mano.
- Cinesiterapia activa de los dedos, evitando la prensión hasta no haber confirmado la consolidación de la fractura.
- Electroterapia analgésica.

Fase postinmovilización

Objetivos:

- Disminuir el edema y el dolor (si persisten)
- Aumentar la movilidad
- Evitar adherencias
- Potenciar la musculatura

Tratamiento:

- Drenaje linfático manual.
- Baños de contraste y parafina.
- Masoterapia de la cicatriz (si la hay).
- Electroterapia analgésica (si persiste el dolor).
- Cinesiterapia activa analítica y global.
- Movilizaciones pasivas con ligera tracción axial (en pro de la decoaptación articular y el drenaje).

Complicaciones:

- Pseudoartrosis
- Necrosis avascular
- Retardo de consolidación.

2.3.3. Fracturas del metacarpo

Se clasifican según la afectación de la base del primer metacarpiano o de la diáfisis del hueso:

- Fracturas de la base del primer metacarpiano, pueden ser "fractura-luxación de Bennet" (en la que hay brusca separación del pulgar) o "fractura-luxación de Rolando" (por abducción brusca).
- Fracturas del resto de los metacarpianos, comúnmente diafisarias y con un signo característico de "la tecla" por relieve en el dorso, debido a la angulación de los fragmentos, el cual se deprime al presionarlo.

Tratamiento médico:

- Ortopédico, con reducción y férula en flexión de las articulaciones metacarpofalángicas e interfalángicas proximales (aproximadamente 4 semanas).
- Quirúrgico, con osteosíntesis mediante agujas.

Tratamiento de fisioterapia:

Fase de inmovilización

Objetivos:

- Disminuir el edema y el dolor.
- Favorecer la circulación.

Tratamiento:

- Crioterapia, masoterapia, drenaje linfático y elevación.
- Electroterapia analgésica.
- Cinesiterapia de las articulaciones libres.

Fase postinmovilización

Objetivos:

- Evitar adherencias
- Recuperar y aumentar la movilidad articular
- Tonificar la musculatura (especialmente la fuerza de prensión).

Tratamiento:

- Masoterapia profunda.
- Cinesiterapia activa, activo-asistida y resistida.
- Estiramientos analíticos y globales.
- Ejercicios de potenciación muscular.
- Mecanoterapia y ejercicios domiciliarios.

2.4. Fracturas de las falanges de las manos

Los dedos de la mano es una de las zonas más frecuentemente lesionadas en la práctica de algunos deportes (por ejemplo, el balonmano). Las fracturas de falanges y metacarpianos se ocasionan, la mayor parte de las ocasiones, por mecanismos de torsión de los dedos al engancharse con la camiseta del oponente.

Mecanismo de producción:

- Directo, en falanges proximales, medias y distales.
- Indirecto, en falanges proximales y distales (por flexión).
- Avulsión del tendón extensor, en falanges distales.

Tratamiento médico:

- Ortopédico, férula con inmovilización de la metacarpofalángica (en semiflexión de 45º), de la interfalángica proximal a 90º y de la interfalángica distal (en flexión de 45º).
- Quirúrgico, si es necesario reinsertar el tendón del extensor.

Tratamiento de fisioterapia:

Fase de inmovilización

Objetivos:

- Disminuir el edema y el dolor.
- Favorecer la circulación.

Tratamiento:

- Crioterapia y medidas antiedema (elevación del miembro).
- Movilización del resto de los dedos y articulaciones libres (muñeca).
- Masoterapia.

Fase postinmovilización

Objetivos:

- Disminuir el edema y el dolor, si persisten.
- Aumentar la movilidad articular.
- Evitar las adherencias.
- Potenciar la musculatura.

Tratamiento:

- Parafina previa a las movilizaciones y termoterapia.
- Cinesiterapia pasiva y activo-asistida de cada una de las articulaciones del dedo (metacarpofalángicas, interfalángicas).
- Hidrocinesiterapia.
- Cinesiterapia activa de las articulaciones de dedos y muñeca.
- Trabajo muscular isométrico.
- Drenaje linfático manual digital.
- Electroterapia (TENS, interferenciales).
- Si existe cicatriz (tras intervención quirúrgica), masoterapia para eliminar posibles adherencias, ultrasonidos y láser (por queloides o adherencias).

Fase de recuperación funcional

Objetivos:

- Recuperar la movilidad total.
- Aumentar la tonificación muscular.

Tratamiento:

- Cinesiterapia activa-resistida.

- Movilizaciones pasivas analíticas. Trabajo selectivo de dedos (pinza fina).
- Ejercicios de movilidad y fortalecimiento domiciliarios de muñeca y dedos.
- Ejercicios propioceptivos.

Fase de resolución

Objetivos:

- Reincorporación a las actividades de la vida diaria y los deportes.

Tratamiento:

- Trabajo de la muñeca y dedos en las actividades diarias (como traslado de pesos, alimentación, pinza fina).
- Trabajo del gesto deportivo (programa de reincorporación al deporte)
- Continuación con los ejercicios de movilidad y potenciación domiciliarios de muñeca y dedos.

EJERCICIOS REHABILITACIÓN DOMICILIARIOS

Tienen como objetivo trabajar la movilidad fina de la articulación de manera activa.

* *Puño:* Cerrar lentamente la mano todo lo que sea posible hasta lograr "hacer puño". Se puede usar una pelota blanda o una esponja. También se puede realizar con la mano sumergida en agua para conseguir una mayor relajación muscular.

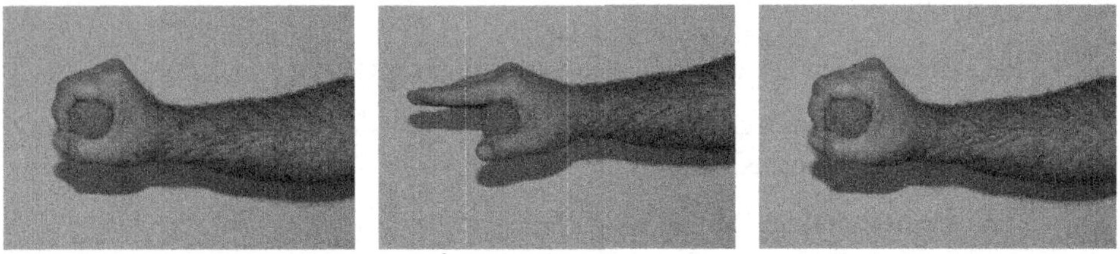

* *Extensión de los dedos:* Abrir la mano y extender los dedos al máximo. Si es necesario, podemos ayudarnos apoyando la palma de mano contra el plano de una mesa.

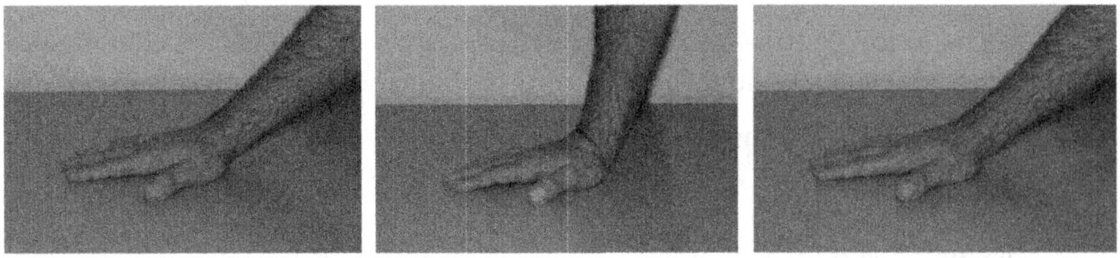

* *Separación de los dedos:* Consiste en intentar separar los dedos entre sí en forma de abanico.

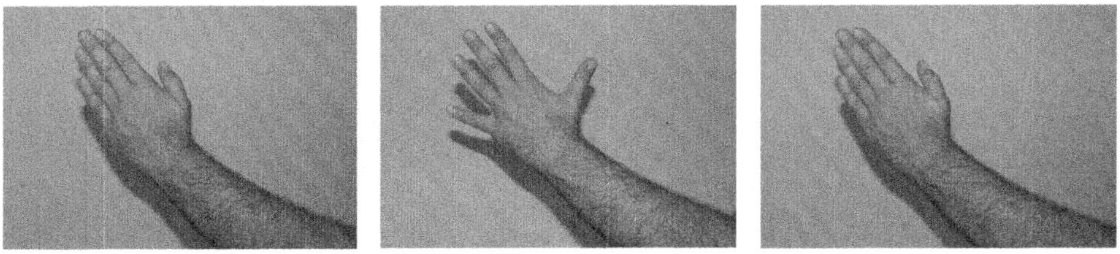

* *Oposición:* Intentar contactar la yema del dedo que ha sufrido la lesión con el pulpejo del pulgar. Podemos trabajar la oposición de todos los dedos de la mano.

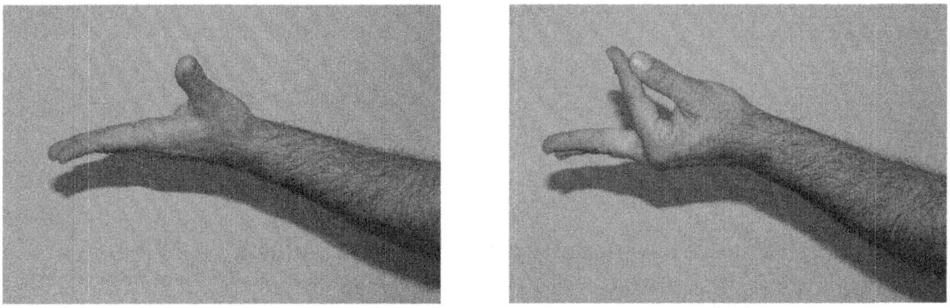

- Ejercicios de ergoterapia con diferentes instrumentos:

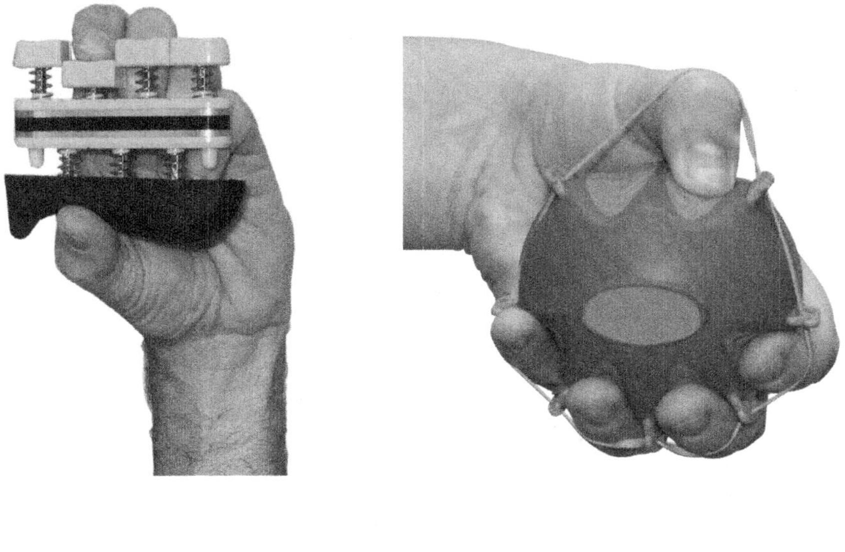

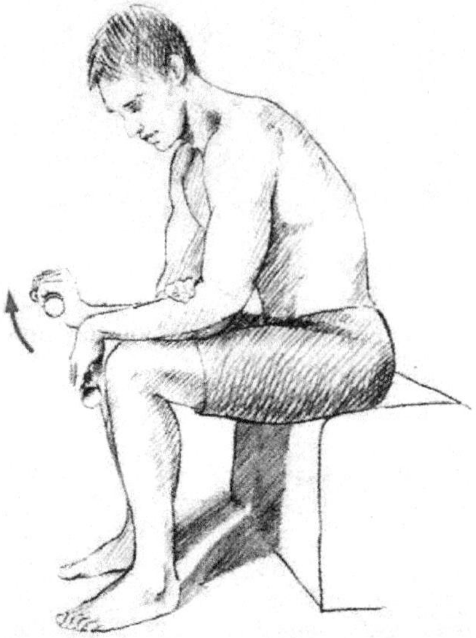

Fortalecimiento de los músculos extensores de la muñeca

- Eleve la mano suavemente, como en la figura.
- Mantenga la posición 1 segundo.
- Baje la mano.

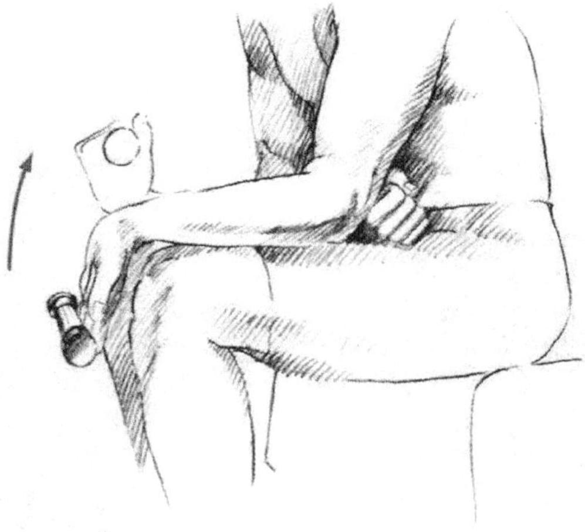

Fortalecimiento de los músculos flexores de la muñeca

- Eleve la mano suavemente, como en la figura.
- Mantengan la posición 1 segundo.
- Baje la mano.

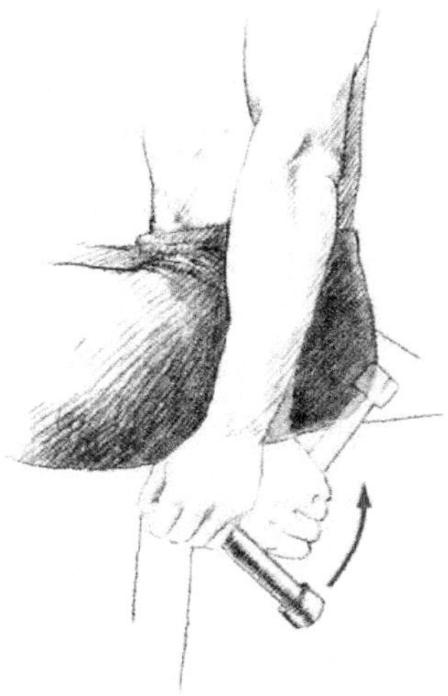

Fortalecimiento de los músculos cubitales de la muñeca

- Sostenga el extremo de una mancuerna o botella: levántela.
- Mantenga la posición 1 segundo.
- Baje suavemente.

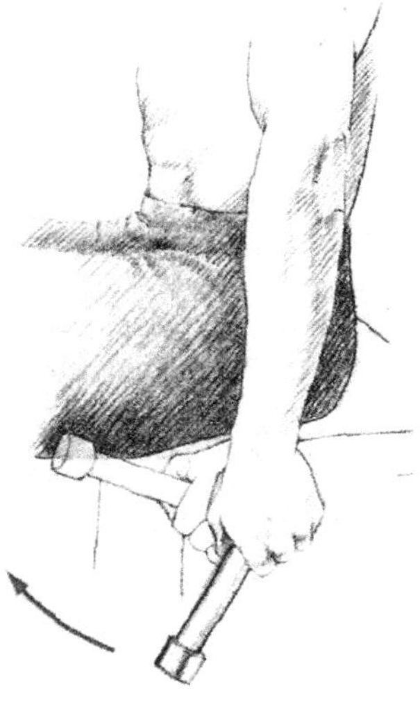

Fortalecimiento de los músculos radiales de la muñeca

- Sostenga el extremo de una mancuerna o botella: levántela.
- Mantenga la posición 1 segundo.
- Baje suavemente.

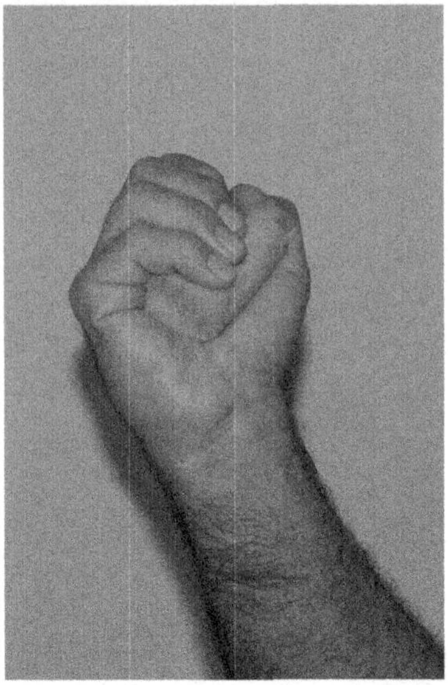

Fortalecimiento de los músculos flexores de los dedos

- Oprima una esponja de goma espuma.
- Mantenga la posición durante 3 a 5 segundos.

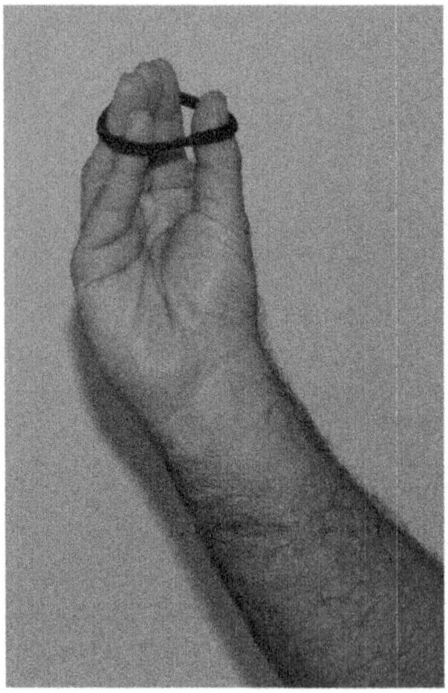

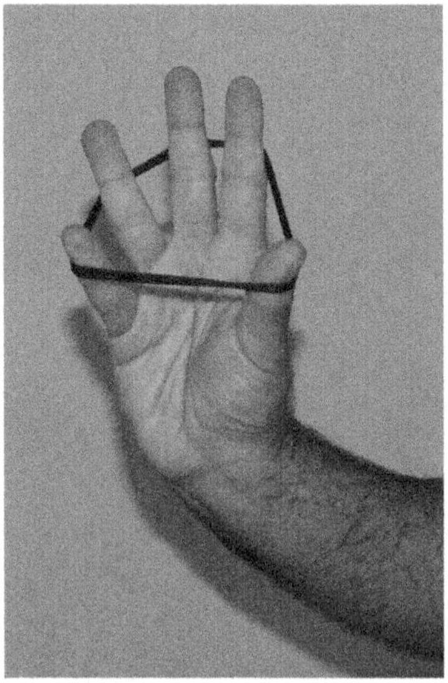

Fortalecimiento de los músculos extensores de los dedos

- Envuelva una barda elástica alrededor de cada dedo una vez, y extienda los dedos.
- Mantenga la posición durante 3 a 5 segundos.

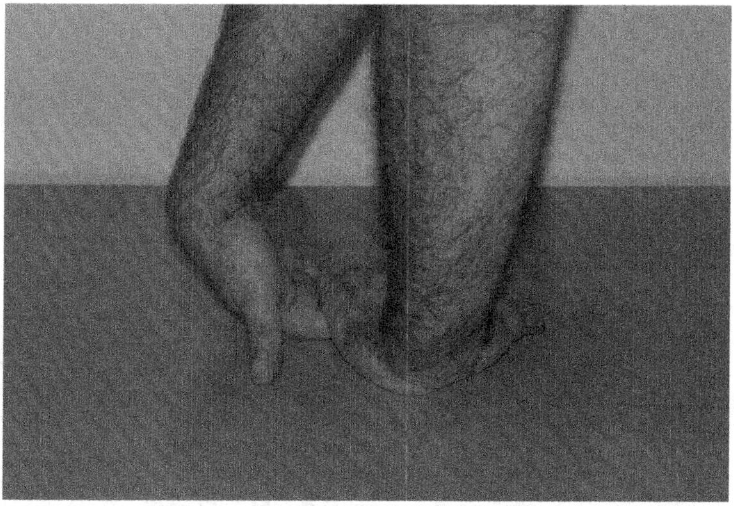

Estiramiento de los músculos extensores de la muñeca

- Coloque la muñeca sobre una mesa o silla, y utilice la otra mano para flexionar los dedos hacia su mano para lograr un efecto de estiramiento máximo.
- Mantenga la posición hasta 1 minuto.

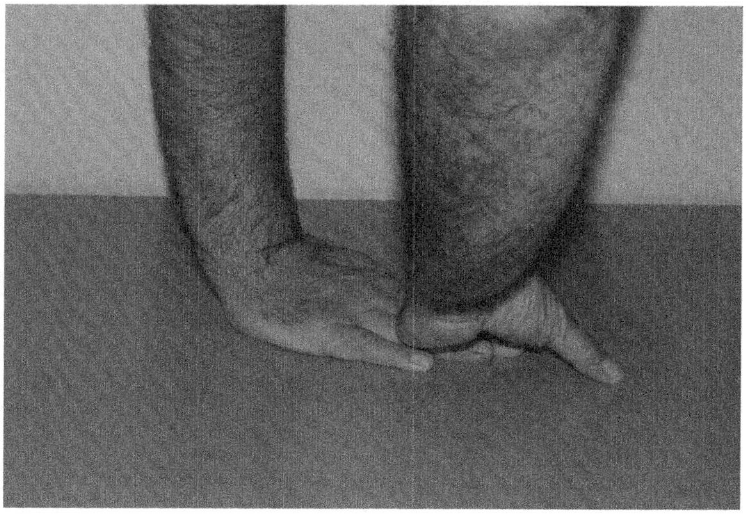

Estiramiento de los músculos flexores de la muñeca

- Coloque la muñeca contra una mesa o banco, y eleve los dedos utilizando la otra mano para lograr el mejor efecto de estiramiento posible.
- Mantenga la posición hasta 1 minuto.
- Recuerde extender el codo.

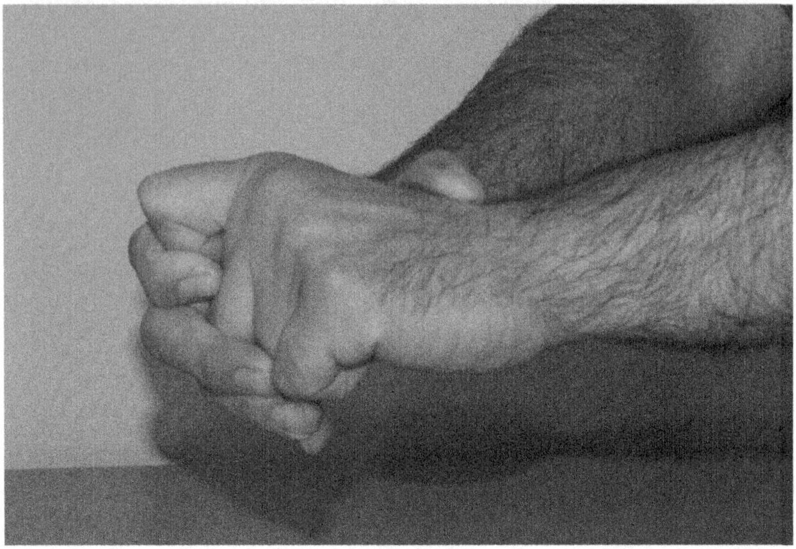

Estiramiento de los músculos pequeños de todos los dedos con excepción del pulgar (músculos interóseos dorsales)

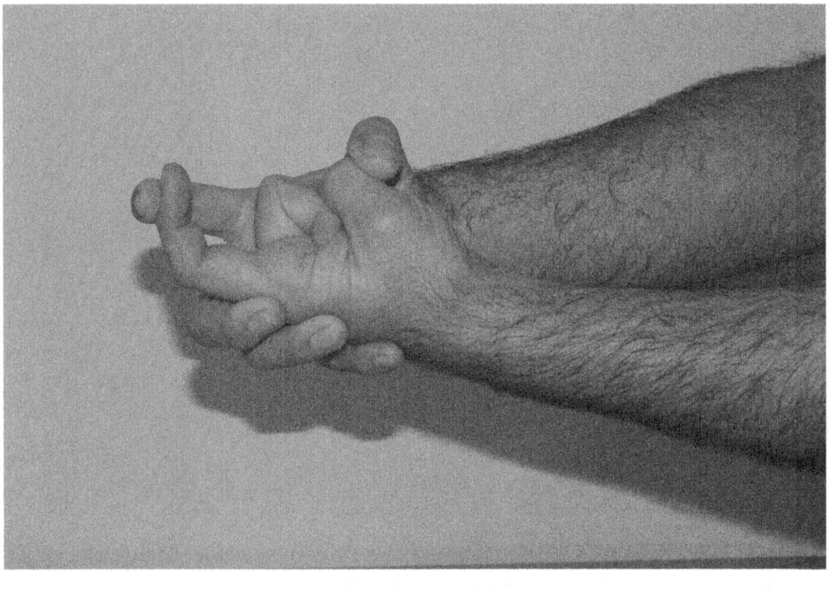

Estiramiento de los músculos pequeños de todos los dedos con excepción del pulgar (músculos lumbricales)

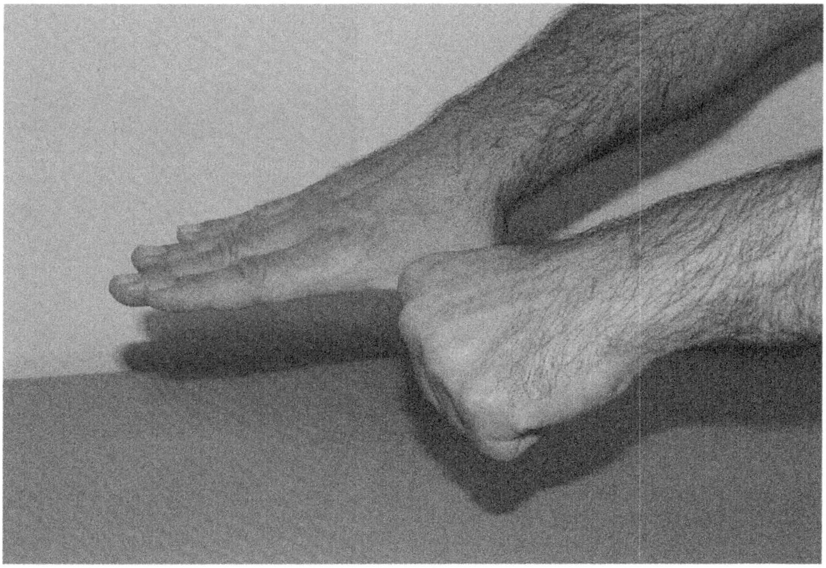

Estiramiento de los músculos de prensión del pulgar

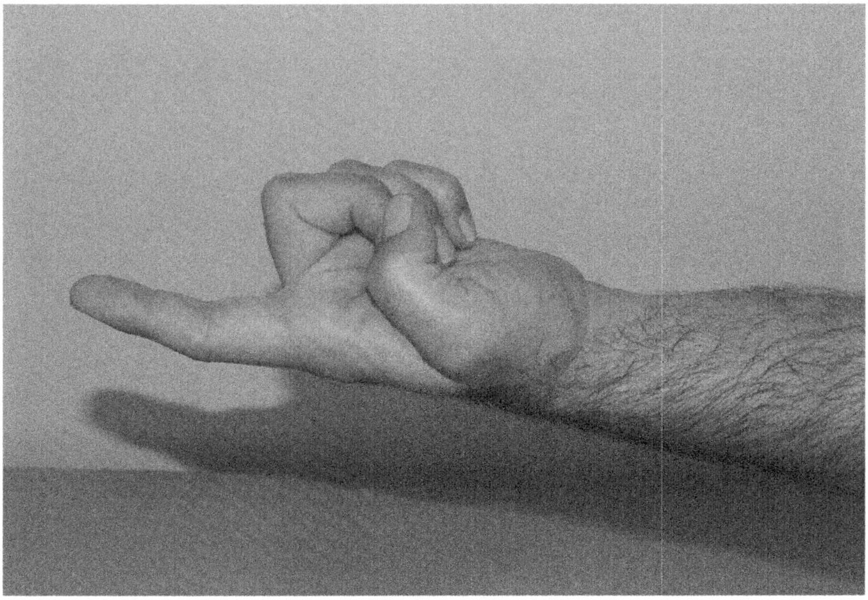

Unión del pulgar a otro dedo

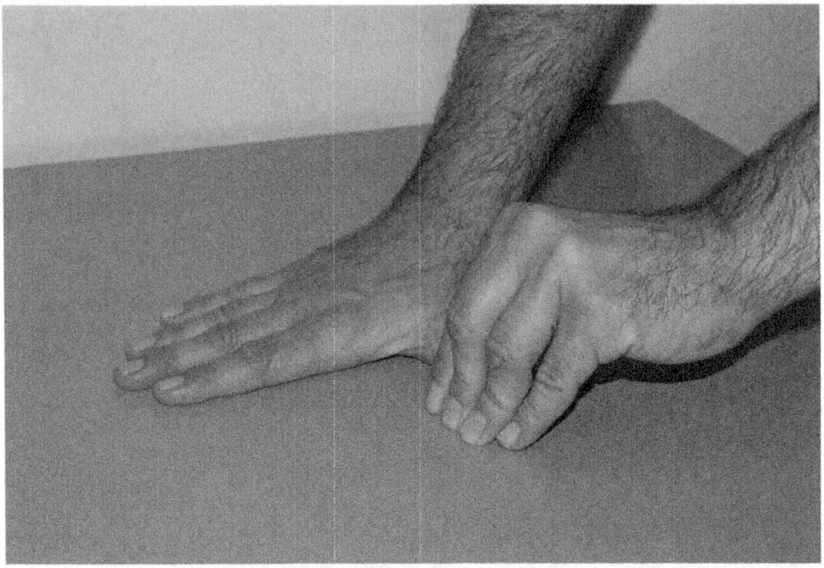

Movimientos de adducción y abducción del pulgar

Baños de parafina: Mediante el método de inmersión por el cual sumerge en parafina caliente la mano por 1 ó 2 segundos durante 8 ó 10 veces. Se cubre con una bolsa de plástico y toallas. Retirar a los 15-20 minutos.

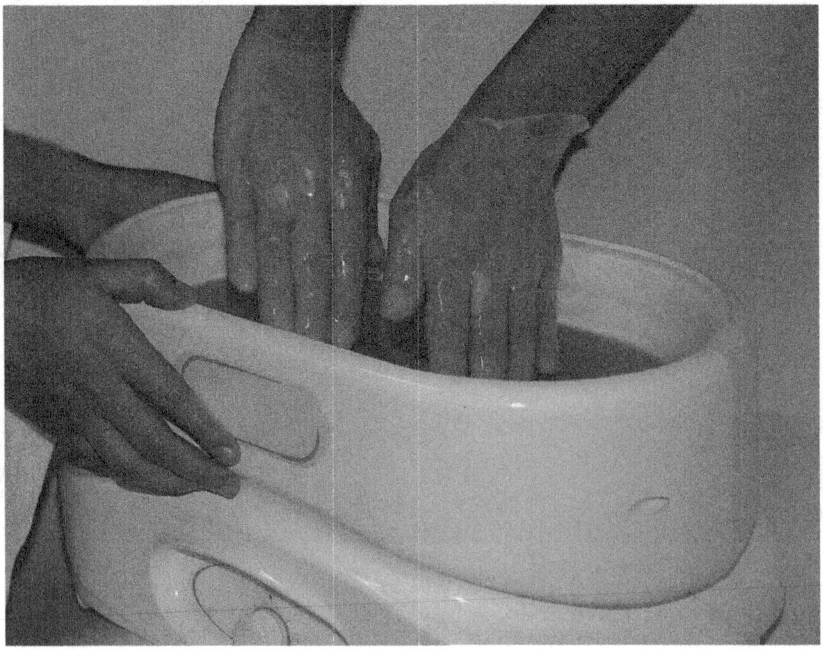

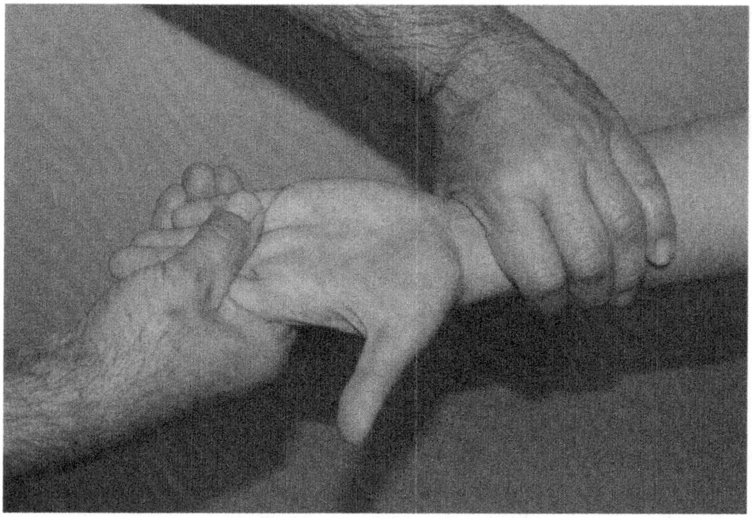

Movimientos de flexo-extensión del pulgar

Ejercicios de resistencia: Poner resistencia en los movimientos anteriores.

Prevención de recaídas

Una vez que se vuelve a la actividad habitual (deporte o trabajos que impliquen la utilización de manos-muñeca):

- Continuar que ejercicios de fortalecimiento mediante resistencias.
- Órtesis o vendaje funcional:

para estabilizar(***No abuso)

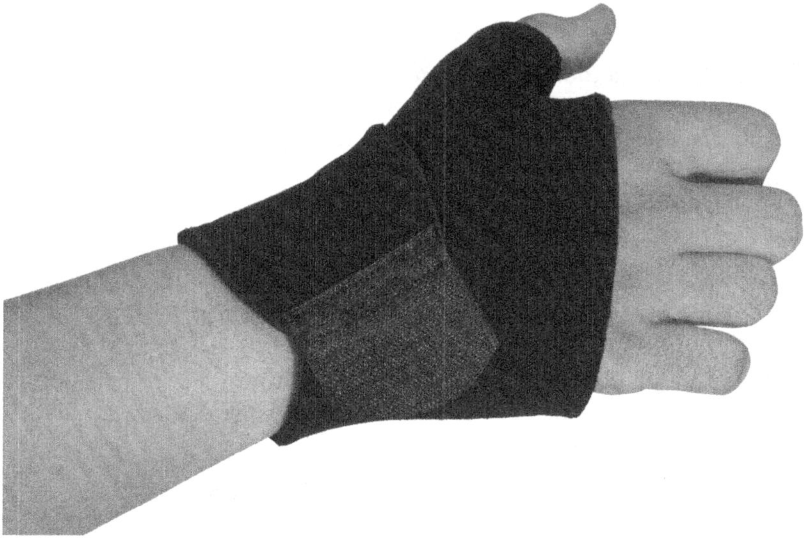

3. TRAUMATISMOS EN EL MIEMBRO INFERIOR

3.1. Fracturas de la pelvis

Las principales funciones de la pelvis son: protección, conferir estática al tronco y distribuir fuerzas. Las fracturas de la pelvis suelen producirse por mecanismo directo en traumatismos tales como accidentes automovilísticos, precipitaciones desde grandes alturas, etc.

Complicaciones asociadas: Hay que tener en cuenta que el 65% de los casos se asocian a lesiones del sistema nervioso central, lesiones de nervios periféricos, traumatismos abdominales, traumatismos torácicos y fracturas de otros huesos.

Clasificación: Encontramos 3 grandes tipos de estas fracturas según su estabilidad.

3.1.1. Fracturas sin afectación del anillo pelviano

También llamadas fracturas aisladas o parcelares.

No suponen una ruptura de la continuidad del anillo pelviano y pueden variar desde las más triviales hasta las que comprometen la vida del paciente.

Se trata de lesiones estables.

Mecanismo:

- Directo: Por caída sobre la cresta ilíaca o el trocánter, o por accidente de tráfico.
- Indirecto: Por transmisión de fuerzas o por arrancamiento (más frecuente en deportistas jóvenes).

Dentro de este grupo se incluyen las siguientes fracturas:

3.1.1.1. Fracturas aisladas del ala ilíaca

El mecanismo suele ser directo, sin desplazamiento, gracias al revestimiento muscular.

Manifestaciones clínicas: dolor local y equimosis o hematoma.

Tratamiento: reposo.

3.1.1.2. Fracturas de las ramas del pubis o isquion

Manifestaciones clínicas: dolor en la zona de fractura y a la compresión bilateral, sensibilidad local, el movimiento no se verá afectado, pero sí habrá dificultad en la deambulación (impotencia funcional).

Suele ser más frecuente en personas mayores con osteoporosis.

Tratamiento: reposo.

3.1.1.3. Avulsiones en las inserciones musculares.

El mecanismo es por contracción violenta de los músculos sartorio (en espina ilíaca anterosuperior), recto femoral (en espina ilíaca anteroinferior), de los músculos isquiotibiales (en la tuberosidad isquiática) o de la musculatura abdominal.

Tratamiento: reposo y si la tracción de la inserción es mayor de 2 cm se colocan tornillos.

Exploración clínica de las fracturas aisladas:

Debemos basarnos en la clínica, es decir, en el dolor en zona de fractura, los movimientos no afectados, el dolor a la compresión bilateral, la sensibilidad local y la dificultad a la deambulación.

Objetivos de fisioterapia:

- Movilización precoz.
- Reanudación de las actividades de la vida diaria.

Tratamiento de fisioterapia:

Fase postraumatismo inmediato

- Tratamiento analgésico mediante crioterapia y electroterapia (interferenciales, TENS, etc.).
- Movilizaciones activo-asistidas de cadera y rodilla en decúbito supino.
- Arrastre de talón en decúbito supino.
- Si es posible la carga, realizaremos ejercicios de rodilla en sedestación.
- Magnetoterapia para la formación del callo óseo.

Fase de recuperación funcional

- Inicio de la marcha (a los 2-3 días), primero parcial con bastón o andador, progresando en la carga.
- Se continuará con el tratamiento analgésico.
- Potenciación muscular, si existe debilidad, de la pelvis y la musculatura del miembro inferior.
- Posteriormente nos centraremos en la corrección de la marcha.

3.1.2. Fracturas que comprometen el anillo pelviano

Son fracturas con separación de los fragmentos que tienen, al menos, dos puntos de lesión: anterior y posterior. Provocan una ruptura del anillo pélvico, lo que repercutirá en la estática y dinámica del paciente. El mecanismo suele ser por aplastamiento (accidentes).

En este grupo quedan incluidas las siguientes fracturas:

3.1.2.1. Fracturas por compresión anteroposterior o rotación externa

El mecanismo lesional suele ser un golpe anterior sobre las espinas ilíacas el cual provoca una apertura "en libro" y la rotación externa de la pelvis fracturada.

Tipos:

- Lesión anterior que provoca disyunción púbica.
- Lesión posterior que produce lesión de los ligamentos sacroilíacos.

3.1.2.2. Fracturas por compresión lateral o rotación interna

El mecanismo es debido a un golpe lateral en el trocánter mayor y la pelvis, que provoca cierre "en libro" de la pelvis y rotación interna del fragmento lesionado.

Tipos:

- Lesión anterior con fractura de las ramas iliopubiana e isquiopubiana.
- Lesión posterior del ilíaco (parte posterior), articulación sacroilíaca y sacro.

3.1.2.3. Fracturas verticales

El mecanismo es la suma de un golpe en el isquion y una fuerza de cizallamiento vertical (caída desde altura con recepción sobre un pie).

Tipos:

- Disyunción sacroilíaca.
- Fractura de Voillemier.
- Fractura de Malgaigne.

Todas estas fracturas con separación de fragmentos suelen acompañarse de lesiones asociadas:

- Hemorragia.
- Si existe lesión de los órganos pélvicos (vesical, uretral y/o rectal), resultará en incontinencia, impotencia y dificultades obstétricas.
- Si hay rotura del diafragma existirán problemas respiratorios.
- Si resultan daños el tronco lumbosacro, los nervios sacros y/o el nervio ciático, se asociará lesión neurológica.
- Compresión vascular.
- Inestabilidad de la sínfisis, etc.

Exploración clínica:

- Alteración de la estática
- Fracturas desplazadas que producirán acortamiento del miembro inferior
- Dolor al movimiento
- Lesiones asociadas.

Tratamiento:

Fase de inmovilización absoluta

Compresión de la pelvis con un sistema de poleas mediante una "hamaca de suspensión".

Objetivos de fisioterapia:

- Profilaxis antitrombótica.
- Mantener el arco articular de las articulaciones libres.
- Mantener el tono muscular.
- Relajación.

Tratamiento de fisioterapia:

- Ejercicios respiratorios abdomino-diafragmáticos combinados con movilizaciones de los miembros superiores.
- Movilizaciones activas del miembro inferior sano y del tobillo del miembro afecto.
- Isométricos de cuádriceps e isquiotibiales.
- Medidas circulatorias tales como drenaje linfático, masoterapia y vendaje compresivo.
- Cambios posturales.
- Técnicas de relajación (para que el paciente se adapte a la postura).

Fase de inmovilización relativa

El paciente sigue en suspensión pero se autoriza el movimiento.

Objetivos de fisioterapia:

- Todos los objetivos de la fase anterio.
- Potenciación generalizada.
- Potenciación de la extremidad afectada.

Tratamiento de fisioterapia:

- Isométricos de la musculatura abdominal y paravertebral.
- Ejercicios resistidos de miembros superiores.
- Movilizaciones activo-asistidas del miembro afecto en los grados autorizados (NO DEBEN REALIZARSE ROTACIONES).

Fase postinmovilización y postquirúrgica

Al paciente se le ha retirado la suspensión y se le coloca, bien una placa o un tutor externo.

Objetivos de fisioterapia:

- Aumentar la profilaxis antitrombótica.
- Aumentar la movilidad de la cadera afecta.
- Recuperar la verticalidad y la marcha.

Tratamiento de fisioterapia:

- Medidas antitrombóticas (vendaje elástico, elevación, ejercicios de derivación).
- Medidas analgésicas.
- Movilizaciones activo-asistidas, respetando el dolor.
- NO POTENCIAR LA MUSCULATURA QUE SE INSERTA EN EL FOCO DE FRACTURA.
- Marcha progresiva (inicio con bastones).
- Escaleras (subida primero con la pierna sana y bajada primero con la pierna afecta).

Fase de recuperación funcional

Objetivos de fisioterapia:

- Estabilizar la pelvis.
- Conseguir la carga total.

Tratamiento de fisioterapia:

- Potenciar los estabilizadores de la pelvis y el raquis (abdominales y transverso).
- Ejercicios de basculación pélvica.
- Ejercicios de control de la postura.
- Ejercicios de equilibrio bipodal y monopodal.
- Potenciación bilateral.
- Carga total (cuando la prescriba el médico).

Fase de resolución

Objetivos de fisioterapia:

- Incorporación a las actividades de la vida diaria.
- Reanudación de la práctica deportiva.

Tratamiento:

- Natación
- Marcha
- Carrera

*Posibles secuelas de las fracturas con separación de fragmentos:

- Dismetría
- Marcha en Trendelemburg (por debilidad de los abductores)
- Problemas obstétricos.

3.1.3. Fracturas del cotilo

Las fracturas del cotilo son consecuencias de traumatismos de gran energía, en sentido longitudinal del miembro inferior o en sentido lateral sobre el trocánter mayor. En ocasiones se asocian a luxaciones de cadera. En general, estas fracturas van a dar poca sintomatología local. Como suelen darse en politraumatizados, esta queda enmascarada por el cuadro general que presenta el paciente.

Los mecanismos más frecuentes son:

- Golpe lateral recibido sobre el trocánter mayor.
- Golpe recibido sobre la rodilla.
- Caídas sobre los pies, desde un lugar elevado y con las rodillas en extensión.
- Caída de un peso sobre la región sacra, con el tronco flexionado.
- Traumatismos recibidos sobre la tuberosidad isquiática, por caída en posición de sentado.

Tratamiento médico:

- Ortopédico, mediante tracción continua y reposo en cama.
- Quirúrgico, con reducción precoz y fijación con tornillos o agujas.

Tratamiento de fisioterapia:

En todos los casos, es preciso colocar al paciente una tracción continuada que se mantendrá durante unas 3 semanas, permitiendo la movilidad de la cadera y la fisioterapia de la musculatura periarticular. El tratamiento será el mismo que en las fracturas de la cabeza del fémur, que se expondrán posteriormente.

Complicaciones:

- Necrosis avascular de la cabeza femoral.
- Artrosis.
- Osificaciones periarticulares.
- Parálisis ciáticas postoperatorias.
- Tromboflebitis.

3.1.4. Fracturas de sacro

El mecanismo es directo, por caída sobre el mismo.

En la exploración se aprecia dolor local e irradiado, pudiendo aparecer disestesias en los miembros inferiores.

El tratamiento irá enfocado a disminuir el dolor y las alteraciones nerviosas.

Normalmente reposo durante 2-3 semanas y posteriormente realizaremos reequilibración pélvica y movilización sacroilíaca.

Las secuelas son poco frecuentes y aparecerán en aquellas fracturas con desplazamientos importantes, las cuales se acompañan de lesiones neurológicas permanentes.

3.1.5. Fracturas de cóccix

El mecanismo que las provoca es una caída en posición sentada sobre una superficie dura.

En la exploración aparece dolor e hipersensibilidad local, al sentarse el paciente o al defecar.

Tratamiento:

- Evitar la sedestación sobre superficies duras (cojín, flotador) y evitar el estreñimiento.
- Medidas analgésicas e antiinflamatorias (en casos crónicos, ultrasonidos y onda corta).
- Reequilibración pélvica y tratamiento sacro.
- Tras consolidación, movilización exoanal o endoanal del cóccix y liberación de posibles adherencias.

*Valorar si existe alteración del suelo pélvico.

3.2. Fracturas de fémur

3.2.1. Fracturas de la cabeza del fémur

Son las fracturas más frecuentes en personas mayores por osteoporosis. Respecto al sexo, ocurren más en mujeres y en los hombres menores de 60 años.

El mecanismo de producción puede ser:

- Directo, por caída con traumatismo en el trocánter mayor
- Indirecto, por caída con fuerza de rotación.

Clasificación:

Intracapsulares

- Subcapitales (bajo el cartílago de crecimiento)
- Transcervicales (en la parte media del cuello del fémur)

Extracapsulares

- Pertrocantéreas (en trocánteres mayor y menor)
- Basicervicales (entre el cuello del fémur y ambos trocánteres)
- Subtrocantéreas (por debajo del trocánter menor).

Las principales complicaciones de estas fracturas son la necrosis de la cabeza femoral y la pseudoartrosis.

Se manifiestan con dolor en la región inguinal, con claudicación de la marcha si no están desplazadas y, si lo están, el dolor será muy intenso en toda la región de la cadera.

El tratamiento será ortopédico cuando hay contraindicaciones de la intervención (pacientes frágiles) pero resulta lento y produce malos resultados. Además, con frecuencia aparece deformidad del miembro.

En la mayoría de los casos y en los pacientes jóvenes se realiza tratamiento quirúrgico de dos formas:

- Osteosíntesis con clavo Ender
- Artroplastia parcial o total.

Tratamiento de fisioterapia en el procedimiento conservador:

En este caso es no se permitirá el apoyo ni el trabajo contra resistencia hasta la consolidación (entre 3 y 5 meses).

- Fisioterapia respiratoria (ejercicios diafragmáticos y costales).
- Cambios posturales (para evitar úlceras por presión).
- Prevenir tromboembolismo mediante masaje circulatorio, elevación, drenaje linfático y movilizaciones de las articulaciones libres.
- Deambulación en descarga.
- Carga progresiva (tras consolidación de la fractura).
- Potenciación muscular.
- Marcha progresiva.

Tratamiento de fisioterapia tras procedimiento quirúrgico:

Fase de postoperatorio inmediato

Objetivos:

- Disminuir el edema.
- Prevenir las secuelas de la inmovilización.

Tratamiento:

- Fisioterapia respiratoria.
- Medidas circulatorias.
- Movilización activa de las articulaciones libres (no olvidar pie y tobillo del lado afecto).
- Isométricos de cuádriceps.
- Movilización pasiva de la cadera afecta (teniendo cuidado con las rotaciones).
- Paso a sedestación.

Fase de recuperación funcional

Objetivos:

- Disminuir el edema.
- Aumentar el arco articular.
- Aumentar la capacidad funcional.

Tratamiento:

- Movilizaciones activo-asistidas.
- Movilización activa de la cadera afecta. Rotaciones a las 6 semanas aproximadamente.

- Vendaje elástico (si continúa el edema).
- Masoterapia de la cicatriz.
- Potenciación muscular.
- Deambulación con andador o bastones.
- Deambulación con carga.

Fase de resolución

Objetivo: retomar las actividades de la vida diaria.

Tratamiento:

- Marcha
- Carrera
- Salto

En personas mayores, que son intervenidas con prótesis total o parcial, cementada o no cementada:

- La prótesis les permite un apoyo precoz.
- La sedestación se iniciará en el segundo o cuarto día del postoperatorio.
- Los ejercicios isométricos de cuádriceps y glúteo mayor se realizan desde el segundo día.
- A partir de los 10-15 días se inicia la marcha con bastones, sin apoyo del miembro inferior operado. Esta se inicia en un plano inclinado con apoyo bipodal a 30º de inclinación, que corresponde a un apoyo del 50% del peso corporal y por tanto el 25% para la cadera operada. La inclinación del plano vertical corresponde al 100% de la carga de peso.
- La rapidez de esta progresión depende del dolor que refiera el paciente.
- Tras este tratamiento inicial, nuestra terapia será más funcional que analítica, ya que se trata de pacientes de más edad en los que lo fundamental será reentrenar la marcha.

3.2.2. Fracturas de la diáfisis del fémur

Se clasifican según su:

- Causa (traumáticas, patológicas, mecánicas)
- Localización (altas o subtrocantéreas, centrodiafisarias, bajas)
- Morfología (transversales, oblicuas, conminutas, etc.).

Tratamiento de fisioterapia en medidas conservadoras:

Al inicio se inmovilizará el miembro con tracción del mismo.

Fase de inmovilización

Objetivo: disminuir los efectos de la inmovilización.

Tratamiento con yeso:

- Fisioterapia respiratoria.
- Medidas circulatorias.
- Movilización activa de las articulaciones libres (insistir en el tobillo afecto).
- Isométricos de cuádriceps.

Tratamiento con férula:

- Ejercicios isotónicos.
- Potenciación periarticular.
- Deambulación parcial.

Fase postinmovilización

Objetivos:

- Disminuir el edema.
- Prevenir problemas vasculares.
- Aumentar el arco articular.

Tratamiento:

- Vendaje elástico.
- Masaje circulatorio y drenaje linfático.
- Movilización activa de cadera, rodilla y tobillo.
- Movilización pasiva de rodilla y cadera.
- Crioterapia en rodilla, tanto al inicio como al final del tratamiento.

Fase de potenciación y coordinación

Objetivos:

- Potenciación muscular.
- Mejora de la marcha y la coordinación.

Tratamiento:

- Potenciación de glúteos, isquiotibiales, cuádriceps y gemelos.
- Facilitación neuromuscular propioceptiva (PNF/ Kabat).
- Introducir las rotaciones, si existe consolidación.
- Coordinación bipodal y monopodal con tablas de Freeman, Böhler, etc.

Fase de resolución

Objetivo: reeducación de la marcha.

Tratamiento:

- Natación.
- Marcha.

- Carrera.
- Salto.

Complicaciones tras el tratamiento conservador:

- Retraso de consolidación.
- Dismetrías de miembros inferiores.
- Mala posición de los fragmentos.
- Marcha en Trendelemburg.

Tratamiento de fisioterapia tras procedimiento quirúrgico:

Suele introducirse un clavo endomedular.

Previa a la cirugía, el paciente tendrá colocada una tracción.

Fase de postoperatorio inmediato

Objetivos:

- Disminuir el edema.
- Prevenir las secuelas de la inmovilización y de pseudoartrosis.

Tratamiento:

- Fisioterapia respiratoria.
- Medidas circulatorias.
- Crioterapia en el hematoma.
- Movilización activa de las articulaciones libres (sin olvidar el tobillo del miembro afecto).
- Isométricos de cuádriceps.

Fase de recuperación funcional

Objetivos:

- Aumentar el arco articular.
- Deambulación.

Tratamiento:

- Movilización pasiva de rodilla y cadera, EVITANDO LAS ROTACIONES.
- Isométricos.
- Trabajo global con potenciación muscular.
- Deambulación.
- Crioterapia al inicio y final del tratamiento.

Fase de resolución

Objetivos:

- Aumentar todo el arco articular.
- Potenciación muscular.

Tratamiento:

- Poleoterapia.
- Movilización pasiva de rodilla.
- Movilización activa de rodilla y cadera.
- Masaje circulatorio.
- Movilizaciones resistidas con brazos de palanca cortos.
- Natación.
- Marcha, carrera, salto.

Complicaciones más frecuentes del tratamiento quirúrgico:

- Pseudoartrosis
- Marcha en Trendelemburg.

3.2.3. Fracturas supracondíleas del fémur

Son fracturas que tiene lugar en el tercio inferior del fémur. Su origen es traumático y son más frecuentes en jóvenes. Suelen tener tendencia a desplazarse posteriormente.

Su clasificación se realiza según:

- Localización (intra o extrarticulares, unicondíleas, bicondíleas).
- Morfología (transversas, longitudinales, con trazo en Y, conminuta, etc.).
- Disposición de los fragmentos (desplazadas, no desplazadas)..

Suelen ser lesiones inestables, que pueden ser unicondíleas, bicondíleas o fracturas conminuta. Clínicamente el paciente refiere dolor e impotencia funcional, encontrándose la rodilla edematizada por el hemartros y la tensión que se produce.

Para el tratamiento, como norma general ante ausencia de pulso periférico distal, la reducción debe ser urgente. El único tratamiento ortopédico aceptado es el de la reducción con tracción y aplicación precoz de yeso. Esto puede ser eficaz en fracturas ligeramente desplazadas o en fracturas de adultos mayores, aunque no es aconsejable que se lleve a cabo en otros casos, ante el riesgo de desplazamiento de la fractura, donde será aconsejable cirugía.

Tratamiento de fisioterapia en medidas conservadoras:

Fase de tracción esquelética

Objetivos:

- Prevenir deformidades.
- Prevenir las secuelas de la inmovilización.

Tratamiento:

- Movilización de las articulaciones libres.
- Movilización de pie y tobillo del miembro afecto.

- Movilizaciones de rótula.
- Isométricos de cuádriceps.
- Movilización activo-asistida de la cadera.
- Potenciación de la musculatura de los miembros superiores.

Fase de inmovilización (con yeso o férula)

Objetivos:

- Aumentar el arco articular.
- Iniciar la deambulación.

Tratamiento:

- Movilización activa de las articulaciones libres.
- Flexión a favor de la gravedad (90º).
- Deambulación en descarga.

Fase postinmovilización

Objetivos:

- Prevenir el edema posterior.
- Aumentar el arco articular.
- Iniciar la potenciación muscular.

Tratamiento:

- Vendaje elástico.
- Elevación (fines circulatorios).
- Movilización activa de dedos y tobillo del miembro afecto.
- Aumento de la flexión y la extensión.
- Potenciación muscular global.

Fase de recuperación funcional

Objetivos:

- Aumentar el arco articular.
- Aumentar la potencia muscular.
- Iniciar la carga.
- Coordinación.

Tratamiento:

- Aumentar la flexión de 90º (si no se puede habrá que realizar movilización bajo anestesia o artrolisis).
- Carga parcial, si no ha consolidado todavía la fractura.
- Carga total, tras consolidación.

- Bicicleta, rampa, escaleras.
- Ejercicios propioceptivos.

Fase de resolución

Objetivos: Incorporación a las actividades de la vida diaria.

Tratamiento:

- Natación
- Marcha
- Carrera
- Saltos.

Tratamiento de fisioterapia tras procedimiento quirúrgico:

Fase de postoperatorio inmediato

Objetivos:

- Disminuir el edema.
- Prevenir la rigidez.
- Prevenir los problemas vasculares.

Tratamiento:

- Vendaje elástico.
- Crioterapia (fines circulatorios).
- Isométricos de cuádriceps.
- Flexo-extensiones pasivas lentas.
- Movilizaciones de la rótula.

Fase de recuperación funcional

Objetivos:

- Aumentar el arco articular.
- Aumentar la potencia muscular.

Tratamiento:

- Vendaje elástico.
- Isométricos.
- Crioterapia.
- Potenciación globa.l
- Marcha en descarga.

Fase de recuperación funcional con carga

Objetivos:

- Aumentar la potenciación muscular.

- Coordinación.
- Iniciar la carga.

Tratamiento:

- Primero se inicia la carga con bastones.
- Después la marcha con carga total.
- Bicicleta.
- Escaleras.
- Ejercicios propioceptivos.

Fase de resolución (igual que en el tratamiento conservador).

Complicaciones principales de las fracturas supracondíleas:

- Rigidez articular por adherencias en el cuádriceps.

3.3. Fracturas de rótula

La rótula es el componente principal del aparato extensor de la rodilla. Se puede fracturar por mecanismo directo o indirecto (contracción violenta del cuádriceps). Son fracturas intraarticulares y su manifestación clínica más característica es el "signo del hachazo", en aquellas que separan el aparato extensor.

Se clasifican en tres grupos:

- Fracturas que interrumpen el aparato extensor. A su vez se dividen en transversales, polares (del polo superior o inferior) y conminuta.
- Fracturas que no interrumpen el aparato extensor. Se dividen en verticales, parcelares y estrelladas.
- Fracturas osteocondrales, en las que se desprende el cartílago articular con una lámina de hueso subcondral.

Tratamiento médico:

- Ortopédico, con un yeso inguinopédico, si no interrumpen el aparato extensor.
- Quirúrgico, siempre que exista incapacidad para la extensión de la rodilla y tiene por finalidad restablecer la continuidad del aparato extensor. Se usa osteosíntesis con cerclaje simple y patelectomía parcial o total, según sean las fracturas, parcelarias o conminuta.

Tratamiento de fisioterapia

Después de la cirugía y durante las 3 primeras semanas

- Hidroterapia y electroterapia analgésica y relajante.
- Isométricos de cuádriceps (no debe trabajarse el cuádriceps contra resistencia más que en los últimos grados de extensión, evitando el recorrido articular contra resistencia).

- La movilidad articular se puede realizar mediante férulas mecánicas, movilizaciones pasivas manuales o autopasivas, si forzar la flexión.
- Movilizaciones pasivas de la rótula en sentido vertical y lateral (en sentido vertical descendente, para alongar el tendón del cuádriceps, y en sentido lateral, para alongar los alerones rotulianos.
- En caso de patelectomía, se puede realizar apoyo inmediato con una férula posterior. Su problema es la recuperación de la fuerza del cuádriceps, porque se reduce la eficacia del aparato extensor al desaparecer la rótula. Es difícil obtener una extensión activa completa, aunque sí pasiva.
- La extensión pasiva debe ser completa desde el principio.

Una vez conseguida la consolidación de la fractura (alrededor de 6 semanas)

- Cinesiterapia activo-asistida en todos los grados y arcos de movimiento de la rodilla.
- Trabajo muscular isométrico e isotónico de la musculatura del miembro inferior.
- Aumentar las solicitaciones pasivas para ganar movilidad y la resistencia para ganar fuerza muscular.
- Técnicas de ganancia de amplitud articular. Se debe insistir sobre el músculo cuádriceps durante meses, sin olvidar la potenciación de los músculos isquiotibiales.
- Ejercicios propioceptivos que entrenan la rodilla para el esfuerzo. Se usan planos estables e inestables con apoyo unipodal y bipodal.

Complicaciones:

- Condromalacia rotuliana
- Artrosis femoropatelar.

3.4. Fracturas de tibia y peroné

3.4.1. Fracturas de la meseta tibial

Estas fracturas son más frecuentes en personas entre 50-60 años, en personas mayores con osteoporosis y en jóvenes por traumatismos importantes asociados a lesiones ligamentosas (deportes, caídas desde altura).

Producen dolor, tumefacción, incapacidad funcional y movilidad anormal. Se deben descartar lesiones asociadas como las lesiones vasculares de los troncos poplíteos, afectación de los nervios tibial posterior o peroneo, presencia de síndrome compartimental y lesiones de los ligamentos colaterales.

El mecanismo suele ser indirecto, por valgo forzado (compresión axial + abducción).

Se clasifican atendiendo a su localización en:

- Fracturas del platillo tibial (internas y externas).
- Fracturas espinotuberositarias (de las espinas tibiales).
- Fracturas bituberositarias (de los dos platillos tibiales).

Tratamiento médico:

La actitud terapéutica debe ser urgente para evitar isquemia. En algunos casos puede aparecer infección aguda, por tanto, debe realizarse un manejo cuidadoso de los tejidos y una profilaxis antibiótica adecuada.

- Ortopédico (indicado cuando la fractura no está desplazada), con tracción y posterior férula de descarga.
- Quirúrgico (para elevar la superficie hundida), con dos tornillos a compresión, placas e injertos óseos.

Tratamiento de fisioterapia:

Aquí nos remitimos al tratamiento realizado para las fracturas supracondíleas. Lo más frecuente es la imposibilidad de efectuar la flexión completa de la rodilla, por lo que la movilización debe ser precoz.

Complicaciones:

- Problemas de alineación (desviaciones angulares en valgo). Si no se corrigen rápidamente producen degeneración del cartílago articular.
- Artrosis secundaria, por incongruencia de las superficies articulares, desnivel o variaciones en la superficie de carga.
- Rigidez articular.
- Adherencias por el hemartros.
- Inmovilización (por adherencias del tendón rotuliano).
- Inestabilidad articular por lesiones ligamentosas o de rebordes articulares.
- Complicaciones neurovasculares y síndrome compartimental.
- Afectación de ciático poplíteo externo (temporal y reversible normalmente), arteria poplítea y sus ramas.

3.4.2. Fracturas diafisiarias de tibia y peroné

La fractura de tibia es una de las más frecuentes del organismo. Sus características anatómicas hacen que el pronóstico y el tratamiento sean complejos que en el caso de las fracturas de peroné, al ser este más flexible y estar rodeado de músculos. Son frecuentes las lesiones asociadas de partes blandas, pudiendo haber lesiones vasculares, nerviosas y ligamentosas. Las fracturas del tercio distal de la tibia tendrán una consolidación lenta y difícil.

El mecanismo lesional puede ser:

- Directo, por traumas sobre la tibia o el peroné.

- Indirecto, por una fuerza de torsión con el pie fijo.

Se clasifican atendiendo a su localización o su morfología:

- Localización (proximales, mediales o distales).
- Morfología (transversas, oblicuas, espiroideas, conminutas).

Tratamiento médico:

- Ortopédico, consiste en una reducción y yeso durante 6-8 semanas. Se permitirá el apoyo al tercer mes si radiológicamente está bien consolidada.
- Quirúrgico, se emplean enclavamientos intramedulares, placas con tornillos y tornillos en fracturas espiroideas, seguidas de yeso cruropédico, y fijador externo.

Fisioterapia en el tratamiento conservador

Fase de inmovilización

Objetivos:

- Disminuir el edema postraumático.
- Disminuir el dolor.
- Paliar los efectos de la inmovilización.

Tratamiento:

El paciente llevará un yeso cruropédico y el miembro estará elevado.

- Movilización activa de los dedos del pie.
- Movilización pasiva de la articulación de la cadera.
- Isométricos de cuádriceps, cada 2 horas.
- Deambulación con carga, excepto en las fracturas distales.

Tras el yeso, se coloca un yeso sarmiento o férula. El yeso sarmiento es circular corto con apoyo patelar. Este permite la flexión de la rodilla a la vez que permite el apoyo de la extremidad (lo cual está demostrado que es de gran ayuda en el proceso de consolidación de la fractura).

- Se inicia movilización de la rodilla.
- Potenciación de cuádriceps e isquiotibiales.
- Movilización de cadera activa y después resistida.

Si se utiliza férula: crioterapia y movilizaciones de tobillo y rodilla.

Fisioterapia en el tratamiento quirúrgico con material de osteosíntesis

Fase de postoperatorio inmediato

Objetivos:

- Disminuir el edema y el dolor.
- Aumentar la amplitud articular.

Tratamiento:

- Elevación del miembro inferior.
- Crioterapia antes y después de la movilización.
- Vendaje.
- Movilización activo-asistida de la rodilla y el tobillo desde el primer día (movilización del tobillo en elevación).
- Carga parcial a partir del 5º día.
- Potenciación de miembros superiores, por el uso prolongado de bastones.

Fisioterapia en el tratamiento quirúrgico con clavo intramedular

Fase de postoperatorio inmediato

Objetivos:

- Actuar sobre el edema y dolor.
- Aumentar los arcos articulares.

Tratamiento:

- Elevación del miembro.
- Movilización de dedos.
- Isométricos desde el primer día.
- Movilizaciones de rodilla desde el 2º día.
- Deambulación con apoyo (tras finalización del dolor en las fracturas transversales y oblicuas cortas; a las 3 semanas en fracturas oblicuas largas, espiroideas, conminutas y segmentarias).

Fase de postinmovilización (común en el tratamiento conservador y quirúrgico con material de osteosíntesis y clavo intramedular)

Objetivos:

- Disminuir el dolor y el edema, si persisten.
- Aumentar los recorridos articulares.
- Potenciar la musculatura.
- Progresar en la marcha.

Tratamiento:

- Vendaje elástico hasta una altura supracondílea.
- Crioterapia en la rodilla y el tobillo antes y después de las movilizaciones.
- Movilizaciones pasivas forzadas.
- Isométricos y potenciación de cuádriceps, isquiotibiales, tibial anterior, peroneos, gemelos y sóleo.
- Continuar el trabajo de deambulación con carga progresiva.

Fase de resolución

Objetivo: Reincorporación a las actividades de la vida diaria y al deporte.

Tratamiento:

- Marcha (progresión efectiva sin apoyos)
- Carrera
- Trabajo en terrenos irregulares
- Si el paciente es de edad avanzada, paseos largos y bailes de salón.

Fisioterapia en el tratamiento quirúrgico con fijador externo

Este tipo de intervención quirúrgica presenta riesgo de infecciones y tendencia a la rigidez de las articulaciones próximas a la lesión. Por tanto, el tratamiento de fisioterapia tendrá otras particularidades.

Fase de postoperatorio inmediato

Objetivos:

- Evitar la retracción muscular.
- Favorecer la formación del callo óseo.
- Disminuir el edema.

Tratamiento:

- Elevación del miembro inferior afecto.
- Movilización activo-asistida del tobillo y los dedos y, en ocasiones utilizaremos artromotores.
- Tratamiento postural.
- Bipedestación entre el 2º y 3º día. Generalmente, el apoyo precoz (en la pseudoartrosis, las fracturas estables no conminutas y otras) se indica iniciarlo a las 24-72 horas del postoperatorio. En los alargamientos óseos y en la transportación ósea, se debe esperar la indicación por parte del cirujano para iniciar el apoyo. Con cierta frecuencia en la distracción (elongaciones, transportación ósea), los cirujanos indican iniciar el apoyo parcial de un 25% del peso corporal en el miembro inferior operado, con muletas, al séptimo día, o más tarde, de acuerdo con el estado de la herida, el estado del paciente, etc.
- Cuando se prescribe deambulación con descarga, habrá que tener cuidado con el edema y la rigidez.

Tratamiento postural del paciente con fijadores externos

Se realiza para evitar la retracción en flexión de las articulaciones de la cadera y de la rodilla, así como evitar el equino.

- En decúbito supino, mantendremos el miembro inferior elevado las primeras 72 horas.
- La posición será con el miembro inferior en abducción de 15º de la cadera, la rodilla flexionada 10º, el tobillo 90º y rotación neutra del miembro inferior.
- Si es necesario, se puede utilizar una sandalia correctora del equino unida al fijador. No usar almohadas ni cojines debajo de la rodilla.

- En posición de sedestación, la rodilla se mantendrá por períodos no mayores de 1 hora en la misma posición, alternando la flexión y la extensión. También se orientará al paciente para que realice elevaciones con sus brazos apoyados sobre el apoya-brazos del sillón de ruedas o en la cama, de modo que la cadera efectúe actividad de flexo-extensión en esta posición.
- En posición de bipedestación, si el paciente ejecuta la marcha sin apoyo, deberá alternarse por períodos cortos, con la rodilla en extensión y la rodilla en semiflexión de unos 15º. Si se encuentra caminando con apoyo del miembro inferior, hacer la misma con la rodilla en extensión.

Fase de recuperación funcional

Objetivos:

- Prevenir la rigidez.
- Potenciar la musculatura.

Tratamiento:

- Movilizaciones frecuentes de rodilla y tobillo.
- Poleoterapia, mecanoterapia, estiramientos manuales y autoestiramientos.
- Potenciación global (de cuádriceps, isquiotibiales, tibial anterior y peroneos).
- Continuar la deambulación. El dominio de la marcha con fijadores externos debe transitar todas las etapas progresivamente, es decir, dentro y fuera de paralelas, por terrenos regulares y apoyo auxiliar (muletas), terrenos irregulares, subida y bajada de escaleras, rampas, etc. Se hará un retiro paulatino del medio auxiliar y un apoyo total tras la consolidación.

Fase de resolución

Objetivo: Reincorporación a las actividades de la vida diaria y al deporte.

Tratamiento:

- Entrenamiento de marcha rápida.
- Carrera sobre tapiz rodante.
- Subida y bajada de escaleras y rampas.

Complicaciones:

Suelen presentarse más habitualmente cuando son fracturas abiertas y en lesiones de partes blandas.

- Infección.
- Problemas de consolidación (sobre todo en fracturas del tercio inferior) .
- Algodistrofia simpático-refleja o enfermedad de Sudeck.
- Isquemia de Volkmann (de la arteria poplítea), que supone un aumento de presión interticial, compresión del componente vascular, isquemia muscular y nerviosa.
- Acortamiento muscular, rigidez y/o alteración de la movilidad de la rodilla (por retracciones).

3.4.3. Fracturas del extremo distal de tibia y peroné

Las fracturas en la articulación del tobillo presentan la peculiaridad de que es necesaria una buena reducción para asegurar la funcionalidad y evitar la inestabilidad. Están asociadas a lesiones ligamentosas. La fractura puede ser de uno o ambos maleolos y se producen por mecanismos de inversión o eversión forzada del pie, combinados con rotaciones. Clínicamente el paciente referirá dolor intenso en los maleolos con impotencia funcional y tumefacción rápida.

Se clasifican atendiendo al mecanismo lesional:

- Weber A, por movimiento asociado de supinación y adducción.
- Weber B, por movimiento asociado de supinación y rotación externa.
- Weber C, por movimiento asociado de pronación y rotación externa.

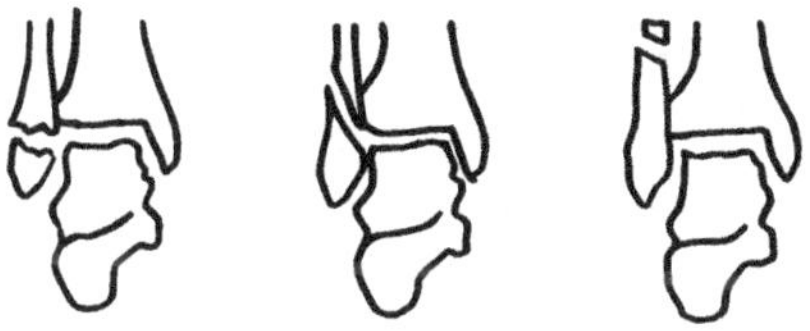

Weber A Weber B Weber C

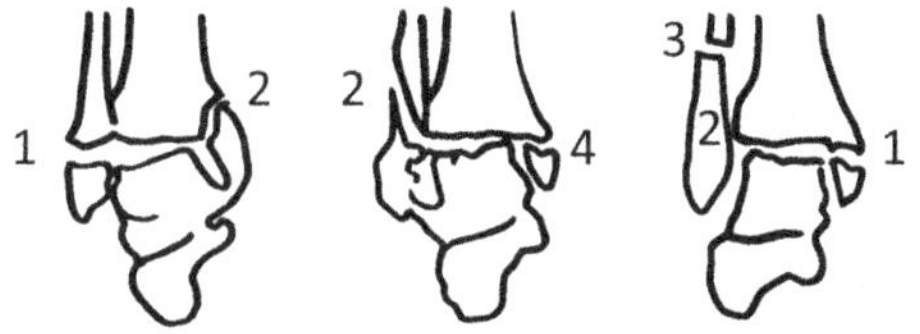

Supinación Aducción | Supinación Rotación externa | Pronación Rotación externa

También se pueden clasificar dependiendo de dónde se encuentre el trazo de fractura en externas, internas, bimaleolares y de la sindesmosis.

Tratamiento médico:

El tratamiento dependerá del desplazamiento y la estabilidad de los fragmentos.

- Ortopédico, con botín de escayola y reposo absoluto durante aproximadamente 6-8 semanas.
- Quirúrgico, si no se obtiene una reducción anatómica estable, se hace osteosíntesis con cerclaje en ocho o placa atornillada.

Tratamiento de fisioterapia:

El tratamiento será similar en las fracturas de pierna, tobillo y pie, ya que el común denominador será restablecer la movilidad y estabilidad del tobillo y pie para que haya una marcha correcta en todos los terrenos.

- Baños de remolino, de contraste, crioterapia y electroterapia analgésica.
- Movilizaciones pasivas analíticas de todas las articulaciones del pie.
- Movilizaciones globales en valgo, varo, inversión y eversión, de forma suave e indolora.
- Movilizaciones activas, primero analíticas y luego globales.
- Reeducación de la marcha y ejercicios propioceptivos.

3.5. Fracturas de los huesos del pie

3.5.1. Fracturas del astrágalo

Las fracturas del astrágalo son raras y se deben a un mecanismo indirecto de dorsiflexión forzada (por accidente de tráfico, precipitación, caídas) asociada a un componente de rotación. Este hueso presenta tres superficies articulares con el tobillo, la articulación subastragalina, astrágalo-calcáneo y la articulación astrágalo-escafoidea. El astrágalo tiene una pobre vascularización (no tiene inserciones musculares y el 60% es superficie cartilaginosa), por tanto, el riesgo de necrosis es muy fuerte. Es característica la clínica de deformidad en talo.

La clasificación atiende a su gravedad:

- Grado I o parcelares.
- Grado II o completas sin desplazamiento.
- Grado III o completas con desplazamiento de la articulación subastragalina sin lesión ligamentosa.
- Grado IV, donde el astrágalo se luxa posteriormente (separado de su cabeza) con rotura de los ligamentos.

Tratamiento médico:

- Ortopédico, se hace con inmovilización con bota de yeso en equino durante unas 6-8 semanas.
- Quirúrgico, consistirá en una síntesis rígida con tornillos, lo que permite reducir el riesgo de necrosis y facilitar la consolidación (alrededor de 4 semanas de inmovilización).

Tratamiento de fisioterapia

Fase de inmovilización absoluta

Objetivos:

- Disminuir el dolor y el edema.

- Paliar las secuelas de la inmovilización.

Tratamiento:

- Elevación del miembro inferior.
- Movilización activa del miembro contralateral y de los dedos, la rodilla y la cadera.
- Isométricos de cuádriceps en los dos miembros, y del tríceps sural y tibial anterior en la afecta.
- Potenciación de los miembros superiores.

Fase de inmovilización relativa

Objetivos:

- Disminuir el edema.
- Aumentar el arco articular.
- Comenzar el apoyo.

Tratamiento:

- Crioterapia.
- Baños de contraste. El efecto terapéutico se consigue alternando la inmersión de una parte del cuerpo en agua fría y caliente. Se debe sumergir la zona corporal a tratar, primero en agua caliente durante 3-4 minutos, y a continuación se sumerge en agua fría durante aproximadamente un minuto, terminando la aplicación en agua caliente, para mantener la vasodilatación. Estos cambios se repiten tres o cuatro veces (tiempo total de 20 minutos).
- Masaje de derivación.
- Ejercicios de tobillo y pie.
- Contracciones isométricas.
- Movilización activa de todas las articulaciones, excepto de la tibio-peroneo-astragalina, el cual será con movilización activo-asistida.
- Medidas electroterápicas contra el dolor (si no hay implante metálico).
- Inicio de la deambulación en carga parcial con bastones, siendo las marchas cortas y frecuentes.
- Corrección del apoyo por la posibilidad de alteración de la estática y la aparición de algias.

Fase postinmovilización

Objetivos:

- Paliar el edema postinmovilización.
- Ganar arco articular.
- Comenzar la potenciación muscular.

Tratamiento:

- Vendaje elástico.

- Movilizaciones de las articulaciones subastragalina y mediotarsiana. Trabajo de los metatarsianos y de los dedos.
- Ejercicios de potenciación de tibiales, peroneos y tríceps sural, así como de la musculatura plantar.
- Marcha con carga (consultar en caso de cirugía).
- Escaleras (con carga parcial los primeros días).
- Ejercicios de movilidad y potenciación domiciliarios.

Fase de recuperación funcional

Objetivos:

- Conseguir todo el arco articular.
- Potenciación global, coordinación y equilibrio.
- Independencia en la marcha.

Tratamiento:

- Continuación de las técnicas anteriores.
- Marcha en puntillas y talones, con los bordes externo e interno (primero en paralelas).
- Propiocepción con los platos de Freeman, Böhler y cama elástica.
- Facilitación neuromuscular propioceptiva (PNF/Kabat).
- Deambulación en rampa.
- Marcha por terrenos irregulares.

Fase de resolución

Objetivo: Reinserción del paciente a sus tareas habituales diarias.

Tratamiento:

- Marcha y carrera en superficies irregulares (cuidado, a veces, si se produce edema y dolor).
- En personas mayores, paseos largos, subir y bajar cuestas, y bailes de salón.

Complicaciones:

- Alteración de la estática
- Inestabilidad residual
- Necrosis avascular
- Sudeck
- Artrosis secundaria (secuela).

3.5.2. Fracturas del calcáneo

Son más frecuentes y se producen por precipitación desde gran altura o accidente de tráfico. No hay riesgo de necrosis en este caso, pero pueden llegar a ser muy invalidantes. El tratamiento ortopédico y quirúrgico estará encaminado a mantener la función articular. La fisioterapia durante los 5 primeros días tratará el edema y el dolor, posteriormente se centrará en la cinesiterapia activa de las articulaciones libres del pie y la cinesiterapia pasiva de la articulación tibiotarsiana. Al mes debe conseguirse la verticalización sin apoyo y, en 3 meses, la carga progresiva. Después se restablece totalmente la marcha.

3.5.3. Fracturas de escafoides

Son poco frecuentes pero importantes si se complican con la necrosis del hueso. El mecanismo de producción es la compresión (por caída de puntillas) y la flexión (por equino forzado). Las fracturas no desplazadas se tratan de forma sintomática, con reposo mediante escayola, y las desplazadas con reducción, fijación por osteosíntesis o ambas. El tratamiento de fisioterapia es el mismo que en las fracturas de cuboides y cuñas que se presenta a continuación.

3.5.4. Fracturas de cuboides y cuñas

Generalmente son fracturas que se asocian a otras, producidas por un mecanismo directo y que se desplazan poco. El tratamiento es conservador, con yeso durante unas 4-6 semanas. El tratamiento de fisioterapia sigue los protocolos de inmovilización (lucha contra el dolor y el edema, isométricos) y postinmovilización (carga progresiva, marcha) vistos hasta ahora.

3.5.5. Fracturas de los metatarsianos

Son fácilmente detectables en radiografía. Las fracturas del segundo, tercero y cuarto metatarsianos se desencadenan por traumatismo directo y las del quinto suelen ser por inversión del pie. En las no desplazadas se coloca un botín de yeso durante 4-6 semanas y, en las desplazadas, se realiza una reducción abierta y osteosíntesis, tras lo cual el botín se coloca de 6 a 8 semanas. La fisioterapia sigue el protocolo ya visto de las fracturas de los huesos escafoides, cuboides y cuñas.

3.5.6. Fracturas de las falanges del pie

Las fracturas de los dedos de los pies pueden ser parciales o completas. Se tratan con vendajes o yesos y, si existen complicaciones, con osteosíntesis. El tratamiento fisioterápico es el mismo que en las fracturas definidas con anterioridad.

4. TRAUMATISMOS DEL RAQUIS

El incremento de actividades, tanto deportivas como de ocio, así como los accidentes laborales y de tráfico, han provocado un aumento de estos traumatismos, siendo peligrosos debido a las grandes secuelas que pueden ocasionar. Más del 80% de los lesionados suelen tener menos de 40 años, estando el 50% entre los 15 y los 35 años.

Las lesiones se pueden clasificar por el mecanismo de producción en:

- Lesiones por flexión, producidas por fuerzas de compresión sobre los discos y el cuerpo vertebral. A nivel cervical, puede haber rotura del disco o el acuñamiento del cuerpo vertebral; mientras que a nivel lumbar, hay acuñamiento del cuerpo vertebral y fractura por compresión.
- Lesiones por extensión, en las que se produce una lesión de delante hacia atrás con rotura de ligamentos y discos, a veces arrancamientos óseos y fuerzas de compresión que actúan sobre los macizos articulares.
- Lesiones por compresión axial, que produce el estallido del cuerpo con lesión de al menos la columna anterior y media. Suelen asociar la penetración de fragmentos óseos y/o discales que comprometen las estructuras nerviosas.
- Lesiones por rotación, producen rotura de ligamentos. So poco frecuentes y ocurren en la región cervical.
- Lesiones mixtas, por mecanismos asociados de rotación con flexión o extensión.

El tratamiento médico de las fracturas vertebrales respeta los mismos principios básicos de reducción, estabilización y consolidación. La fisioterapia se basa en el mantenimiento de la movilidad articular y la movilización precoz del paciente. Debemos considerar la repercusión que pueden tener sobre los tejidos nerviosos, de forma inmediata o durante su evolución. Por tanto, en estas fracturas el tratamiento correcto del paciente nos ayudará a evitar el agravamiento de las lesiones.

Fracturas cervicales

Las fracturas del atlas pueden afectar a los pedículos, las láminas, o a los cuatro conjuntamente (fractura de Jefferson). El tratamiento se realiza con minerva de escayola.

Las fracturas del axis pueden ser del cuello de la apófisis odontoides (muy graves, con resultados de muerte súbita o tetraplejia) o a nivel de sus pedículos (con muerte por compromiso del bulbo). El tratamiento es similar al de la fractura del atlas.

Las fracturas de C3 a C7 suelen ser por acuñamiento del cuerpo vertebral, el cual, si es mayor de 40º, puede ocasionar inestabilidad y compromiso medular. En este caso se recurriría a la artrodesis.

Fracturas dorsales

Las fracturas de D1 a D9 pueden ser frecuentes debido a un traumatismo o como consecuencia de metástasis o patología osteoporótica. Se produce acuñamiento anterior de una vértebra dorsal o aplastamiento de la misma, debido a un mecanismo de compresión y flexión anterior. El tratamiento conservador se basa en la inmovilización con corsé de escayola y el reposo en decúbito. Se recurre a la artrodesis en caso de inestabilidad.

Fracturas dorso-lumbares

Las fracturas de D10 a L5 tienen similitud con las fracturas dorsales en cuanto a su mecanismo de producción y al tratamiento empleado.

Tratamiento de fisioterapia

Fase de corsé o reposo

Objetivos:

- Disminuir el dolor.
- Facilitar la relajación.
- Prevenir las consecuencias de la inmovilización.

Tratamiento:

- Isométricos de la musculatura periarticular.
- Ejercicios de miembros superiores e inferiores (si es posible).
- Fisioterapia respiratoria suave.
- Masoterapia y medidas circulatorias propias del paciente encamado.

Fase intermedia

Objetivos:

- Disminuir el dolor, si persiste y favorecer la relajación.
- Aumentar la movilidad vertebral.

Tratamiento:

- Fisioterapia respiratoria más intensa.
- Masoterapia descontracturante de la zona.
- Cinesiterapia asistida e indolora de las articulaciones afectas, siempre que exista consolidación total del foco de fractura. Se evita movilizar las zonas de artrodesis cuando las haya.
- Verticalización progresiva.

Fase de recuperación

Objetivos:

- Conseguir un raquis indoloro.
- Alcanzar la movilidad completa.
- Readaptación a las actividades de la vida diaria.

Tratamiento:

- Cinesiterapia activa de toda la columna vertebral.
- Potenciación muscular de la región afecta.
- Ejercicios correctivos posturales y aprendizaje de la ergonomía.
- Ejercicios de tonificación y flexibilización del raquis domiciliarios.
- Natación.

5. FISIOTERAPIA EN LAS PATOLOGÍAS DE PARTES BLANDAS

5.1. Esguinces

5.1.1. Definición de esguince

El esguince es un traumatismo articular cerrado y por mecanismo indirecto, ocasionado por una acción mecánica aguda que sobrepasa la resistencia elástica de la cápsula y los ligamentos. Anatómicamente, el esguince corresponde a lesiones cápsulo-ligamentosas agudas que cursan sin pérdida de la normal interrelación de las superficies articulares. El mismo traumatismo puede producir alteraciones en otras estructuras como partes blandas periarticulares y hueso. Se suele producir debido a movimientos excesivamente bruscos de la articulación, resultando en una tracción por una fuerza mayor a su resistencia.

5.1.2. Clasificación

Clásicamente se diferencian tres grados de esguince:

- Grado I: el ligamento se alarga más allá de su límite elástico, produciéndose una rotura microscópica de las fibras, sin percibirse solución de continuidad.
- Grado II: existe rotura parcial del ligamento, el cual continúa siendo parcialmente competente.
- Grado III: se produce rotura completa del ligamento, lo que conlleva la pérdida total de su función.

5.1.3. Manifestaciones clínicas

- Dolor más o menos intenso, a la palpación, al estirar el ligamento dañado y al reproducir el mecanismo lesional. El paciente pudo percibir un chasquido o crujido en ese momento.
- Impotencia funcional, que puede cursar con un período de atenuación inicial y reaparición posterior con mayor intensidad.
- Inflamación, en las horas siguientes a la lesión, en forma de tumefacción periarticular y/o asociada a derrame intraarticular.
- Hematoma que se aprecia tras 24-48 horas del suceso y que puede aparecer en zonas distales. Suele casi no apreciarse en el grado I y es mucho más evidente en el grado III en el que hay rotura de vasos.
- Inestabilidad articular en los esguinces más graves.
- Contractura antiálgica de la musculatura periarticular.

5.1.4. Tratamiento

Dependerá de la intensidad de las lesiones, por lo que habrá que diferenciarlo según se considere benigno, grave o crónico. Los esguinces benignos cursan con síntomas inflamatorios locales moderados y sin inestabilidad articular. Se suelen tratar con reposo, posición de drenaje postural hasta que ceda el edema (unos 3-7 días). Posteriormente se aplica un vendaje compresivo o un vendaje elástico. Después de 3-4 semanas, se retira la inmovilización, dando por curado el proceso.

En los esguinces graves, con importantes manifestaciones inflamatorias y signos de inestabilidad articular, se puede optar por un tratamiento conservador o quirúrgico. El tratamiento conservador es idéntico al anterior señalado, pero habrá que prestar atención a la curación del proceso (al cabo de 3-4 semanas) y practicando la inmovilización con un vendaje enyesado. La actividad física se reanuda progresivamente y se programa una reeducación muscular activa que, sin forzar la articulación, permita obtener protección articular por parte de los músculos cuya acción se opone al movimiento de la lesión.

El tratamiento quirúrgico de los esguinces graves aporta mejores resultados anatómicos y terapéuticos, por lo que suele elegirse en ligamentos de gran importancia funcional y más si su rotura se asocia con otras lesiones (de meniscos, fracturas, etc.). Se realiza sutura directa o reinserción del ligamento, en el caso de desinserciones del mismo.

Los esguinces crónicos cursan con una gran inestabilidad y, a veces, dolor. Presentan grandes dificultades para su reparación quirúrgica por la atrofia ligamentosa durante el largo período transcurrido sin un tratamiento adecuado. Por ello, inicialmente se intenta obtener la estabilización articular por medio de una potenciación muscular activa y correcta, ayudada de dispositivos ortopédicos que temporalmente fijen la articulación. Si fracasa esta intervención, habrá que recurrir a la cirugía que suele ocasionar limitación funcional persistente, con pérdida de cierto grado de movilidad.

5.2. Luxaciones

5.2.1. Definición y generalidades

La luxación consiste en la pérdida de la relación normal entre dos superficies articulares, creada al fracasar la estabilidad articular y mantenida durante cierto tiempo. Algunas luxaciones se reducen inmediata y absolutamente, cursando como esguinces; pero otras producen discretas pérdidas de las relaciones articulares. Aunque pueden tener su origen en distintas causas, las más frecuentes corresponden a traumatismos violentos (luxaciones traumáticas). Otras se producen por diversos procesos que debilitan los elementos de retención o alteran las estructuras óseas de contención como trastornos congénitos, displasias óseas, infecciones o tumores (luxaciones patológicas).

Es obligado el examen neurovascular sistemático de la zona implicada (color, temperatura, pulsos distales, sensibilidad, movilidad), repitiéndolo después de las maniobras de reducción.

5.2.2. Mecanismos de producción

- Directo, ante la incidencia de un traumatismo violento sobre los elementos óseos de la articulación que por el mismo son desplazados entre sí. Suelen asociarse a una fractura simultánea, que puede ser abierta.
- Indirecto, son traumatismos que actúan a distancia de la articulación, movilizando por acción de palanca sus extremos óseos, forzándoles en desplazamientos anormalmente amplios o en dirección anómala.

5.2.3. Clasificación

- Luxación completa, en la que la pérdida del contacto normal afecta a toda la extensión de las superficies articulares.
- Luxación incompleta o subluxación, en a cual la pérdida de contacto se limita a un sector de las superficies articulares.
- Luxación intracapsular, cuando las superficies articulares (pese a estar desplazadas) se mantienen rodeadas por el manguito capsular.
- Luxación extracapsular, cuando una de las superficies articulares o ambas se desplazan fuera de la cápsula, a través de un desgarro de la misma.
- Luxación típica, cuando los ligamentos mantienen su capacidad de retención y limitan los desplazamientos de los extremos óseos luxados.
- Luxación atípica, cuando la rotura ligamentosa es completa desplazándose los extremos articulares arbitrariamente según las fuerzas a que se encuentran sometidos.

5.2.4. Manifestaciones clínicas

- Dolor e impotencia funcional, intensos e inmediatos al traumatismo.
- Deformidad, por la disposición anatómica anómala.
- Movilidad activa abolida o de mínima amplitud.
- Movilidad pasiva también notablemente limitada con una típica resistencia elástica en la exploración.

5.2.5. Tratamiento

Consiste esencialmente en reducir la luxación, mantener la articulación en situación estable y obtener una recuperación funcional completa. Tras la reducción, la extremidad se mantendrá en reposo articular y en posición anatómica funcional para que sea estable. La estabilidad articular puede obtenerse también con algún procedimiento ortopédico o quirúrgico (vendaje, enyesado, tracción continua, agujas de Kirschner, etc.). El reposo se prolonga hasta la cicatrización de todos los elementos estabilizadores, aproximadamente unas 3-4 semanas y, de 6-12 semanas, si existen fracturas asociadas.

La fisioterapia será suave y progresiva, a partir de los 7 días, cuando ha desaparecido la reacción inflamatoria inicial. Las luxaciones asociadas a fracturas se someterán a los criterios terapéuticos de estas últimas, siendo importante restablecer el perfil articular normal y mantener la inmovilización hasta la aparición del callo óseo. Finalizado el plazo de inmovilización tendrá lugar una fisioterapia activa de la articulación de modo paulatino, evitando simultáneamente recorridos articulares excesivamente amplios o violentos, hasta que la musculatura no haya recuperado su potencia normal y la recuperación funcional sea completa.

En el caso de luxaciones recidivantes, que suelen conducir a episodios luxantes sucesivos, se obliga a una reparación quirúrgica de los elementos de retención. Unas veces se corrigen los elementos de retención elástica articular o se crean quirúrgicamente otros similares (plastias ligamentosas, acortamientos tendinosos, reimplantes, trasplantes musculares). Otros métodos consisten en reforzar o crear elementos de contención ósea (injertos, osteotomías).

Las luxaciones crónicas, es decir, aquellas que han evolucionado más de 3-5 semanas sin haber sido reducidas, cuando son tratadas antes de uno o dos meses pueden tratarse como las luxaciones agudas. Más allá de ese plazo debe realizarse una reducción quirúrgica algo más dificultosa (por la fibrosis instaurada). En ocasiones deberá recurrirse a una artroplastia de resección o de sustitución, otras veces a artrodesis.

5.3. Contusiones y roturas musculares

5.3.1. Definición y generalidades

Las contusiones musculares son el resultado del traumatismo de un músculo contra una superficie roma, de origen externo o interno. No habrá rotura ni herida en el mismo. En cambio, las roturas musculares son pequeñas o grandes soluciones de continuidad que aparecen en los músculos debidas a la contracción muscular. En ocasiones aparece en individuos sanos y musculosos, por un esfuerzo violento desmedido. Es frecuente en jóvenes deportistas en los que, por falta de entrenamiento pueden aparecer roturas fibrilares. En otras ocasiones, son personas por encima de los 40 años que, sin entrenamiento previo y esporádicamente, realizan un deporte brusco, en cuyo caso la rotura muscular suele ser de mayor intensidad.

5.3.2. Clasificación

- Roturas totales, con separación completa de ambos cabos musculares.
- Roturas parciales, en las que la solución de continuidad afecta solo a una parte del vientre muscular.
- Roturas fibrilares, en las que existe una solución de continuidad solo de algunas fibras musculares, sin que exista una aparente solución de continuidad del músculo.

5.3.3. Manifestaciones clínicas

- Dolor vivo muy intenso.
- Impotencia funcional inmediata, del músculo afecto y de los músculos vecinos.
- Hematoma pastoso y doloroso a la presión (a las pocas horas).
- Equimosis, si hay rotura de la aponeurosis.
- "Signo del hachazo", en roturas parciales o totales, en las que se nota un hundimiento o depresión al palpar la zona de la rotura.

5.3.4. Tratamiento

En las roturas parciales o fibrilares, el reposo es fundamental, debiendo mantenerse el músculo en relajación durante unas 3 semanas en las roturas fibrilares. El vendaje compresivo alivia los síntomas y es de utilidad.

En las roturas completas, debe realizarse sutura de los cabos musculares en los primeros días, dado que con el tiempo aparece una retracción que hace más difícil su reparación.

5.4. Contracturas musculares

La contractura muscular es una contracción mantenida del músculo, localizada, involuntaria, no paroxística, dolorosa y de origen no traumático. Puede tener numerosas etiologías: neurológicas, ortopédicas, quirúrgicas, psíquicas, etc. Sus manifestaciones clínicas principales son dolor, tensión muscular apreciable a la palpación, limitación del recorrido de la articulación sobre la que actúa el músculo, e incluso modificación de la postura del paciente. El tratamiento médico es básicamente farmacológico. El tratamiento de fisioterapia consistirá en masoterapia, termoterapia local e hidroterapia, estiramientos analíticos y electroterapia analgésica (TENS, interferenciales, ultrasonidos en focos de fibrosis, biofeedback).

5.5. Roturas tendinosas

Las roturas de un tendón pueden producirse por un traumatismo que ocasiona una herida incisa, si es por un objeto cortante, o limpia y contusa, si el objeto es romo. Las roturas espontáneas suceden sin traumatismo externo, sino por contracción de un músculo cuyo tendón es patológico. Cursan con dolor brusco (similar al de la rotura muscular), impotencia funcional, alteración del relieve muscular y modificaciones posturales del miembro afecto. El tratamiento debe ser siempre quirúrgico, suturando los extremos.

5.6. Tendinitis

La tendinitis es la inflamación de un tendón la cual suele producirse por pequeños traumatismos repetidos que ocasionan pequeñas roturas fibrilares. Esta inflamación debilita el tendón predisponiéndole a su rotura. Si afecta a la inserción del tendón en el hueso, se denomina "tendinitis de inserción" o "entesitis". Cuando en el tendón se depositan calcificaciones hablaremos de "tendinitis calcificante".

Las tendinitis más importantes y frecuentes son:

- Hombro doloroso, es un cuadro complejo que puede asociar tendinitis del manguito de los rotadores, tenosinovitis de la porción larga del bíceps y/o tendinitis del supraespinoso.
- Epicondilitis, comúnmente denominada "codo de tenista", es la inflamación del tendón del 2º radial; tanto de su inserción en el hueso como de su aponeurosis.
- Epitrocleitis, o "codo de golfista", es la inflamación de los tendones que se insertan en la epitróclea, provocando dolor e inflamación de la cara interna del codo.
- Tendinitis de rodilla, las cuales son más frecuentes en la pata de ganso, en el tendón rotuliano y en el tendón cuadricipital.
- Tendinitis del tendón de Aquiles, que se caracterizan por dolor y tumefacción, y pueden asociarse a bursitis (inflamación de la bolsa serosa posterior al tendón) y microrroturas del tendón.

5.7. Tenosinovitis

La tenosinovitis es la inflamación de la vaina que recubre al tendón. Puede producirse por traumatismos repetidos, por sobrecarga del tendón, por infecciones o en enfermedades como la artritis reumatoide. Esta afección puede cursar con derrame, pero cuando la inflamación es crónica las membranas de la vaina se vuelven gruesas y fibrosas, impidiendo el deslizamiento adecuado del tendón.

Manifestaciones clínicas:

- Dolor bien localizado.
- Inflamación.
- Rubor.
- Calor.
- Impotencia funcional.
- Crepitación.

Tratamiento médico:

- Ortopédico, mediante reposo con férula inicialmente.
- Quirúrgico, con punción para extraer el líquido y sinoviectomía con extirpación de la vaina, en caso de estenosis.

Las tenosinovitis más frecuentes suelen ser:

- Tenosinovitis De Quervain, la cual produce una estenosis en la vaina de los tendones del abductor largo y del extensor corto del pulgar, a su paso por la apófisis estiloides radial. Se caracteriza por la existencia de un cuadro doloroso en el punto en que estos tendones atraviesan el túnel fibroso sobre el extremo inferior y dorsal del radio.
- Dedo en resorte, es la tenosinovitis de los dedos que se caracteriza por un bloqueo de la extensión (de un dedo de la mano), después de estar flexionado, por un obstáculo aparentemente existente frente a la articulación metacarpofalángica. Afecta con mayor frecuencia a los dedos 2º, 3º y 4º.

Tratamiento de fisioterapia en las tendinitis y tenosinovitis

Objetivos:

- Disminuir el dolor.
- Eliminar el edema.
- Conseguir una buena vascularización.
- Favorecer la orientación correcta de las fibras.

Tratamiento:

En la fase aguda:

- Crioterapia durante los 2 primeros días.
- Baños de contraste.
- Drenaje linfático manual.
- Vendaje compresivo.

A partir del tercer día:

- Termoterapia.
- Vendaje funcional.
- Electroterapia analgésica y antiinflamatoria (ultrasonidos, interferenciales, TENS).
- Laserterapia, por su acción cicatrizante y regeneradora.
- Contracciones isométricas, si no producen dolor en el tendón.
- Estiramientos suaves indoloros.

A partir de la tercera semana:

- Vendaje funcional.
- Estiramientos activos y pasivos.
- Masaje transverso profundo de Cyriax.
- Ejercicios de tonificación muscular, primero contra gravedad y después contra resistencia.
- Ejercicios propioceptivos.
- Comenzar las actividades funcionales progresivamente.

- Carrera, saltos en tenosinovitis de miembro inferior.
- Ejercicios con pelotas y pesas para patología del miembro superior.

6. PATOLOGÍAS MÁS FRECUENTES DE PARTES BLANDAS

6.1. Luxaciones de hombro

6.1.1. Luxación acromioclavicular

Es el tipo de luxación del hombro que afecta generalmente a los jóvenes.

El mecanismo de producción suele ser un golpe directo.

Clasificación:

- Subluxación (ligamentos acromio-claviculares)
- Luxación (ligamentos coraco-claviculares).

El tratamiento será el mismo que el que realicemos en las luxaciones escápulo-humerales.

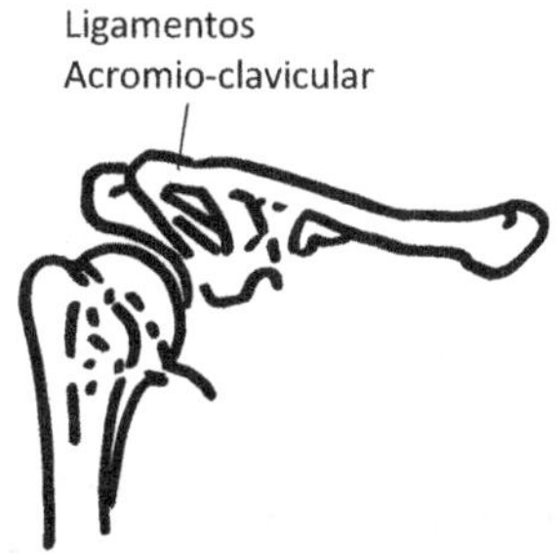

Grado I: Disrupción parcial ligam A-C
Radiografía normal

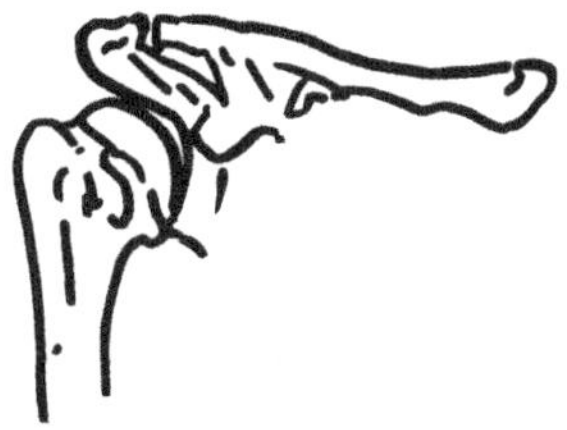

Grado II: Disrupción total ligam A-C
Radiografía normal

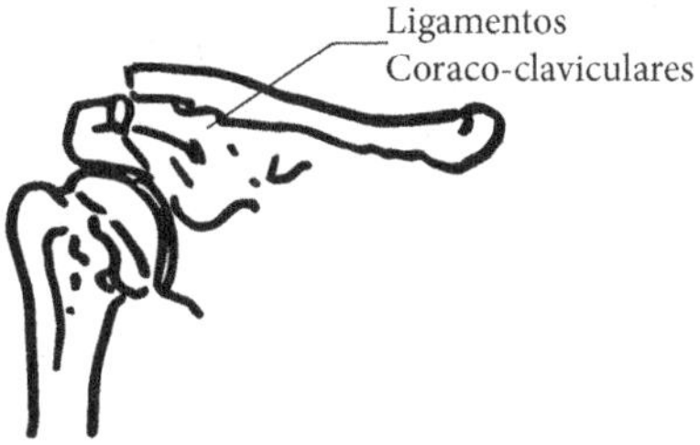

Grado III: Disrupción total ligam C-C
Radiografía con traslación vertical de la articulación hasta un grosor de la clavícula

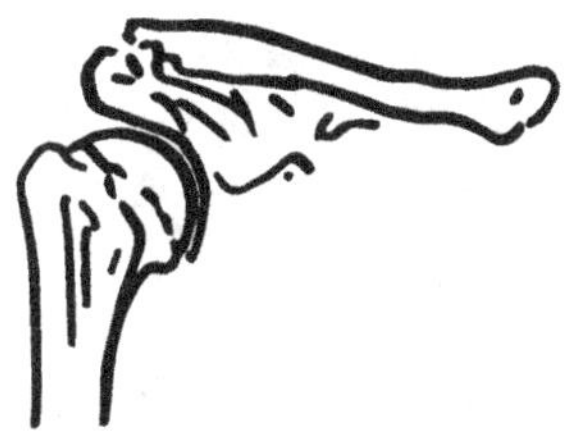

Grado IV:Disrupción total ligam C-C
Radiografía con traslación vertical y posterior de la clavícula

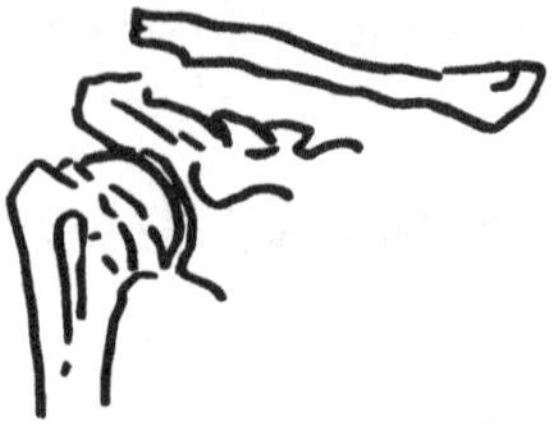

Grado V:Disrupción total C-C y fascia deltotrapezoidal. Radiografía con mayor traslación vertical de la clavícula

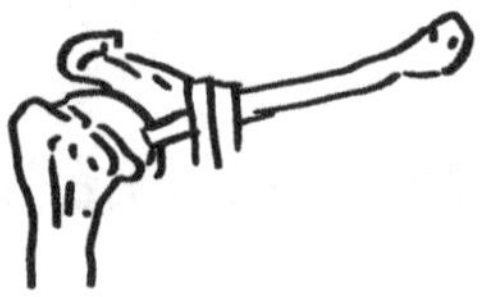

Grado VI: Disrupción total ligamentaria Desplazamiento inferior de la clavícula (infrecuente)

6.1.2. Luxación esternoclavicular

Son luxaciones poco frecuentes que resultarán más en problemas estéticos que de movilidad para el paciente.

El mecanismo de producción puede ser:

- Directo (por golpe en el tercio interno)
- Indirecto (por golpe en el hombro).

Clasificación:

- Luxación anterior (algo más frecuente)
- Luxación posterior.

El tratamiento será el mismo que realizamos en las fracturas de clavícula.

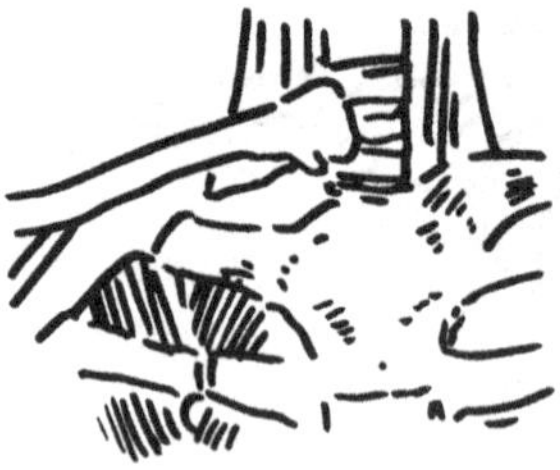

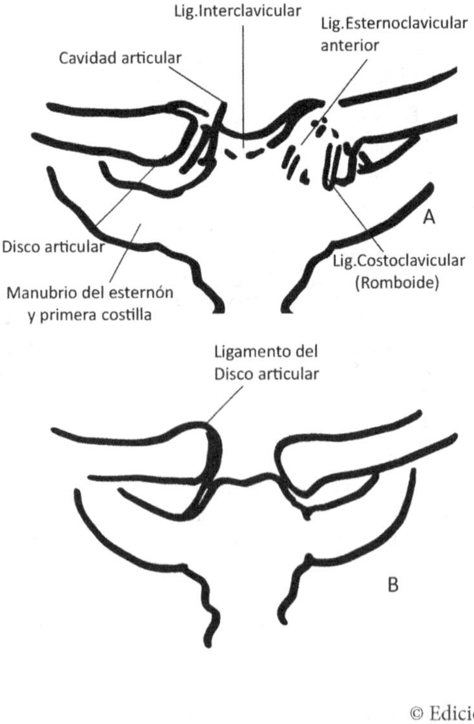

6.1.3. Luxación escápulohumeral

El hombro es la articulación del cuerpo que más frecuentemente se luxa, supone el 60% de todas las luxaciones, suponiendo la luxación anterior el 95% de los casos de luxación de hombro. Su mecanismo de producción es por traumatismo directo sobre el hombro y hay un mecanismo indirecto cuando sobre el brazo se aplican una combinación de fuerzas en abducción, extensión y rotación externa que ponen en tensión el manguito de los rotadores por su parte más débil, que cede y luxa el hombro.

Clínicamente es muy evidente porque el hombro es muy doloroso y la cabeza humeral no se palpa en su lugar anatómico, sino en la porción anterior.

El tratamiento consiste en la reducción de la luxación lo más rápida y suavemente posible. Se puede llevar a cabo con o sin anestesia, dependiendo de la cantidad de episodios previos de luxación (esta patología suele ser recidivante).

Una vez reducida se inmoviliza el hombro entre 2 y 4 semanas. Si la luxación de hombro es recidivante, habrá que pensar en el tratamiento quirúrgico, normalmente con técnicas como la de Blankart (sutura de la cápsula articular al rodete glenoideo) o Putti-Platt (se refuerza la cápsula anterior con el músculo subescapular).

Es una luxación frecuente en adultos jóvenes (de forma espontánea, por accidentes) y personas mayores (por degeneración de los tejidos blandos periarticulares).

Su clasificación atiende al mecanismo lesional:

- Luxación anterior: por rotación externa forzada del hombro o golpe directo posterior.
- Luxación inferior: por golpe directo en la parte superior. Se asocia a fractura del cuello quirúrgico del húmero.
- Luxación posterior: por golpe directo anterior o caída con el brazo en extensión y rotación interna.

6.1.4. Tratamiento de fisioterapia

Fase de inmovilización absoluta

Objetivos:

- Disminuir el edema.
- Favorecer el retorno venoso.
- Equilibrar el tronco.

Tratamiento:

El paciente viene inmovilizado con un vendaje tipo Velpeau o Gillchrist. En los pacientes de edad será más habitual la colocación de un cabestrillo.

- Crioterapia como anestésico y antiinflamatorio.
- Ejercicios de dedos en flexo-extensión, abducción-adducción y pinza de dedos.

- Ejercicios de muñeca en desviaciones (cubital y radial) y flexión palmar.
- Corrección de la postura, puesto que tendrán tendencia a establecer posturas antiálgicas.

Fase de inmovilización relativa

Objetivos:

- Relajación de la musculatura periarticular.
- Iniciación de las movilizaciones articulares.
- Comienzo de la tonificación muscular.

Tratamiento:

Retirado el vendaje, se coloca un cabestrillo al paciente.

- Ejercicios pendulares (en pacientes reticentes con cabestrillo) que ayudan a evitar el estrés de la cápsula.
- Movilizaciones activo-asistidas en flexión y abducción, suaves e incompletas.
- Tonificación en todos los movimientos del hombro, pero siempre con flexión del codo.
- Tonificación con bandas elásticas.
- Masaje suave de relajación de la musculatura cervical y periarticular.

Fase de recuperación funcional

Objetivos:

- Conseguir todo el arco articular.
- Incrementar el trabajo de potenciación muscular.

Tratamiento:

- Ejercicios pendulares con aumento de la amplitud.
- Ejercicios en escalerilla de dedos o con bastones.
- Electroterapia analgésica.
- Potenciación analítica y después global.
- Mecanoterapia resistida.
- Movilizaciones activo-asistidas con aumento de la amplitud, pero siempre evitando maniobras de tracción y movimientos de riesgo (en la luxación anterior evitaremos la extensión y la rotación externa, en la luxación inferior realizaremos la abducción con cuidado a los 60º, y en la luxación posterior tendremos especial cuidado en la rotación interna).

Fase de resolución

Objetivo: Reincorporar al paciente en sus actividades de la vida diaria.

Tratamiento:

Deberemos consultar la posibilidad de evitar los últimos grados de rotación.

- Ejercicios de máxima amplitud y resistencia.

- Natación (muy conveniente, pero no es adecuado el estilo espalda).

Complicaciones

- Luxaciones recidivantes (pueden volver a aparecer 3-4 episodios de luxación).
- Rigidez articular en pacientes de edad avanzada (por temor al dolor o a otro episodio de luxación).
- Lesiones nerviosas y vasculares (las más frecuentes son lesiones del nervio circunflejo y de la arteria axilar).

6.2. Hombro doloroso

El dolor en el hombro es un síntoma que se aprecia con frecuencia en la clínica y que puede ser originado por múltiples procesos patológicos. Habitualmente existe también cierto grado de impotencia funcional y ocasionalmente rigidez de la articulación escápulohumeral. Si se excluyen los traumatismos accidentales (fracturas y luxaciones de la cintura escapular), el dolor en el hombro es originado en más del 90% de los pacientes por las siguientes causas:

- Alteraciones patológicas del manguito de los rotadores de la articulación escápulohumeral (supraespinoso, infraespinoso, redondo menor y subescapular), así como del tendón de la porción larga del bíceps; que pueden sufrir procesos degenerativos, tendinitis o roturas de diverso grado.
- Aparición de capsulitis adhesivas de la articulación escápulohumeral, que pueden originarse secundariamente como consecuencia de la evolución desfavorable de las anteriores alteraciones del manguito citadas, o bien con carácter primario de etiología desconocida. Provocan una rigidez dolorosa del hombro, conocida habitualmente como "hombro congelado".

6.2.1. Patología del manguito de los rotadores y del tendón de la porción larga del bíceps

Estos procesos patológicos se consideran vinculados a microtraumatismos provocados por repetidos choques y fricciones de dichas estructuras contra la arcada acromiocoracoidea. Se encuadran en el llamado síndrome de golpeteo o rozamiento, también conocido como el síndrome de "impingement". El troquíter choca contra el acromion al elevar el brazo en dirección anterior y, por tanto, los elementos tendinosos del manguito sufren un pinzamiento momentáneo.

Las lesiones del manguito pueden ser muy variadas. En los síndromes agudos se produce tumefacción y enrojecimiento del tendón de la porción larga del bíceps o del subescapular, especialmente en los deportistas que realizan repetidas y enérgicas elevaciones del brazo por encima de la cabeza. En los síndromes crónicos, los síntomas están vinculados a las tendinitis del supraespinoso, del tendón de la porción larga del bíceps o de ambos. Así mismo, pueden existir desgarros parciales del manguito o la ruptura completa de todo el espesor del manguito.

Se diferencian tres estadios en la evolución progresiva de estas lesiones:

- Estadio I, que cursa con edema y hemorragia local del manguito.
- Estadio II, por repetidos episodios de inflamación mecánica que producen fibrosis y tendinitis.
- Estadio III, con ruptura tendinosa del manguito y se localiza especialmente en el tendón del supraespinoso, asociada o no a la rotura del tendón de la porción larga del bíceps.

Se considera que los procesos patológicos del manguito de los rotadores pueden ser originados por diferentes causas:

- Causas intrínsecas, debidas a procesos degenerativos. La alteración degenerativa del tendón del supraespinoso, en su inserción en el troquíter, se denomina entesopatía.
- Causas extrínsecas, debidas a alteraciones estructurales o funcionales. Entre las primeras podemos encontrar alteraciones de la arcada acromiocoracoidea, alteraciones del extremo proximal del húmero, o engrosamiento de las estructuras del manguito. Entre las segundas encontramos inestabilidad de la articulación escápulohumeral (subluxaciones recurrentes de dicha articulación por la existencia de laxitud articular), inestabilidad escapulotorácica (consecuencia de la alteración funcional del trapecio, romboides y serrato anterior).

Manifestaciones clínicas:

En el estadio I, los pacientes inicialmente refieren dolor no muy intenso en el hombro al realizar actividades más forzadas que las habituales. Progresivamente el dolor se hace más intenso, interfiriendo el descanso nocturno. En la exploración se aprecia:

- Dolor a la palpación de la inserción del supraespinoso en el troquíter y del borde anterior del acromion.
- Arco doloroso durante la abducción del miembro superior entre los 60 y 120º (más intenso hacia los 90º).
- Signo de Neer positivo.
- Signo de Hawkins positivo.

En el estadio II, los pacientes aquejan un incremento del dolor, que en ocasiones les impide dormir. Encuentran dificultades para la realización de sus actividades deportivas o laborales. Los signos exploratorios son los ya descritos en el estadio I, pero además se puede apreciar:

- Crepitaciones al movilizar el hombro (por fibrosis del espacio subacromial).
- Sensación de retención o atrapamiento en el hombro, hacia los 100º de elevación del miembro.
- Limitación de la amplitud del arco articular en los movimientos activos y pasivos.

En el estadio III, persisten los signos exploratorios anteriormente referidos, pero presentan además las siguientes manifestaciones:

- Limitación de los movimientos del hombro.

- Atrofia de los músculos infraespinoso y deltoides.
- Debilidad para realizar los movimientos de abducción y rotación externa del hombro.
- Coexistencia de alteraciones degenerativas del tendón de la porción larga del bíceps o la rotura del mismo.

Tratamiento médico:

- Conservador, mediante reposo del hombro, aplicación local de frío y antiinflamatorios. Suele ser eficaz en la mayoría de los casos.
- Quirúrgico, con reparación de la ruptura del manguito para restablecer el mecanismo de los rotadores y descompresión subacromial con acromioplastia anterior de Neer.

Tratamiento de fisioterapia: Dependiendo la estadio de la lesión, el realizado para las tendinitis y roturas musculares. La fisioterapia debe ser suficientemente prolongada antes de retornar el paciente a las actividades deportivas o laborales habituales. A veces, será necesario proteger el manguito de una posible agravación, aconsejando al paciente un cambio en la modalidad deportiva o en el gesto técnico utilizado hasta la aparición del síndrome.

6.2.2. Tendinitis calcificante

Se trata de un proceso patológico de etiología desconocida y frecuente presentación, que afecta a los rotadores del la articulación escápulohumeral, con la formación de depósitos de sales cálcicas (fosfato cálcico fundamentalmente) en los tendones del manguito; especialmente del supraespinoso. El depósito de calcio tiene lugar en la llamada "zona crítica" del tendón del supraespinoso, situada a unos 2 cm de su inserción en el troquíter. El tratamiento médico es igual que el anteriormente expuesto. El tratamiento de fisioterapia, ulterior de las tendinitis y pasada la fase aguda, debe iniciarse cuanto antes para la rehabilitación funcional del hombro. La movilización del hombro debe ser realizada sin provocar dolor, mediante repetidos ejercicios practicados con un ritmo horario y sin pretender acelerar el proceso de recuperación, que debe ser lento, continuo y progresivo. Se inicia con ejercicios activos pendulares, continuando con ejercicios asistidos, ejercicios pasivos y finalmente contra resistencia. Todo este plan tiene por objeto prevenir la formación de adherencias que pueden restringir la movilidad y provocar una rigidez del hombro.

6.2.3. Hombro congelado

Se denomina así al cuadro clínico caracterizado por la existencia de dolor y rigidez en el hombro, con grado variable de inflamación subacromial, fibrosis e infiltración perivascular. Se han propuesto diversos procedimientos médicos para tratar este cuadro patológico entre los que se encuentran la inyección intraarticular de corticoides, manipulación del hombro bajo anestesia, desbridamiento y distensión artroscópica, y liberación quirúrgica. El tratamiento de fisioterapia sigue un programa de ejercicios con objeto de mejorar la amplitud de los movimientos de la articulación escápulohumeral y prevenir el aumento de rigidez. Puede ser especialmente valioso en la fase evolutiva inicial, pero sin forzar la intensidad de estos ejercicios, lo cual tendría un efecto contraproducente. Si el hombro congelado es secundario a la previa existencia de un síndrome de pinzamiento, estará indicada la intervención quirúrgica.

6.3. Luxaciones de cadera

La luxación de la cadera suele ser rara, pero ha aumentado debido a los accidentes de tráfico. Aparece preferentemente en el adulto, ya que el niño sufre antes una fractura diafisaria del fémur, el adolescente un desprendimiento epifisario, y el mayor una fractura del cuello de fémur.

La luxación de la cadera se produce cuando las superficies articulares del cotilo y de la cabeza femoral adoptan posiciones en las que la superficie de contacto entre ellas es menor. Así, el mecanismo de producción puede ser:

- Cuando el fémur se encuentra en flexión por encima de los 90º, adducción y rotación interna; aplicándose una fuerza que actúa en la misma dirección que el eje del fémur.
- Por hiperabducción del muslo forzada.
- Por extensión, abducción y rotación externa forzada de la cadera.

Clasificación:

- Luxaciones irregulares, que presentan gran desplazamiento de las superficies articulares, pudiendo adoptar la cabeza femoral y la extremidad posiciones atípicas.
- Luxaciones regulares, en las que el ligamento en Y de Biguelow está conservado; por tanto el desplazamiento de la cabeza femoral es limitado por la elasticidad del ligamento, pudiendo colocarse por delante o por detrás del cotilo. Dan lugar a las luxaciones anteriores o posteriores.

Manifestaciones clínicas.

- En las luxaciones irregulares, además del dolor, el miembro puede aparecer en rotación externa y extensión (semejante a la actitud de las fracturas del cuello del fémur), pudiendo mover la extremidad pasivamente en todas las direcciones. En las luxaciones irregulares perineales, el miembro adopta una posición en abducción y flexión en ángulo recto, pudiendo palpar la cabeza femoral en el periné.
- En las luxaciones regulares, el dolor es muy intenso. En las luxaciones anteriores el miembro inferior adopta una posición en rotación externa y abducción. En las luxaciones posteriores el miembro se colocará en rotación interna y adducción.

Tratamiento:

La reducción mediante anestesia debe ser precoz, puesto que la vascularización de la cabeza femoral está comprometida mientras exista luxación, dando lugar a secuelas tardías. Además, a medida que transcurre el tiempo, la reducción mediante manipulación resulta cada vez más difícil, debiendo considerarla a partir de las 3 semanas como una luxación antigua, cuya reducción será quirúrgica. Posterior a la reducción se mantiene al paciente en cama, en decúbito supino, con una tracción percutánea de 3 kilos de peso y el miembro en extensión, rotación neutra y ligera abducción (aproximadamente 3 semanas). Pasado ese tiempo, si la cadera es indolorora, debe realizarse la fisioterapia activa de la musculatura de la cadera sin permitir la carga. Aquí nos remitiremos al tratamiento de las fracturas de la cabeza del fémur. No debemos olvidar la movilización activa de las articulaciones libres durante la tracción, así como la masoterapia con fines circulatorios y las movilizaciones pasivas progresivas de la cadera. La carga debe efectuarse no antes de los 3 meses.

Complicaciones:

- Fractura de la ceja cotiloidea.
- Fracturas del trasfondo del acetábulo.
- Fracturas del fémur.
- Lesiones del nervio ciático.
- Necrosis avascular.
- Osificaciones periarticulares.

6.4. Lesiones de la rodilla

6.4.1. Lesiones del ligamento lateral interno

El ligamento lateral interno es un ligamento en abanico y esta disposición hace que los traumatismos que lo afecten puedan mantener algunas de sus fibras intactas. Las lesiones más frecuentes suelen ser distensión, rotura parcial o rotura completa. El mecanismo que las provoca es un traumatismo en la cara externa de la rodilla.

En la exploración apreciaremos dolor, edema y equimosis. También puede observarse inestabilidad en valgo y rotación.

Clasificación:

- Lesiones leves, estables, con afectación de algunas fibras.
- Lesiones moderadas, son inestables, por afectación de los fascículos superior y profundo, e incluso del menisco.
- Lesiones graves, son muy inestables porque afectarán además a los ligamentos cruzados (suelen asociarse a lesión del cruzado anterior).

6.4.2. Lesiones del ligamento lateral externo

Estas lesiones son menos frecuentes pero, por la morfología del ligamento, no hay lesiones de gravedad intermedia. El mecanismo que las produce es un traumatismo en la cara interna de la rodilla.

En la exploración se evidencia edema, equimosis, dolor en el ligamento y al realizar el varo forzado.

Clasificación:

- Lesión leve, con elongación o desgarro sin solución de continuidad.
- Lesión grave, que vuelve la articulación inestable por rotura del ligamento y del tendón del bíceps.
- Lesión muy grave, con afectación de los ligamentos cruzados y del compartimento posteroexterno.

6.4.3. Triada y péntada

La TRIADA es la lesión del ligamento lateral interno, del ligamento cruzado anterior y del menisco interno.

La PÉNTADA asocia a la triada la lesión de la cápsula posterior y del ligamento cruzado posterior, o bien, la triada con lesión del menisco externo y del ligamento cruzado posterior.

6.4.4. Tratamiento fisioterápico en las lesiones estables del ligamento lateral interno o del ligamento lateral externo

Objetivos:

- Disminuir el edema y el dolor.
- Aumentar el arco articular.
- Potenciar la musculatura.

Tratamiento:

- Vendaje elástico compresivo desde raíz de los dedos hasta por encima de la rodilla.
- Crioterapia.
- Ejercicios de flexión de rodilla a favor de gravedad (primeros días).
- Bicicleta estática (gradualmente se bajará el sillín)
- Técnicas para ganar arco articular, como hidrocinesiterapia, técnicas articulatorias y técnicas de músculo-energía.
- Posiciones de flexión y extensión completa (máxima tensión).
- Potenciar el tensor de la fascia lata, los músculos de la pata de ganso y el cuádriceps, de manera lenta y progresiva. Electroestimulación.
- Ejercicios de potenciación global en cadena cerrada (trabajo de sentadilla y media sentadilla). Trabajo muscular concéntrico y excéntrico.
- Ejercicios de propiocepción en estático y dinámico.
- Finalmente, marcha con carga, al principio con bastones.

6.4.5. Tratamiento fisioterápico en las lesiones inestables del ligamento lateral interno o del ligamento lateral externo

Si el paciente viene provisto de una calza de yeso:

- En la fase inmovilización se realizan movilizaciones de pie, tobillo y cadera.
- Isométricos de cuádriceps.
- Después nos remitimos a las lesiones estables.

Si el paciente viene provisto de férula:

- La ventaja es que puede retirarse la férula para el tratamiento.
- Movilizaciones de la rótula.
- Terapia antiinflamatoria.
- Después nos remitimos a las lesiones estables.

Complicaciones:

- Lesiones inestables (inestabilidad residual que lleva a una artrosis secundaria).
- Lesión del nervio ciático poplíteo externo.

6.4.6. Lesiones del ligamento cruzado anterior

Las lesiones del ligamento cruzado anterior suelen ser frecuentes en jóvenes que practican algún deporte (por ejemplo, fútbol y esquí) o se producen en accidentes de tráfico. El mecanismo es una hiperextensión forzada, por trauma por detrás en la tibia. Se clasifican en desinserciones, roturas parciales o roturas totales.

En la exploración aparecen:

- Cajón anterior y test de Lachman positivo.
- Edema.
- Hemartros.
- Dolor difuso.
- Sensación de inestabilidad.

6.4.7. Fisioterapia en el tratamiento conservador con calza de yeso o férula

Fase de inmovilización

Objetivos: Disminuir el edema postraumático.

Tratamiento:

- Elevación del miembro y movilización de los dedos y del tobillo.
- Isométricos de cuádriceps y de los isquiotibiales.
- Tonificación de glúteos mayor y medio.
- Deambulación con carga (al final de la fase).

Fase postinmovilzación

Objetivos:

- Evitar el edema postinmovilización.
- Iniciar el aumento del arco articular.
- Potenciar la musculatura.

Tratamiento:

- Después de la inmovilización con calza o férula, pondremos un vendaje funcional.
- Crioterapia.
- Ejercicios de flexión a favor de la gravedad.
- Poleoterapia con pesos.
- Movilizaciones forzadas (para ganancia articular).
- Potenciación muscular global.
- Potenciación de isquiotibiales (para evitar el cajón anterior) y de cuádriceps.

6.4.8. Fisioterapia en el tratamiento quirúrgico

La reparación del ligamento cruzado anterior puede realizarse por sutura, reinserción o sustitución con ligamentoplastia H-T-H. Existe tendencia a la artroscopia.

Objetivos generales:

- Proteger la plastia (no se realizan movimientos de hiperextensión ni rotaciones).
- Iniciar pronto la movilización, la carga y la potenciación.
- Reincorporación pronta a sus actividades deportivas.

Tratamiento en las diferentes fases:

Fase de postoperatorio inmediato

Objetivos:

- Disminuir el edema posquirúrgico.
- Ganancia de arco articular.

Tratamiento:

- Vendaje compresivo durante 1-3 días.
- Después vendaje elástico desde la raíz de los dedos hasta por encima de la rodilla.
- Posteriormente colocaremos una férula dinámica para evitar las rotaciones y las desviaciones laterales.
- Elevación del miembro inferior afecto.
- Crioterapia (cada 3 horas los primeros días, durante 20 minutos, 4 veces/día).
- Isométricos de cuádriceps y trabajo activo del tobillo.

- Ejercicios de flexión a favor de la gravedad.
- Ejercicios de extensión activo-asistida.
- Deambulación en descarga hasta colocar la férula, y después carga progresiva (a las 2 semanas si no existe dolor). La férula estará bloqueada a 0-30º de flexión.

Fase de recuperación funcional

Objetivos:

- Conseguir todo el arco articular.
- Tonificar la musculatura de la extremidad.

Tratamiento:

- Continuación de las medidas antiedema.
- Movilizaciones de la rótula, sobre todo si la plastia ha sido del tendón rotuliano.
- Masoterapia de la cicatriz.
- Técnicas para ganar recorrido articular, evitando la hiperextensión. Trabajo en 90º de flexión (las 2 primeras semanas) trabajar hasta los 120º (hacia final de la 4ª semana).
- Al inicio la tonificación se realizará mediante el sistema de cadena cerrada. (Minisentadillas, bicicleta estática). Ejercicios de potenciación de cuádriceps e isquiotibiales.
- Deambulación con la férula, con limitación en 10º de extensión. A partir de 2 meses se puede ir retirando la férula.
- Electroterapia (corrientes farádicas, que refuerzan la contracción muscular, apoyándose en la utilización del biofeedback, que facilita la concienciación y estimulación de la contracción. Corrientes analgésicas).
- Ultrasonidos, para reducir la inflamación.

Fase de potenciación y coordinación

Objetivos:

- Aumentar la potencia muscular.
- Trabajar la propiocepción articular y la coordinación.

Tratamiento:

- Ejercicios en cadena abierta a partir de los cuatro meses, no pasando de 4 kg (trabajo con isocinéticos y banco de Colson).
- Iniciación en deportes sin riesgo articular (natación, ciclismo).
- Propiocepción en tablas y cama elástica (al principio con la férula y después sin ella).
- Desestabilizaciones manuales.
- A partir del tercer mes, trabajo de la extensión activa completa y carrera por terreno llano evitando las rotaciones.

Fase de resolución

A partir de los 9 meses el injerto se ha revitalizado y se autoriza la práctica de los deportes habituales.

- En el 6º mes, el paciente ejecutará la carrera incrementando la distancia e iniciando cambios de velocidad y giros.
- Al 8º mes, el paciente incrementará la distancia de carrera para su acondicionamiento aeróbico. Bicicleta por terreno llano, levantándose del sillín. Inicio de la práctica deportiva no competitiva.
- En el 9º mes se añaden las pendientes al trabajo de carrera y bicicleta, e inicio del deporte competitivo.

Complicaciones:

- Inestabilidad crónica (sobre todo en aquellos tratamientos en que no se cumplen las pautas).
- Artrosis secundaria.
- Atrofia de cuádriceps persistente.

6.4.9. Lesiones del ligamento cruzado posterior

El ligamento cruzado posterior evita el desplazamiento posterior de la rodilla. Su lesión se suele asociar a la de los ligamentos laterales interno y externo. El mecanismo de producción es por un golpe en la cara anterior de la pierna por caída o accidente de tráfico. En la exploración se evidenciará un signo de cajón posterior.

6.4.10. Lesiones de los meniscos

Las lesiones de los meniscos de la rodilla son frecuentes en hombres jóvenes, como consecuencia de accidentes importantes o microtraumatismos repetidos. El menisco interno es el que presenta más riesgo. El mecanismo más frecuente es la rotación brusca de la rodilla estando esta en flexión y extensión rápida de la misma. En la exploración se evidencian signos de bloqueo, dolor dificultando la carga y la marcha, y edema (dependiendo de la zona lesionada y de las lesiones asociadas).

Clasificación:

- Desgarros longitudinales.
- Desprendimientos en asa de cubo.
- Desprendimientos de cuernos anterior y posterior.
- Desinserciones periféricas.
- Roturas transversales.

6.4.11. Fisioterapia en el tratamiento conservador

Objetivos:

- Disminuir el edema y el dolor.

- Potenciar la musculatura.

Tratamiento:

- Vendaje compresivo hasta la desaparición del edema.
- Crioterapia, los tres primeros días.
- Electroterapia de alta frecuencia y ultrasonidos, en días posteriores.
- Deambulación con carga parcial, con muletas.
- Ejercicios isométricos de cuádriceps e isquiotibiales.
- Cuando el edema haya disminuido, ejercicios de potenciación contra resistencia.
- Electroestimulación en atrofias musculares severas.

6.4.12. Fisioterapia en el tratamiento quirúrgico de menistectomía

Fase de postoperatorio inmediato

Objetivos: Disminuir el edema y el dolor.

Tratamiento:

- Vendaje compresivo almohadillado.
- Cuando sea posible, crioterapia.
- Pasadas 24 horas iniciaremos los ejercicios isométricos de cuádriceps, los ejercicios de flexión a favor de la gravedad, la sedestación con elevación del miembro y movilizaciones frecuentes de dedos y tobillo.
- A partir de 48 horas, deambulación con carga parcial.

Fase de recuperación funcional

Objetivos:

- Disminuir el dolor y el edema, si persisten.
- Ganar arco articular.
- Iniciar la potenciación muscular.

Tratamiento:

- Vendaje elástico.
- Crioterapia.
- Poleoterapia e hidroterapia para iniciar las movilizaciones.
- Evitar los movimientos bruscos y los movimientos de rotación los primeros días.
- Electroterapia analgésica (diadinámicas).
- Electroestimulación.
- Ejercicios de potenciación contra resistencia para el cuádriceps.
- Deambulación con carga total.

Fase de resolución

Objetivos:

- Mejorar la coordinación y la propiocepción.
- Iniciar la actividad deportiva.

Tratamiento:

- Ejercicios propioceptivos (PNF/Kabat).
- Ejercicios de desestabilización manual.
- Ejercicios de caga en flexión de rodilla.
- Ejercicios en platos inestables.
- Ejercicios de coordinación dinámica general y específica.
- Natación (a las cuatro semanas) y bicicleta.
- Marcha en tapiz.
- Carrera por terrenos llanos, luego por terrenos con diferentes relieves e inclinaciones.
- Subida y bajada de rampas.
- Deporte habitual evitando riesgos (a las 6-8 semanas).

Complicaciones:

Las lesiones de menisco que se cronifican provocan atrofia del cuádriceps de difícil resolución.

6.5. Esguinces de tobillo

El esguince de la articulación del tobillo puede cursar con rotura parcial o total de los ligamentos. Recordemos que, en el primer caso, la articulación no suele quedar inestable y, en el segundo, se establece una inestabilidad. La rotura ligamentosa puede ocurrir en el seno del ligamento o en sus inserciones óseas, en cuyo caso puede aparecer un arrancamiento óseo de los maléolos o de las caras laterales del astrágalo y del calcáneo (sobre todo en huesos osteoporóticos).

6.5.1. Esguince del ligamento lateral externo

Se produce por una inversión forzada del pie (supinación, adducción y flexión plantar). Si predomina la flexión plantar, se rompe el ligamento peroneoastragalino anterior. Cuando se ha roto este y prosigue la inversión, seguirá con la rotura del ligamento peroneocalcáneo. Para la ruptura del fascículo posterior (peroneoastragalino posterior) se requiere del movimiento forzado o el pie en flexión dorsal, que sucede en la última fase del despegue del pie en la marcha.

El esguince externo del tobillo constituye la lesión más importante, por su frecuencia y eventual gravedad. El análisis simple del dolor no permite hacer conjeturas, ya que un esguince benigno puede ser muy doloroso y presentar edema precoz. Es característico el signo precoz de la "cáscara de huevo" que es una tumefacción debida al desgarro del fascículo anterior del ligamento lateral externo. Esta pronto se difunde en una equimosis y edema difusos.

La elección del tratamiento de un esguince reciente externo no suele requerir de cirugía, mientras que uno grave debe ser reparado quirúrgicamente. En los benignos se suele aplicar hielo e inmovilización del tobillo con venda elástica que permite reanudar la actividad precozmente. En los esguinces de grado medio, el tratamiento de elección es un botín de yeso o férula (aproximadamente 6 semanas). La carga puede realizarse desde el 8º día, pero la realización de trabajos y actividades deportivas debe prohibirse hasta los 3 meses, por lo menos. En el caso de deportistas profesionales se realiza una fisioterapia precoz con vendaje funcional y reeducación y reentrenamiento rápido. En los esguinces graves se recurre a la técnica quirúrgica precoz con sutura de los ligamentos y luego se coloca un vendaje de yeso en ángulo recto.

6.5.2. Esguince del ligamento lateral interno

Los esguinces del ligamento medial se producen por rotación externa del pie, estando en eversión (pronación, abducción y flexión dorsal). El ligamento deltoideo aguanta bien las fuerzas de tracción que supone la eversión del pie, pero no es así cuando se le añade una fatiga rotatoria que produce en las fibras un componente de cizallamiento. La lesión más simple se inicia en las fibras anteriores del ligamento deltoideo y se completa en los fasículos superficial y profundo cuando la rotación externa es muy intensa, con el pie en eversión. Suelen asociarse a fracturas maleolares. El tratamiento es el mismo que en el esguince del ligamento externo.

6.5.3. Tratamiento de fisioterapia de los esguinces de tobillo

Fase de urgencia

Objetivos: Disminuir el dolor y el edema postraumático.

Tratamiento:

- Vendaje compresivo.
- Crioterapia.
- Elevación del miembro afecto.
- Reposo y prohibición del apoyo.

Fase inmediata (a los 3 días)

Objetivos:

- Disminuir el dolor y el edema, si persisten.
- Aumentar la circulación de la zona de lesión.
- Comenzar la ganancia articular.

Tratamiento:

- Seguimos con el tratamiento anterior.
- Electroterapia analgésica.
- Masoterapia circulatoria del miembro inferior.
- Baños de contraste.
- Drenaje linfático manual.
- Comenzar la cinesiterapia suave e indolora.
- Ejercicios isométricos de la musculatura periarticular.
- Cinesiterapia activa del resto de articulaciones.
- Vendaje funcional y comienzo de carga progresiva.

Fase tardía (a la semana)

Objetivos:

- Disminuir el edema y el dolor (si se mantienen).
- Aumentar el recorrido articular hasta que sea completo.
- Potenciar la musculatura.
- Mejorar la propiocepción.

Tratamiento:

- Drenaje linfático manual del edema residual.
- Electroterapia analgésica y ultrasonidos.
- Técnica de Cyriax o masaje transverso profundo.
- Cinesiterapia activa y en progresión a resistida.
- Ejercicios de carga y marcha en diferentes terrenos.
- Ejercicios propioceptivos en planos inestables, con o sin visión, etc.

En el caso de esguinces de segundo grado o de gravedad media, se realiza el mismo protocolo, teniendo en cuenta que el periodo de remisión del dolor, el edema, el apoyo y la marcha serán más tardíos.

En los esguinces de tercer grado o muy graves puede seguirse el mismo tratamiento. Si se realiza cirugía, debemos recordar tratar la cicatriz (masoterapia) pero la electroterapia estará contraindicada en el caso de que se haya insertado material de osteosíntesis. Los ejercicios propioceptivos deberán intensificarse en este caso.

Complicaciones: Fundamentalmente, la inestabilidad crónica del tobillo.

6.6. Esguinces cervicales

Los esguinces de la columna cervical se producen, en su mayoría, debidos a accidentes de tráfico. El mecanismo es una busca flexo-extensión conocida como "latigazo cervical". Suelen lesionarse el ligamento longitudinal común posterior y el ligamento interespinoso; en cambio, la lesión del ligamento longitudinal común anterior es poco frecuente.

Clasificación:

- Grado I, en el que no existe limitación de la movilidad cervical por ausencia de lesión ligamentosa y neurológica.
- Grado II, no existe lesión ligamentosa ni neurológica, pero hay limitación de la movilidad cervical.
- Grado III, existe esguince ligamentoso y lesión neurológica periférica que producirán limitación de la movilidad.
- Grado IV, existe daño e inestabilidad ligamentosa y trastornos neurológicos. El paciente puede presentar lesión discal y/o fractura vertebral.
- Grado V, lesión muy grave que precisa de intervención quirúrgica.

Manifestaciones clínicas:

- Dolor cervical, que en el grado I será ligero y en el grado II se manifestará con tortícolis.
- Rigidez muscular.
- Limitación de los movimientos (a partir del grado II) con bloqueo mayor según la gravedad.
- Síntomas neurológicos como neuralgia cérvicobraquial, cefaleas intensas, mareos, nauseas.

Tratamiento médico:

Suele inmovilizarse la región cervical con collarín (aproximadamente 3 semanas) y el tratamiento es farmacológico (con analgésicos y miorrelajantes).

Tratamiento de fisioterapia

Fase aguda (fase inflamatoria de los tejidos blandos lesionados, 3-8 días)

Objetivos:

- Disminuir el dolor y el edema.
- Aumentar la relajación.

Tratamiento:

- Crioterapia.
- Electroterapia analgésica (corrientes interferenciales) y ultrasonidos.
- Masoterapia relajante.
- Manipulaciones vertebrales a distancia de la zona de lesión, para una recuperación neurovegetativa, la recuperación del juego articular y disminuir la hipersensibilidad.

Fase subaguda (periodo de reparación tisular, 14 semanas)

Objetivos:

- Disminuir el dolor y el edema residual.

- Relajación muscular global.

Tratamiento:

- Continuaremos con el tratamiento de la fase aguda, pero con la retirada del collarín cervical.
- Termoterapia como método analgésico y disminución de espasmos musculares.
- Drenaje linfático manual.

Fase de remodelación (fase de cicatrización tisular, 1 año)

Objetivos:

- Los buscados en las anteriores fases.
- Aumentar la movilidad cervical.
- Recuperar la propiocepción cervical.

Tratamiento:

- Continuaremos con el tratamiento anterior, pero ya sin crioterapia.
- Tracciones cervicales manuales para descomprimir los discos intervertebrales y elongar la musculatura y los ligamentos.
- Comienzo de los ejercicios para aumentar la movilidad y el equilibrio agonista-antagonista.
- Ejercicios propioceptivos cervicales.

Fase de secuelas (a partir de un año)

Objetivos:

- Todos los anteriormente citados.
- Flexibilizar y elongar la musculatura cervical.
- Reincorporación a las tareas diarias y a los deportes.

Tratamiento:

- Continuaremos con el tratamiento anterior.
- Movilizaciones cervicales activas y de toda la columna vertebral.
- Estiramientos analíticos y globales.
- Natación y reanudación de deportes de bajo riesgo cervical.

Servicio Andaluz de Salud
(SAS)

Tema 50

Fisioterapia en las malformaciones congénitas. Valoración fisioterapéutica. Objetivos. Plan de tratamiento fisioterapéutico en las patologías más frecuentes

Elena Piñero Pinto
Fisioterapeuta

Rodio ediciones

Índice esquemático

1. **Osteocondrodisplasias**
   1.1. Valoración
   1.2. Objetivos y tratamiento
2. **Cromosomopatías**
   2.1. Síndrome de Down
   2.2. Síndrome de Patau
   2.3. Síndrome de Edwards
   2.4. Síndrome del Maullido de Gato o Lejeune
   2.5. Síndrome de Turner
3. **Artrogriposis múltiple congénita**
   3.1. Valoración
   3.2. Objetivos
   3.3. Tratamiento
4. **Enfermedades raras**

1. OSTEOCONDRODISPLASIAS

Las osteocondrodisplasias o displasias óseas son trastornos del desarrollo y crecimiento de los huesos y afectan a su forma, tamaño y resistencia. Para determinar si hay déficit o discapacidad hay que realizar una buena exploración que permita objetivar la desproporción a nivel de las extremidades y tronco y cómo repercute en la funcionalidad del niño. La acondroplasia es el trastorno cartilaginoso que afecta a las estructuras óseas, aunque no se considere una displasia ósea realmente.

Existen gráficas específicas de crecimiento para niños con displasias óseas que permiten definir la normalidad intragrupo, comparar con sus iguales y detectar otros trastornos en el crecimiento añadidos o secundarios. Por otro lado, hay que objetivar las complicaciones a nivel neurológico que pueden ocurrir a nivel cervicomedular, alteraciones respiratorias, hidrocefalia y un buen estudio de las fontanelas.

Los déficits y deficiencias neurológicos derivados de las displasias óseas son la unión craneocervical y la hidrocefalia. La primera es la estrechez del agujero occipital y la charnela atlantoaxoidea, que pueden comprimir estructuras del tronco encefálico. En la acondroplasia, a la base del cráneo en su unión con la columna cervical es más larga pero también más estrecha, por lo que el agujero occipital es más pequeño. También hay que añadirle inestabilidad atlantoaxoidea por la hipotonía. Esto hace que el riesgo de mielopatía aumente. La hidrocefalia se une, en muchos casos a la megaencefalia, por lo que la macrocefalia puede tener más de un factor desencadenante. Otros déficits neurológicos que pueden acompañar a las displasias óseas son las alteraciones respiratorias, deficiencias auditivas y del lenguaje, afectaciones cognitivas y déficits ortopédicos.

1.1. Valoración

Tras la valoración y exploración médica, el fisioterapeuta debe valorar la evolución del desarrollo motor, que suele verse afectado. Por tanto, habrá que valorar aspectos generales del desarrollo del niño como la hipotonía. Ésta debe ser descartada como consecuencia de compresión cervicomedular en agujero occipital. La hipotonía dificulta y retrasa el desarrollo motor, aumentando el riesgo de otras complicaciones secundarias. La marcha no suele aparecer antes de los dos años. A partir de los cinco años, de forma general la hipotonía se ha normalizado y es preciso realizar una valoración neuroortopédica para prevenir y planear estrategias terapéuticas en función de las necesidades de cada niño.

Se valorará también la actitud postural del niño pequeño y del niño en edad preescolar, fundamentalmente.

El lenguaje es un aspecto a tener en cuenta y que no debería retrasarse más allá de los dos años, ya que nos puede dar lugar a pensar que hay una hipoacusia.

Existen complicaciones ortopédicas que merecen una mención especial. Por un lado, las complicaciones de la columna vertebral, como es la pequeña cifosis lumbar que aparece cuando el niño empieza a crecer. Los pedículos vertebrales son cortos, la distancia entre las carillas articulares es menor y los ligamentos son más laxos. Todo esto dificulta la posición correcta y erecta del tronco. Cuando el niño adquiere la sedestación, tienden a la flexión de tronco, también favorecido por el peso elevado de la cabeza y esto provoca un acuñamiento de las primeras vértebras lumbares. Por otro lado, la estenosis del canal lumbar. Las displasias óseas afectan al tamaño de los cuerpos vertebrales, al diámetro de los arcos posteriores vertebrales y al agujero occipital. En la infancia no suelen aparecer síntomas, sí en la edad adulta con dolor en las extremidades inferiores.

1.2. Objetivos y tratamiento

El primer objetivo general pasará por realizar Atención Temprana para reducir el retraso en las habilidades motoras funcionales, como la sedestación, bipedestación y marcha.

Otro objetivo es la corrección postural y la aplicación de medidas correctoras si es necesario. A partir de que el niño adquiera la sedestación, hemos de preservar la actitud postural y evitar las deformidades secundarias a malas posturas.

Haremos una mención especial a la acondroplasia por su frecuencia dentro de las displasias. Se caracteriza por macrocefalia, tronco con tamaño normal y extremidades más cortas de lo normal. El fémur y húmero son los huesos que más rápido crecen, por lo que serán los que se vean más afectados. Existe displasia en la formación de los cartílagos de crecimiento.

En cuanto a las características físicas y funcionales, destacar que los antebrazos son mayores que los brazos en cuanto a longitud y que no pueden realizar una extensión completa de codo. El tercer y cuarto dedo se encuentran separados, es el signo del tridente. En los miembros inferiores, la pierna es mayor que el muslo y las rodillas se encuentran en genuvaro y aparece también hiperlaxitud en rodillas. Aparece hiperlordosis lumbar con cifosis dorsal baja y lumbar alta. El aspecto del abdomen es abombado.

El objetivo de la fisioterapia en la acondroplasia es conseguir una musculatura fuerte y evitar al máximo las complicaciones y malos hábitos posturales provocados por la malformación. Hay que prevenir o disminuir al máximo el varo de rodilla, así como el recurvatum de la misma, fortaleciendo la musculatura anterior y externa del muslo. También se tendrá en cuenta el leve flexo de codo, fortaleciendo la musculatura extensora y relajando y estirando la flexora, aunque no se corrija por completo.

2. CROMOSOMOPATÍAS

El ser humano tiene 23 pares de cromosomas, 22 pares autosómicos y 1 par sexual. Una cromosomopatía es cualquier alteración visible en el cariotipo celular, afectando a uno o más cromosomas. En función del criterio, las podemos clasificar en: autosomopatía o gonosomopatía (atendiendo al tipo de cromosoma) y en numérica o estructural, en función del tipo de alteración. Constituyen la principal causa de retraso mental y también es la causa más frecuente de aborto.

2.1. Síndrome de Down

Es la trisomía más frecuente y la principal causa de retraso mental. A medida que ha avanzado el diagnóstico prenatal, está descendiendo la prevalencia de bebés con síndrome de Down. Al nacer, el fenotipo ya orienta sobre la probabilidad de padecer este trastorno: nariz pequeña, protusión lingual, hendiduras palpebrales hacia arriba, manos y pies pequeños, pliegue palmar único. Pero es el cariotipo la prueba que confirma el diagnóstico al detectar tres cromosomas en el par 21.

Entre los problemas médicos más frecuentes en el síndrome de Down, destacamos los siguientes: crecimiento y desarrollo enlentecido, hipotonía generalizada, mayor incidencia de cardiopatías congénitas y valvulopatías, alteraciones gastrointestinales como estenosis o atresia duodenal, así como la celiaquía. También es frecuente la hipoplasia pulmonar, alteraciones de oído, nariz y garganta como consecuencia de las vías respiratorias pequeñas y problemas oftalmológicos como las cataratas congénitas. Además, el 30% de los pacientes con síndrome de Down padecen una afectación tiroidea, y también es frecuente los trastornos hematológicos.

Hacemos especial mención a las alteraciones ortopédicas susceptibles, en algunos casos, de intervención fisioterapéutica. Muchos de estos trastornos son consecuencia de la hipotonía y la hiperlaxitud articular, que pueden provocar algunas deformidades. En primer lugar destacar la inestabilidad atlantoaxial, aunque en pocos casos provoca alteraciones neurológicas. Se deben evitar choques bruscos, deportes que supongan estrés para el cuello y las flexo-extensiones de cuello forzadas. Las alteraciones de cadera más frecuentes son la luxación congénita y la subluxación. En la rodilla, como consecuencia de la hiperlaxitud aparecen diversas alteraciones, rodilla valga y vara, recurvatum, etc., aunque la más frecuente es la subluxación rotuliana. En los casos más leves mejora con tratamiento de fortalecimiento muscular de cuádriceps. En los casos más severos precisan cirugía. El pie plano – valgo se objetiva en casi todas las personas con síndrome de Down. Se trata con ejercicios de tonificaciñon del pie y la pierna y ortesis plantar en muchos casos. Las deformidades vertebrales como la hiperlordosis lumbar o la escoliosis en adolescentes también están provocadas por la hipotonía generalizada.

El desarrollo madurativo del niño con síndrome de Down está enlentecido. El desarrollo social es su punto fuerte, y el desarrollo cognitivo y el lenguaje, además del motor, sus puntos débiles. El retraso mental es variable y le supone limitaciones también diferentes de un caso a otro. Los tratamientos que han sido demostrados son los programas de salud y la atención temprana. En estos programas trabajan profesionales de índole interdisciplinar y se abordan objetivos globales de intervención, junto a la familia. En las primeras etapas, el fisioterapeuta juega un papel fundamental, ya que la motricidad es el primer camino hacia la exploración y el conocimiento.

No se trata de acelerar el desarrollo del niño y que consiga antes los hitos motores, sino que el resultado final sea funcional con el menor gasto energético y de la forma más correcta posible. El trabajo de concienciación corporal, la tonificación general, la corrección postural forman parte de los objetivos principales de la fisioterapia en el niño con síndrome de Down. El reflejo de prensión palmar está debilitado, al igual que el sistema vestibular, por tanto serán objetivo de tratamiento. La atención es un punto débil también, por lo que al principio es difícil el mantenimiento visual y, por consiguiente, poder llamar su atención. El equilibrio y la coordinación, tanto estática como dinámica también se ven afectados, al igual que la propiocepción, por lo que también se tendrán que trabajar desde la fisioterapia en atención temprana. Además, la fisioterapia respiratoria puede prevenir el exceso de infecciones, así como el masaje gastrointestinal ayuda a favorecer el tránsito y a la eliminación de gases.

2.2. Síndrome de Patau

Es la trisomía en el par 13 y es un síndrome polimalformativo grave. La mayoría no alcanzan más de los dos años de vida por problemas cardiorrespiratorios importantes. Aparecen anomalías importantes en la línea media, afectando a estructuras encefálicas y óseas. También son frecuentes las cardiopatías, problemas renales y malformaciones en las extremidades. El retraso general es importante desde el primer momento y le impedirá adquirir funciones como el lenguaje o la deambulación.

2.3. Síndrome de Edwards

Se trata de la trisomía en el par 18 y comparte afectaciones con el síndrome de Patau. La mortalidad es mayor al 95% en primer año de vida. Las niñas suelen alcanzar una supervivencia mayor. Los afectados que alcanzan una supervivencia larga están muy afectados a nivel psicomotor, ya que las características más frecuentes son: mano incapaz de abrirla (manos trisómicas), riñón en herradura, cardiopatías y esternón corto. Aparece una hipotonía inicial que evoluciona a hipertonía con el tiempo, limitación en la movilidad de las caderas, pies zambos y afectación de talones y dedos.

2.4. Síndrome del Maullido de Gato o Lejeune

Es la delección parcial del brazo corto del cromosoma 5 y se identifica por un llanto característico parecido al maullido de un gato, pero que evoluciona con el tiempo. Este llanto es así por la hipoplasia laríngea. Aparece dismorfismo craneofacial (cráneo pequeño, cara redonda o de luna llena y ojos muy separados, puente nasal ancho, hipertelorismo, estrabismo), afectación en las extremidades (manos pequeñas, clinodactilia, sindactilia, pliegue simiano, deformidades varias en los pies, hipotonía e hiperlaxitud, entre otros). El desarrollo madurativo también se ve retrasado.

2.5. Síndrome de Turner

Es la monosomía parcial o total del cromosoma X, por tanto aparece solo en el sexo femenino. Se caracteriza por presentar linfedemas en manos y pies, cuello alado y exceso de piel en la misma zona. También son frecuentes los soplos de corazón y la talla baja. No tiene por qué aparecer retraso mental, aunque sí son frecuentes los problemas de aprendizaje.

3. ARTROGRIPOSIS MÚLTIPLE CONGÉNITA

Se trata de un síndrome neuromuscular no progresivo y se caracteriza por presentar un grupo de anomalías congénitas, que son: musculatura mal desarrollada, débil y, normalmente, contracturada, rigidez articular, sin afectación de la sensibilidad. Aunque suele aparecer sola, puede ir asociada a otro trastorno congénito. La lesión se produce en el primer trimestre de gestación. No se trata de un diagnóstico específico, sino de un signo clínico. En el primer año de vida mueran el 50% de los niños con artrogriposis asociada a alteraciones del sistema nervioso central.

Al nacer, la enfermedad está totalmente desarrollada, afectando a extremidades y tronco. Si no se comienza un tratamiento temprano, las deformidades empeoran a medida que el niño se desarrolla.

Algunos estudios revelan que la inmovilización del feto provocaría un bloqueo en la sinapsis neuromuscular en el desarrollo de las cavidades articulares, que da lugar a las rigideces articulares. La mal posición fetal, aumento de presión mecánica o hidráulica pueden influir en la inmovilización del feto.

La causa es desconocida, aunque en la tipo miopático se han detectado cargas hereditarias importantes. Las anomalías asociadas, en los casos más severos, pasan por fisura palatina, lesiones cardíacas y malformaciones urinarias. Algunos autores indican que puede estar relacionada con trastornos neurogénicos y miotáticos, con afectación de la unidad motora, que puede provocar debilidad muscular y por tanto disminución de los movimientos fetales.

La clasificación atiende a si existe afectación neurológica. Si no existe, la artrogriposis puede ser de tipo amioplasia, distal o por reducción del espacio fetal. Ésta es la clásica y la más frecuente. Suele afectar a todas las extremidades de forma simétrica. La posición más frecuente es la descrita más abajo como Tipo II. La artrogriposis distal atiende a alteraciones genéticas autosómicas dominantes sin implicación neurológica. En los casos de artrogriposis con alteración neurológica se suele asociar a retraso mental.

Las características comunes en todos los tipos de artrogriposis son: articulaciones rígidas, extremidades en forma de cilindro con ausencia de pliegues cutáneos, luxación de algunas articulaciones, atrofia muscular, sensibilidad conservada y reflejos osteotendinosos disminuidos o abolidos.

Existen dos tipos de presentación:

- Tipo I. Niño con flexión y luxación de caderas son extensión de rodillas y pies equinovaros, rotación interna de hombros, codos y muñecas flexionadas con desviación cubital.
- Tipo II. Niños con caderas en separación y rotación externa, flexión de rodillas, pies equinovaros, rotación interna de hombros, codos en extensión y flexión y desviación cubital de muñecas.

Las contracturas son simétricas, aunque si aparece luxación de cadera, provocará asimetría en la postura. Las escoliosis, las anomalías faciales, problemas respiratorios y hernias abdominales son alteraciones asociadas en algunos casos.

La afectación puede ir desde trastornos morfológicos hasta incapacidad funcional por deformidad, pero la gravedad siempre aumenta cuando las deformidades afectan a las zonas distales de miembros y cuando no se comienza a trabajar de forma temprana, ya que las rigideces articulares aumentan pro el desuso.

El objetivo principal del equipo de intervención es asesorar e informar a la familia de que, aunque no se trate de un trastorno progresivo, sí que puede empeorar a causa de que no se instaure un programa con estiramientos, corrección postural y atención temprana.

3.1. Valoración

En primer lugar, tras una correcta anamnesis, se procede a inspeccionar las extremidades afectadas, sabiendo que suelen tener forma cilíndrica, con tejido subcutáneo fino y músculos atróficos. Las articulaciones rígidas aparecen mas grandes. Hay ausencia de pliegues normales y pueden observarse hoyuelos en algunas articulaciones.

Consiste en la medición de la amplitud articular pasiva a través del goniómetro, observar los movimientos espontáneos del bebé y valorar la contracción muscular. Se realizará a través de la palpación, movimientos contra la gravedad y evaluación de las actividades motoras. Si se usan escalas de valoración del desarrollo motor siempre habrá un déficit debido a la falta de fuerza y de movimientos limitados. Se observará la forma de moverse, de desplazarse, los cambios posturales y la funcionalidad de sus movimientos. También habrá que valorar las actividades de la vida diaria como la alimentación y el vestido.

Si hay afectación neurológica, se evaluará también el tono muscular, la movilidad activa y la sensibilidad, atendiendo a la lesión o afectación primaria y no a la artrogriposis.

Hay que observar otras alteraciones, si las hubiere, como asimetrías faciales, alteraciones en las extremidades y en la columna, deformidades genitales, hernias o hipoplasias pulmonares.

3.2. Objetivos

El objetivo general será disminuir el efecto de sus limitaciones físicas sobre su funcionalidad. Para ello se tratarán primero las alteraciones físicas con estiramientos, férulas, corrección postural y estimulación de los movimientos correspondientes a su edad. Después se trabajará sobre las limitaciones funcionales, facilitando el desarrollo de las actividades que le corresponden, realizar compensaciones y estrategias para sortear los obstáculos funcionales y el uso de ayudas técnicas.

El tratamiento fisioterapéutico debe comenzar lo antes posible para conseguir un grado de movilidad máxima en las articulaciones, así como para mantener una adecuada corrección postural. En los primeros meses el tratamiento será intensivo, aunque se puede prolongar hasta la vida adulta.

Por zonas, en los miembros inferiores hay que mantener una alineación y estabilidad para la deambulación con pies plantígrados. La columna debe estar en postura correcta y los miembros superiores funcionales para el autocuidado. También habrá que mantener el desarrollo psicomotor acorde a su edad en la medida de lo posible y mientras la funcionalidad esté conservada.

3.3. Tratamiento

En los niños con el primer tipo de Artrogriposis hay muchas dificultades para el movimiento. Se precisan estiramientos analíticos y colocar al niño en decúbito prono para estirar la cadena anterior de las extremidades inferiores. Existe un retraso en la adquisición de la sedestación y la bipedestación con apoyo, que suele ser posterior a la cirugía correctora del pie.

En los niños con el tipo o patrón II de Artrogriposis hay más facilidad para moverse, aunque están más limitados en decúbito prono. Aunque pueden llegar a gatear, es más sencillo que aprendan a desplazarse sentados.

Las familias deben aprender los estiramientos para evitar contracturas y rigideces articulares, ya que lo ideal es realizarlos de 3 a 5 veces al día. Se les recomendará realizarlos en las actividades diarias, como el cambio de pañal, el momento del baño o el vestido. Durante el periodo de crecimiento es el periodo más importante para llevar a cabo estos estiramientos. Se debe evitar los estiramientos bruscos que puedan dañar la capsula articular y se realizarán en los últimos grados de amplitud articular. Para mantener el efecto de los estiramientos, es recomendable el uso de splints (material termoplástico) e irlos adaptando al crecimiento y mejora del niño. Estas férulas progresivas se usarán mucho en los primeros meses de vida.

Por otro lado, el tratamiento va encaminado a mejorar y desarrollar las habilidades funcionales como el volteo, sedestación, bipedestación y desplazamiento. Es necesario que el niño pueda realizar movimientos activos a través de juegos y que experimente la representación del movimiento. El volteo lo suelen conseguir, aunque con muchas compensaciones, al igual que la sedestación, que tienen dificultades para realizarla de forma autónoma. La forma de desplazamiento más frecuente es en sedestación y la bipedestación se ve alterada por las contracturas en los miembros inferiores.

La capacidad de manipulación de verá alterada en función de las contracturas y rigideces a nivel de los miembros superiores. Muchos niños recurren a usar otras partes del cuerpo para manipular.

La bipedestación es importante en el tratamiento en los dos primeros años de vida tras la cirugía en los casos que sea necesaria. Se debe intentar conseguirla antes del primer año de vida, aunque deba utilizarse un standing a medida.

Los niños son capaces de levantarse del suelo cuando comienzan a caminar. Si no es posible debido a que exista debilidad muscular o limitación en la amplitud de movimiento, se puede suplir a través de ortesis. La mayoría suelen caminar entre los dos y los tres años.

Como resumen, en los primeros años el tratamiento consiste en: movilizaciones articulares, realizar splints si son necesarias, corregir posiciones y controlar la postura, desarrollar habilidades y estrategias para incentivar el desarrollo del niño y asesorar y guiar a la familia en las actividades que ellos pueden realizar en casa.

En niños más mayores habrá que tener como objetivo fomentar la autonomía y la independencia en la movilidad. Las actividades de autocuidado (vestido, alimentación y aseo personal) son actividades funcionales que hay que mantener con las extremidades superiores, al igual que la marcha con las inferiores. El tratamiento de estiramientos debe continuarse en etapas posteriores.

A medida que el niño crece se hacen más evidentes las carencias funcionales, por lo que hay que continuar el trabajo de mantenimiento de la amplitud articular y de fortalecimiento muscular. Si es preciso, se hará uso de ayudas para la movilidad. Es importante un buen control de cabeza y tronco cuando el niño comienza a caminar para el mantenimiento del equilibrio. Los niños que precisan ayudas como ortesis o andadores, tienen más dificultad para adquirir el equilibrio dinámico.

Las intervenciones quirúrgicas solo se plantearán cuando se pueda obtener un beneficio funcional, ya que incluye la liberación de la cápsula articular y el alargamiento del tendón, si es preciso.

4. ENFERMEDADES RARAS

Las enfermedades raras son aquellas que tiene una prevalencia menor a 5 por cada 10000 habitantes y que se presentan en cualquier edad. Hay más de 7000 enfermedades raras diferentes.

El diagnóstico de estas enfermedades es dificultoso en muchos casos. Se lleva a enfocarlo desde un punto de vista etiológico, sindrómico y funcional. Tras la recogida de información minuciosa, se realiza un examen físico desde el punto de vista médico, más concretamente, desde el área de dismorfología. Además, si es necesario, se llevarán a cabo las pruebas complementarias pertinentes. Lo más importante es hacer un diagnóstico funcional para poder plantear los objetivos terapéuticos. Los trastornos más frecuentes encontrados son:

- Retraso en el desarrollo: "retraso en más de dos áreas del desarrollo: motricidad fina, motricidad gruesa, cognitiva, social y lemguaje". Se evalúa mediante escalas de desarrollo como el Brunet - Lézine, Battelle, Merrill - Palmer, entre otras.
- Retaso Mental: "discapacidad caracterizada por una significativa limitación para la función intelectual y adaptativa, expresada en limitación para habilidades conceptuales, sociales y prácticas adaptativas". Siempre ocurre antes de la mayoría de edad. La etiología es muy variada, pero se identifica en más de la mitad de los casos de enfermedad rara. La clasificación atiende a la gravedad y se realiza de la siguiente forma: leve (coeficiente intelectual entre 50-55 a 70), moderado (35-40 a 50-55), grave (20-25 a 35-40) y profundo (menos de 20-25).
- Hipotonía: la resistencia que los músculos oponen al estiramiento pasivo está disminuida y la característica principal es que el niño es pasivo, por lo que la extensibilidad del músculo aún es mayor. El tono postural se ve alterado, ya que un tono correcto hace que un niño pueda mantener la postura sin dificultad y de forma correcta, pero en el caso de la hipotonía, hace que esta postura no se mantenga de forma adecuada, adoptando malas posturas. En las enfermedades raras, la hipotonía suele ser generalizada y central, por afectación de la neurona motora superior.

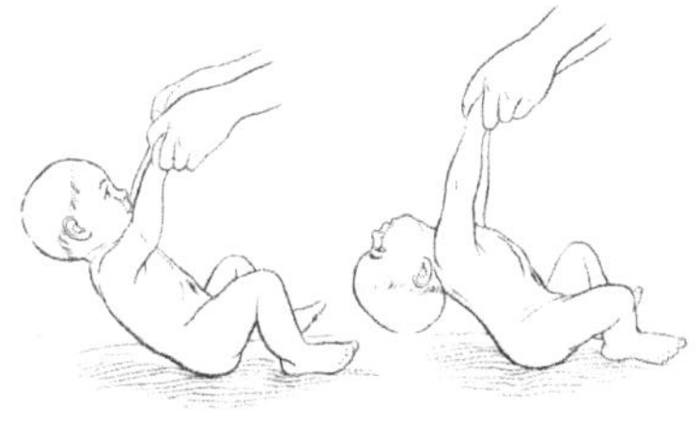

- Trastorno Motor: concurren diversas alteraciones motoras en las enfermedades raras, desde inestabilidad, falta de coordinación, torpeza general, marchas patológicas, entre otras. Las estereotipias también son frecuentes en muchos síndromes.
- Alteraciones ortopédicas: algunas pueden ser congénitas, pero otras adquiridas por las alteraciones que hemos nombrado anteriormente. Las más frecuentes son la escoliosis, rigideces articulares y pies equinos y equinovaros.
- Apraxias: trastornos perceptivos. La discriminación visual, el esquema corporal, la lateralidad o la disociación bimanual son alteraciones frecuentes en determinados síndromes.
- Trastornos de la alimentación y el lenguaje: la hipotonía y la falta de organización motora da lugar a problemas de alimentación en primera instancia, que posteriormente afectará a la función del lenguaje.

- Problemas conductuales: muchas alteraciones genéticas afectan a la conducta. En muchos síndromes hay conductas específicas, como la hiperfagia en el síndrome de Prader-Willi o la conducta autoagresiva en el síndrome de Smith-Magenis.

Síndrome de RETT

Es un trastorno del desarrollo infantil que afecta casi siempre a mujeres. Cursa con evolución normal al inicio, perdiendo poco a poco las funciones manuales, un crecimiento retrasado del cerebro y la cabeza, marcha dificultosa, posibles convulsiones y retraso mental.

La causa es una mutación del cromosoma Xq28, en la mayoría de los casos, y este gen controla la función de otros genes, por eso se afectan distintas áreas y funciones.

Se describen cuatro estadios del desarrollo del síndrome:

- Primer Estadio: inicio prematuro. Comienza en los primeros dos años de vida con un enlentecimiento del desarrollo global, hipotonía y desinterés general por el entorno. Desaparecen los movimientos voluntarios y con intención, se pierde el lenguaje y afecta al equilibrio y a la coordinación.

  En esta etapa, la apariencia es normal. Puede haber alcanzado la marcha autónoma o cierta funcionalidad en las manos. Los patrones de movimiento son normales, pero menos expresivos y variados, así como con dificultad para adaptarse a los cambios. Las reacciones de paracaídas están debilitadas y existe un retraso en la consecución de los hitos motores gruesos. Ha de promoverse el gateo, forma de desplazamiento poco usada en estas niñas, para favorecer la coordinación y la disociación de extremidades. La bipedestación y la marcha también son objetivos a alcanzar, así como la tonificación general y la corrección postural. La estimulación orofacial será determinante en las alteraciones de la alimentación y en el lenguaje. Las técnicas de estimulación sensorial y cognitivas favorecerán la intencionalidad por el entorno.

- Segundo Estadio: periodo destructivo. Aparece entre el primer y tercer año y la regresión es rápida. Aparece irritabilidad, afectación del sueño, estereotipias y pérdida del lenguaje, trastornos de la respiración y bruxismo.

  La niña se muestra más irritable, con problemas de respiración. Los cambios de posición y los movimientos provocan miedos, así como la aparición de signos autistas. Por todo ello es importante que se relaje y que la estimulación esté controlada. Es importante también favorecer los movimientos voluntarios y activos, para mejorar el tono y la actividad en general. La propiocepción adquiere un papel fundamental en esta etapa, tanto para la exploración y manipulación, como para dotar a la niña de diferentes sensaciones y evitar así la hipersensibilidad. Otro objetivo es la conexión regulada de la niña con el entorno.

- Tercer Estadio: período seudoestacionario. Comprende desde los dos a los diez años. Hay una cierta estabilidad y el retraso se mantiene, aunque permanecen síntomas como las estereotipias, apraxias, ataxias, convulsiones, signos autistas y desconexión. Suelen aparecer complicaciones ortopédicas, y mejoran aspectos como el comportamiento y la irritabilidad. Muchas niñas permanecen en esta etapa mucho tiempo de su vida.

Los objetivos principales irán encaminados a mejorar la coordinación, el control de la postura y el equilibrio. Se prestará especial atención a la apraxia y ataxia en la marcha, y se trabajará siempre desde un punto de vista activo, fomentando la participación de la niña en la medida de lo posible. La comunicación es un aspecto que limita esta participación. Es posible que haya que utilizar sistemas de comunicación alternativos. Los cambios de posición regulados serán trabajados al igual que en la etapa anterior. Respecto a la escoliosis que suele aparecer en esta etapa, es de vital importancia mantener la marcha, fortalecer la musculatura erectora de tronco y la flexibilidad general. Las correcciones posturales y los cambios de posición activos también juegan un papel importante. La marcha de puntillas también condiciona un pie equinovaro, unido a malas posturas y a la falta de movilidad, en muchos casos hay que pensar en el uso de ortesis a la vez que se aplica un tratamiento fisioterapéutico.

- Cuarto Estadio: a partir de los diez años. Aparece una afectación en el plano motor de forma tardía. Puede aparecer una marcha más dificultosa y una limitación de la movilidad. Avanzan las alteraciones ortopédicas y los trastornos tróficos, así como la aparición de la espasticidad y las distonías.

  El objetivo principal sigue siendo mantener la marcha para evitar osteoporosis prematura y descalcificaciones. La progresión de las deformidades limita aún más esta función. Aunque nos e trata de una enfermedad degenerativa, sí que pueden llegar a ser dependientes con el tiempo, por lo que hay que mantener el máximo de tiempo posible la actividad de la persona y la funcionalidad en general.

Fisioterapeutas Servicio Andaluz de Salud (SAS)
Temario específico
Volumen 3

Servicio Andaluz de Salud
(SAS)

Tema 51

Patologías pediátricas, cuello y deformidades del miembro inferior

Elena Piñero Pinto
Fisioterapeuta

eRodio ediciones

Índice esquemático

1. **Tortícolis congénita**
    1.1. Exploración
    1.2. Clasificación
    1.3. Tratamiento
2. **Plagiocefalia**
    2.1. Exploración
    2.2. Tratamiento
3. **Parálisis braquial obstétrica**
    3.1. Exploración
    3.2. Tratamiento
4. **Patologías de pelvis y cadera**
    4.1. Oblicuidad Pélvica Congénita
    4.2. Displasia del Desarrollo de la cadera
    4.3. Alteraciones rotacionales y angulares de la cadera
    4.4. Enfermedad de Perthes
5. **Patologías de tobillo y pie**
    5.1. Pie Equinovaro Congénito
    5.2. Metatarso Varo o Aducto
    5.3. Pie Hendido
    5.4. Pie Plano
    5.5. Pie Cavo

1. TORTÍCOLIS CONGÉNITA

La Tortícolis Muscular Congénita es la contractura y acortamiento del músculo esternocleidomastoideo. Puede estar acompañada, frecuentemente, de un pseudotumor en dicho músculo. Hay que diferenciarla de la Tortícolis Postural, que es la preferencia de una postura de forma permanente, y ésta se desarrolla a lo largo de los primeros meses de vida. Puede ir acompañada de plagiocefalia.

1.1. Exploración

- Historia Clínica: será importante conocer algunos datos como el tipo de parto, longitud del bebé al nacer, tipo de lactancia, desarrollo del niño, así como antecedentes de tortícolis o plagiocefalias.
- Inspección: en la vista frontal se observa inclinación lateral al lado del músculo afecto, con rotación contralateral de la cabeza. Se acompaña de cuello más corto y enrojecimiento de la piel. Aparece al nacimiento o en los primeros días de vida. En la vista posterior habría que valorar plagiocefalia.
- Palpación: puede haber o no tumoración y consistencia fibrosa en el músculo afectado.
- Balance articular: puede valorarse con goniómetro. Estaría limitada la rotación homolateral y la inclinación contralateral. Para hacerlo de forma pasiva, debe valorarse en decúbito supino, con la cabeza al borde de la camilla, fijando de forma simétrica ambos hombros.

Aunque el diagnóstico es clínico, se puede usar la ecografía para observar la presencia tumoral en el esternocleidomastoideo. Si se sospecha una causa subyacente, se le recomiendan radiografías de columna cervical y/o resonancia magnética por sospecha de lesión nerviosa.

Es preciso descartar otros trastornos congénitos o anomalías con sospecha de tortícolis. Se debe diferenciar también de la tortícolis postural. En ésta, no hay tumoración ni rigidez y se acompaña de plagiocefalia postural. Tampoco hay pérdida en la movilidad pasiva ni acortamiento muscular.

1.2. Clasificación

Se pueden clasificar, según la causa, en musculares y no musculares.

Las musculares pueden ser: traumáticas, isquémicas, hereditarias o por una mala mecánica intrauterina con malposición de la cabeza.

Las no musculares se deben a: malformación o traumatismo óseo, subluxación vertebral, proceso inflamatorio, alteración del desarrollo, afectación ocular, entre otras.

A medida que el niño crece, la probabilidad de fibrosis del músculo disminuye, ya que se regeneran las fibras sanas. Si hay acortamiento de un esternocleidomastoideo, aumenta la debilidad del contralareal, ya sea porque hay elongamiento prolongado o por falta de uso. La posición mantenida afecta al crecimiento del cráneo y la cara, provocando asimetrías craneales, faciales, incluso en clavículas y hombros.

1.3. Tratamiento

Más del 90% de los niños obtienen buenos resultados si se inicia el tratamiento antes del primer año de vida. Los objetivos del tratamiento serán corregir la postura haciendo un centraje postural de la cabeza y cuello, obtener un balance articular activo y pasivo completo del cuello, así como conseguir una fuerza muscular normal.

- Primera Fase: colocar calor superficial, relajar al niño y masoterapia (amasamiento suave).
- Segunda Fase: esta fase se caracteriza por la movilización pasiva (estiramientos). Se debe fijar los hombros y hacerlo de forma suave y paulatina para evitar realizar microtraumatismos que aumenten la fibrosis. Tampoco lo realizaremos si el niño opone tanta resistencia que creemos el efecto contrario. Se hará en decúbito supino, la cabeza estará por fuera del plano, primero se inclina hacia el lado contrario y, posteriormente, se rota hacia el mismo lado del músculo afecto. Se mantiene unos 15 segundos, unas 10-15 repeticiones, 3 veces al día.
- Tercera Fase: el objetivo es conseguir la simetría en la postura a través del movimiento activo o reflejo. Se puede realizar con estimulación visual y auditiva (llamando su atención desde el lado afecto). También a través de volteos hacia el lado que provoca la elongación del músculo. A través de volteos y reptación refleja conseguimos el giro y enderezamiento del cuello. También con los reflejos y reacciones posturales como el reflejo de búsqueda al lado de la contractura.
- Cuarta Fase: se trata de potenciar la musculatura contralateral, a través de juegos y estímulos, primero sin gravedad y, posteriormente, incluyéndola.

La ortesis está indicada en casos en los que se mantiene na inclinación lateral en niños mayores de 5 meses o en un postoperatorio quirúrgico.

A los padres hay que enseñarles el estiramiento y el posicionamiento básico, incorporándolo en sus actividades rutinarias como el cambio de posición o e transporte. Algunas recomendaciones son colocarlo para la alimentación del pecho haciendo que tenga que hacer una rotación homolateral, ubicar la cuna de forma que los estímulos estén en el lado del músculo afecto.

Existen pocos estudios sobre el uso de la toxina botulínica en esta afectación. Hay también alguna publicación sobre la eficacia de la osteopatía craneal.

La cirugía solo se indica en casos con limitación de 10° en el balance articular tras pasar 6 meses de tratamiento o que se mantenga la deformidad en niños con más de un año de edad.

2. PLAGIOCEFALIA

Se define como la deformidad de la cabeza con aplanamiento lateral del cráneo. El término significa "cabeza oblícua" y proviene del griego. La plagiocefalia postural se debe a factores mecánicos, aunque adopta diferentes nomenclaturas según la bibliografía (plagiocefalia sin sinoptosis, posterior, occipital, deformativa, entre otros). En este caso, se hace referencia a la deformidad craneal en niños mayores de 6 semanas, con suturas abiertas y fontanelas normales.

Existen factores que predisponen a sufrir una palgiocefalia, tales como la compresión intrauterina o extrauterina, la prematuridad y bajo peso, la tortícolis congénita, afectación neurológica, entre otros.

2.1. Exploración

La característica morfológica en paralelogramo es típica de la plagiocefalia postural. Suele aparecer la región occipital aplanada en un lado, con prominencia frontal y parietal. Se suele resolver sin secuelas antes de los dos años de edad en la mayoría de los casos.

Para determinar el grado de gravedad se suelen tomar las medidas antropométricas, que se valoran con cefalómetro y son los diámetros oblicuos, laterales y anteroposteriores.

El diagnóstico es eminentemente clínico a través de la historia clínica y de la exploración física. Si el niño nace con la cabeza plana, probablemente se deba a una craneosinostosis y no a una plagiocefalia postural.

2.2. Tratamiento

La principal medida terapéutica es la corrección postural. Se realizarán estiramientos y otros ejercicios en el caso de que aparezca con una tortícolis. Otro recurso es el uso de ortesis craneal. La cirugía no está indicada cuando se trata de una plagiocefalia postural.

En menores de 6 meses: realizar cambios posturales durante el sueño y evitar planos duros. Cambiar, si es necesario, la orientación de la cuna. Colocarlo en decúbito prono cuando este despierto estimulando la mirada a ambos lados y realizar estiramientos suaves de cuello.

En mayores de 6 meses: mantener los cuidados y cambios posturales. A esta edad ya se valora la colocación de la ortesis craneal si la deformidad es de moderada a grave (la evidencia es limitada).

3. PARÁLISIS BRAQUIAL OBSTÉTRICA

La Parálisis Braquial Obstétrica (PBO) es la paresia fláccida del miembro superior, con un grado de movimiento pasivo mayor que en activo, provocada por el sobreestiramiento traumático del plexo braquial en el parto. Se está comenzando a hablar de Parálisis Braquial Perinatal porque en ocasiones ocurre en el periodo neonatal.

El lado más frecuentemente afectado es el derecho, y la causa sea, probablemente, la presentación occipitoilíaca izquierda anterior. Es más frecuente en partos instrumentados.

La etiología es traumática, tras realizar una tracción o estiramiento del plexo en el parto. Aunque también se está cuestionando una causa de malposición intrauterina.

Los factores de riesgo son varios. En primer lugar destacar los neonatales, como el alto peso al nacer y la posición fetal. Como factores maternos, resaltar la diabetes mellitus, que provoca macrosomía fetal, con el consecuente riesgo de sufrir PBO. También nos encontramos los riesgos obstétricos, resaltando la distocia de hombro que también predispone a padecer la PBO.

La clasificación de la PBO se realiza en función de diferentes aspectos:

- Según la gravedad nerviosa: neuroapraxia, axonotmesis, neurotmesis y avulsión.
- Según la localización: superior (C5-C6), inferior (C8-D1) o completa (C5-C6-C7-D1).
- Según la funcionalidad y evolución: Grado I (Parálisis C5-C6), Grado II (Parálisis C5-C6-C7), Grado III (Parálisis C5-C6-C7-C8-D1), Grado IV (Parálisis C5-C6-C7-C8-D1 con síndrome de Horner) y Grado V (Avulsiones con síndrome de Horner).

En la parálisis superior, la extremidad superior adopta la posición de "propina del camarero". Existe debilidad en los abductores y rotadores externos de hombro, flexores y supinadores de codo y extensores de muñeca. Es la más frecuente y la de mejor pronóstico.

En la inferior se coloca la mano en posición de "garra" con pérdida de la funcionalidad de la mano. Es forma de aparición menos frecuente.

3.1. Exploración

La primera exploración se realiza al nacer, en las primeras 48 horas y en las dos semanas consecutivas.

Se realiza una observación global y de la actitud del miembro superior en concreto. Detectar asimetrías, la postura y el tamaño, así como la posición de la cabeza y el cuello, para descartar otras afectaciones como la tortícolis o la afectación de otros nervios.

Se llevará a cabo un balance articular completo activo (mediante la observación de los movimientos espontáneos) y pasivo (buscando limitaciones articulares).

La valoración muscular se realizará también a través de los movimientos espontáneos y la estimulación sensitiva cutánea, observando si se realizan movimientos en contra o a favor de la gravedad.

Se valoran también los reflejos primitivos que impliquen sobre todo a la extremidad superior, así como los reflejos osteotendinosos.

Si es posible, se tendrá en cuenta también la sensibilidad y la funcionalidad, atendiendo a la edad del niño.

El diagnóstico diferencial incluye la pseudoparálisis por dolor, lesión cerebral, costilla cervical, neoplasia o amioplasia congénita.

3.2. Tratamiento

El tratamiento debe mantenerse durante los 6 primeros meses y adaptarse a la evolución y edad del niño.

Los objetivos van encaminados, fundamentalmente, a prevenir complicaciones y deformidades y son:

- Mantener la movilidad articular y tonificar la musculatura sana.
- Promover la contracción de la musculatura parética.
- Evitar deformidades secundarias a la parálisis.
- Mantener patrones de movilidad adecuados, fomentando la funcionalidad del miembro afectado, en la medida de lo posible.
- Favorecer la circulación sanguínea.

El tratamiento consta de varias fases, según el periodo de tiempo.

En las primeras dos o tres semanas: reposo e inmovilizar el miembro con aducción y rotación interna. Hay que realizar educación para la salud con la familia en cuanto al vestido, aseo y alimentación.

A partir de entonces y hasta los tres meses: realizar masaje superficial para relajar el tono muscular y evitar contracturas. Se realizará una estimulación de los músculos sanos y estiramientos muy suaves. Además, movilizaciones controladas de hombro (evitando anteversión mayor de 90º), de codo y muñeca para mantener los arcos articulares conservados. Se aprovecharán los reflejos y reacciones posturales para hacer un entrenamiento motor de las funciones de la extremidad superior (mano a boca y mano a mano). Parece que la Terapia Vojta ayuda a estimular patrones de movilidad en el miembro afectado. Será necesario realizar una estimulación sensitiva que ayuda al trabajo motor. El trabajo y corrección postural debe ser permanente, realizando cambios posturales para evitar deformidades. Si es necesario, se usarán férulas de termoplástico de uso nocturno para mantener la posición de la muñeca y mano de forma correcta.

A partir de los tres o cuatro meses: mantener los arcos articulares a través de las movilizaciones pasivas. Se irá adaptando el tratamiento la evolución y desarrollo del niño. Se trabajará la integración del esquema corporal con la extremidad afectada, el apoyo de la mano en diferentes posiciones y reacciones de apoyo. También se enseña educación postural y adaptaciones para las actividades de la vida diaria, así como el uso de ortesis en caso de que sea necesario.

La toxina botulínica y el tratamiento quirúrgico están indicados en caso de grave afectación y contracciones muy persistentes.

4. PATOLOGÍAS DE PELVIS Y CADERA

Las afectaciones de cadera y pelvis en el niño son motivo de consulta frecuente en Rehabilitación Infantil. Provocan gran inestabilidad, dolor, alteración y/o retraso de la marcha.

4.1. Oblicuidad Pélvica Congénita

Se trata de una contractura y acortamiento del glúteo medio que provoca un descenso de la cadera homolateral y un ascenso de la contralateral. También se denomina Caderas en Ráfaga. Existe una limitación a la abducción y acortamiento en el lado ascendido y limitación a la aducción en el lado descendido. Se puede asociar a la displasia de cadera y es más frecuente en la cadera descendida. Se suele consultar porque provoca una asimetría de los pliegues inguinales.

Tratamiento: estiramiento de los abductores de la cadera elevada en decúbito supino y del glúteo medio de la cadera contraria en decúbito prono. Se realizan varias veces al día, durante varias semanas y se llevará a cabo hasta la corrección de la limitación o hasta la consecución de la bipedestación autónoma. A la familia se le suele decir que aprovechen los cambios de pañal para realizarlos. Si se asocia a displasia de cadera, debe tratarse como tal.

4.2. Displasia del Desarrollo de la Cadera

Es la malformación de la articulación coxofemoral en su periodo de formación y tiene como causa la inestabilidad. En muchos casos se produce en el periodo prenatal, pero en otros, se provoca en el periodo neonatal y postnatal. Pasa por pertenecer a este diagnóstico un sinfín de otros trastornos que son incluidos en función de la gravedad: cadera luxable, cadera luxada reductible o no reductible, subluxación, oblicuidad pélvica congénita.

Exploración: se trata de hacer un examen exhaustivo, analizando cada cadera por separado (abducción de cadera, aspecto, longitud del muslo, ascenso del fémur, flexo de cadera y de rodilla, éste último normal en los primeros meses de vida y exploración de los pies). Se analiza la posición en decúbito supino y en prono, así como en sedestación. También se utiliza la ecografía para su diagnóstico precoz en medicina.

Las dos maniobras exploratorias fundamentales para determinar si hay una cadera luxable o luxada. La maniobra de Barlow evidencia una cadera luxable. Se realiza con el bebé en decúbito supino y las caderas abducidas a 45°. El examinador coloca sus pulgares en la cara interna de los muslos ye l dedo índice y medio en la cara externa del trocánter mayor. Se realiza una fuerza hacia posterior y hacia fuera con el pulgar, escuchándose un chasquido que es la luxación de cadera. La maniobra de Ortolani valora una cadera luxada, coloca al recién nacido en supino, con caderas y rodillas a 90° de flexión, los pulgares en cara interna y los dedos índice y medio sobre el trocánter mayor. Se separan caderas y a la vez los dedos medio y anular presionan el trocánter mayor hacia anterior, escuchándose un chasquido que es la entrada de la cabeza femoral en el acetábulo.

El tratamiento inicial de la displasia de cadera es eminentemente ortésico. El objetivo es reducir la cabeza del fémur sin elementos interpuestos, mantener la reducción y evitar que ocurra una displasia residual. Si se realiza antes de los seis meses, se realiza en abducción de cadera. El más utilizado actualmente es el arnés de Pavlik, que se mantiene a más de 90° de flexión y a unos 40° de abducción. En muchos casos, el uso de ortesis origina efectos secundarios que el fisioterapeuta debe abordar, como las contracturas en la musculatura de la cadera y rodilla y compresión nerviosa en las extremidades superiores. En mayores de seis meses será valorable la cirugía. El uso del doble pañal está desechado. Si el diagnóstico se realiza antes de los seis meses, la capacidad de remodelaciónd el niño favorecen los resultados del tratamiento. También se usan otras ortesis como el pañal de Frejka (pañal de gomaespuma sujeto a los hombros).

4.3. Alteraciones rotacionales y angulares de la cadera

Las alteraciones rotacionales y angulares de la cadera son causas frecuentes de consulta en ortopedia infantil.

Alteraciones Angulares: La Coxa Vara es el descenso del ángulo cervicodiafisiario y la Coxa Valga es el aumento de dicho ángulo por encima de la media. Ambas pueden asociarse a otros trastornos y alteraciones, sean locales o generalizadas. El tratamiento de estas afectaciones es limitado, ya que, aunque la fisioterapia no puede corregirlos, si se puede mantener la movilidad articular y la fuerza muscular.

Alteraciones Rotacionales: en muchos de los casos se trata de situaciones normales para la edad del niño. Para valorarlo es preciso un goniómetro para medir el ángulo muslo – pie y un inclinómetro para medir las rotaciones de cadera. La anteversión femoral es el aumento del ángulo que se produce al medir la rotación interna del cuello y la cabeza femoral en el plano transversal con respecto a la diáfisis y los cóndilos. Este ángulo es de unos 40° en niños y 50° en niñas al nacer, disminuyendo hasta llegar a 15-20° en la edad adulta. Aparece como una marcha convergente con aumento de la rotación interna. Hay que evitar la sedestación en "W", así como incentivar la posición de

"Buda". Se enseñará la marcha con rotación externa (Tipo Charlot), marcha en cuclillas y sentadillas con abducción y rotación externa. Se evitará también dormir en decúbito prono con los pies mirando hacia dentro. Es importante realizar una actividad física moderada como bicicleta, caminar o patines, por ejemplo. En el caso de la retroversión femoral es al contrario, aunque ésta es excepcional como afectación principal.

4.4. Enfermedad de Perthes

Se trata de la necrosis ósea juvenil avascular idiopática de la cabeza del fémur. Tras esta necrosis, hay un proceso regenerativo que puede provocar deformidades en la articulación secundarias a la propia enfermedad.

Existen factores predisponentes como la edad ósea tardía, talla baja o morfotipo asténico, pero no se puede relacionar directamente con un trastorno avascular.

Se manifiesta con dolor, cojera y limitación de movimiento localizado en la zona de la ingle, extendiéndose al muslo y lado interno de la rodilla. Aparece una marcha en Trendelemburg causada por el dolor, contractura por las compensaciones antiálgicas e incluso llegar a la dismetría.

Tratamiento: el objetivo principal es conseguir la regeneración de la cabeza femoral en su posición y forma natural. En primer lugar hay que recuperar la movilidad articular y posteriormente contener dicha cabeza femoral.

En cualquier caso hay que tener una serie de aspectos en cuenta, como no aumentar de peso, realizar ejercicios de movilidad, fortalecer glúteos, usar calzado adecuado que evite los impactos y realizar deportes en descarga, como la natación.

Cuando hay presencia de dolor y cojera, es preciso que realicemos reposo y descarga. La fisioterapia se encargará de recuperar la movilidad articular y fortalecer la musculatura glútea. Las movilizaciones se realizarán de forma pasiva y con cierta tracción (decoaptación). Cuando no exista dolor, se pedirá la colaboración el paciente. En el caso de que sea necesaria la cirugía, la fisioterapia será clave también en el periodo postoperatorio.

5. PATOLOGÍAS DE TOBILLO Y PIE

El desarrollo de los huesos del pie no finaliza hasta los 8 años, pero sigue creciendo hasta los 14 años en las niñas y hasta los 16 en los niños.

5.1. Pie Equinovaro Congénito

Es una deformidad del desarrollo del pie en la que el retropié se encuentra en equino y varo y el antepié en aducto y varo con torsión tibial interna. En la mayoría de los casos la causa es idiopática, aunque en muchos casos está asociada a otros trastornos.

En una publicación reciente se propone como causa principal la disminución de movimientos del pie en el periodo fetal.

El pie zambo afecta a muchas estructuras del pie y la pierna. El astrágalo se desvía hacia medial y plantar, el escafiodes va hacia media y se subluxa con relación al astrágalo, el calcáneo se va a aducción e inversión y el cuboides va a medial. El antepié se halla en aducción y pronación respecto al retropié, lo que provoca un cavo. Las estructuras blandas internas del pie, pierna y muslo están poco desarrolladas. También se ve comprometida la vascularidad. La clasificación atiende a la gravedad y considera tres grados: Grupo I, se trata de una actitud fácilmente reductible; Grupo II, parcialmente reductibles con algunas partes blandas retraídas y con deformación considerable; y Grupo III, malformación grave, irreductible ante ninguna movilización o manipulación.

El diagnóstico prenatal puede realizarse por ecografía, aunque el diagnóstico es fundamentalmente clínico y postnatal por el riesgo de falsos positivos. Se observa un pie equivo, varo, aducto y cavo. La característica principal es que no se puede corregir de forma pasiva. El pie zambo es un factor de riesgo para la displasia de cadera.

Tratamiento: debe comenzar lo antes posible para que no haya fibrosis de ningún tejido. Existen diferentes métodos de tratamiento.

El Método Ponseti lo realiza el médico y consiste en llevar el antepié a abducción en supinación, haciendo contrapresión en la parte lateral del astrágalo, para evitar que rote a medial la mortaja del tobillo. Después, se coloca un yeso durante una semana para mantener la corrección.

El Método Funcional lo realiza el fisioterapeuta y, mediante manipulaciones continuadas en el mismo orden, corrige el pie. Primero se realizan tracciones suaves de la articulación astragaloescafiodea. Posteriormente se estabiliza el retropié y se corrige la aducción del antepié. Se desrota el calcáneo y se corrige el varo del retropié. Por último, se corrige el equino del retropié. Para mantener esta corrección, se coloca un vendaje funcional para mantener la movilidad pasiva. El tratamiento es diario durante los dos primeros meses de vida.

El Método Copenhague también lo realiza el fisioterapeuta, consistiendo en realizar estiramientos de los tejidos blandos acortados y la manipulación de las articulaciones. Se comienza por el antepié y se va subiendo hasta corregir el retropié y el tobillo. Para mantener la corrección se usa una férula de termoplástico no articulada. Por tanto hablamos de flexibilizar, manipular y fijar, en este orden.

5.2. Metatarso Varo o Aducto

En esta deformidad, el antepié se encuentra en supinación y aducción. El retropié es normal, a diferencia de otras afectaciones de los pies. El borde externo del pie se observa convexo y el interno, cóncavo.

La causa es desconocida, aunque sí es más frecuente en gemelos, seguramente por efectos mecánicos. No se encuentra en prematuros, donde el espacio intraútero no está comprometido, por lo que este factor mecánico coge peso.

Se suele observar un pliegue en el escafoides de forma transversal. La aducción aumenta durante la carga y la supinación al contrario. La clasificación se realiza a partir de la gravedad: leve, moderado o grave.

Aunque según diferentes estudios, no hay relación directa con la displasia de cadera, se recomienda su seguimiento.

La clasificación también atiende a la gravedad de la deformidad: en el Grado I la aducción es aislada y se corrige fácilmente, sobrepasando la línea media; en el Grado II la aducción se acompaña de inversión y se corrige hasta la línea media; en el Grado III, la aducción de une a la inversión pero no se puede corregir.

Tratamiento: la mayoría se resuelven de forma espontánea, pero depende de la gravedad de la deformidad.

En los casos más leves, se puede corregir de forma pasiva sin esfuerzo, por lo que no precisan tratamiento. Evitar posturas mantenidas en decúbito prono.

En casos moderados, se corrige bien hasta la posición neutra, por lo que el tratamiento consiste en estiramientos y, si es preciso, acompañarlo de ortesis (tipo AFO) de termoplástico o de un vendaje funcional corrector.

En los casos graves, cuando no se puede llevar el antepié a la línea media, se necesitan yesos seriados para corregir, además de tratamiento fisioterapéutico.

Para prevenir una deformidad permanente y fijada, se debe alinear el pie antes del 8º mes de vida.

5.3. Pie Hendido

Se trata de un conjunto de alteraciones del antepié que van desde ausencia parcial del segundo o tercer radio en casos leves hasta ausencia del primero al cuarto en casos graves. Se puede asociar también a la sindactilia.

El tratamiento va desde la simple observación para su seguimiento hasta tratamiento quirúrgico cuando afecta a la funcionalidad. Tras el tratamiento quirúrgico, si afecta a la marcha o colocación del pie, precisa de tratamiento fisioterapéutico.

5.4. Pie Plano

Es la pérdida o aplanamiento del arco longitudinal interno del pie estando en carga. Se puede acompañar de valgo de talón y pronación, pero no se considera una deformidad ni anomalía, si no que se trata de una desviación de la norma.

El *Pie Plano Flexible* es más frecuente en la infancia que en los adultos. La causa de puede deber a muchos factores, como que la musculatura del peroneo lateral largo esté débil, o que la estructura ósea no esté totalmente preparada para la carga. Otros autores lo relacionan con el calzado o con la laxitud articular.

Los síntomas son cansancio tras marcha o bipedestación prolongada y el diagnóstico se hace a través de la observación y análisis de la huella plantar. Se trata de un pie plano flexible cuando el arco aparece en descarga y desaparece en carga. El valgo de talón se suele asociar al pie plano y ambos síntomas se pueden observar a través del podoscopio.

Cuando el borde interno de la huella plantar se desplaza hacia el borde interno del pie es un pie plano y si se desplaza hacia el lado externo, un pie cavo.

Antes de los tres años es normal en pie plano infantil por cúmulo de grasa en el borde interno, por tanto no podemos decir que se trata de un pie plano antes de los 4 años aproximadamente.

Debe valorarse la marcha para su estudio, ya que en ella observamos la pronación del pie y el valgo de talón.

Tratamiento: la mayoría se corrigen espontáneamente. Si no es el caso, el tratamiento suele comenzar con plantillas ortopédicas con cuña supinadora de talón y pronadora del antepié. Una vez que haya finalizado el periodo de crecimiento del pie, no están indicadas las plantillas.

La marcha en terreros blandos como arena de playa es recomendable para el fortalecimiento de la musculatura del pie, así como la marcha de puntillas y talones (para estirar el tríceps sural).

El Pie Plano Congénito se detecta en los primeros meses de vida por la verticalización del astrágalo y la luxación astragaloescafoidea. Se le denomina "pie en mecedora".

Se asocia a enfermedades neuromusculares o genéticas. El antepié se encuentra en abducción y flexión dorsal y el retropié en equino y se trata de una deformidad rígida. Se observa, durante la marcha, falta de impulso hacia delante.

El tratamiento es conservador, realizando movilizaciones para llevar el pie a flexión plantar. Se suele acompañar de férulas correctoras para mantener los grados de movilidad ganados. Se trata de estirar las estructuras blandas de la cara dorsal del pie y la cara anterior del tobillo. Si el tratamiento no mejora la deformidad, habría que recurrir a cirugía, siempre antes de los tres años de vida.

5.5. Pie Cavo

Se trata de una afectación donde se eleva el arco interno del pie, provocada por una flexión plantar del antepié respecto al retropié. Puede acompañarse también de dedos en garra.

Es menos frecuente que el pie plano en la etapa infantil, por lo que si aparece, debemos descartar trastornos de origen neuromuscular como causa del problema, por los desequilibrios musculares que pueda provocar.

No suelen ser dolorosos, a menos que sean pies cavos avanzados y que provoquen molestias durante la carga en los metatarsos o en el talón, por el exceso de peso. En estos casos se tratan con plantillas ortopédicas de descarga en dichas zonas y trabajo muscular en pie y pierna para descargar la musculatura flexora de tobillo.

Servicio Andaluz de Salud
(SAS)

Fisioterapeutas Servicio Andaluz de Salud (SAS)

Temario específico
Volumen 3

Tema 52

Fisioterapia en las patologías vertebrales. Valoración fisioterapéutica. Objetivos. Plan de tratamiento fisioterapéutico en las patologías más frecuentes

Sergio Hidalgo Varela
Fisioterapeuta

Rodio ediciones

Índice esquemático

1. **Columna Vertebral**
   1.1 Curvaturas Normales
2. **Objetivos**
3. **Valoración Fisioterapéutica y plan de tratamiento fisioterapéutico en las patologías más frecuentes**
   3.1. Cervicalgias
   3.2. Dorsalgias
   3.3. Lumbalgias

1. COLUMNA VERTEBRAL

La columna vertebral, raquis o espina dorsal es una compleja estructura osteofibrocartilaginosa articulada y resistente, en forma de tallo longitudinal, que constituye la porción posterior e inferior del esqueleto axial.

Situado en la parte media y posterior del tronco, y va desde la cabeza, a la cual sostiene, pasando por el cuello y la espalda, hasta la pelvis a la cual le da soporte. En el Adulto mide aproximadamente 75 cm de longitud.

La columna vertebral consta de cinco regiones, contando con aproximadamente 33 vértebras, dividiéndose en:

- Región cervical (7 vértebras, C1-C7)
- Región dorsal (12 vértebras, T1-T12)
- Región lumbar (5 vértebras, L1-L5)
- Región sacra (5 vértebras, S1-S5)
- Región coxígea (cuatro vértebras, inconstantes)

La Columna Vertebral es la superposición de estos cuerpos vertebrales que están unidos entre sí por el disco intervertebral (articulaciones cartilaginosas) y las apófisis lo están mediante las articulaciones del tipo artrodias (planas).

Para explicar mejor las vértebras la descomponemos en sus diferentes partes consecutivas que se componen en dos partes principales: el cuerpo vertebral anterior y el arco o macizo apofisiario posterior.

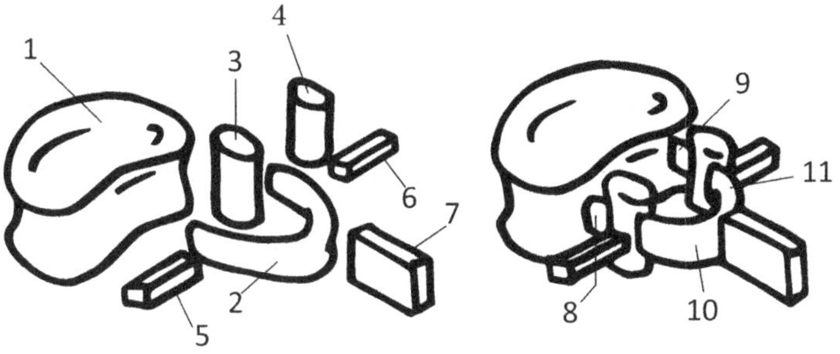

1- Cuerpo vertebral
2 - Arco posterior
3,4 -Apófisis articulares
5,6- Apófisis transversas
7 - Apófisis espinosa
8,9 - Pedículos
10,11 - Láminas

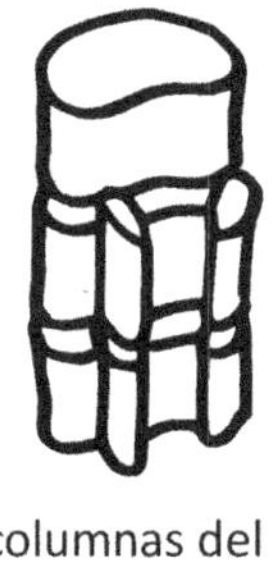

Tres columnas del raquis

Tiene forma cilíndrica con una cara posterior cortada. El arco posterior tiene forma de herradura. A ambos lados se fija el macizo de las apófisis articulares, y por delante a ellas se sitúan las láminas. En la línea media y posteriormente está la apófisis espinosa. Y finalmente la vértebra tipo se completa por las apófisis transversas, que se sueldan al arco posterior, casi a la altura del macizo de las articulares.

Todas estas partes constitutivas se corresponden en sentido vertical. Así a lo largo de la columna se establecen tres columnas:

- Una columna principal por delante formada por el apilamiento de los cuerpos vertebrales.
- Dos columnas secundarias por detrás del cuerpo formadas por el apilamiento de las apófisis articulares.

1.1. Curvaturas Normales

La columna en una vista lateral presenta 4 curvaturas normales las cuales tienen como función la distribución armónica del peso y se describen dos tipos de curvaturas:

- La cifosis: es la curvatura que dispone al segmento vertebral con una concavidad anterior o ventral y una convexidad posterior o dorsal.
- La lordosis: al contrario, dispone al segmento vertebral con una convexidad anterior o ventral y una concavidad posterior o dorsal. La columna vertebral humana se divide en cuatro regiones, cada una con un tipo de curvatura característica:

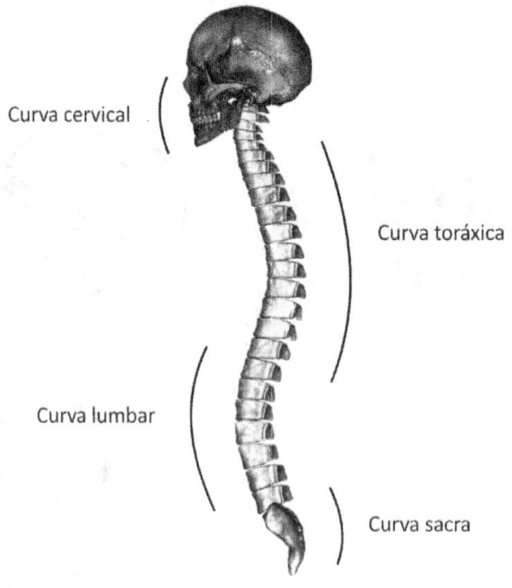

De esta forma la curvatura cervical y sacro-coccígea, seria lordosis, y la curvatura torácica y lumbar seria lordosis.

Si estas curvaturas son patológicas se denominan Hiperlordosis e Hipercifosis.

2. OBJETIVOS

Para conseguir buenos resultados con un paciente afectado de una patología vertebral tenemos que establecer una serie de objetivos.

Estos van a ser totalmente personalizados de forma que podamos adaptarlos e integrarlos en la vida del paciente.

Principalmente vamos a tener en cuenta; la actividad física que realiza el paciente, la expectativa que tenga hacia el tratamiento y hacia la resolución de su patología y si ha sido intervenido quirúrgicamente.

Nuestros objetivos de forma general, durante el tratamiento como al finalizarlo, van a ser:

- Reducir el dolor y relajar la musculatura.
- Reducir inflamación o tumefacción.
- Restablecer la funcionalidad.
- Restablecer el rango de movimiento normal en los distintos segmentos corporales y en la totalidad de la columna.
- Recuperar el control sensorio-motriz adecuado.
- Mejorar la capacidad aeróbica y la rehabilitación física global, para lograr una rápida reintegración a las actividades básicas de la vida diaria.
- Reeducar al paciente sobre cómo cuidar su columna mediante claves de ergonomía y de consciencia corporal.
- Conseguir adherencia completa al tratamiento por parte del paciente.

3. VALORACIÓN FISIOTERAPÉUTICA Y PLAN DE TRATAMIENTO FISIOTERAPÉUTICO EN LAS PATOLOGÍAS MÁS FRECUENTES

Las vértebras protegen la médula espinal y permiten mantenerse de pie e inclinarse. Hay varios problemas que pueden alterar la estructura de la columna o lesionarle las vértebras y el tejido que las rodea. Lo dividiremos en tres grandes grupos.

- Cervicalgias.
- Dorsalgia.
- Lumbalgia.

Con frecuencia, las enfermedades de la columna provocan dolor cuando los cambios óseos presionan la médula o los nervios. También pueden limitar el movimiento. El tratamiento varía según la enfermedad, pero algunas veces incluyen aparatos ortopédicos para la espalda y cirugía.

3.1. Cervicalgias

A) Patologías de la cervical

Artropatía de las articulaciones Atloidoaxoideas.

Produce un síndrome doloroso suboccipital con limitación de las rotaciones pero sin síndrome mielocompresivo acompañante.

Un buen collar con apoyo mentoniano, la gimnasia cervical y la almohada adecuada suelen estabilizar el proceso a largo plazo.

Crisis de Torticolis agudo o subagudo.

Suelen ser de breve duración y se pueden distinguir 2:

a) Torticolis a fígore; en su tratamiento suelen ser suficientes el reposo relativo, calor local y analgésico-antinflamatorio.
b) Torticolis de los sujetos laxos; puede remitir espontáneamente con reposo. En casos severos el tratamiento de elección son las tracciones cervicales sentado o en cama.

Espondilosis Cervical.

Se hace prácticamente universal después de los 70 años. Proceso al que se atribuyen la mayoría de los dolores cervicales, cefaleas mal definidas, vértigos y acufenos no clasificados, así como una larga lista de síntomas relacionados con la insuficiencia de la arteria vertebral.

La E.C generalmente es silente y asintomática, o bien produce solo crujidos a los movimientos. Se puede hacer sintomática por enfriamiento muscular, dormir con cuello y cabeza en mala posición o por sobrecarga mecánica de la región cervical.

Se manifiesta por dolor cervical difuso, contractura muscular y dolor al presionar sobre espinosas cervicales (produce algo de dolor en sus inserciones occipitales).

La movilidad pasiva se limita más de lo que estaba en los periodos silentes y predomina la limitación de las inflexiones laterales.

Ningún dato radiológico permite distinguir con seguridad una E.C asintomática de una con manifestaciones clínicas.

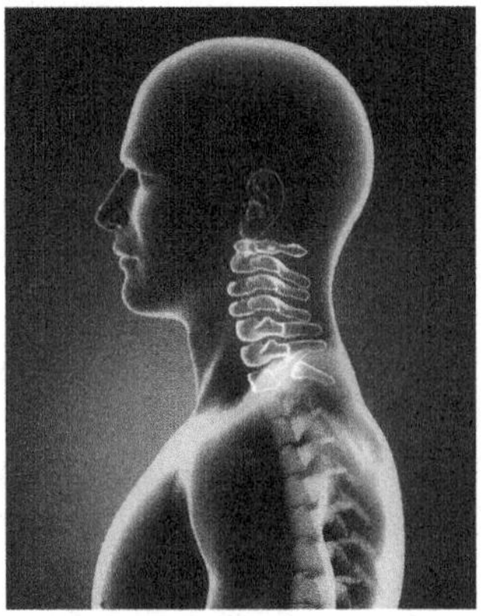

El curso de crisis dolorosa varía desde un brote doloroso de 3 a 4 días hasta un síndrome doloroso persistente, pero siempre muy accesible a la terapéutica.

B) Valoración y Tratamiento

La fase de tratamiento consiste en reposo del segmento, calor local, analgésicos, antiinflamatorios, miorrelajantes y si es preciso, inmovilización de la zona con collar cervical.

- Ortesis para la columna cervical; collar cervical

  Es una ortesis cuyo objetivo es disminuir la movilidad del segmento cervical, sin llegar a la inmovilización total, y aliviar el dolor. El efecto principal es el de aliviar la presión sobre los discos intervertebrales (descarga el peso y equilibra la cabeza al transmitir las 2 fuerzas equilibradas a los puntos de apoyo del collar con el tronco).

  a) Indicaciones:

  - Traumatismo de las partes blandas (latigazo cervical).
  - Traumatismo óseos leves (apófisis espinosas, transversas).
  - Procesos reumáticos en fase dolorosa. Cervicobraquialguias.
  - Protección postoperatoria (ciertas artrodesis, laminectomias).

  b) Observaciones de uso:

  - A criterio médico, el collar se ha de llevar 24 horas del día o retirarse durante la noche.
  - En procesos reumáticos se puede asociar el uso del collar con fisioterapia.
  - El collar no debe comprimir la glotis
  - Evitar hiperextensión y flexión del raquis cervical al aplicar el collar, buscar una posición neutra de la cabeza.
  - Mantener la higiene del collar (lavado adecuado).

- Almohada cervical.

  Dispositivo cuya función es relajar la musculatura cervical durante las horas de reposo, disminuyendo con ello la presión sobre las raíces nerviosas.

  Se pueden emplear como profilaxis de trastornos de la región cervical, especialmente en los profesionales que sufren sobrecarga mecánica de la zona.

- Fisioterapia en las cervicalgias subagudas.

  La pauta de fisioterapia en esta fase consiste en:

  ▹ Termoterapia local o bien electroterapia para disminuir el dolor, la inflamación y preparar la zona.

En el torticolis agudo se puede utilizar la crioterapia (disminuye la sensibilidad de las fibras nerviosas y la acción espasmódica).

- ▷ Masoterapia suave de la musculatura contracturada (se puede empezar con roce superficial para después realizar amasamiento profundo).
- ▷ Si no hay contraindicación, tracciones cervicales suaves (se alivia la irritación nerviosa radicular por descompresión del espacio intervertebral).
- ▷ Cuando haya contractura, inflamación y dolor vayan remitiendo se inician las movilizaciones pasivas del cuello en todos sus arcos articulares, posteriormente las movilizaciones serán de forma activa.
- ▷ En pacientes con collar cervical, se le retirara al principio solo para el tratamiento y según evolucione la patología se retirará progresivamente.
- ▷ Las manipulaciones vertebrales están indicadas solo en trastornos funcionales o mecánicos y tras una exploración completa y exhaustiva tanto clínica como radiológica. La técnica consiste en un movimiento brusco y seco que se realiza partiendo desde el final del arco del movimiento activo-forzado.

En principio la pauta de fisioterapia dura unos 15 días, se pasa después a realizar, en grupo (pacientes con iguales características), una tabla específica de ejercicios.

3.2. Dorsalgias

A) Patologías de dorsalgias

Cuando aparece dolor a nivel dorsal, antes de atribuirse un origen intrínseco o postural, se ha de descartar que el dolor no tenga otros orígenes, ya que es frecuente que constituya una manifestación de patología orgánica.

Las alteraciones que pueden provocar una dorsalgia son numerosas pero en resumen pueden citarse las siguientes:

- Infección (rara, la espondilosis se puede dar a ese nivel).
- Patología del crecimiento. Se observa con cierta frecuencia en jóvenes de 11 a 14 años y es debida, posiblemente, a una excesiva practica de deporte.
- Patología tumoral.
- Alteraciones viscerales y vasculares.

Como norma básica se debe desconfiar de un dolor dorsal fijos tenaz y rebelde a los calmantes clásicos.

La dorsalgia benigna más frecuente es la postural o estática; Dolor localizado en una zona amplia, en ocasiones la paciente lo señala en un punto. El dolor se manifiesta de forma prolongada en posición sedente o bípeda. A la inspección se puede encontrar un aplanamiento del dorso, la musculatura suele ser algo hipotónica con dolor difuso a la presión. El examen radiológico es prácticamente negativo.

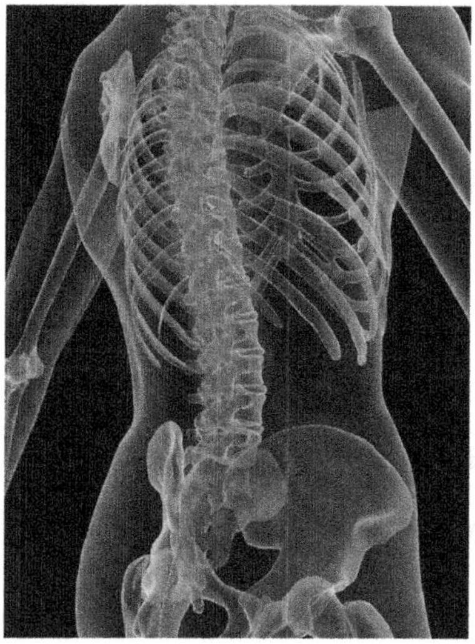

B) Valoración y Tratamiento

- Tratamiento médico en las dorsalgias.

  El tratamiento médico no acostumbra a dar resultados satisfactorios, en especial los fármacos antiinflamatorios. Los relajantes musculares tampoco tienen una gran indicación, ya que desde el punto de vista muscular suele existir un cierto grado de hipotonía.
- Fisioterapia en las dorsalgias:
  - ▹ Termoterapia o bien electroterapia de tipo analgésica.
  - ▹ Relajación muscular. Se pueden emplear diversos métodos, entre ellos destacan:
    - ○ La masoterapia manual, presión deslizante combinándola con vibración para pasar a presión estática con desplazamiento de los planos superficiales sobre la musculatura contractura da.
    - ○ La balneoterapia caliente con hidromasaje.
    - ○ Los métodos globales.
  - ▹ Tras relajar y su el dolor ha remitido; se debe potenciar la musculatura mediante ejercicios isométricos contra resistencia de la musculatura. Aductora escapular, periescapular, paravertebral, deltoides y trapecio.

    Y Ejercicios de flexibilidad del raquis dorsal en posición cuadrúpeda de Klapp.
  - ▹ Psicoterapia elemental del apoyo
  - ▹ Se pueden realizar manipulaciones vertebrales solo en trastornos funcionales o mecánicos y tras una adecuada exploración clínica y radiológica que ofrezca un diagnostica exacto.

- ▹ Higiene postural. Debe aconsejarse:
  - Aprendizaje de ejercicios de autoestiramiento axial de los músculos contracturados.
  - Cama dura, a ser posible, reposar en decúbito supina.
  - Adaptación de las condiciones del puesto de trabajo.
  - Animar a la práctica de algún deporte no violento.

3.3. Lumbalgias

A) Patologías de la Lumbalgias

La lumbalgia es un síntoma para cuya etiología existen numerosas hipótesis, desde la localización puramente anatómica, hasta la que da una influencia determinante a los aspectos psicosociales, pasando por factores de la postura.

Actualmente muchos autores dan un gran valor al disco intervertebral en la aparición de la lumbalgia De acuerdo con el concepto expuesto anteriormente, una clasificación simple de la lumbalgia, puede ser:

- Lumbalgia no discal:
  - ▹ De origen vertebral.
  - ▹ De origen extravertebral.
- Lumbalgia discal:
  - ▹ Protrusión discal y hernia discal.
- Lumbodiscartrosis.

A.1. Lumbalgia no discal de origen vertebral

- Estática; Favorecida por un aumento de las posturas fisiológicas normales.
- Inflamatoria; La lumbalgia puede ser signo precoz de espondiloartrosis anquilopoyetica. Acostumbra a ir acompañada de rigidez a la movilización en especial la flexión.
- De origen ligamentoso; Parece tener origen en la alteración degenerativa discal. Los ligamentos que suelen afectarse y dan síntomas de dolor son: supraespinosos, interespinoso, iliolumbares y sacroiliacos posteriores.
- Tumoral; se piensa en un origen tumoral cuando el dolor es muy intenso, de inicio brusco, de carácter tanto diurno como nocturno sin estar influido por movimientos ni por mantener prolongadamente una postura determinada. Clínicamente no existen signos de afectación vertebral ni radicular.
- Metabólica; la osteoporosis de cualquier etología pueden ser causas de dolor cuando hay aplastamiento vertebral. En el dolor influye posiblemente la alteración estática secundaria al aplastamiento.
- Traumática; una fractura del cuerpo vertebral a nivel lumbar se provoca a veces por traumatismo de poca intensidad. En muchos casos es completamente indolora.

- Alteración de las articulaciones interapofisarias posteriores; Biomecanicamente, estas soportan e 20% del peso corporal. A su nivel ocurren traumas o microtraumas repetidos que provocan una fractura por sobrecarga, una subluxación o una periartritis reaccional.

A.2. Lumbalgia no discal de origen estravertebral

Diversas afecciones de origen visceral pueden cursar con clínica de lumbalgia crónica. Ayuda al diagnóstico diferencial el carácter paroxístico del dolor, su no modificación con los movimientos del raquis y la alteración de la facies. Las más frecuentes son las:

- Urológicas (Hidronefrosis, riñón poliquistico, litiasis renal).
- Ginecológicas (en especial afecciones ováricas o interanexiales).
- Digestivas (a nivel de vesícula biliar y páncreas)

A.3. Lumbalgia discal

Si existe una sobrecarga excesiva del disco se pueden destruir las fibras de su anillo fibroso. También se produce una degeneración del disco cuando las cargas y descargas se repiten excesivamente.

Una fuerza de compresión axial sobre el disco quedara amortiguada por el mismo, ya que actúa como repartidor de presiones, siendo el núcleo pulposo el que soporta el 75% de la carga y el anillo fibroso el 25% restante.

En bipedestación, a nivel de L5, S1 (cuyo disco soporta las 2/3 partes del peso del cuerpo), la comprensión retrasmite del núcleo al anillo a razón de 28kg. por centímetro lineal.

En la flexión esta fuerza se aumenta a 87kg., si el anillo está deteriorado se puede producir una hernia discal.

También, el deterioro progresivo del disco favorece la artrosis de las articulaciones interapofisarias.

- Protrusión discal y hernia discal:

  El paciente con hernia discal puede presentar un examen neurológico normal, apreciándose signos de déficit cuando el disco presiona la raíz en el foramen intervertebral.

  Son signos importantes:

  - Signo de Lasegue positivo.
  - Debilidad de los extensores de la rodilla, del pie, del dedo gordo o flexores del pie.
  - Hipo o arreflexia rotuliana o aquilea.
  - Hipoestesia en dermatoma correspondiente a la raíz afectada.

    Además del signo de Lasegue, encontrados el signo de Bragard, que se encarga de la evaluación del miembro inferior en extensión de rodilla hasta aparición del dolor, Flexión dorsal del tobillo provoca dolor por elongación de la raíz nerviosa.

El signo Bonnet, adduccion-rotacion interna de la cadera con la rodilla flexionada.

Y el signo de Neris, irritación de meninges por enrollamiento pasivo del raquis.

▹ Lumbodiscartrosis (De Seze) o insuficiencia discal (Troisier).

Es la aparición de algias lumbares debidas a la degeneración discal que repercute alterando las estructuras paravertebrales y el arco posterior.

- Lumbalgia aguda.

Aparece un dolor intenso, brusco, generalmente cuando el paciente está realizando un esfuerzo.

En ocasiones debe permanecer en una posición semiflexionada de columna lumbar sin serle posible ni la extensión ni proseguir la flexión, pues cualquier movimiento agrava el dolor.

Una primera crisis suele desaparecer en poco tiempo con reposo y medicación, y es aquí donde debe iniciarse un plan profiláctico de nuevas crisis que casi seguro se producirán.

- Lumbalgia crónica.

Se da con mayor frecuencia en pacientes mayores de 40 años. El paciente aqueja dolor lumbar de forma intermitente desde un periodo de tiempo que va de meses a años.

El dolor es en forma de barra en la zona lumbar (la señala prácticamente con las 2 manos); en general aumenta con el esfuerzo y disminuyen al avanzar la mañana para aumentar al atardecer.

Se puede presentar irradiación difusa a MM.II.

La evolución es lenta presentando fases de remisión y de agravación que pueden llegar a tomar forma de lumbalgia aguda.

- Lumbociática.

Dolor agudo, que irradia desde zona lumbar hasta un M.I y de una forma parcial o completa.

El dolor de origen radicular tiene dos componentes, uno superficial que corresponde a un dermatomo y otro profundo o esclerotómico.

▹ Si el dolor es por la cara anterior del muslo se llama cruralgia e indica afección de las raíces L3, L4.

▹ Si la irradiación es por la cara externa del muslo hasta rodilla o pantorrilla, la raíz afecta es L4.

▹ Si desciende hasta; cara lateral de la pierna, dorso del pie y dedo gordo, se corresponde con afección de L5.

▹ Si irradia por cara posterior del muslo, pierna y borde lateral del talón y pie, se trata de una rediculopatía S1.

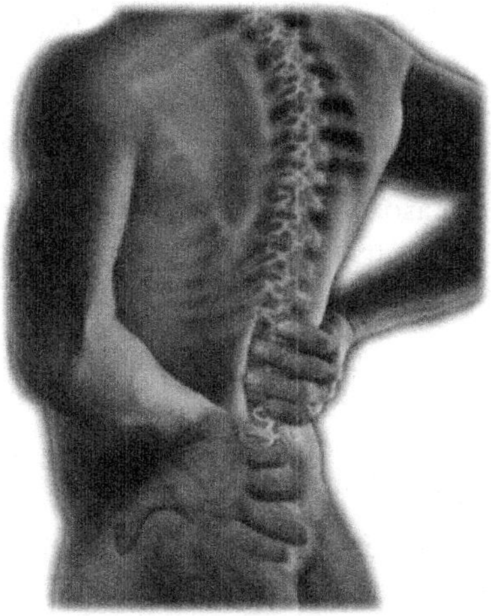

B) Valoración y Tratamiento

La lumbalgia se localiza en altas, son las originadas entre D12 y L4 y bajas. Corresponden a una zona de gran movilidad como es la zona comprendida entre L4 y la pelvis. Los cuerpos de las vértebras forman una curva de dirección posterior hacia abajo y la fuerza de la gravedad favorece que L5 y sacro se deslicen hacia delante arrastrando en la misma dirección a la pelvis.

- Tratamiento farmacológico de la lumbalgia.

  Se utilizan fundamentalmente; analgésicos, AINE, relajantes musculares y corticoides, (si es en forma de infiltración, se asocia generalmente con algún anestésico).

- Tratamiento quirúrgico de la lumbalgia.

  Generalmente, existe indicación absoluta de cirugía cuando hay déficit neurológico profundo o progresivo.

  Las técnicas más empleadas son: la discectomía y la foraminotomía (consiste en ensanchar el agujero de conjunción, estrechado o deformado por un espolón óseo).

  La quimionuclosis (inyección de enzima proteolítico en el disco, produciendo disolución del núcleo) está indicada en hernias discales que comunican con el disco matriz.

- Fisioterapia en las lumbalgias.

  Existen multitud de técnicas fisioterapéuticas para el tratamiento de las lumbalgias mecánicas.

  El reposo es medida fundamental, debiendo ser absoluto hasta 4-7 días después de la remisión del dolor. Pero si esta no sobreviene es un plazo corto se mantiene hasta 3-4 semanas.

Es aconsejable la cama dura y una postura de relajación (decúbito supino con los MM.II semiflexionados).

a) Fisioterapia en la crisis aguda

- Crioterapia en los casos de contractura muscular aguda, en forma de bolsa de hielo o masaje con hielo al inicio del proceso, y debe continuarse hasta 2 o 3 días.
- Termoterapia, calor local con bolsa de agua caliente o infrarrojos (durante el reposo absoluto en cama).

b) Fisioterapia en el periodo subagudo

En muchos casos se mantiene una inmovilización relativa de la zona con alguna faja lumbar para que el paciente se levante a ratos de la cama.

- Termoterapia del tipo microondas, onda corta (sobre todo en los casos de lumbalgia crónica).
- Electroterapia analgésica y antinflamatoria; ultrasonidos, diadinámicas o el T.E.N.S.
- Se puede utilizar laserterapia o magnetoterapia (sobre todo en los casos agudos) para aliviar el dolor.
- Masoterapia para descontracturar la musculatura lumbar (1° unos minutos de roce superficial, después unos 10 minutos de amasamiento profundo de ritmo lento; se realizara el amasamiento con pinza tridigital).
- Traición lumbar; se realiza en mesas de tracción, en las que se fija un carro sobre la pelvis y otro en cintura escapular y se separan progresivamente durante 10 minutos para llegar al máximo de tracción mantenida durante 10 minutos, tras esto, se disminuye la tracción de forma progresiva. Para conseguir la distracción se aplicara una fuerza equivalente al 60% del peso corporal.
- Manipulaciones vertebrales lumbares; especialmente indicadas en procesos vertebrales mecánicos, la patología mayor (inflamatoria, infecciosa, tumoral, etc) deberá ser excluida previamente. Requiere un diagnostico medico previo, minucioso y unas técnicas muy precisas. La manipulación más frecuentemente utilizada es la que se realiza con el paciente en decúbito lateral y lordosis lumbar corregida.
- Cinesiterapia; antes de iniciar las movilizaciones hay que tener en cuenta si la lumbalgia es alta o baja.
  - ▹ Cinesiterapia para las lumbalgias altas; En la mayoría de estos pacientes al estar en sedestación se ven actitudes o deformaciones en cifosis de chanela dorso-lumbar. Lograr una postura habitual no dolorosa será el 1er. Objetivo.
    - ° Se hará en posición sentada con bloqueo de pelvis y enderezando el tronco, manteniendo un apoyo contra un plano de referencia a ese nivel. Es necesario evitar flexiones del tronco hacia delante.

    - La musculación se realizara primero de la musculación paravertebral y posteriormente de la abdominal.

- Cinesiterapia para las lumbalgias bajas; La reeducación postural local, consiste en la basculación posterior de la pelvis (función de glúteos y abdominales) para producir uno delordosis lumbar.

  La flexibilización de la columna lumbar debe hacerse en el sentido de la corrección.

  La musculación a nivel lumbar inferior seguirá este orden:

    - Primero abdominales en posición de corrección lumbar, los ejercicios clásicos se realizan en amplitudes y angulaciones medias (prohibidos movimientos extremos).
    - Posteriormente glúteos y masas paravertebrales lumbares (siempre en posición de corrección de lordosis lumbar).

Servicio Andaluz de Salud
(SAS)

Fisioterapeutas Servicio Andaluz de Salud (SAS)

Temario específico
Volumen 3

Tema 53

Fisioterapia en reumatología. Valoración fisioterapéutica. Objetivos. Plan de tratamiento fisioterapéutico en las patologías más frecuentes (Artropatías inflamatorias, Reumatismos degenerativos, Periartritis escapulohumeral, Síndromes dolorosos)

Andrea López Merino
Fisioterapeuta

eRodio ediciones

Índice esquemático

1. **Fisioterapia en reumatología**
    1.1. Artropatías inflamatorias
    1.2. Reumatismos degenerativos
2. **Valoración fisioterapéutica**
    2.1. Registro de datos personales
    2.2. Valoración articular
    2.3. Valoración extraarticular
    2.4. Valoración funcional
    2.5. Valoración de patologías inflamatorias
    2.6. Valoración de reumatismos degenerativos
3. **Objetivos**
4. **Plan de tratamiento fisioterapéutico en las patologías más frecuentes**
    4.1. Artritis reumatoide
    4.2. Reumatismos degenerativos: Artrosis
    4.2. Periartritis escápulohumeral
    4.3. Síndromes dolorosos

1. FISIOTERAPIA EN REUMATOLOGÍA

Las enfermedades reumatológicas son quizá una de las más discapacitantes por la sintomatología, secuelas, su cronicidad y su incomprensión en la sociedad. La enfermedad reumática no solo altera el cuerpo de quien la padece. Modifica gradualmente sus actitudes, comportamiento, relación con la familia y con su entorno en general. Es importante un enfoque global, así como el trabajo en equipo. El personal que formará parte de este equipo será: el médico, el fisioterapeuta, el terapeuta ocupacional, el psicólogo, el trabajador social, el técnico ortopédico, la familia, etc.

El fisioterapeuta será uno de los profesionales que acompañará al paciente durante todo el proceso de su enfermedad, ya que desde su inicio hasta su readaptación sociolaboral, se necesitará de pautas, cambios en el estilo de vida, disminución del dolor, acciones sobre la postura y movimiento y la educación dentro del domicilio para que las acciones realizadas tengan una réplica en todos los aspectos de la vida.

Hay 3 factores que van de la mano con todas las enfermedades reumáticas y que empeoran su buena evolución:

- La etiología desconocida.
- La minusvalía que produce la cronicidad de la enfermedad.
- La típica normalización que se hace del dolor relacionado a la 3era edad.

Para estudiar mejor las diversas patologías reumáticas, las dividiremos en: artropatías inflamatorias y reumatismos degenerativos.

1.1. Artropatías inflamatorias

Enfermedades del tejido conectivo	Artritis reumatoide. Artritis reumatoide juvenil. Lupus eritematoso sistémico. Dermatomiositis-polimiositis.
Artritis inducidas por cristales	Gota Pseudogota.
Artritis infecciosas	Bacteriana. Vírica. Por hongos. Tuberculosa.
Artritis seronegativa	Espondilitis anquilopoyética. Artritis psoriásica. Enfermedad de Reiter. Enfermedad inflamatoria intestinal.

1.2. Reumatismos degenerativos

La artrosis, osteoartrosis o enfermedad degenerativa articular es una de las enfermedades mas frecuentes del hombre y se presenta en la última mitad de la vida. Afecta tanto a las articulaciones del eje axial como de las extremidades, creando una gran discapacidad, por lo que supone un coste directo (medicamentos y cirugía) e indirecto (absentismo e incapacidad laboral). Dado que en España existe un envejecimiento progresivo de la población, estas enfermedades suponen un problema de salud pública que debe ser atendido.

La prevalencia de esta enfermedad aumenta con la edad, siendo muy común en sujetos mayores de 75 años. Además son más frecuentes en la mujer.

La osteoartrosis tiene un carácter primario o secundario según su etiología.

Tipo	Clasificación
Primaria	Artrosis localizada. Artrosis generalizada. Artrosis erosiva.
Secundaria	Incongruencia mecánica articular. Enfermedades inflamatorias previas. Enfermedades endocrinas. Enfermedades metabólicas. Artropatías neuropáticas.

No hay un consenso sobre el origen de la artrosis, pero se suele asociar al sobrepeso (artrosis de rodilla), algunas ocupaciones repetitivas o algunas actividades deportivas (fútbol), la herencia (por alteraciones genéticas en las que existe una menor producción de colágeno o la laxitud articular que genera inestabilidad articular), la raza y el exceso de actividad física pueden predisponer a un sujeto a padecer esta enfermedad.

2. VALORACIÓN FISIOTERAPÉUTICA

El paciente reumatológico llegará a la consulta de fisioterapia con un cuadro que debe ser valorado de manera tanto global como específica.

Al ser una enfermedad sistémica, el fisioterapeuta deberá tomar en cuenta todos los datos que pudieran ser de utilidad para realizar una mejor valoración. Esto se traducirá en un mejor tratamiento.

Dentro de la valoración se deberá obtener:

2.1. Registro de datos personales

En este apartado se además de registrar los datos de filiación (nombre, edad, etc.) obtendremos datos de cómo fue la evolución de la enfermedad, si el paciente tiene antecedentes familiares, si relaciona la aparición de la enfermedad con algún momento específico, que tratamientos ha recibido, cuales son sus estrategias para manejar sus dificultades, etc. La situación familiar será de vital importancia porque así el fisioterapeuta sabrá el nivel de contención emocional que tiene en casa. También será importante saber su situación laboral. Si mantiene el puesto de trabajo, si se ve capaz de poder seguir realizándolo, si está de baja por incapacidad, etc. Esto no solo dará datos de su condición física sino que identificará posibles dificultades a nivel emocional que podrían estar empeorando la situación de la enfermedad. las actividades de ocio también se deben registrar en la valoración.

2.2. Valoración articular

Se realizará una exploración exhaustiva del dolor, su localización, extensión, el grado de inflamación, calidad, duración, factores desencadenantes o que lo alivien.

La amplitud articular se valorará con cuidado, observando la limitación ya sea por aparición de dolor, por contractura muscular postural o por oposición defensiva al movimiento. Se valorarán todas las articulaciones aunque el paciente no refiera dolor, por ser una enfermedad que abarca muchas articulaciones y porque los procesos dolorosos tienen a limitar los movimientos de las articulaciones adyacentes. Una vez finalizada la valoración de rangos articulares, se observará el trofismo de la musculatura, la conservación de la elasticidad y fuerza muscular.

Se valorará la existencia de deformidades, si son fijas o modificables, si necesita ortesis. Será importante valorar su movilidad, si usa ayudas técnicas, si tiene dificultad para andar, la postura y actitud durante la marcha y en que momento se altera el patrón de marcha para corregirlo si es posible.

2.3. Valoración extraarticular

Las enfermedades reumáticas no solo presentan limitación de la movilidad en las extremidades, también se pueden manifestar en articulaciones menos visibles. Por ello se valorará también la función respiratoria, a nivel de los diámetros torácicos tanto en espiración como en inspiración máxima, la capacidad vital, el flujo espiratorio forzado y el tipo de respiración. El estado de la piel también se valorará, buscando posibles lesiones, nódulos reumatoides, úlceras, etc.

2.4. Valoración funcional

En la actualidad existen diversos test de valoración de las capacidades funcionales del individuo según el tipo de actividad a desarrollar, ya sea doméstico, laboral, lúdico, deportivo, etc. Conviene revisar la CIF que proporciona datos universales sobre como valorar las habilidades de los pacientes.

Sin embargo existen en la actualidad otras escalas de valoración específica muy útiles como:

- Escalas de actividades de vida diaria:

  Medida de la Independencia Funcional (FIM), Barthel, AVD instrumentadas de Lawton y Brody, Functional Health Status.
- Escalas de valoración funcional específicas de patologías: Artritis Impact Measurement Scales AIMS, BASFI en espondilitis anquilosante, Osteoporosis Assessment Questionnaire OPAQ.
- Indices de calidad de vida:
  - ▹ Genéricos: SF-36, Sickness Impact Profile SIP.
  - ▹ Específicos: Rheumatoid Artritis Quality of Life RAQOL, European Quality of Life Instrument EQ5D.

Aplicación del modelo ICF en trastornos musculoesqueléticos

Condición de salud		
Menoscabo	**Actividades**	**Participación**
- Funciones corporales. - Rango de movimiento. - Dolor. - Debilidad muscular. - Déficits coordinación. - Capacidad física - Trastornos del sueño.	- Movilidad - Manipulación de objetos. - Prensión. - AVDs	- Realización vocacional. - Relaciones familiares. - Obvies, tiempo libre. - Vida social.
Factores ambientales	**Factores personales**	
- Lugar de trabajo. - Facilidades en domicilio. - Adaptaciones y transporte. - Apoyo familiar y amigos. - Servicios de salud y seguros.	- Hábitos de salud. - Estrategias de afrontamiento. - Multimorbilidad. - Sexo y género.	

2.5. Valoración de patologías inflamatorias

Tomaremos como ejemplo a la artritis reumatoide que aparece sobretodo en mujeres de mediana edad. No se conoce las causas exactas de su desencadenamiento pero se habla de factores hereditarios, medioambientales e inmunitarios. Se hará un diagnóstico diferencial entre la artritis reumatoide, la artritis psoriásica y el lupus. Para ello se deberá esperar varias semanas de evolución para confirmar el diagnóstico. Un signo que evidencia la artritis reumatoide es la rigidez matinal de por lo menos una hora. Se observa generalmente, tumefacción, dolor a la movilización y calentura. Estos signos de inflamación se presentan sobretodo a nivel de la mano en las 2da y 3era articulación metacarpofalángica y carpos. En grandes articulaciones se observa limitación por dolor en todos los arcos de movimiento. Se debe controlar como primer objetivo la inflamación ya que si se mantiene en el tiempo se producirá un daño estructural permanente de la estructura articular. En un proceso inflamatorio como este, se suele encontrar sinovitis que afecta directamente al cartílago articular y al hueso subcondral, destruyendo las estructuras vecinas y ocasionando ó inestabilidad y luxación ó rigidez y anquilosis.

Las deformidades que se encuentran generalmente en la artritis reumatoide son:

- Desviación cubital de las articulaciones metacarpofalángicas: Existe la posibilidad, si no se controla la postura, de producirse una subluxación o luxaciones que limiten las funciones de prensión.
- Dedo en cuello de cisne: hiperextensión interfalángica proximal con flexión interfalángica distal. Limita la prensión.
- Dedo en ojal: afección sobretodo en el 4to y 5to dedo. flexión interfalángica proximal con hiperextensión falángica distal.
- Dedo en martillo: flexión de la articulación interfalángica distal.
- Pulgar en z: hiperextensión de la interfalángica.
  - Pulgar adductus: generalmente se produce en combinación con la luxación trapeciometacarpiana. Provoca pérdida de la pinza del pulgar y de la prensión.
  - Artritis radiocubital inferior.
  - Artritis radiocarpiana.
  - Subluxación o luxación anterior del carpo.
  - Anquílosis.

La valoración deberá reunir datos de todas las articulaciones y segmentos corporales, así se recogerá información sobre:

- Rangos articulares (bloqueando las articulaciones adyacentes para evitar compensaciones)
- Valoración muscular: se realizará una valoración muscular completa, buscando posibles contracturas por posiciones antiálgicas. La potencia muscular también debe registrarse así como el trofismo, tono muscular y comprensaciones y sobrecargas musculares.
- Estado de la piel: se inspeccionará buscando posibles lesiones como vasculitis, nódulos reumatoideos, erosiones en la piel, etc.
- Valoración de la actividad inflamatoria articular: es de uso general el índice de Ritchie. Es el índice europeo más utilizado. Incluye la evaluación sólo del dolor en 53 articulaciones y se calcula sobre 26, pues algunas articulaciones se consideran como si fueran una sola [Ritchie, 1968]. Se evalúan las siguientes articulaciones o grupos articulares mediante la presión de los puntos y su posterior desencadenamiento del dolor: interfalángicas proxi-

males derechas e izquierdas (2), metacarpofalángicas derechas e izquierdas (2), muñecas (2), codos (2), hombros (2), columna cervical (1), acromioclaviculares (1), esternoclaviculares (1), temporomandibulares (1), caderas (2), rodillas (2), tobillos (2), subastragalinas (2), tarsos (2), metatarsofalángicas derechas e izquierdas (2). Este método sólo cuantifica el dolor articular a la presión o a la movilidad (en el caso de la columna cervical, caderas, subastragalina y tarso).

El dolor se evalúa mediante una escala de cuatro niveles:

- 0 = no dolor.
- 1 = dolor.
- 2 = dolor y mueca.
- 3 = dolor, mueca y retirada (puntuación máxima: 78).

En el caso de grupos articulares se adjudica a todo el grupo el valor más alto observado en cualquiera de las articulaciones que forman el grupo.

- Valoración de la funcionalidad

2.6. Valoración de reumatismos degenerativos

La artrosis es una enfermedad degenerativa de las articulaciones y produce el desgaste del cartílago. Esta patología puede a producir incapacidad funcional, aunque es difícil que provoque un grado de invalidez que impida desempeñar las actividades cotidianas necesarias. La erosión del cartílago articular, provoca la alteración del cartílago articular del hueso opuesto de la propia articulación que, a su vez, comienza a sufrir el mismo proceso. Así, llega un momento en que los cartílagos pueden llegar a desaparecer y se produce el dolor. Aún sin llegar a esta situación, y a medida que desaparece el cartílago, el hueso reacciona y crece por los lados (osteofitos), produciendo la deformación de la articulación.

El cartílago articular desempeña una función importante dentro de la biomecánica articular. Cuando este se lesiona es prácticamente irreparable.

Las lesiones estructurales se observan en las imágenes radiológicas de la siguiente manera:

LESIÓN ESTRUCTURAL	IMAGEN RADIOLÓGICA
Adelgazamiento del cartílago.	Estrechamiento del espacio articular.
Compactación del hueso.	Hueso más blanco.
Crecimiento del hueso marginal.	Osteofito.
Engrosamiento de la membrana sinovial y derrame articular.	Aumento de las partes blandas.

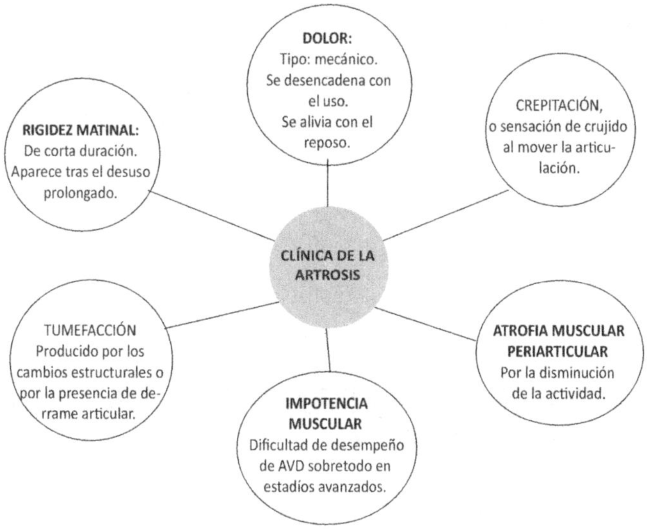

Clasificación de las osteoartrosis

IDIOPÁTICA	SECUNDARIA
1. Localizada: - Manos: nódulos de Heberden y Bouchard, interfalángica erosiva, metacarpoescafoidea y trapecioescafoidea. - Pies: hallux valgus y hallux rigidas. - Rodillas: compartimiento medial, compartimiento lateral y compartimiento patelofemoral. - Caderas: excéntrica (superior), concéntrica (axial-medial), difusa. - Columna: apófisis, intervertebral, espondilosis, ligamentos. - Otras localizaciones: hombro, temporomandibular, sacroiliaca, tobillo, muñeca, acromioclavicular.	Enfermedades congénita del desarrollo: 1. Localizada: - Enfermedad de Legg-Clave-Perthes, dislocación congénita de cadera. - Factores mecánicos y locales: obesidad, discrepancia de, miembros inferiores, deformidad en varo o valgo, síndrome de hipermovilidad, escoliosis.
2. Generalizada: - Articulaciones pequeñas y columna. - Articulaciones grandes y columna. - Mixta.	2. Generalizada: - Displasias óseas. - Enfermedades metabólicas.
	3. Enfermedad por depósito de calcio: - Depósito de pirofosfato cálcico. - Artropatía por hidroxiapatita. - Artropatía destructiva.
	4. Postraumática
	5. Otras enfermedades del hueso y articulación: - Necrosis vascular. - Artritis reumatoide. - Artritis gotosa. - Osteocondritis.
	6. Otras enfermedades: - Endocrinas. - Artropatía neuropática.

3. OBJETIVOS

Al ser enfermedades de desarrollo crónico y de deterioro progresivo acompañado en la mayor parte del tiempo de dolor, se deben plantear objetivos a corto y largo plazo:

1. Conseguir la máxima funcionalidad posible para las AVDs.
2. Aliviar el dolor.
3. Evitar deformidades y rigideces.
4. Adaptación de prótesis y ayudas técnicas para mantener la independencia.

4. PLAN DE TRATAMIENTO FISIOTERAPÉUTICO EN LAS PATOLOGÍAS MÁS FRECUENTES

4.1. Artritis reumatoide

4.1.1. Reposo

Solo se recomienda reposo absoluto en estados agudos de la enfermedad y con afectación del estado general de salud o cuando se presentan manifestaciones extrarticulares. Su duración del reposo en cama debe durar lo menos posible para evitar posibles efectos adversos consecuentes a una larga inmovilización. Dada la naturaleza de la enfermedad, se deberá mantener mediante movilizaciones pasivas y control postural los arcos de movimiento completos (tomando en cuenta la edad del paciente y sus limitaciones previas a la enfermedad).Se realizarán contracciones isométricas para mantener el trofismo de la musculatura. Además se podrán realizar ejercicios respiratorios que permitan mantener los una capacidad respiratoria adecuada y su retorno a la actividad, una vez superado el proceso inflamatorio, sea mas fácil. A medida que el cuadro agudo vaya remitiendo, el paciente deberá ir incorporando progresivamente las actividades para evitar las consecuencias del desuso.

4.1.2. Cinesiterapia

El fisioterapeuta deberá realizar esta parte del programa con paciencia y progresivamente, tomando en cuenta el grado de inflamación y dolor. En ningún momento se provocará dolor. Las retracciones musculotendinosas son muy frecuentes en esta enfermedad por lo que evitarlas será el principal objetivo del fisioterapeuta. Los pacientes con estas dolencias evitan moverse para evitar el dolor, esto crea atrofias musculares rápidamente, por lo que se deberá recuperar progresivamente la fuerza muscular.

a) Movilizaciones pasivas: son movilizaciones sin participación del paciente. Se recomiendan a personas que están en la fase aguda de la enfermedad y con mucho dolor. El recorrido articular al que se debe llegar, no debe exceder los rangos articulares fisiológicos de la edad del paciente y se harán siempre sin carga.

b) Movilizaciones activas: como se ha mencionado en párrafos anteriores, la atrofia muscular se produce muy rápido cuando el paciente está encamado. Según el grado de debilidad, el paciente hará movilizaciones activo-asistidas o activas. Es recomendable realizar estas actividades (movilizando todas las articulaciones) 2 o 3 veces al día.
c) Ejercicios isométricos: los ejercicios isométricos no implican movimiento articular por lo que están indicados en cualquier etapa de la enfermedad, sobretodo en la aguda.
d) Ejercicios isotónicos: son los ejercicios que se utilizarán en la fase crónica de la enfermedad y cunado no hay dolor. Se realizarán con poco peso y varias repeticiones con el objetivo de fortalecer la musculatura.
e) Ejercicios de estiramiento: se realizan siempre después de una preparación con medios físicos como calor, agua, etc. Son necesarios para mantener los rangos articulares y se van a realizar tomando el cuenta el grado de inflamación.

4.1.3. Termoterapia

El uso de medios físicos como el calor y el frío es muy efectivo en esté tipo de patologías.

a) Calor: basa su uso en la teoría de la puerta. Incrementa el umbral del dolor, generando sensación de analgesia y sedación. Al aumentar tras su aplicación el aporte sanguíneo del segmento corporal en tratamiento, mejora su elasticidad por lo que es recomendable su uso en procesos con rigideces articulares. Se usa en procesos no agudos.
b) Frío: de aplicación local. Se usa sobretodo en procesos agudos donde se necesita disminuir la inflamación. Disminuye el dolor y la inflamación y por lo tanto relaja la musculatura adyacente. Está contraindicado en trastornos sensitivos, arteriopatías, cardiopatías isquémicas y crioglobulinemia. Su forma de aplicación será:
   - Coldpack: en áreas grandes y por 20 ó 30 minutos.
   - Masaje con hielo: en articulaciones pequeñas, durante 5 o 7 minutos.

4.1.4. Hidroterapia

La hidroterapia es una herramienta muy útil durante la etapa crónica de la enfermedad. Mejora la movilidad articular, facilita el movimiento, mejora el tono y la fuerza muscular y da sensación de bienestar. Se puede usar de manera global (en piscina) o local (chorros, duchas, etc.).

4.1.5. Ortesis

En la AR se utilizan sobre todo para la mano y/o la muñeca y se pueden prescribir con varios objetivos (Hammond, 2004a):

1. Reducir el dolor y la inflamación articular.
2. Estabilizar y dejar en reposo estructuras articulares debilitadas y/o deformadas para intentar prevenir la aparición y/o la progresión de la deformidad.

3. Disminuir contracturas articulares (sobre todo de articulaciones IFP).
4. Mejorar la funcionalidad de la mano colocando algunas articulaciones en una posición más adecuada. La variedad de modelos disponibles es muy grande (prefabricados o a medida, con diferentes características y con materiales de diversa consistencia). Las ortesis rígidas proporcionan mayor soporte pero las flexibles se toleran mejor (Calinnan, 1996). Los mecanismos de sujeción y cierre de las ortesis deben ser fáciles de poner y quitar (preferiblemente serán de velcro). No deben presionar sobre zonas dolorosas ni directamente sobre la estiloides cubital. Las ortesis se pueden clasificar según la región anatómica donde se apliquen (de muñeca, de muñeca y mano, de dedos trifalángicos, del pulgar...) y según el mecanismo de acción (estáticas o de reposo, funcionales, dinámicas, etc.)

Férulas u ortesis de miembro superior

En las fases de inflamación activa (con el objetivo principal de evitar el dolor y reducir la inflamación) se pueden utilizar ortesis estáticas (al principio todo el día y después solamente de noche). Si el paciente tiene problemas funcionales se pueden asociar durante el día (a tiempo parcial) ortesis funcionales adaptadas al problema específico y al área anatómica que interfiere con la función. Es conveniente hacer revisiones periódicas de las ortesis para ver si cumplen la función o no, para sustituirlas por otras o retirarlas.

Las más utilizadas son las férulas estáticas o de reposo y las funcionales. Las férulas estáticas inmovilizan la muñeca y la mano en posición funcional durante las fases de inflamación aguda y se retiran gradualmente al disminuir la inflamación. Cuando la afectación es bilateral pueden usarse de forma simultánea o alternante. Para reducir la inflamación articular y el edema de partes blandas se han empleado, también, guantes compresivos y ortesis neumáticas. Las férulas para mejorar la función incluyen diversos tipos de ortesis, desde las que estabilizan una muñeca dolorosa a otras que disminuyen la desviación cubital de las MCF, útiles en pacientes que manifiestan la necesidad de corregirla para poder seguir realizando determinadas actividades (Rennie, 1996). La utilización de ortesis metálicas con forma de anillo para dedos trifalángicos con deformidades en cuello de cisne o en ojal (Boutonniere) no son adecuadas para deformidades pronunciadas ni ya completamente establecidas, pero se pueden prescribir en contracturas flexibles que se corrigen pasivamente. En esos casos podrían mejorar la destreza y la coordinación al colocar la articulación en una mejor posición (Palchick, 1990; Ziljstra, 2004). No hay que usarlas en fases de inflamación activa. Hay también férulas específicas para el pulgar que pueden emplearse para dejar en reposo las articulaciones o para mejorar la función. Por último, las denominadas férulas dinámicas se utilizan con el objetivo de corregir deformidades. Es poco probable que pueda lograrse una corrección estable cuando las deformidades son de larga evolución.

Ortesis de miembro inferior

El dolor del antepié puede mejorarse con ortesis duras y blandas. Las ortesis duras mejoran el dolor del retropié en la fase inicial de la enfermedad. Con un modelo especial se puede prevenir el desarrollo y progresión del hallux valgus. Los zapatos de ancho especial mejoran los resultados.

Los estudios sobre ortesis son muy heterogéneos y no es posible establecer qué tipo de ortesis es la más adecuada en cada tipo de afectación.

Hay poca información sobre las ortesis más adecuadas en las fases avanzadas de la enfermedad.

4.1.6. Ayudas técnicas y adaptaciones

Las ayudas técnicas son productos, instrumentos, equipos o sistemas técnicos diseñados y fabricados para compensar las limitaciones funcionales de las personas con discapacidad. Se prescriben para intentar reducir el dolor al ejecutar tareas, compensar la debilidad muscular que impide su adecuada realización o minimizar la repercusión funcional. Estos dispositivos pueden ayudar a conservar la independencia en las actividades cotidianas y aumentar la calidad de vida. Aunque existe en el mercado una gran variedad, las más utilizadas por los pacientes con AR son las ayudas para la movilidad como bastones, muletas o andadores, las ayudas para beber y comer, como cuchillos adaptados, y los sistemas para facilitar la apertura de grifos o el uso de llaves. También se emplean con frecuencia adaptaciones de la vivienda (elevadores de la altura del retrete, barras de sujeción a la pared, asientos de ducha, etc.), mobiliario especial, cierres de velcro (para vestido y calzado) y mangos curvados, alargados y/o engrosados para acoplar diferentes utensilios de tamaño reducido. Es importante valorar bien la prescripción de las ayudas técnicas. Para ello se trabajará en coordinación con un terapeuta ocupacional que ayudará al fisioterapeuta a decidir cuando será el mejor momento para integrar determinada ayuda en el tratamiento. No se debe olvidar que sobretodo, se debe buscar la independencia del paciente.

4.1.7. Higiene postural y economía articular

A menudo los pacientes, adquieren hábitos de postura y movimiento nocivos para su condición. Por lo cual el fisioterapeuta se encargará de enseñar al paciente como debe moverse de manera personalizada. Será importante conocer las condiciones del domicilio del paciente y sus actividades de vida diaria para poder hacer un mejor abordaje.

- Recomendaciones para el paciente:
- Distribuir las tareas en periodos cortos y tomar descansos frecuentemente.
- Utilizar las ayudas (en la medida de lo posible) que el mercado ofrece.
- Evitar el transporte de peso.
- Evitar las caminatas largas. En los estadíos crónicos de la enfermedad es buena la actividad física pero con intervalos de descanso. Utilizar bastones cuando sea necesario para reducir la carga.
- Controlar el peso corporal.
- Evitar escaleras.

4.1.8. Tratamiento quirúrgico

Antes de realizar un tratamiento quirúrgico deben considerarse una serie de factores: calidad del hueso, grado de motivación y preferencias del paciente, estimación de la modificación de la evolución de la enfermedad por el hecho de aplicar cirugía, y estimación del grado en que el tratamiento quirúrgico puede reconstruir la función articular y mejorar la independencia del paciente.

- La sinovectomía parece producir una ligera mejoría en las articulaciones sinovectomizadas, pero este efecto no se mantiene a los 3 años.
- La artrodesis es un buen medio de control pero es más limitante desde el punto de vista funcional. Es todavía una técnica muy utilizada en AR como medio de paliar déficit por destrucciones articulares, especialmente en articulaciones interfalángicas de la mano, la articulación metacarpofalángica del pulgar, la muñeca, el tobillo y el retropie.
- La artrodesis de otras articulaciones es menos aceptable.
- La prótesis articular es el medio quirúrgico más eficaz para detener la progresiva pérdida de capacidad funcional. La sustitución protésica, sea en la articulación que sea, debe realizarse antes de que se establezcan deformidades irreductibles (e.g., flexos o desviaciones axiales e inestabilidades) porque condicionan el éxito de la artroplastia.
- Los éxitos o complicaciones de la cirugía en AR se asocian a la experiencia del cirujano, la situación previa del paciente y los cuidados postoperatorios entre los que destaca la rehabilitación y la terapia ocupacional. Estas dos últimas suponen una ayuda importante para establecer una función articular óptima, especialmente después de artroplastias de rodilla, hombro y cirugía de la mano.
- Existe la posibilidad de incremento en la incidencia de infecciones en los perioperatorios ortopédicos aunque no se ha confirmado de forma concluyente. Una actitud razonable consiste en omitir la dosis semanal de MTX durante la semana previa y posterior a la cirugía, con lo que se reducen las pequeñas posibilidades de complicaciones periquirúrgicas, asumiendo a cambio un riesgo de reactivación de la enfermedad también escaso.

4.2. Reumatismos degenerativos: Artrosis

El objetivo principal será disminuir el dolor, mantener la movilidad, mantener la autonomía y evitar deformidades producto de la rigidez.

Los tratamientos deben personalizarse para cada paciente. Se debe recordar que los distintos estadíos obligan a distintas medidas.

a) Medidas de protección articular: se aconseja la menor descarga y actividad de las articulaciones afectadas. Evitar o disminuir la obesidad cuando la artrosis se encuentra en una articulación de carga. Adoptar un régimen de vida que incluya tiempos de actividad y reposo y controlar las posturas de la vida diaria que incrementan las deformidades.

b) Agentes físicos: los agentes físicos son una herramienta muy usada en la fisioterapia. La termoterapia es muy útil para calmar el dolor y disminuir la inflamación. Usada correctamente, puede ser muy efectiva. La hidroterapia (33° a 36°) proporciona al paciente, efectos sedantes y relajantes, consiguiendo una mejor actitud ante el movimiento. Resulta muy útil cuando el paciente tiene varias articulaciones afectadas. Para artrosis de manos es de uso común la parafina. Los masajes son de uso común también, eliminan contracturas y rigideces musculares así como proporcionan un efecto de relajación.

c) Cinesiterapia: el objetivo del ejercicio es mejorar la función osteomuscular en general. Se deben realizar ejercicios de movilización de rangos articulares completos pero sin ocasionar dolor. Siempre serán suaves y progresivos. El fortalecimiento muscular que se consigue con el entrenamiento dará estabilidad y contención a la articulación afectada, dándole una mejor distribución de las fuerzas y alineado los ejes. Se darán pautas para la casa. La actividad mejorará la nutrición del cartílago.

   Si fuera necesario se sugerirá el uso de alguna ayuda técnica para disminuir la carga.

d) Tratamiento quirúrgico en la artrosis: se recurre al tratamiento quirúrgico cuando todos los demás tratamientos conservadores han fracasado. Los procedimientos quirúrgicos más utilizados son:
   1. Osteotomía: para alinear los ejes defectuosos de las articulaciones.
   2. Artroplastía y sustitución protésica total o parcial: usadas generalmente en articulaciones de cadera y rodilla. Constituye un alivio importante tanto en el alivio del dolor como en la funcionalidad.
   3. Artroscopia: eliminación de cuerpos libres intraarticulares, fragmentos de cartílago libre, etc.
   4. Artrodesis: fijación de extremos óseos.

4.3. Periartritis escápulohumeral

Para su mejor abordaje, Walsh clasificó esta patología en 4 afecciones:

- Bursitis subacromiodeltoidea.
- Lesiones del manguito rotador: tendinitis, calcificaciones y rupturas.
- Lesiones del tendón de la porción larga del bíceps: tendinitis, luxación, ruptura.
- Capsulitis retractil.

4.3.1. Bursitis subacromial

- Dolor localizado en la zona anteromedial del hombro que se puede irradiar a la cada lateral del brazo.
- Aumenta con la elevación del brazo.
- No cesa con el reposo y empeora durante la noche.
- Aparece hacia los 60° de elevación del brazo.

- Tiene 2 fases, en la primera se encuentra inflamada la bolsa subacromial, por lo que se prescribe aines, reposo, electroterapia de alta frecuencia y US pulsatil y masajes con hielo en la zona de 5 a 7 minutos para disminuir la inflamación. En la fase crónica, se produce fibrosis del espacio subacromial de deslizamiento, engrosamiento de la bolsa subacromial (poco espacio). Se encontrará entonces, una pérdida de la movilidad activa y disminución de rangos articulares en FLEX, ABD y ROT. EXT.
- El tratamiento buscará, mejorar los rangos articulares con movilizaciones pasivo y pasívo asistidas y posteriormente la tonificación de la zona.

4.3.2. Tendinopatías

a) Tendinitis: dolor de tipo inflamatorio y mecánico. No cede con el reposo y se incrementa con el movimiento en el que está involucrado el tendón afectado. Los tendones mas afectados son los del supraespinoso, porción larga del bíceps, infraespinoso, subescapular y deltoides. El dolor se incrementa cuando el músculo afecto realiza una contracción isométrica contraresistencia, por lo cual solo debe usarse para identificar la musculatura afectada. La movilidad pasiva suele estar conservada pero puede aparecer dolor entre los 60° y 100° de abd. Al comprimirse los tendones lesionados. El tratamiento de la fase aguda es el reposo, generalmente con cabestrillo (cuidando no lesionar estructuras de la columna cervical). La terapia estará basada en disminuir el dolor y la inflamación con medios físicos, electroterapia y masaje. Las movilizaciones están indicadas solo si no producen dolor y como mucho se harán ejercicios de péndulo de Codman. Una vez superada esta etapa se procederá a la tonificación de la zona y a su fortalecimiento, con ejercicios progresivos globales y luego específicos, se trabajará la propiocepción, recuperación de ultimos rangos articulares y educación del paciente para evitar futuras lesiones.

b Tendinitis calcificadas: es una inflamación con depósitos de calcio por procesos traumáticos o degeneración tendinosa. Su clínica se caracteriza por la aparición repentina de dolor intenso, con signos importantes de inflamación e impotencia funcional. Su tratamiento es el reposo absoluto, infiltración de analgésico y corticoide, crioterapia y electroterapia. Una vez superada esta fase, el tratamiento será igual a la de la tendinitis.

c) Rotura del manguito rotador: El manguito de los rotadores es un grupo de 4 músculos y sus tendones. Estos músculos conectan el húmero con la escápula. La función del manguito de los rotadores es mantener estable la articulación del hombro. Cuando la inflamación del manguito rotador se vuelve crónica debido a movimientos repetitivos, elevación de pesos o caídas puede lesionarse de forma parcial o total. La rotura del manguito ocurre cuando se daña el tejido de estos músculos o tendones. Dependiendo del grado de lesión, se valorará la rotura como parcial o total. Las roturas aparecen como resultado de un traumatismo o por un sobreuso del hombro en un largo período de tiempo. Comúnmente se clasifican en lesiones agudas o crónicas:

   Una rotura aguda del manguito de los rotadores es normalmente debida a un trauma, como una caída o al levantar un objeto muy pesado.

Una rotura crónica del manguito de los rotadores es aquella que se produce de forma mucho más lenta y progresiva. Estas roturas son muchas veces el resultado de acciones repetitivas, como la elevación de los brazos por encima de los hombros. Puede tener un origen deportivo o laboral.

Los síntomas son:

- ▹ Dolor en la parte superior del hombro o por la parte exterior del brazo.
- ▹ Debilidad en el hombro.
- ▹ Pérdida de movimiento del hombro.

Después de la valoración y si se ha decidido, no intervenir quirúrgicamente, se realizará un tratamiento conservador, similar al de la tendinitis. Si después de 3 meses, no se encuentra una mejoría palpable, se deriva al traumatólogo. Tras la cirugía, el tratamiento de fisioterapia estará orientado como en todos los casos a recuperar los rangos articulares, mejorar la fuerza muscular y devolverle funcionalidad al hombro. El trabajo activo de tendones reparados, debe hacerse con mucha cautela y nunca contraresistencia. Cualquier intervención quirúrgica de hombro deberá inmovilizarse con una férula de abducción 2 ó 3 semanas para suturas simples y 5 ó 6 semanas para las más complejas.

d) Subluxación del tendón de la porción larga del bíceps: se producen cuando el húmero pasa de rotación externa a interna sobretodo en abducción o bien cuando se produce un movimiento brusco de abducción y rotación externa que es cuando se produce un elongamiento máximo del tendón.

El tratamiento está dirigido a recentrar el tendón en la corredera bicipital. Se realizarán ejercicios de potenciación del bíceps mediante contracciones excéntricas en el plano de la escápula. Se evitará la flexión repetitiva del codo.

4.3.3. Capsulitis retractil

La capsulitis retráctil se define por una limitación de las amplitudes articulares pasivas. Corresponde al cuadro clínico tradicional de «hombro congelado». Se trata de una retracción de la cápsula con desecación articular, inflamación y dolores. Puede ser primaria y presentarse progresivamente en algunas semanas sin ninguna causa aparente o suceder a un traumatismo, incluso mínimo, un dolor del hombro del tipo de la tendinopatía calcificante, una patología del manguito o una intervención quirúrgica. También puede integrarse en un contexto general como el infarto de miocardio, la enfermedad de Parkinson, la diabetes, los trastornos tiroideos y la toma de medicamentos del tipo de los barbitúricos u otros.

Se diferencian 2 tipologías diferenciadas de hombro congelado:

1. Hombro congelado primario. En aquellos pacientes en los que no se encuentra ningún factor que incite la aparición de la patología y que no haya ninguna anormalidad en la observación.
2. Hombro congelado secundario. Incluye casos de rigidez postraumática, hombro congelado asociado con DM, dolor por infarto postmiocardial, y desórdenes inflamatorios entre otros.

Como la causa no está clara, el tratamiento se dirige directamente a aliviar el dolor y mejorar la función. Se han propuesto numerosos tratamientos para la capsulitis adhesiva: anestesia, inyecciones de hialurato de sodio, esteroides intraarticulares.

Dentro de la fisioterapia, se ha propuesto el tratamiento con movilizaciones articulares, ejercicio físico, masaje de Cyriax, técnicas osteopáticas, crioterapia, termoterapia, electroterapia, ultrasonidos para reducir el dolor

Tratamiento fisioterapéutico

El proceso por el cual la capsulitis se instala es lento y doloroso. La intervención precoz es importante. Por ello el fisioterapeuta deberá vigilar sobretodo a los pacientes que están en riesgo (pacientes inmovilizados, hemipléjicos, etc.). el tratamiento irá orientado a reducir la rigidez y el dolor.

Está afección tiene 2 fases:

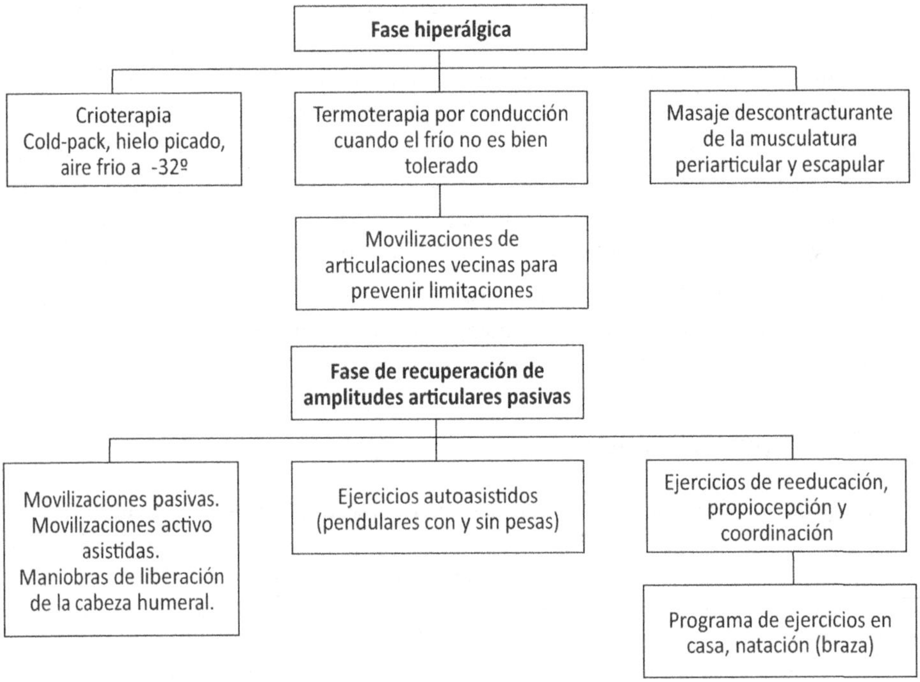

4.4. Síndromes dolorosos

4.4.1. Cervicalgia

Se define como el síndrome caracterizado por la presencia de dolor en la región cervical, que abarca un grupo de alteraciones como causa o efecto, ubicado en las partes posteriores y posterolaterales del cuello, con o sin irradiación a las zonas y segmentos adyacentes. Esencialmente, son dolencias de origen óseo, articular o muscular que afectan a la región perirraquídea. Su causa más frecuente son los procesos degenerativos y mecánicos y su diagnóstico es fundamentalmente clínico.

El dolor cervical agudo se instaura en pocas horas y se agudiza de noche, presenta limitación del movimiento y puede durar varios días. El dolor cervical crónico es el más frecuente y se presenta con mayor frecuencia en mujeres. No suele presentar limitación articular y puede durar varios meses.

El tratamiento en la fase aguda, se basa en la disminución del dolor, se recomienda reposo, uso moderado de collarín blando (no mas de 2 semanas), crioterapia para los primeros días. Una vez controlado el proceso inflamatorio, se puede aplicar calor superficial y profundo.

El tratamiento en la fase crónica se basa en tracciones cervicales, aplicación de claor local, masajes, cinesiterapia y reeducación postural.

4.4.2. Dorsalgia

El dolor, patología y cambios degenerativos en la región dorsal están relacionados con cambios posturales (incluyendo escoliosis y cifosis), afecciones de los órganos internos, función estática y/o dinámica espinal alterada (relacionada con disfunción de los tejidos blandos: ligamentos, músculos y discos vertebrales) y disfunción de las articulaciones costovertebrales facetarias. De manera que los síntomas pueden ser muy variados dependiendo del origen, desde un dolor constante y difuso en la región dorsal hasta un dolor agudo localizado a un lado de la vértebras dorsales que puede irradiarse a lo largo de la costilla, incluso pudiendo dificultar la respiración o movimiento del tronco o cuello. Para poder intervenir, el fisioterapeuta debe valorar el origen del dolor. Cuando se ha comprobado que el dolor es osteomuscular, el fisioterapeuta planificará el tratamiento. En la fase aguda se recomendará reposo y aplicación local de frio. El calor solo se usará si hay contracturas musculares. En la fase subaguda y crónica, se harán movilizaciones, estiramientos, potenciación muscular, e higiene postural.

4.4.3. Lumbalgia

La parte inferior de la espalda es una estructura intrincada, de elementos interconectados y superpuestos:

- Tendones, músculos y otras partes blandas
- Raíces nerviosas y nervios altamente sensibles que van de la parte inferior de la espalda a las piernas y los pies.
- Articulaciones pequeñas y complejas
- Discos intervertebrales con sus núcleos gelatinosos.

Una irritación o un problema en cualquiera de estas estructuras pueden causar la lumbalgia o un dolor que se irradia hacia otras partes del cuerpo o que se siente en ellas. El dolor provocado por los espasmos musculares lumbares resultantes puede ser fuerte y muy discapacitante. Existen varios síndromes que producen un dolor que puede llegar a ser crónico. Algunas de las principales causas de la lumbalgia suelen ocurrir con más frecuencia en personas más jóvenes que en las personas mayores:

En adultos más jóvenes (es decir, los de 30 a 60 años de edad) existe una mayor propensión a experimentar dolores de espalda surgidos del espacio intervertebral mismo (tales como una hernia discal lumbar o la discartrosis) o causados por una distensión de un músculo de la espalda o de otra parte blanda.

Los adultos mayores (es decir, los mayores de 60 años) son más propensos a sufrir un dolor provocado por la degeneración de las articulaciones (tales como la artrosis o la estenosis vertebral) o por una fractura.

El tratamiento para la lumbalgia depende de los antecedentes del paciente y de la gravedad del dolor. La gran mayoría de los casos de la lumbalgia se curan dentro de seis semanas sin cirugía y los ejercicios para la lumbalgia son, casi siempre, parte del plan de tratamiento.

Si el dolor persiste o empeora, se pueden recomendar procedimientos quirúrgicos o diagnósticos más avanzados.

Descanso. La interrupción de actividades de gran impacto durante unos días permite que los tejidos lesionados, y hasta las raíces nerviosas, empiecen a curarse, lo que a su vez puede servir para aliviar la lumbalgia. Sin embargo, prolongar el reposo puede conllevar una debilitación de los músculos, y los músculos débiles pueden tener dificultades para apoyar la columna adecuadamente. Los pacientes que no hacen ejercicio regular son más propensos a experimentar una lumbalgia recurrente o prolongada.

Compresas de calor y hielo facilitan el alivio de la mayoría de los casos de lumbalgia al reducir la inflamación. Muchas veces los pacientes utilizan el hielo, pero algunos prefieren el calor. Se puede alternar entre los dos. Se realizarán estiramientos para mantener la elasticidad de la zona y posteriormente, cuando ya esté controlado el dolor, se procederá a tonificar la musculatura afectada. La reeducación postural es importante en estos procesos inflamatorios.

4.4.4. Fibromialgia

La fibromialgia es un trastorno que produce dolores musculares y fatiga (cansancio). Las personas con fibromialgia tienen "puntos hipersensibles" en el cuerpo. Estos se encuentran en áreas como: el cuello, los hombros, la espalda, las caderas, los brazos y las piernas. Los puntos hipersensibles duelen al presionarlos.

Las personas que padecen de fibromialgia pueden también tener otros síntomas, tales como:

- Dificultad para dormir.
- Rigidez por la mañana.
- Dolores de cabeza.
- Periodos menstruales dolorosos.
- Sensación de hormigueo o adormecimiento en las manos y los pies.
- Falta de memoria o dificultad para concentrarse (a estos lapsos de memoria a veces se les llama "fibroneblina").

Se puede tener dos o más afecciones crónicas del dolor al mismo tiempo. Entre estas afecciones están el síndrome de fatiga crónica, la endometriosis, la fibromialgia, la enfermedad inflamatoria del intestino, la cistitis intersticial, la disfunción de la articulación temporomandibular y la vulvodinia. No se sabe si estos trastornos tienen una causa común.

La fibromialgia puede ser difícil de tratar. Es importante que consiga a un médico que está familiarizado con este trastorno y su tratamiento. Muchos médicos de cabecera, internistas generales o reumatólogos pueden tratar la fibromialgia. Los reumatólogos son médicos que se especializan en la artritis y otras condiciones que afectan las articulaciones o tejidos blandos.

El tratamiento para la fibromialgia requiere que se trabaje en equipo. Este incluye a su médico, un fisioterapeuta y posiblemente un psicólogo.

El tratamiento de fisioterapia consiste fundamentalmente en aliviar el dolor. Se utilizarán todos los medios físicos para conseguirlo. El calor local, masajes, estiramientos y sobretodo potenciación muscular. El fisioterapeuta deberá hacer énfasis en dar información acerca de la enfermedad, con el fin de aliviar los procesos de ansiedad y depresión que acompañan al cuadro. También se darán pautas de vida diaria y de actividades deportivas y lúdicas de bajo impacto para mantener el grado de conservación musculoesquelética y la actitud positiva que el ejercicio proporciona.

Temario específico
Volumen 3

Fisioterapeutas Servicio Andaluz de Salud (SAS)

Tema 54

Fisioterapia en neurología. Valoración fisioterapéutica. Objetivos. Plan de tratamiento fisioterapéutico en las patologías más frecuentes del Sistema Nervioso Central: grandes síndromes neurológicos, enfermedades y lesiones de la médula espinal, lesiones cerebrales

Andrea López Merino
Fisioterapeuta

Rodio ediciones

Índice esquemático

1. **Fisioterapia en neurología**
   1.1. Partes del sistema nervioso
2. **Valoración fisioterapéutica. Objetivos**
   2.1. Valoración fisioterapéutica
   2.2. Objetivos fisioterapéuticos
3. **Plan de tratamiento fisioterapéutico en las patologías más frecuentes del sistema nervioso central**
   3.1. Grandes síndromes neurológicos
   3.2. Enfermedades y lesiones de la médula espinal
   3.3. Lesiones cerebrales
   3.4. Técnicas fisioterapéuticas

1. FISIOTERAPIA EN NEUROLOGÍA

Para realizar una correcta valoración y por consiguiente un buen tratamiento, es necesario conocer el funcionamiento del sistema nervioso y su patología. En la primera parte de este tema se hará una breve revisión de la anatomía y función del SN.

1.1. Partes del sistema nervioso

1.1.1. Cerebelo

Está en la parte inferior y posterior del encéfalo, alojado en la fosa cerebral posterior junto al tronco del encéfalo. El cerebelo es una estructura esencial para la coordinación de los movimientos del cuerpo y el mantenimiento del equilibrio. También participa en el control del tono muscular voluntario así como el relacionado con la postura y el equilibrio. El cerebelo procesa información proveniente de otras áreas del cerebro, de la médula espinal y de los receptores sensoriales con el fin de indicar el tiempo exacto para realizar movimientos coordinados y suaves del sistema muscular esquelético. La embolia que afecte el cerebelo puede causar mareo, náusea y problemas de equilibrio y coordinación.

El liquido cefaloraquideo, sirve de amortiguación al cerebro. Se forma en los cuerpos coroideos y está en continuo movimiento.

1.1.2. Corteza cerebral

La corteza cerebral tiene dos capas bien definidas, una capa externa llamada molecular y otra interna denominada capa granulosa; entre ellas existe una capa delgada de células nerviosas llamadas células de Purkinje. En ella se guardan todos los recuerdos y es el área responsable de adquirir las destrezas musculares. Se encuentra en la superficie del encéfalo con 6 mm de espesor. Se divide en áreas funcionales.

ÁREAS FUNCIONALES	a) Área motora: 1. Corteza motora: controla las actividades musculares específicas. 2. Corteza promotora: se encarga de la coordinación de los movimientos. 3. Área de Broca: controla el habla.
	b) Área somatestética: Detecta sensaciones de temperatura, tacto, dolor y presión. 1. Área primaria: recibe señales y reconoce de qué tipo son. 2. Área secundaria: reconoce señales de todas las áreas y las interpreta.
	c) Área visual Se sitúa en el lóbulo occipital. Tiene área primaria y una secundaria.
	d) Área auditiva: Se sitúa en el lóbulo temporal y tiene un área principal y un área secundaria.
	e) Área de Wernicke: Analiza la información sensitiva que recibe de todas las fuentes.
	f) Área de memoria reciente: Localizada en la parte inferior del lóbulo temporal. Retiene datos de corta duración de entre breves minutos y algunos días.
	g) Área pre frontal: Se encuentra en la zona anterior del lóbulo frontal y participa en la elaboración del pensamiento.

1.1.3. Los ganglios basales

Situados en la parte profunda del cerebro. Su función es controlar los movimientos gruesos. Conectan con distintas áreas del cerebro como la corteza, el tálamo, el mesencéfalo y el cerebelo. Existen 3 núcleos:

- Núcleo pálido.
- Núcleo putamen.
- Núcleo caudado.

1.1.4. La sustancia blanca

- Cuerpo calloso.
- Cápsula interna.

1.1.5. Diencéfalo: dividido en 4 partes

- Tálamo: localizado en el centro del encéfalo y descansa en la parte superior del mesencéfalo. Toda la información que llega o sale del SN, pasa por el tálamo. Tiene conexiones directas con los ganglios basales y la corteza.
- Hipotálamo: por medio de varios núcleos, el hipotálamo controla varias funciones. El núcleo pre óptico, controla la temperatura, el supraóptico controla la hormona antidiurética, los mediales controlan el hambre y la sed. Etc. Además controla el sistema endocrino y estimula el SN simpático.
- Subtálamo.
- Sistema límbico: controla las emociones y comportamientos. Encontramos en él el núcleo amigdalino (comportamiento en cada situación social), el hipocampo (interpreta la importancia de las señales sensitivas que recibimos), los cuerpos mamilares (gradúan nuestro bienestar y estado de alerta), septum pellucidum (controla las sensaciones de ira) y la corteza límbica (coordina las sensaciones conscientes y las subconscientes)

1.1.6. El tronco encefálico

a) Mesencéfalo: Tiene los pedúnculos cerebrales en los que hay a la su vez 3 zonas: el tracto cortico-espinal y corticoprotuberancial que transmiten señales motoras a la espina y a la protuberancia; la sustancia negra que regula el comportamiento grosero (su destrucción da lugar al síndrome de Parkinson) y el tegumento que tiene a la su vez varias partes como son el lemnisco interno (manda señales sensitivas al tálamo) y la formación reticular (controla el grado de actividad de todo el cerebro). En el tectum hay dos colículos: el superior y el inferior. Se encargan de controlar los movimientos oculares (incluso los movimientos de tronco frente a los estímulos visuales) y provoca reacciones motoras ante estímulos auditivos.

b) Protuberancia: es la parte ventral; también existen los tractos corticoespinales y finaliza el tracto córtico-protuberancial, conectando con los núcleos protuberanciales y de aquí se manda información al cerebelo. En la parte dorsal, denominada tegumento, destaca la existencia de formación reticular con la misma función anterior y además tiene importancia en la regulación de la respiración.

c) Bulbo raquídeo: existen varias partes características:

- Pirámides: continúan con el tracto córtico-espinal, donde sufre una decusación cambiando la dirección de la información.
- Núcleo oliva inferior: transmite información al cerebelo y recibe información de los ganglios basales, corteza y médula espinal.
- Lemnisco interno: se originan señales sensitivas y también se decusan, para que la estimulación sensitiva también esté cambiada de lado.
- Sustancia reticular en la que se encuentran el centro respiratorio y vasomotor.

PRINCIPALES ÁREAS Y NÚCLEOS DEL CEREBRO	
Elemento	Función
Corteza Motora	Actividades musculares finas y precisas
Corteza premotora	Coordinación de movimientos
Área de Brocca	Habla
Área somatestética	Sensaciones de temperatura, tacto, dolor y presión
Área de Wernicke	Analiza la información sensitiva procedente de otras fuentes
Ganglios basales	Controlan los movimientos musculares gruesos
Tálamo	Área de paso de toda la información cerebral
Hipotálamo (preóptico)	Temperatura
Hipotálamo (supraóptico)	Control de ADH
Hipotálamo (mediales)	Saciedad
Hipotálamo (laterales)	Hambre y sed
Sistema límbico	Controla emocione y comportamiento
Núcleo amigdalino	Controla el comportamiento social
Tronco encefálico	Transmite señales sensitivas y motoras y controla ciertas funciones de nuestra economía
Cerebelo	Secuencia temporalmente las contracciones musculares
Liquido cefalorraquideo	Amortiguación del cerebro

Control cortical y cerebeloso del acto motor

Las representaciones internas del mundo externo que el individuo tiene adquiridas, le permiten interactuar con el de formas muy específicas y especializadas. La corteza cerebral tiene representado un mapa con las distintas zonas del cuerpo.

La corteza motora se divide en área primaria y secundaria (o premotora) o en las áreas llamadas 4 de Brodmann y áreas 6 y 8. En el área primaria encontramos células piramidales que por la vía piramidal mandan la información a la médula espinal. En el área motora secundaria hay menos células que envíen información desde esta corteza a la médula, por lo que contacta con ganglios basales, cerebelo y corteza primaria. Así nos encontramos con un sistema formado por cortezas primaria y secundaria, ganglios y cerebelo que funcionan al unísono para generar el acto motor.

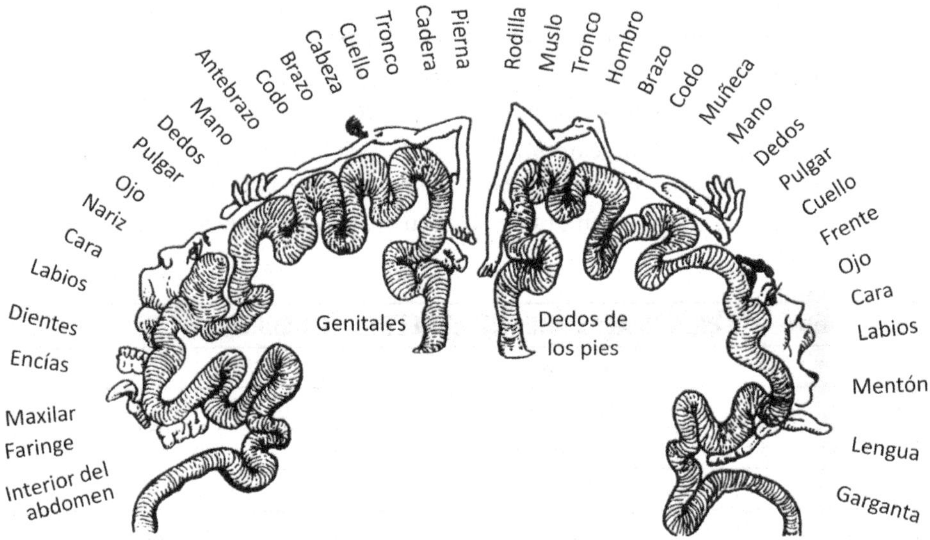

En el área motora se encuentra una proyección de todos los músculos del cuerpo. El área primaria envía órdenes puntuales sobre músculos aislados, mientras que a la través del área premotora realizo movimientos más complejos. El área premotora es el área de asociación motora, pues a través de ella el individuo puede realizar movimientos más complejos. Las conexiones de esta corteza premotora le permiten cumplir esta función: tiene extensas conexiones neuronales con las áreas sensitivas de asociación del lóbulo parietal, también con el área primaria, con el tálamo, con los ganglios basales y con el cerebelo.

En el área premotora se encuentra el área de Broca (fundamental para el habla), el núcleo del campo ce control ocular, el núcleo de rotación de la cabeza y el núcleo de destrezas manuales. La mayoría de la información sale por la vía piramidal, aunque existen otras vías alternativas. Las fibras aferentes serán las auditivas, sensitiva somática, visión, hemisferio cerebral opuesto, sensitivas somáticas del tálamo, fibras de los ganglios basales y cerebelo que hacen relevo en el tálamo. En cuanto a la las vías de salida la más importante es la anterior mencionada: la piramidal: que nace en la corteza motora primaria el 60%, en el área premotora un 20% y en el área sensitiva el 20% restante. Además hay otras vías como la cortico-rubro-espinal que sirve como vía de salida accesoria desde la corteza motora hasta la médula espinal. Así personas que tienen dañada su vía piramidal serán capaces de realizar movimientos motores complejos. La vía extrapiramidal es aquella que contribuye al acto motor pero que no es la vía piramidal. Las neuronas en la corteza motora se disponen en columnas y en cada una de ellas hay 6 capas de neuronas. Cada fila de neuronas tiene una función diferente. La vía piramidal nace de las 5as neuronas de cada capa. En la segunda y cuarta filas llega la información de la corteza sensitiva; y en la sexta fila se transmite información a la otras regiones de la corteza cerebral. Existe además un sistema de retroalimentación sensitivo-somática en la corteza motora.

2. VALORACIÓN FISIOTERAPÉUTICA. OBJETIVOS

2.1. Valoración fisioterapéutica

Como contacto inicial, el fisioterapeuta deberá revisar su historia clínica, informes médicos, pruebas diagnósticas, etc. para dirigir la atención hacia el problema real. Dentro del protocolo de valoración se prestará atención a:

- Impresión general: cuando una paciente llega a la consulta, el fisioterapeuta deberá observar como llega, la calidad de movimiento, la expresión de su cara, la coloración de la piel, las posturas adquiridas, signos de abandono, posible desnutrición.
- Anamnesis: se recogerán todos los datos concernientes a la enfermedad, tiempo de evolución, tiempo de hospitalización, otras intervenciones fisioterapéuticas anteriores, factores familiares, laborales, sociales y de ocio. Se investigará cuales son sus motivaciones para hacer uso de ellas durante el tratamiento.
- Evaluación de los mecanismos sensitivos: se observará el nivel de audición, vista, sensibilidad cutánea, vibración, posición articular (sin estímulo visual), esquema corporal, problemas de percepción o esterognosia.
- Movilidad articular: será de gran importancia valorar los arcos de movimiento para identificar posibles bloqueos osteomusculares que se podrían encontrar en el futuro tratamiento.
- Actividad muscular: estado de flacidez, hipotonía, hipertonía en movimientos pasivos y mediante palpación.
- Evaluación funcional: se le pedirá al paciente realizar distintos movimientos simples y complejos así como su capacidad para realizar transferencias de un lugar a otro. Se recogerá la cantidad y calidad de los movimientos realizados, especificando las compensaciones.
- Evaluación de la acción muscular voluntaria: balance muscular de 0 a 5
- Evaluación del habla: reconocer el grado de afectación del habla y del entendimiento.
- Función respiratoria: se valorará la movilidad torácica así como la fuerza y resistencia de los músculos respiratorios.
- Pruebas eléctricas: las pruebas que el fisioterapeuta está autorizado a realizar son: curvas de intensidad y tiempo y conductividad nerviosa.

2.2. Objetivos fisioterapéuticos

Los objetivos estarán orientados a recuperar las funciones perdidas (en la medida de lo posible). La fisioterapia tendrá intervención tanto durante las sesiones como fuera de ellas, enseñando al paciente en todos los casos a convivir con las secuelas y moverse con economía. El fisioterapeuta valorará que funciones se podrán recuperar y cuales no y se encargará de potenciar las habilidades conservadas sin dejar de lado las afectadas. Además fomentará la participación activa del paciente utilizando toda la información conseguida en la valoración inicial. La familia deberá estar involucrada también para conseguir los mejores resultados. Dentro de los objetivos que el fisioterapeuta se planteará para el abordaje de un paciente neurológico podemos mencionar:

- Alivio de situaciones que podrían interferir con el tratamiento (manejo de la espasticidad, corrección de malas posturas, búsqueda temprana de la participación activa en las AVDs, etc).
- Facilitación de movimientos afectados.
- Incentivar movimientos conservados.
- Prevenir contracturas musculares.
- Adiestramiento dentro del hogar.
- Mantenimiento de la autonomía.

3. PLAN DE TRATAMIENTO FISIOTERAPÉUTICO EN LAS PATOLOGÍAS MAS FRECUENTES DEL SISTEMA NERVIOSO CENTRAL

3.1. Grandes síndromes neurológicos

3.1.1. Síndrome piramidal

Se define como el conjunto de signos y síntomas producidos por una lesión de la vía piramidal desde su origen (cortex) hasta su terminación (astas anteriores de la médula espinal).

Sus manifestaciones clínicas son:

- Parálisis o paresia de los músculos inervados por las neuronas de los pares craneales y de las astas anteriores de la médula situados por debajo de la lesión.
- Abolición de los reflejos superficiales cuyo centro reflejo se localiza por debajo de la lesión.
- Hipertonía de los músculos afectados que se manifiesta por espasticidad.
- Exacerbación de los reflejos profundos cuyo centro reflejo esté situado por debajo de la lesión.
- Presencia de clonus.
- Presencia de reflejos patológicos: Babisnki, Gordon, Oppenhein.

En el tratamiento el fisioterapeuta va poner especial atención en el control de la espasticidad. La espasticidad aparece sobretodo en la sedestación y en la bipedestación por lo que se buscará la mejor estrategia para evitar su aparición durante las sesiones.

La espasticidad predomina en el miembro superior en el pectoral mayor, flexor de codo y dedos, pronador del antebrazo, mientras que en el miembro inferior, se encuentra en los aductores, isquiotibilaes y triceps.

Existen numerosas técnicas para trabajar con los pacientes con síndromes piramidales. Para elegir el momento y la técnica, se valorará de forma independiente a cada uno de los pacientes. Cuando se habla de reeducación no hay fórmulas. Cada paciente tendrá unas características específicas que el fisioterapeuta deberá observar durante el tratamiento.

El control postural será un objetivo general para todos los pacientes, la espasticidad y la falta de percepción exigirá al profesional, prestar especial atención para que éste no se convierta en un problema añadido.

3.1.2. Síndrome extrapiramidal

Alteración del sistema extrapiramidal que provoca rigidez del tono muscular, temblor en reposo, hipocinesia, atetosis, corea, hemibalismo, etcétera. El síndrome extrapiramidal se presenta en los enfermos de Parkinson.

Hay 3 grandes síndromes extrapiramidales:

- Parkinson.
- Atetosis y distonía.
- Corea y hemibalismo.

3.1.3. Síndrome cerebeloso: Ataxia

La ataxia de Friedreich (AF) es una enfermedad neurodegenerativa incluida en el grupo de las enfermedades poco frecuentes, también denominadas raras. Afecta principalmente a la capacidad para desarrollar movimientos, ya sea andar, hablar, tragar, etc. agravándose progresivamente hasta una incapacidad y disautonomía. Se produce por la degeneración de tejido nervioso en la médula espinal y de nervios que controlan el movimiento muscular de los brazos y las piernas. Otros síntomas comunes son la perdida de sensibilidad, disartria, disfagia, escoliosis, y en algunos casos diabetes, y enfermedad cardíaca. La enfermedad se inicia en edades tempranas (entre los 5 y los 15 años de edad). La velocidad de evolución varía de una persona a otra. Generalmente entre 10 y 20 años después de la aparición de los primeros síntomas, la persona resta confinada a una silla de ruedas, y en etapas posteriores de la enfermedad los individuos se vuelven totalmente incapacitados. Puede estar afectada la expectativa de vida; muchas personas con ataxia de Friedreich mueren en la edad adulta debido a la enfermedad cardíaca asociada, la causa de muerte más común. La ataxia de Friedreich es una enfermedad hereditaria que afecta por igual a varones y mujeres. Está causada por un defecto en el gen de la frataxina en el cromosoma 9. Esta alteración hace que principalmente las neuronas del cerebelo y los ganglios espinales dorsales tengan un déficit de la proteína frataxina provocando un daño que conduce a una progresiva muerte celular.

1. Alteraciones: Las alteraciones que presenta son:
   a) Alteración de la estática y la Marcha: el cerebelo se encarga de estabilizar la postura, tanto cuando se está en calma como cuando se está en actividad.
   b) Dismetría: es la pérdida de la capacidad de regulación correcta tanto en tiempo como en distancia, para alcanzar un fin determinado. Se manifiesta sobretodo durante los gestos voluntarios.
   c) Adiadococinesia: alteración del movimiento voluntario sobre todo cuando se realizan movimientos rítmicos y rápidos.
   d) Asinergia: alteración de la coordinación en los movimientos elementales como los automatismos de la marcha, etc.
   e) Hipotonía: disminución de la resistencia que ofrecen los músculos en reposo a la palpación y movilización pasiva.
   f) Discronometría: retraso en la iniciación y fin de los movimientos voluntarios.
   g) Trastornos del habla y la escritura: habla monótona, sin modulación y lenta. La letra (motricidad fina) es irregular, grande y con trazos desmesurados.
2. Tratamiento fisioterapéutico: el tratamiento indicado en estos casos está orientado a mantener la autonomía, buscando el control motor en las actividades que la condición del paciente lo permita. El tratamiento tendrá 3 pilares fundamentales:
   - Postura y equilibrio: importante por ser la base de todo movimiento. Para desarrollar cualquier actividad el cuerpo debe tener una estabilidad que la permita. Se provocan desequilibrios esperando determinadas respuestas musculares adaptativas. Se pueden provocar reacciones primarias (donde la fuerza del desequilibrio es manual y adaptada a la condición del paciente) y secundarias (es el plano de apoyo el que cambia de dirección y sentido).
   - Tratamiento de ataxia cerebelosa: se buscará mejorar la percepción de los puntos de apoyo en todas las posturas mediante descargas de peso con y sin resistencia. Además se trabajarán ejercicios funcionales proporcionando las condiciones de estabilidad (marcha con pesos en los tobillos, marcha lateral, etc.)
   - Terapia ocupacional: se trabajará en coordinación con el terapeuta ocupacional para conseguir las mejores adaptaciones a la vida diaria.

3.1.4. Síndrome vestibular

Es el conjunto de síntomas resultantes de una lesión del laberinto, nervio vestibular o núcleos y vías vestibulares. Estos síntomas son: vértigos, nauseas, vómitos, nistagmo, trastorno del equilibrio, desviación de miembros y cuerpo hacia el lado lesionado, vértigo giratorio, daño en la percepción auditiva, etc.

Diferencias entre vértigo periférico y central

	Vértigo periférico	Vértigo central
Inicio	Súbito	Progresivo
Duración	Segundos o días	Crónico
Curso	Tormentoso	Solapado
Tipo de vértigo	Rotatorio	Lateropulsión
Cuadro vegetativo	Intenso	No
Síntomas cocleares	Si	No
Síntomas neurológicos	No	Si
Nistagmo	Armónico Fatigable Con latencia	Disarmónico No fatigable Sin latencia
Romberg	Positivo	Negativo
Barany	Positivo concordante	Negativo
Babinsky-Weill	Positivo	Negativo

El tratamiento es sintomático por lo que será como el de la ataxia.

3.2. Enfermedades y lesiones de la médula espinal

La médula espinal es la parte del sistema nervioso que transmite mensajes desde y hasta el cerebro. Se encuentra dentro de las vértebras, que son los discos óseos que forman la columna vertebral. Normalmente, las vértebras protegen la médula espinal. Cuando eso no ocurre, puede ocurrir una lesión de la médula espinal. Además de las lesiones, en la médula espinal pueden aparecer:

- Tumores.
- Infecciones como la meningitis y poliomielitis.
- Enfermedades inflamatorias.
- Enfermedades autoinmunes.
- Enfermedades degenerativas, tales como la esclerosis lateral amiotrófica y atrofia muscular espinal.

Los síntomas varían pero pueden incluir dolor, entumecimiento, pérdida de la sensación y debilidad muscular. Estos síntomas pueden ocurrir alrededor de la médula espinal y también en otras áreas, como en los brazos y las piernas. Los tratamientos varían, pero con frecuencia incluyen medicinas y cirugía.

La lesión de la médula puede ser:

- Total o completa.
- Parcial o incompleta.

3.2.1. Tetraplejía, paraplejía y paraparesia

La tetraplejía es la parálisis de las 4 extremidades debida a una lesión de la médula espinal a nivel cervical, mientras que la paraplejía tiene su origen en una lesión de la médula a nivel torácica, lumbar o sacra. Ambas patologías tienen prácticamente el mismo tratamiento. Clínicamente, pueden ser:

- De instauración rápida (traumática): produce un shock medular con parálisis flácida, abolición de la sensibilidad, alteración de la función vesical y rectal, impotencia y trastornos tróficos, de la sudoración y la termorregulación. A medida que transcurre el tiempo, aparece la espasticidad, hiperreflexia y si no se toman medidas, pueden aparecer contracturas y retracciones.
- De instauración lenta (causa no traumática): se manifiesta a través de una paresia espástica progresiva, con alteración de la función vesical y rectal, impotencia, alteraciones vegetativas y alteraciones de la sensibilidad de distinto grado dependiendo de la localización.

Escalas ASIA de afectación modificada de Frankel
A = **Completa**: no está preservada ninguna función motora o sensitiva a nivel de los segmentos sacros S4-S5
B = **Incompleta**: hay función preservar, sensitiva, pero no motora por debajo del nivel neurológico y se extiende hasta los segmentos sacros S4-S5.
C = **Incompleta**: la función motora está preservada por debajo del nivel neurológico, y la mayorías de los músculos clave por debajo de dicho nivel tienen un grado muscular menor 3.
D = **Incompleta**: la función motora está preservada por debajo del nivel neurológico, y la mayorías de los músculos clave están a un grado igual o mayor que 3.
E = **Normal**: las funciones motoras y sensitiva son normales.

CLASIFICACIÓN NEUROLÓGICA ESTÁNDARD DE LA LESIÓN MEDULAR

MOTOR

MÚSCULOS

	D	I	
C2			
C3			
C4			
C5			Flexores de codo
C6			Extensores de muñeca (radiales)
C7			Extensores codo (triceps)
C8			Flexores dedos (falange distal dedo medio)
T1			Abductor dedo meñique
T2			
T3			
T4			
T5			
T6			
T7			
T8			
T9			
T10			
T11			
T12			
L1			
L2			Flexores cadera (psoas)
L3			Extensores rodilla (cuádriceps)
L4			Dorsiflexores tobillo (t.anterior)
L5			Extensor dedo gordo
S1			Flexor plantar tobillo (t.sural)
S2			
S3			
S4-5			

0 = parálisis total
1 = contracción palpable o visible
2 = movimiento activo sin gravedad
3 = movimiento activo contra gravedad
4 = movimiento activo contra gravedad y resistencia
5 = movimiento activo contra máxima resistencia
NT = no testable

Contracción anal voluntaria (Sí/No)

TOTAL = **PUNTUACIÓN MOTORA**
(MÁXIMO) (50) (50) (100)

SENSIBILIDAD

PUNTOS SENSITIVOS

	S.TACTIL D	S.TACTIL I	S.DOLOR D	S.DOLOR I
C2				
C3				
C4				
C5				
C6				
C7				
C8				
T1				
T2				
T3				
T4				
T5				
T6				
T7				
T8				
T9				
T10				
T11				
T12				
L1				
L2				
L3				
L4				
L5				
S1				
S2				
S3				
S4-5				

0 = ausente
1 = disminuida
2 = normal
NT = no testable

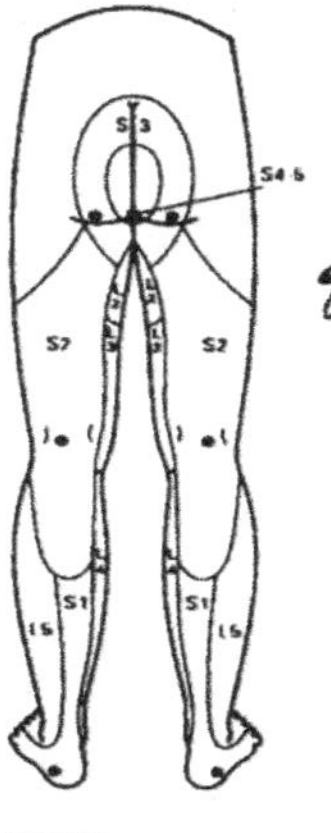

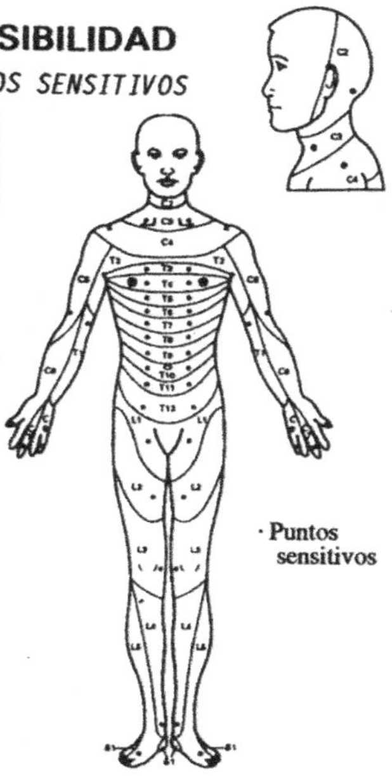

· Puntos sensitivos

Sensación anal (Sí/No)

TOTAL = **PUNT. SENS. DOLOROSA** (máx: 112)
= **PUNT. SENS. TACTIL** (máx: 112)
(MÁXIMO) (56) (56) (56) (56)

NIVEL NEUROLÓGICO
Segmento más caudal con función normal

D I
SENSITIVO
MOTOR

¿COMPLETO O INCOMPLETO?
Incompleta = presencia de alguna sensación o función motora en últimos segmentos sacros

ZONA PARCIAL DE PRESERVACIÓN
Inervación parcial de segmentos

D I
SENSITIVO
MOTOR

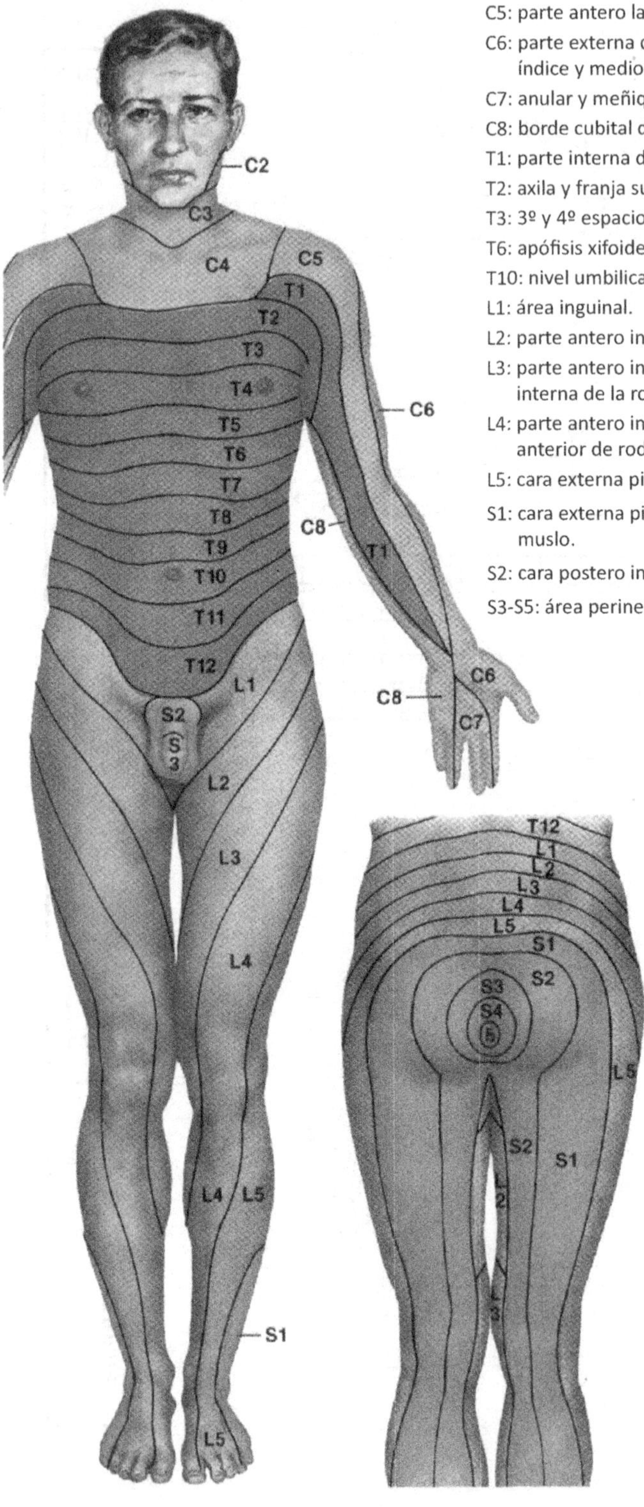

C5: parte antero lateral hombros.

C6: parte externa de antebrazos, dedos pulgar, índice y medio.

C7: anular y meñique.

C8: borde cubital de la mano y antebrazo.

T1: parte interna del brazo.

T2: axila y franja superior tronco.

T3: 3º y 4º espacio intercostal.

T6: apófisis xifoides.

T10: nivel umbilical.

L1: área inguinal.

L2: parte antero interna superior del muslo.

L3: parte antero interna media del muslo, cara interna de la rodilla.

L4: parte antero interna inferior del muslo, cara anterior de rodilla y cara antero interna pierna.

L5: cara externa pierna y cara dorsal del pie.

S1: cara externa pierna y cara posterior de pierna y muslo.

S2: cara postero interna pierna y muslo.

S3-S5: área perineal.

	Patrón de movimiento	Nivel
Cuello	Flexión, extensión, rotación	C1, C2, C3, C4
Hombro	Abducción Aducción Extensión Flexión	C5, C6 C5, C6, C7, C8 C5, C6, C7, C8 C5, C6
Codo	Flexión Extensión	C7, C8 C6, C7
Antebrazo	Pronación Supinación	C6, C7 C5, C6, C7
Muñeca	Extensión Flexión	C6, C7 C6, C7, D1
Mano	Extensión gruesa de dedos Flexión gruesa de dedos Movimiento digital fino	C6, C7, C8 C7, C8, D1 C8, D1
Espalda	Extensión	C4 a L1
Músculos respiratorios		D2 a D12
Diafragma		C2, C3, C4
Músculos abdominales		D6 a L1
Cadera	Flexión Abducción Aducción Extensión Rotación	L2, L3, L4 L4, L5, S1 L2, L3, L4 L4, L5, S1 L4, L5, S1, S2
Rodilla	Flexión Extensión	L2, L3, L4 L4, L5, S1
Tobillo		L4, L5, S1, S2
Pie		L4, L5, S1, S2
Intestino	Recto y esfínter anal	S2, S3, S4
Aparato reproductor	Espina sacra	S2, S3, S4
Eyaculación	Espina lumbar	L1, L2, L3

El pronóstico va depender del nivel de la lesión así como del grado (completas o incompletas). Las actuaciones fisioterapéuticas van a ser sintomáticas y adaptadas a la realidad del paciente. Así según las etapas del paciente, el fisioterapeuta se planteará distintos objetivos:

- Fase de encamamiento:
  1. Escaras: El fisioterapeuta deberá vigilar a diario la presencia de escaras o indicios de aparición de ellas sobre los puntos de presión. Para ello realizará cambios posturales, colchones especiales, etc.

2. Arcos articulares: se realizarán movilizaciones pasivas en cuanto sea posible, para evitar retracciones.
3. Ejercicios para musculatura preservada: se entrenará la musculatura conservada porque de ella dependerá el paciente cuando empiece sus AVDs.
4. Ejercicios respiratorios: será de vital importancia entrenar la respiración dentro de las posibilidades de cada paciente. Las sesiones serán de corta duración y nunca lo llevarán al agotamiento.

- Fase de sedestación: el paciente debe incorporarse cuanto antes (teniendo en cuenta su recuperación de las lesiones)
  1. Primeras incorporaciones: ejercicios en semidecúbito lo que facilita la adaptación al ortostatismo. Más adelante se trabajará sentado al borde de la cama.
  2. Instalación en la silla de ruedas: adaptada para la altura, peso y con las protecciones antiescaras necesarias. Se buscará en esta etapa la mayor autonomía posible en las AVDs.
- Fase de bipedestación y marcha: esta fase será posible solo en algunos casos. La bipedestación en paralelas y plano inclinado deberá iniciarse lo más pronto posible por sus efectos beneficiosos para la salud en general. Se utilizarán distintas ayudas técnicas para conseguir la postura óptima.

  Esta fase comprende varias fases que irán desde la bipedestación asistida (se trabajará la descarga de peso, la propiocepción, el equilibrio. La bipedestación autónoma (si es posible) en la que se trabajarán las descargas de peso durante las transferencias desde supino hasta la bipedestación, y la fase de marcha propiamente dicha en la que se trabajará con las ayudas técnicas necesarias para su realización.

  Se trabajará en intima coordinación con el/la terapeuta ocupacional, para obtener el mayor rendimiento del paciente.

3.2.2. Espina bífida

La espina bífida es un defecto de cierre del tubo neural debido a un fallo en su formación. El tubo neural es el lugar que recubrirá al sistema nervioso central, es decir, desde el cerebro a la médula espinal. Estará compuesto por 3 membranas o meninges que lo envolverán, y una cobertura ósea formada por el cráneo y la columna vertebral. Cualquier fallo en el correcto cierre de estas envolturas dará lugar a un defecto del tubo neural. Estos defectos se suelen producir durante las primeras semanas de la gestación. En los años 70, su frecuencia era de unos 3 casos/1000 recién nacidos vivos y suponía una importante causa de ingreso hospitalario, actualmente y sobre todo debido a los controles prenatales, la posibilidad del aborto terapéutico y a la mejora en la nutrición materna, la frecuencia ha disminuido mucho.

Hoy en España la incidencia es de 1 caso por cada 1000 nacimientos. Su causa es desconocida, aunque parece que existe algún factor genético o familiar.

En la actualidad parece que la toma de ácido fólico por la madre en períodos cercanos a la concepción, previene la aparición de estos defectos. Los defectos del tubo neural pueden ser de varios tipos y la "Espina bífida" es la forma más frecuente; ésta se produce por una falta de cierre o fusión de una o varias vértebras de la columna del feto durante el primer mes del embarazo, por lo tanto, el anillo vertebral que debería recubrir la médula espinal, quedará abierto, pudiendo afectar de 1 a 6 vértebras. La forma más leve es la llamada espina bífida oculta, en la cual el defecto está cubierto por la piel y no es visible a simple vista, ésta es la forma más frecuente y puede ocurrir hasta en un 20% de niños normales, ya que generalmente es asintomática y sólo puede sospecharse por la presencia de un mechón de pelo, una mancha o una fosita en la piel al nivel de la columna lumbosacra.

En ocasiones puede ser causa de problemas en el control de la vejiga urinaria o en la marcha.

La forma más grave de la espina bífida es el mielomeningocele, en este caso la médula espinal y los nervios quedan expuestos al aire sin ninguna capa que los recubra. Además toda la médula y los nervios que queden por debajo del nivel de la lesión, no se desarrollarán, con ello se producirán alteraciones importantes en los nervios que deberían controlar el caminar, la vejiga urinaria y el intestino, como resultado, el niño tendrá dificultades para caminar, controlar la orina y la defecación.

En un 85% de los casos de espina bífida se producirá además una hidrocefalia. Esto es debido a que se origina un grado de obstrucción en la circulación del líquido cefalorraquideo (fluido que circula por unos canales el interior del cerebro y la médula espinal). Este líquido también rodea y protege al cerebro y la médula espinal. A causa de la espina bífida se produce un bloqueo en su circulación, aumentando la cantidad de líquido cefalorraquídeo a nivel de la médula y el cerebro, lo que provocara un aumento de tamaño del cráneo.

En un 75% de los niños afectos de espina bífida encontraremos una alergia al látex, que podrá estar presente al nacer o aparecer con el tiempo, por eso, estos enfermos son considerados personas de alto riesgo y deberán en lo posible, evitar el contacto con los productos que lo contengan. Así, los productos alternativos de silicona, vinilo o plástico serán útiles en todos aquellos procedimientos diagnósticos o quirúrgicos a los que se les someta a estos pacientes. El tratamiento estará orientado a buscar la autonomía desde su desarrollo psicomotor hasta la adultez. Para ello se hará un abordaje cercano, cuidando desde pequeños el bienestar emocional y buscando motivaciones propias de la edad. El control postural será fundamental para conseguir mejores resultados en todas las etapas del tratamiento.

3.2.3. Esclerosis en Placas

La esclerosis múltiple (EM) afecta más a las mujeres que a los hombres. El trastorno se diagnostica con mayor frecuencia entre los 20 y 40 años de edad, pero se puede observar a cualquier edad.

La esclerosis múltiple es causada por el daño a la vaina de mielina, la cubierta protectora que rodea las neuronas. Cuando esta cubierta de los nervios se daña, los impulsos nerviosos disminuyen o se detienen.

El daño al nervio es causado por inflamación, la cual ocurre cuando las células inmunitarias del propio cuerpo atacan el sistema nervioso. Esto puede ocurrir a lo largo de cualquier área del cerebro, el nervio óptico o la médula espinal.

No se sabe exactamente qué causa la EM. El pensamiento más frecuente es que los culpables son un virus o un defecto genético, o ambos. Los factores ambientales también juegan un papel.

Usted es ligeramente más propenso a contraer esta enfermedad si tiene antecedentes familiares de EM o vive en una parte del mundo donde esta enfermedad es más común.

Los síntomas varían porque la localización y magnitud de cada ataque puede ser diferente. Los episodios pueden durar días, semanas o meses. Los ataques van seguidos de períodos de reducción o ausencia de los síntomas (remisiones). La fiebre, los baños calientes, la exposición al sol y el estrés pueden desencadenar o empeorar los ataques.

Es común que la enfermedad reaparezca (recaída). Sin embargo, puede continuar empeorando sin períodos de remisión.

Los nervios en cualquier parte del cerebro o la médula espinal pueden resultar dañados. Debido a esto, los síntomas de la esclerosis múltiple pueden aparecer en muchas partes del cuerpo.

Síntomas musculares:

- Pérdida del equilibrio.
- Espasmos musculares.
- Entumecimiento o sensación anormal en cualquier área.
- Problemas para mover los brazos y las piernas.
- Problemas para caminar.
- Problemas con la coordinación y para hacer movimientos pequeños.
- Temblor en uno o ambos brazos o piernas.
- Debilidad en uno o ambos brazos o piernas.

Síntomas vesicales e intestinales:

- Estreñimiento y escape de heces.
- Dificultad para comenzar a orinar.
- Necesidad frecuente de orinar.
- Urgencia intensa de orinar.
- Escape de orina (incontinencia).

Síntomas oculares:

- Visión doble.
- Molestia en los ojos.
- Movimientos oculares rápidos e incontrolables.
- Pérdida de visión (usualmente afecta un ojo a la vez).

- Entumecimiento, hormigueo o dolor:
- Dolor facial.
- Espasmos musculares dolorosos.
- Sensación de picazón, hormigueo o ardor en brazos y piernas.

Otros síntomas cerebrales y neurológicos:

- Disminución del período de atención, de la capacidad de discernir y pérdida de la memoria.
- Dificultad para razonar y resolver problemas.
- Depresión o sentimientos de tristeza.
- Mareos o pérdida del equilibrio.
- Hipoacusia.

Síntomas sexuales:

- Problemas de erección.
- Problemas con la lubricación vaginal.

Síntomas del habla y de la deglución:

- Lenguaje mal articulado o difícil de entender.
- Problemas para masticar y deglutir.
- La fatiga es un síntoma común y molesto a medida que la EM progresa y con frecuencia es peor al final de la tarde.

Pruebas y exámenes:

Los síntomas de la esclerosis múltiple pueden simular los de muchos otros trastornos neurológicos. La enfermedad se diagnostica descartando otras afecciones.

Las personas que tienen una forma de esclerosis múltiple llamada remitente-recurrente pueden tener antecedentes de al menos dos ataques, separados por un período de ausencia o reducción en los síntomas.

En otras personas, la enfermedad puede empeorar lentamente y pueden tener ataques claros. Esta forma se llama esclerosis múltiple progresiva y crónica.

El médico puede sospechar de esclerosis múltiple si hay disminución en el funcionamiento de dos partes diferentes del sistema nervioso central (como los reflejos anormales) en dos momentos diferentes.

Un examen neurológico puede mostrar disminución en la función nerviosa en un área del cuerpo o esto puede extenderse a muchas partes del cuerpo. Esto puede abarcar:

- Reflejos nerviosos anormales.
- Disminución de la capacidad para mover una parte del cuerpo.
- Sensibilidad anormal o disminuida.
- Otra pérdida de funciones neurológicas, como la visión.

Un examen ocular puede mostrar:

- Respuestas anormales de la pupila.
- Cambios en los campos visuales o en los movimientos oculares.
- Disminución de la agudeza visual.
- Problemas con las partes internas del ojo.
- Movimientos oculares rápidos provocados cuando el ojo se mueve.

El tratamiento será sintomático y estará orientado a mantener la autonomía lo máximo posible. Para lo cual se plantearán ejercicios adaptados a cada etapa de la enfermedad, conservando siempre su condición física (en la medida de lo posible). Se trabajará de manera cercana con la familia del paciente y se adaptarán las recomendaciones al entorno inmediato (estrategias de movilidad en casa, trabajo y en el ámbito social y de ocio).

3.2.4. Esclerosis lateral amiotrófica

Es una enfermedad de las neuronas en el cerebro y la médula espinal que controlan el movimiento de los músculos voluntarios. Uno de cada 10 casos de esclerosis lateral amiotrófica (ELA) se debe a un defecto genético, mientras que en el resto de los casos, se desconoce la causa. En la esclerosis lateral amiotrófica, las células nerviosas (neuronas) se desgastan o mueren y ya no pueden enviar mensajes a los músculos, lo cual finalmente lleva a debilitamiento muscular, fasciculaciones e incapacidad para mover los brazos, las piernas y el cuerpo. La afección empeora lentamente y cuando los músculos en el área torácica dejan de trabajar, se vuelve difícil o imposible respirar por sí solo. La esclerosis lateral amiotrófica afecta aproximadamente a 5 de cada 100,000 personas en todo el mundo. No hay factores de riesgo conocidos, a excepción del hecho de tener un miembro de la familia que padezca una forma hereditaria de la enfermedad.

Los síntomas generalmente no se presentan hasta después de los 50 años, pero pueden empezar en personas más jóvenes. Las personas que padecen esta afección tienen una pérdida de la fuerza muscular y la coordinación que finalmente empeora e imposibilita la realización de actividades rutinarias, como subir escalas, bajarse de una silla o deglutir. Los músculos de la respiración y de la deglución pueden ser los primeros en verse afectados. A medida que la enfermedad empeora, más grupos musculares desarrollan problemas.

La esclerosis lateral amiotrófica no afecta los sentidos (vista, olfato, gusto, oído y tacto). Sólo en raras ocasiones afecta la función intestinal o vesical, el movimiento de los ojos o la capacidad de una persona para pensar o razonar.

Los síntomas pueden ser, entre otros:

- Dificultad para respirar.
- Dificultad para deglutir.
- Se ahoga fácilmente.

- Babeo.
- Presenta náuseas.
- Caída de la cabeza debido a la debilidad en los músculos del cuello.
- Calambres musculares.
- Contracciones musculares llamadas fasciculaciones.
- Debilidad muscular que empeora en forma lenta.
- Comúnmente involucra primero una parte del cuerpo, como el brazo o la mano.
- Finalmente lleva a dificultades para levantar objetos, subir escaleras y caminar.
- Parálisis.
- Problemas en el lenguaje, como patrón de habla lento o anormal (mala articulación de las palabras).
- Cambios en la voz, ronquera.
- Pérdida de peso.

La fisioterapia para esta enfermedad es sintomática y está basada en mantener la autonomía del paciente hasta que sea posible. Se realizarán valoraciones periódicas para cambiar o no los objetivos a corto plazo. El fisioterapeuta deberá realizar programas de ejercicios en los que el paciente no llegue nunca al agotamiento, se trabajará en la propiocepción, estabilidad y equilibrio en todas las etapas de la enfermedad. La fisioterapia respiratoria y orofacial son fundamentales en esta enfermedad, así como la prevención de retracciones musculotendinosas.

3.3. Lesiones cerebrales

3.3.1. Hemiplejía

La hemiplejia es un trastorno del cuerpo del paciente en el que la mitad contra lateral de su cuerpo está paralizada. Es generalmente el resultado de un accidente cerebrovascular. La parálisis cerebral también puede afectar un solo hemisferio, resultando en una limitación de funciones. Esto no causa parálisis necesariamente pero sí espasmos. La parálisis cerebral en la que éste sea el único síntoma también puede denominarse hemiplejía.

a) Causas:
   - Accidentes cerebro-vasculares.
   - Traumatismos craneales.
   - Tumores cerebrales.
   - Esclerosis múltiple.
   - Encefalitis.
   - Complicaciones de meningitis.

b) Clínica y curso evolutivo: existen dentro de su clínica 3 periodos evolutivos:

- Periodo de encamamiento: suele darse en procesos de coma por causa hemorrágica.
- Periodo de flacidez: no se encuentran reflejos, puede existir parálisis facial central, se produce una parálisis de un hemicuerpo que cursa con hipotonía. Tiene una duración de 4 o 5 semanas, cuando empieza a instalarse la hipertonía.
- Hemiplejia espástica: el tono muscular va aumentando progresivamente hasta que se instala por completo la espasticidad. Los centros inferiores empiezan a recuperar su función y van apareciendo los reflejos. La movilidad se realiza con mucha dificultad y con una gran cantidad de sinergias características. Generalmente el miembro inferior se recupera con más rapidez y eficacia que el miembro superior afectado, esto sucede porque los miembros superiores tienen un estímulo constante durante las AVDs.

Para el estudio de la clínica la dividiremos en 4 grupos:

- Balance locomotor: enumeramos aquí las distintas retracciones músculo-tendinosas que solemos encontrar en las hemiplejías:
    1. Hombro: se encuentran retracciones en aducción y rotación interna (sinergia flexora). Los pacientes suelen manifestar dolor en el hombro (capsulitis).
    2. Antebrazo: hipertonía en pronadores, dificultando la supinación.
    3. Muñeca y dedos: hipertonía en flexores de muñeca y dedos y desviación cubital. Se observa edema en la mano y mucho dolor.
    4. Cadera: postura en rotación externa y flexión, lo cual limita la movilidad y la marcha.
    5. Rodilla: Retracción del triceps sural.
    6. Pie: retracción de aponeurosis plantar y del triceps sural (pie equino-varo) y los dedos en garra.
- Paraosteoartropatías: son calcificaciones periarticulares que aparecen tras 2-4 semanas en coma en el lado hemipléjico. Dan lugar generalmente a anquílosis y dolor.
- Algias: pueden aparecer por varias razones como la algoneurodistrofia, tendinitis, etc.
- Síndrome algoneurodistrófico: se presenta con dolores de hombro y mano sobretodo durante los apoyos. Son trastornos vasomotores y tróficos, que producen edemas y retracciones capsiloligamentosas.

c) Trastornos asociados:

- Alteración del tono muscular: en una primera etapa el tono será flácido y evolucionará a la hipertonía progresivamente.

- ▷ Reacciones asociadas: también llamadas sincinesias. Reacciones asociadas a la intención de un movimiento voluntario.
- ▷ Alteraciones sensitivas: puede haber déficit en el reconocimiento de los segmentos corporales en su posición en el espacio o en su relación con otras partes del cuerpo. Esto afecta de manera importante el esquema corporal automático dificultando el desempeño de cualquier actividad.
- ▷ Pérdida selectiva de movimientos: los pacientes con hemiplejía realizan movimientos en bloque y ayudándose de sinergias. La espasticidad y las sinergias, les impiden aislar movimientos.
- ▷ Pérdida de reacciones de equilibrio: tanto para el control corporal estático como para el dinámico, las personas deben activar automáticamente mecanismos para ajustar las distintas posturas. El tono muscular alterado impide estos ajustes.
- ▷ Comunicación: muchas veces, el habla está afectada, por ello es importante establecer (si es el caso) un sistema de comunicación con el paciente.

d) Posiciones y manejo del paciente hemipléjico: la participación de la familia es de vital importancia en el tratamiento de un paciente con hemiplejía. Es básico organizar las AVD a las necesidades del paciente para que constituyan siempre un reto. Nunca se debe facilitar las actividades ya que un ambiente enriquecedor aumentará las probabilidades de éxito del tratamiento.

Posiciones correctas en la cama

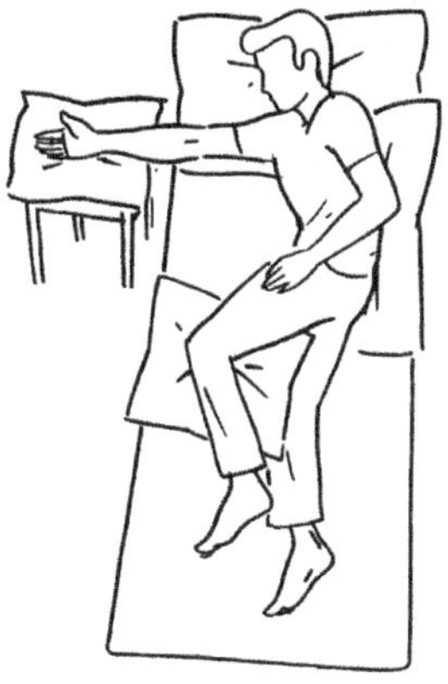 Decúbito sobre el lado hemipléjico.	1. Posición tumbado sobre el lado afecto: – Cabeza hacia delante con el tronco derecho y alineado. – Hombro inferior extendido con el antebrazo en supinación. – Pierna inferior extendida a nivel de la cadera y ligeramente flexionada en la rodilla. – Pierna superior adelantada sobre una almohada.

.../...

.../...

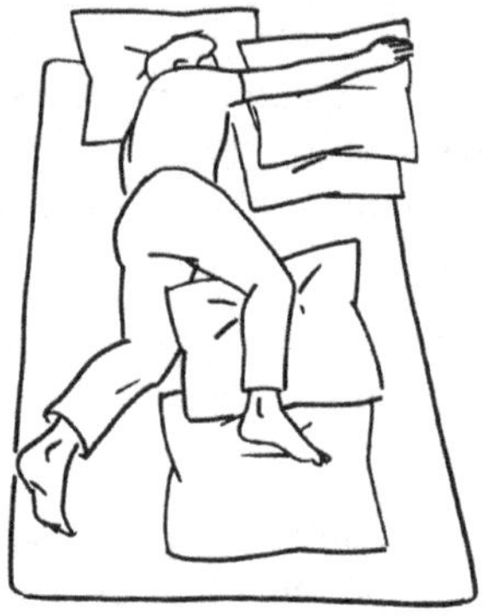 Decúbito sobre el lado sano.	2. Posición tumbado sobre el lado sano: – Paciente en decúbito lateral total, no intermedio. – Cabeza hacia delante con el tronco derecho y alineado. – Hombro afectado estará extendido con el brazo hacia delante sobre una almohada. – La pierna superior estará adelantada sobre una almohada, el pie debe estar apoyado completamente sobre la almohada. – Almohada detrás de la espalda.
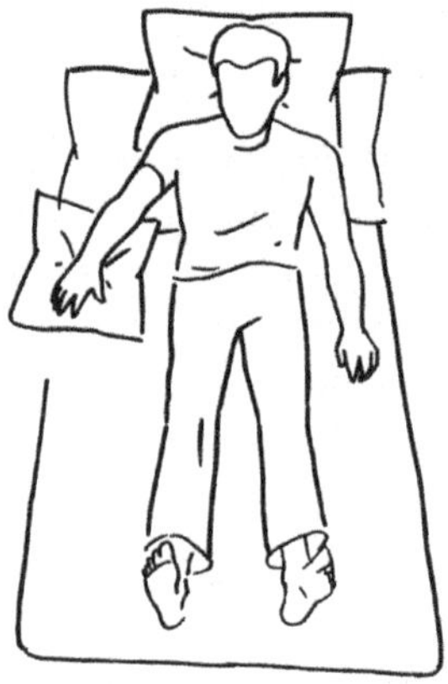 Decúbito supino.	3. Posición supina: – La cabeza debe estar rotada hacia el lado afectado y flexionada hacia el lado sano. – El tronco está alongado del lado afecto. – El hombro afectado extendido sobre una almohada con el brazo elevado o derecho al costado. – Almohada bajo la cadera para evitar retracción de la pelvis y rotación externa de la pierna.

e) Fases del tratamiento: el tratamiento comenzará lo antes posible. Se han observado mejores resultados en el tratamiento cuando el paciente es tratado por cortos periodos en los primeros estadíos.

- ▷ Actividades en decúbito:

  a) Movilización del brazo: es importante movilizar el brazo completando los arcos de movimiento porque es muy fácil que pierda movilidad. En la mayoría de los pacientes, el brazo es un segmento del cuerpo muy difícil de reeducar, por lo cual hay que prestarle especial atención. Se debe hacer movilizaciones de todas las articulaciones poniendo énfasis en las articulaciones que sabemos que se verán mas afectadas en el futuro. Evitar la aparición de dolor en el hombro. Evitar la tracción del hombro (recordar que es la etapa flácida). Se pueden enseñar movimientos auto-asistidos entrelanzando las manos y realizando los movimientos con el brazo sano, así el paciente hará movilizaciones concientes.

b) Movilización del miembro inferior: se trabajará el control de cadera. Apoyo del pie sobre la cama.

c) Cuello y tronco: es importante la movilización y ejercitación del cuello con ejercicios de Kabat. El control de tronco se realizará con ejercicios de propiocepción, giros, etc.

- Actividades en sedestación: la verticalización es muy importante en el tratamiento de la hemiplejía. Por ello el fisioterapeuta deberá iniciar la sedestación lo antes posible para estimular las reacciones de equilibrio y empezar los apoyos sobre el suelo. El equilibrio estará afectado con frecuencia por lo que el paciente tenderá a caerse hacia el lado afectado. En esta etapa se iniciará el trabajo de percepción del cuerpo afectado. Se buscará la descarga de peso sobre los puntos de apoyo del lado de la lesión. En todo momento se debe buscar la participación del hemicuerpo afectado.
- Actividades en bipedestación: una vez conseguido un equilibrio aceptable en sedestación se iniciará la bipedestación. El fisioterapeuta hará uso de lo que tenga a mano para conseguir la mejor alineación en esta postura. Una silla de respaldo alto puede servir de gran ayuda. El paso de sentado a de pie, es un paso muy importante y se debe realizar utilizando los mejores apoyos durante esa transferencia. Se debe recordar que el paciente está reaprendiendo todo, por lo cual es importante darle los esquemas de movimiento correctos para que la información adquirida sea de calidad. Una vez puesto de pie, el paciente deberá realizar pequeñas transferencias de peso desde el lado sano al afectado integrando todo el cuerpo a la actividad. Si es posible y el paciente no está fatigado, se puede iniciar la marcha dando pasos en el sitio con el objetivo de experimentar la sensación de sostener el peso del cuerpo, elevar el pie del suelo, etc. Toda información sensorial que se le de al paciente es importante y enriquecedora en esta etapa.
- Reeducación del la marcha: se iniciará esta actividad, dando al paciente la sensación de apoyo unipodal tanto sobre el lado sano como sobre el afectado. Se buscará independizar los movimientos del miembro inferior afectado, realizando flexo extensiones de rodilla y cadera. Dependiendo del grado de afectación del paciente y de su nivel de ansiedad por la nueva actividad se propondrá realizar la marcha en paralelas o con asistencia del fisioterapeuta. Durante esta actividad se buscará controlar los movimientos compensatorios (cuadrado lumbar, cuádriceps, dorsiflexión con inversión de tobillo. Cuando el paciente se sienta seguro se propondrá la utilización de ayudas técnicas para la marcha independiente. El objetivo será realizar la marcha sin ayudas técnicas en la medida de lo posible.

3.3.2. Parkinson

La enfermedad de Parkinson (EP), también denominada Parkinsonismo idiopático, parálisis agitante o simplemente Parkinson, es un trastorno neurodegenerativo crónico que conduce con el tiempo a una incapacidad progresiva, producido a consecuencia de la destrucción, por causas que todavía se desconocen, de las neuronas pigmentadas de la sustancia negra. Frecuentemente clasificada como un trastorno del movimiento, la enfermedad de Parkinson también desencadena alteraciones en la función cognitiva, en la expresión de las emociones y en la función autónoma.

En su clínica se encuentra:

- Temblor: contracción alterna y rítmica de grupos musculares antagonistas. Aparecerán en función a la evolución del paciente primero en dedos y manos, pies, maxilar inferior, cabeza y tronco. El temblor se exacerba en reposo y se calma durante el sueño y las actividades voluntarias.
- Rigidez: existe rigidez articular. Puede ser en rueda dentada (se vence la resistencia por tiempos) o en caño de plomo (se vende la resistencia bruscamente).
- Bradicinesia e hipocinesia: el paciente con Parkinson realiza movimientos lentos y de poca amplitud, presenta dificultad en los movimientos finos. Esta condición afecta seriamente a sus AVDs más básicas por lo que suele necesitar asistencia.
- Alteración de la postura: el paciente pierde su centro de gravedad, por lo cual le resulta difícil mantener la cabeza y el tronco alineados. Al verse alterado el centro de gravedad, las reacciones de enderezamiento y equilibrio se ven afectadas también ocasionando caídas frecuentes.

El tratamiento fisioterapéutico estará orientado a ralentizar el deterioro, mantener los rangos articulares, la fuerza muscular y la autonomía. Las sesiones de fisioterapia se diseñarán de forma individualizada para facilitar la utilización de las funciones corporales aun presentes. Se trabajará en coordinación con el terapeuta ocupacional para decidir entre los dos cuales serán las medidas mas oportunas que se deberán tomar con respecto a las AVDs.

3.4. Técnicas fisioterapéuticas

3.4.1. Método Kabat

El método Kabat o "método de los movimientos complejos" es una técnica de facilitación neuromuscular propioceptiva, de hecho, la más representativa de ellas. Se fundamenta en principios básicos que mencionaremos más adelante. Trabaja tanto con técnicas de facilitación o estimulación de acuerdo al efecto buscado.

Dentro de sus objetivos están:

- Reforzamiento muscular.
- Aumento de la estabilidad.
- Aumento de la amplitud articular.
- Restablecimiento de la coordinación.
- Reentrenamiento del equilibrio.
- Relajación muscular.

a) Principios básicos del método kabat.

   ▹ Movimientos complejos: Los patrones de movimiento utilizados en estemétodo son globales, en masa, similares a los desarrollados en los actos de lavida diaria. El sentido de los mismos es diagonal y espiroideo, en consonancia con la disposición diagonal y rotatoria de huesos, músculos y articulaciones. Se realizan según 3 dimensiones: Flexión-extensión, abdución-adducción y pronosupinación; y se organiza alrededor de una articulación principal o pívot. El movimiento se ejecuta desde la mayor amplitud, donde las fibras musculares están elongadas al máximo acortamiento del recorrido, aprovechando toda la amplitud del movimiento, y desde la parte más distal del segmento para recibir el mayor número de estímulos propioceptivos.

- ▹ Resistencia máxima: Kabat se basa en el hecho de que la aplicación de la máxima resistencia manual, base de todas las técnicas de facilitación, es fundamental para conseguir el desarrollo de la resistencia y de la potencia muscular. Facilita los mecanismos de irradiación e inducción sucesiva.
- ▹ Contactos manuales: La presión manual ejercida sobre la piel que cubre músculos y articulaciones, se utiliza como mecanismo facilitador para orientar sobre la dirección del movimiento y demandar una respuesta motora.
- ▹ Comandos y órdenes: Las órdenes han de ser claras, sencillas, rítmicas y dinámicas para facilitar el esfuerzo voluntario del paciente por medio de la estimulación verbal, siendo las más usuales "tire", "empuje" y "sostenga".
- ▹ Compresión y tracción: Ambas maniobras estimulan los receptores propioceptivos articulares y favorecen, respectivamente, la estimulación de los reflejos posturales y la amplitud articular.
- ▹ Estiramiento: La elongación de las fibras musculares, provoca por mecanismo reflejo, un incremento de la contracción muscular. El movimiento impreso para obtener el reflejo de estiramiento debe ser breve y sincrónico con el esfuerzo voluntario del paciente.

b) Patrones cinéticos: Son movimientos integrados que tienen un carácter global y se realizan en diagonal y espiral, es decir, con componentes de rotación, produciendo de forma muy exacta los movimientos que se realizan en las actividades de la vida diaria y en los movimientos de los deportes. En las diagonales, configuradas en forma de "X" existen en cada una de ellas dos patrones antagonistas uno del otro, y constan de flexión o extensión, ablución o aducción, y rotación interna o externa. Con la excepción de los patrones de cabeza, cuello y tronco donde solamente se combinan momentos de flexión o extensión con rotación derecha o izquierda.

En la extremidad superior la flexión va ligada siempre a la rotación externa, siendo variable interna, como también lo es la abducción o la aducción. Respecto a la extremidad inferior, la abducción va unida siempre a la rotación interna, mientras que la aducción a la rotación externa, siendo variable la flexión o extensión. En los miembros superiores e inferiores existen pivotes proximales (hombro y cadera) pivotes intermedios (codo y rodillas) y pivotes distales (muñeca y tobillo).

Existen dos tipos de patrones cinéticos:

- ▹ Patrones cinéticos Base: En cada diagonal de los miembros superiores e inferiores, no se genera movimiento en las articulaciones pivote intermedias: codo y rodilla.

- ▷ Patrones quebrados o mixtos: Son aquellos en los que intervienen las articulaciones o pivotes intermedios, codo o rodilla. Lo que permite partir de la posición de extensión y finalizar el recorrido de la deflexión o viceversa. Son adecuados para dar énfasis a los pivotes intermedios y distales.

c) Técnicas específicas: Con frecuencia estas técnicas se emplean de manera combinada, debiendo ser seleccionadas según el tipo de lesión. Pueden ser de dos tipos: de refuerzo y potenciación, o de relajación o estiramiento:

- ▷ Refuerzo y potenciación:

  Contracciones repetidas: Se trata de repetir los mismos movimientos o patrón. La resistencia será la máxima que el paciente pueda soportar; se puede añadir el estiramiento y se realiza de dos maneras: por repetición del reflejo de estiramiento o por contracciones alternantes isométricas-isotónicas. En esta última, al final del recorrido isotónico se pide una contracción isométrica. Estas contracciones repetidas no están indicadas en post-operados recientes y los ortopédicos agudos.

  1. Inversión lenta: El paciente realiza un patrón contra resistencia máxima seguido inmediatamente del patrón antagonista. El cambio debe realizarse con rapidez.
  2. Inversión lenta y sostén: Lo mismo que el anterior, pero se añade una contracción isométrica al final de cada amplitud de movimiento.
  3. Estabilización rítmica: Se emplea una fuerte contracción isométrica del patrón agonista, seguido de una contracción isométrica del antagonista.

- ▷ Relajación o estiramiento: Estas técnicas facilitan la movilidad. Cómo por ejemplo:

  1. Sostener-relajar: Se aplica en pacientes que presentan una importante limitación de la amplitud articular. No provoca dolor. Se coloca el segmento en la máxima amplitud articular y se pide una contracción isométrica, sin permitir el movimiento. Después se relaja y se intenta ampliar el rango articular.
  2. Contraer-relajar: Igual que la precedente, pero se permite el movimiento de rotación, puede hacerse en puntos sucesivos del recorrido.
  3. Inversión lenta, sostén y relajación: El objetivo es estimular al agonista después de relajar el antagonista. El paciente realiza el patrón hasta el límite de la movilidad articular. Seguidamente se provoca una contracción isométrica de los antagonistas, y se mantiene (si es posible) 30 segundos. A continuación, relajación progresiva, seguida de contracción isotónica del patrón agonista.
  4. Iniciación o técnica rítmica: Está reservada para pacientes que sufren alteraciones extrapiramidales, como rigidez o temblor. Tiene el propósito de promover la habilidad para iniciar el movimiento y aumentar la rapidez del mismo. Primero se ejecutarán los patrones de forma pasiva, por tanto, esta técnica estará contraindicada donde no se puedan realizar movilizaciones pasivas.

d) Indicaciones: los objetivos de la FNP son el reforzamiento muscular, el aumento de la estabilidad y de la amplitud articular. Su uso está indicado para distintas patologías. Esta técnica solo requiere para ser utilizada que el paciente tenga una capacidad cognitiva que le permita seguir órdenes y realizar el ejercicio con eficacia.

3.4.2. Método Bobath

El enfoque Bobath es una terapia especializada aplicada a tratar los desórdenes del movimiento y la postura derivados de lesiones neurológicas centrales. Se basa en la capacidad del cerebro para reorganizarse, que significa que las partes sanas del cerebro pueden compensar las funciones que fueron realizadas previamente por las regiones dañadas del cerebro. El valor principal del Concepto Bobath es apoyar al lado afectado del cuerpo tanto como sea necesario para adaptar sus movimientos de manera acorde con el lado menos afectado del cuerpo. Es, en definitiva, un modo de equilibrar el cuerpo en cuanto a funcionalidad y movilidad.

Otra de las claves del concepto Bobath es la modificación de los patrones anormales que resultan de la propia lesión y facilitar el movimiento para conseguirlo de la manera más funcional, siempre siguiendo los hitos obtenidos en el neurodesarrollo neurofisiológico humano.

No ofrece regímenes estrictos de tratamiento que deban ser seguidos al pie de la letra; otorga elementos para aplicar según necesidades y respuestas individuales; es un abordaje que resuelve problemas involucrando el tratamiento y el manejo de pacientes con disfunción del movimiento. Describe tanto los problemas de coordinación motora en relación a las reacciones posturales normales del mecanismo central del mismo, como las características del desarrollo motor normal. Se observa qué realizan los niños en las distintas etapas o hitos de maduración y cómo lo hacen. El desarrollo es considerado como una gran variedad de movimientos y las secuencias se superponen, enriqueciéndose unos a otros; se explica por qué los bebés hacen determinada actividad en determinado momento. Se llaman "reflejos primitivos" a los que son obligatorios (osteo-tendinosos, etc.); en cambio, los observados en niños pequeños, tales como el Moro, la prensión, etc., y que no son obligatorios, se los denomina "respuestas primarias, patrones motores primarios, temporarios o primitivos", y se tiene en cuenta la variabilidad de las respuestas y su modificación a medida que el SNC madura, manteniéndose hasta los cuatro meses. Si estos patrones en masa o primitivos se mantienen más allá de los seis meses, hablamos de "patrones primitivos en apariencia". Los patrones motores anormales o patológicos son los que no se observan en ninguna etapa del desarrollo normal.

3.4.3. Otros métodos

- Método Brunnstrom: Dentro del gran numero de posibilidades terapéuticas de reeducación neuromuscular ante una hemiplejía, se encuentra este enfoque particular, si bien no hay estudios que demuestren la mayor eficacia de unos métodos frente a otros. Basado fundamentalmente en una detallada observación de los principales problemas de los pacientes hemipléjicos, Brunnstrom propuso la estimulación del control sinérgico del movimiento mediante el uso de reflejos, reacciones asociadas y estímulos aferentes, sin esfuerzo voluntario. Posteriormente serian modificadas para permitir el acercamiento a un movimiento más normal, gracias al descenso del tono muscular y al control voluntario. Una de sus principales aportaciones fue la clasificación de la evolución del paciente en siete etapas y la evaluación de las mismas y las propuestas de entrenamiento para resolver los problemas sensoriomotores del paciente, desde la postura en cama, sentado, en pie y preparando la marcha, en cada una de las etapas.

- Método Vojta: Con la denominada "locomoción refleja" Vojta desarrolló un método que posibilita el acceso a esos patrones motores innatos, elementales - o a parte de ellos -aún cuando exista una lesión del aparato motor o del sistema nervioso central. El término "locomoción refleja" ya contiene resumidos los principios de la terapia Vojta: con el término "reflejo" la ciencia se refiere a una respuesta siempre constante frente a un determinado estímulo, la cual no se puede controlar intencionalmente. El término "locomoción" denomina la capacidad de locomoción en general. Es posible activar la locomoción refleja principalmente a partir de 3 posiciones básicas: sobre el vientre, de lado y de espaldas, desde diez zonas del cuerpo - descritas por Vojta - localizadas en el tronco, en los brazos y en las piernas. En el niño recién nacido se puede desencadenar la respuesta desde una sola zona, pero en los niños más mayores y en los adultos es necesario combinar varias zonas a la vez. A partir de posiciones de partida definidas el terapeuta realiza una presión selectiva en determinadas zonas del cuerpo. Ese estímulo provoca -independientemente de la voluntad del paciente- en cualquier edad, a dos respuestas motoras complejas que contienen todos los elementos motores básicos del enderezamiento humano y de la locomoción humana: la "reptación refleja" y el "volteo reflejo". Los patrones motores de la locomoción refleja científicamente descritos de manera exacta, pueden reproducirse siempre. La terapia se adapta al cuadro clínico del paciente y a los objetivos terapéuticos mediante la combinación y variaciones de las zonas de estimulación, así como mediante mínimos cambios en la dirección de la presión y en la colocación angular de las extremidades.

Servicio Andaluz de Salud
(SAS)

Tema 55

Fisioterapia en neurología. Valoración fisioterapéutica. Objetivos. Plan de tratamiento fisioterapéutico en las afecciones neurológicas periféricas. Poliomielitis anterior aguda, lesiones del plexo braquial y miembro inferior. Parálisis periféricas tronculares

Andrea López Merino
Fisioterapeuta

Rodio ediciones

Índice esquemático

1. **Fisioterapia en neurología periférica**

2. **Valoración fisioterapéutica**

3. **Objetivos**

4. **Plan de tratamiento fisioterapéutico en las afecciones neurológicas periféricas**

5. **Poliomielitis anterior aguda, lesiones del plexo braquial y miembro inferior**

   5.1. Poliomielitis anterior aguda.

   5.2. Lesiones del plexo braquial y miembro inferior.

6. **Parálisis periféricas tronculares**

1. FISIOTERAPIA EN NEUROLOGÍA PERIFÉRICA

La intervención del fisioterapeuta en las secuelas de las enfermedades neurológicas periféricas es primordial desde el inicio de la enfermedad hasta la reinserción en la sociedad.

Para valorar el sistema nervioso periférico se debe entender su funcionamiento. Para ello se hará una breve revisión.

El sistema nervioso periférico es el apartado del sistema nervioso formado por nervios y neuronas que residen o se extienden fuera del sistema nervioso central (SNC), hacia los miembros y órganos. La función principal del SNP es conectar el sistema nervioso central (SNC) a los miembros y órganos. La diferencia entre este y el SNC está en que el sistema nervioso periférico no está protegido por huesos o por la barrera hematoencefálica, lo que permite la exposición a toxinas y daños mecánicos. El sistema nervioso periférico es, así, el que coordina, regula e integra nuestros órganos internos, por medio de respuestas involuntarias.

Está compuesto por 12 pares de nervios craneales y 31 pares de nervios espinales. En el sistema nervioso periférico (SNP) las células de Schwann ayudan a guiar el crecimiento de los axones y a la regeneración de las lesiones (neurapraxia y axonotmesis, pero no en la neurotmesis). Esta clasificación es de Seddon.

- **Neuropraxia**: también llamada axonopraxia. Es la condición en la cual, como resultado de un accidente politraumático, contusión, compresión o isquemia, se produce falla o pérdida de la conducción nerviosa debida a un corte, sin poderse demostrar daño estructural del nervio. No hay degeneración walleriana. Como única alteración microscópica podría encontrarse fragmentación de la vaina de mielina en relación a la zona traumatizada. Es la menos grave de los 3 tipos de lesión nerviosa periférica. Su recuperación suele darse entre los 6 y 12 meses. Se ve con frecuencia en lesiones por tracción.
- **Axonotmesis**: lesión de nervio caracterizada por la disrupción del axón y su vaina de mielina, pero conservando más o menos intactos los envoltorios conectivos (endoneuro, perineuro, epineuro) del nervio. Se produce degeneración (walleriana) del axón distal al sitio de la lesión. Sin embargo, la regeneración del axón es espontánea y de buena calidad, pues los tubos endoneurales intactos guían las yemaciones axoplasmáticas hacia sus propias conexiones periféricas.
- **Neurotmesis**: cualquier lesión del nervio (parcial o completa) con disrupción completa del axón y su vaina de mielina. El daño de los elementos de tejido conectivo consiste en una sección anatómica completa o parcial, o bien en fibrosis intraneural. Aunque, en apariencia, se mantenga la continuidad macroscópica del nervio, no se puede producir regeneración espontánea. La pérdida de la función nerviosa es completa (sensitiva o motriz) y la única posibilidad de recuperación es la intervención quirúrgica.

Existe otra clasificación de las lesiones periféricas. En el siguiente cuadro se hará una comparativa de las 2 clasificaciones.

	Clasificación de las lesiones periféricas	Repercusión funcional	Pronóstico
SEDDON	- NEUROPRAXIA	Bloqueo local de la conducción. Lesión sensitivo-motora.	Recuperación en algunas semanas o meses.
	- AXONOTMESIS	Desaparición de la conducción nerviosa a nivel de la lesión y más allá de ella.	Recuperación tras regeneración axonal.
	- NEUROTMESIS	Desaparición de la conducción nerviosa a nivel de la lesión y más allá de ella.	Ruptura y desorganización completa de los elementos nerviosos. Cirugía obligatoria por no ser posible la recuperación.
SUNDERLAND	TIPO 1	Igual que neuropraxia	Igual que neuropraxia
	TIPO 2	Igual que axonotmesis	Igual que axonotmesis
	TIPO 3	Igual que axonotmesis	Los conductos endoneurales están destruídos. Mal pronóstico.
	TIPO 4	Igual que neurotmesis	Igual que neurotmesis
	TIPO 5	Igual que neurotmesis	La recuperación depende de la reparación nerviosa y de los factores lesionales.

2. VALORACIÓN FISIOTERAPÉUTICA

Dentro de la valoración el fisioterapeuta deberá tomar en cuenta tanto los datos objetivos como los subjetivos que se recojan en una primera toma de contacto para poder planificar el tratamiento más oportuno. Las reevaluaciones deberán ser regulares y quedarán reflejadas en un informe de alta.

- **Historia clínica**: la descripción del accidente dará al fisioterapeuta una información muy útil para comprender la mecánica de la lesión. El paciente deberá hablar con el fisioterapeuta sobre sus necesidades después de la lesión. Hará un reporte completo sobre las necesidades que a raíz de la nueva situación han surgido. Se indagará sobre la aparición de dolores (y la forma de aparición del dolor) que puedan estar interfiriendo en su desempeño tanto durante la actividad como durante el sueño. Con esta información el profesional deberá obtener una visión general sobre lo que motivará al paciente a realizar fisioterapia.
- **Observación**: se observará la postura del miembro afectado, la coloración, la calidad de la piel, la temperatura con respecto al resto del cuerpo, etc. en un primer momento se observarán pocos signos. Mas adelante, se apreciarán sig-

nos más evidentes de la lesión como la piel escamosa, delgada y fría. Se observará si existe presencia de contracturas musculotendinosas.

- **Movimiento**: se describirá cualquier movimiento activo que el paciente realice con el miembro afectado. Posteriormente se harán mediciones mas objetivas como la amplitud de movimiento (goniómetro) y la fuerza muscular (0-5).
- **Palpación**: se identificarán cambios tróficos, de temperatura, pérdida de sudoración. Presencia de cicatrices y la calidad de ellas. Se buscarán áreas dolorosas y neuromas. Buscar síntomas de regeneración nerviosa.
- **Sensibilidad**: se hará un mapa de anestesia evolutivo para comprobar si existe reinervación.

3. OBJETIVOS

Los objetivos fisioterapéuticos son varios.

- **Objetivos generales.**
  a) Aliviar el dolor.
  b) Estimular la circulación para disminuir la incidencia de trastornos tróficos.
  c) Readaptación funcional para las AVDs y laborales.
- **Objetivos articulares.**
  a) Mantener la movilidad articular.
  b) Prevenir y corregir deformaciones articulares mediante posiciones funcionales, movilizaciones pasivas y posiciones progresivas de corrección.
- **Objetivos musculares.**
  a) Proteger los músculos paralizados y la piel anestesiada de posibles lesiones.
  b) Proteger las distensiones y acortamientos que se producen por la pérdida de balance de las fuerzas musculares y tensiones externas.
  c) Mantener el trofismo en musculatura dañada, mediante calor, masaje y corrientes exitomotoras (con vigilancia).
  d) Facilitar el inicio de la contracción muscular, recuperar progresivamente la fuerza muscular y entrenar (si fuera el caso) los músculos que sustituirán a los afectados.

4. PLAN DE TRATAMIENTO FISIOTERAPÉUTICO EN LAS AFECCIONES NEUROLÓGICAS PERIFÉRICAS

El plan de tratamiento está coordinado con el cirujano, el especialista rehabilitador y el fisioterapeuta. Se planteará la posibilidad de realizar sesiones que mantengan activo el plan de rehabilitación muchas horas al día. Se explicará siempre al paciente los objetivos de la terapia para que el pueda hacer una réplica de los ejercicios en casa.

- **Atención inmediata después de la lesión**: se tomarán medidas preventivas para evitar estiramientos pasivos del nervio, edemas y contracturas. Se puede prescribir un entablillado para sostener articulaciones distales (entablillado Cock-up), el estiramiento continuo de la cápsula y los ligamentos es doloroso y puede generar deformidades. El prolongado estiramiento del músculo afectado produce inhibición por lo que será poco recomendable en la etapa de reinervación. Se recomienda empezar cuanto antes con al energía electromagnética en pulsos porque reducirá la fibrosis.

- **Estadio de parálisis**: se dará prioridad a la reducción del edema, facilitando actividades en elevación del miembro afectado. El fisioterapeuta se ayudará de todos los recursos que tenga como el masaje, presoterapia, etc. la aplicación de frío está contraindicado en lesiones nerviosas periféricas. Los baños en agua caliente o salada permiten el ejercicio sin gravedad. Para suavizar las cicatrices, se puede usar US (no en sutura reciente de tendones). La estimulación transcutánea se puede utilizar para reducir el dolor. se debe estimular la movilidad activa de los demás segmentos corporales y de los adyacentes.
- **Estadio de recuperación**: se aplicarán metodologías que consigan irradiar y optimizar la excitación del músculo. Se trabajará tanto a nivel motor como sensitivo. Los músculos se reeducarán individualmente para luego trabajar en grupos musculares. El paciente deberá realizar actividades en casa previamente coordinadas con el fisioterapeuta.

5. POLIOMIELITIS ANTERIOR AGUDA, LESIONES DEL PLEXO BRAQUIAL Y MIEMBRO INFERIOR

5.1. Poliomielitis anterior aguda

5.1.1. Concepto

Es una enfermedad viral que puede afectar los nervios y llevar a parálisis total o parcial. La poliomielitis es una enfermedad causada por la infección con el poliovirus. El virus se propaga por:

- Contacto directo de persona a persona.
- Contacto con moco o flema infectados de la nariz o de la boca.
- Contacto con heces infectadas.
- El virus entra a través de la boca y la nariz, se multiplica en la garganta y en el tubo digestivo para luego ser absorbido y diseminarse a través de la sangre y el sistema linfático. El tiempo que pasa desde el momento de resultar infectado con el virus hasta la aparición de los síntomas de la enfermedad (incubación) oscila entre 5 y 35 días (un promedio de 7 a 14 días). La mayoría de las personas no presenta síntomas.

Los riesgos son, entre otros:

- Falta de vacunación contra la poliomielitis.
- Viajar a un área en donde se haya presentado un brote de polio.

- Los brotes todavía ocurren en países desarrollados, generalmente en grupos de personas que no han sido vacunadas. La polio con frecuencia se presenta después de que alguien viaja a una región donde ha habido un brote de la enfermedad. Como resultado de la campaña de vacunación masiva y global durante los últimos 20 años, la polio se presenta sólo en algunos países en África y Asia.

5.1.2. Sintomatología

Hay tres patrones básicos de infección por polio: infección subclínica, no paralítica y paralítica. La mayoría de las personas tienen infecciones subclínicas y es posible que no tengan síntomas.

Síntomas de infección subclínica:

- Molestia general o inquietud (malestar general).
- Dolor de cabeza.
- Garganta enrojecida.
- Fiebre leve.
- Dolor de garganta.
- Vómitos.
- Es posible que las personas con la infección de polio subclínica no presenten síntomas o que sean leves y duren 72 horas o menos.
- La poliomielitis clínica afecta al sistema nervioso central (el cerebro y la médula espinal) y se divide en las formas no paralítica y paralítica. Se puede presentar después de la recuperación de una infección subclínica.

5.1.3. Diagnostico

El médico puede encontrar:

- Reflejos anormales.
- Rigidez de la espalda.
- Dificultad para levantar la cabeza o las piernas cuando se está acostado boca arriba.
- Rigidez de cuello.
- Dificultad para doblar el cuello.

Los exámenes abarcan:

- Cultivos de gargarismos, heces o líquido cefalorraquídeo.
- Punción raquídea y examen del líquido cefalorraquídeo (análisis de LCR), empleando PCR.
- Examen para determinar los niveles de anticuerpos contra el virus de la polio.

5.1.4. Tratamiento

El objetivo del tratamiento es controlar los síntomas mientras la infección sigue su curso, ya que no hay ningún tratamiento específico para esta infección viral.

Las personas con casos graves pueden necesitar medidas de salvamento, particularmente ayuda con la respiración.

Los síntomas se tratan con base en su gravedad. El tratamiento puede incluir:

- Antibióticos para las infecciones urinarias.
- Calor húmedo (paños calientes, toallas calientes) para reducir el dolor y los espasmos musculares.
- Analgésicos para reducir el dolor de cabeza, el dolor muscular y los espasmos (en general, no se suministran narcóticos porque aumentan el riesgo de dificultad respiratoria).
- Fisioterapia, dispositivos ortopédicos o zapatos correctivos, o cirugía ortopédica para ayudar a recuperar la fuerza y funcionalidad muscular.
- La fisioterapia se realizará por etapas.
  a) Primer grado: reposo absoluto.
  b) Fase de aparición de la parálisis: control postural, prevención de deformidades y recuperación muscular.
  c) Periodo de regresión: se buscará el reclutamiento de musculatura paralizada y sana. Además se seguirá prestando atención a la prevención de deformidades.
  d) Periodo de recuperación: se inicia la independización del paciente, reeducación de la marcha, readaptación al medio y trabajo con el terapeuta ocupacional.
  e) En el periodo de abordaje de las secuelas se tratarán las deformidades no controladas desde una etapa inicial. Después de las cirugías correctivas, el paciente pasará largos tiempos en reposo para luego volver a la fisioterapia y recuperar las zonas intervenidas quirúrgicamente.

5.2. Lesiones del plexo braquial y miembro inferior

Las lesiones del plexo braquial pueden ser parciales o incompletas, siendo las lesiones del tronco superior más frecuentes que las del inferior.

- **Lesiones completas**: todos los músculos del miembro superior estarán afectados excepto el trapecio y hay anestesia total el todo el miembro con excepción de un área pequeña en el lado medial del brazo inervada por la raíz D2. el brazo cuelga flácido al lado del cuerpo, el hombro corre el riesgo de luxarse por falta de contracción muscular del deltoides, el codo estará extendido y el antebrazo en pronación. La mano pende, se hincha y se torna azul.
- **Lesiones parciales**: las lesiones del tronco superior afectan a los músculos que rodean el hombro y a los flexores de codo. Las lesiones del tronco inferior, afectan por el contrario a los flexores largos de muñeca y dedos y a los músculos de la mano.
- **El plexo lumbar**: formado por las 12 raíces dorsales, la 1era a 4ta lumbar y el plexo sacro por las raíces 4ta y 5ta lumbar y 1era a 3era sacras. En general esta zona está más protegida que el plexo braquial pero están más expuestas a lesiones por tumores o lesiones por traumatismos de cadera.

El tratamiento fisioterapéutico para todas las mononeuropatías va tener los mismos objetivos. Se abordarán en 2 partes: miembro superior y miembro inferior. Las etapas de recuperación por las que el paciente pasa son:

- **Fase de atención inmediata o post operatoria**: se deberá inmovilizar con yeso para evitar el estiramiento de los extremos suturados al menos durante 2 o 3 semanas. Después no se realizarán estiramientos pasivos hasta las 8 semanas. Se mantendrá el miembro elevado para evitar edemas y se realizarán movimientos activos de las articulaciones libres.
- **Fase de parálisis**: se controlará el edema (elevación, masaje, no aplicar frio), el dolor (tens), mantener o recuperar los arcos articulares y la fuerza de la musculatura no afectada (cinesiterapia activa). Se estimulará la función.
- **Fase de recuperación**: se observa la contracción muscular en un primer momento como sinergia y luego de manera individual. La reeducación será individual para cada músculo primero de externo a medio y luego en su recorrido interno cuando mejore la fuerza.

5.2.1. Nervio cubital o ulnar

El nervio ulnar se origina principalmente de las raíces espinales C8 y T1, que forman el fascículo medial del plexo braquial. Sin embargo suele recibir un ramo comunicante de la raíz lateral del nervio mediano cerca de su origen lo que explica la contribución de C7.

El nervio ulnar desciende por el lado posteromedial del húmero, pasando por el surco olecraneano, entra al compartimiento anterior (flexor) del antebrazo a través de las cabezas del flexor ulnar del carpo y discurre medial al cúbito. Luego desciende junto a la arteria ulnar, profundo al músculo flexor ulnar del carpo. Aquí en el antebrazo da varias ramas:

- Ramas musculares.
- Rama palmar.
- Rama dorsal.

Luego entra en la palma de la mano. El nervio y la arteria ulnar pasan superficiales al retináculo flexor de la mano, por el canal ulnar. En la palma da sus ramas finales:

- Rama superficial del nervio ulnar.
- Rama profunda del nervio ulnar.

La innervación motora: El nervio ulnar y sus ramas inervan los siguientes músculos en el antebrazo y la mano:

- En el antebrazo:
  - Músculo flexor ulnar del carpo.
  - Músculo flexor común profundo de los dedos de la mano (la mitad medial).
- En la mano (rama profunda):
  - De la eminencia hipotenar:
    - Músculo abductor del meñique.

    - Músculo flexor del meñique.
    - Músculo oponente del meñique.
    - Los lumbricales 3 y 4.
  - De la eminencia tenar:
    - Músculo aductor del pulgar.
    - Cabeza profunda del músculo flexor corto del pulgar.
- En la mano (rama superficial):
  - Músculo palmar corto.
  - Los músculos interóseos dorsales.
  - Los músculos interóseos palmares.

La innervación sensitiva: El nervio ulnar también provee de información sensitiva del quinto dedo, la mitad medial del cuarto, y su parte correspondiente en la palma:

- Rama palmar: inervación cutánea de la parte anterior de dicha zona, uñas incluidas.
- Rama dorsal: inervación cutánea de la parte posterior (sin las uñas).

La parálisis cubital completa origina una mano en garra por atrofia de los músculos pequeños de la mano e hiperextensión de las articulaciones metacarpofalángicas de estos dedos. El trastorno sensitivo se localiza en el borde cubital de la palma de la mano en el 5to dedo y cara cubital del 4to.

5.2.2. Nervio mediano

El nervio mediano es un nervio raquídeo mixto proveniente del plexo braquial. Nace de dos raíces, una del fascículo lateral, y otra del fascículo medial (C5, C6, C7, C8, T1) que forman una V entre las cuales discurre la arteria axilar. Desciende por el borde interno del brazo junto a la arteria axilar. Cuando llega al compartimento anterior del brazo se sitúa aplicado a la arteria braquial. En la muñeca se sitúa entre los tendones de los músculos palmar mayor y palmar menor, pasa por debajo del ligamento anular del carpo y se sitúa por debajo de la eminencia tenar.

El nervio mediano permite movilidad y sensibilidad fina con mucha rapidez y permite la oposición del pulgar.

Inervación:

- Raíces Articulares:
  - Músculo flexor radial del carpo o palmar mayor.
  - Músculo pronador redondo o pronador teres.
  - Músculo palmar largo o palmar menor.
  - Músculo flexor común superficial de los dedos de la mano.
  - Músculo flexor común profundo de los dedos de la mano (mitad lateral).
  - Músculo pronador cuadrado.
  - Músculo cutáneo palmar → inervación de la región tenar y palmar media.

- Ramos Terminales:

  Nacen todas a nivel del ligamento anular del carpo, se distribuyen por la parte externa y en la cara anterior de los dedos:

  1º Ramo: inerva todos los músculos de la eminencia tenar excepto el aductor del pulgar, es decir a:

  - Músculo abductor corto del pulgar.
  - Músculo oponente del pulgar.
  - Músculo flexor corto del pulgar.

  2º Ramo: ramo colateral palmar externo del dedo pulgar.

  3º Ramo: ramo colateral palmar interno del dedo pulgar.

  4º Ramo: ramo colateral palmar externo del dedo índice.

  5º Ramo: ramo colateral palmar interno del dedo índice ramo colateral palmar para la segunda falange.

  6º Ramo: inerva la mitad del 4º dedo.

La parálisis del nervio origina incapacidad para la pronación del antebrazo, debilidad en la flexión de muñeca y dedos sobretodo el índice y el pulgar. (Mano de predicador).

5.2.3. Nervio radial

Es un nervio en el cuerpo humano que suple terminaciones nerviosas a músculos del brazo, antebrazo, muñeca, y mano, así como la sensación cutánea del dorso de la mano. Procede del fascículo posterior del plexo braquial con fibras nerviosas procedentes de las raíces espinales C5, C6, C7, C8 y T1.

El nervio radial se divide en una rama profunda, que se convierte en el nervio interóseo posterior y continúa volviéndose superficial para inervar el dorso de la mano.

Inervación: Las siguientes son las ramas y los destinos de la inervación del nervio radial incluyendo la rama superficial y profunda el nervio interóseo posterior.

- **Cutáneos**:

  La inervación cutánea es proveída por los siguientes nervios:

  - ▹ Nervio cutáneo posterior del brazo, que se origina en la axila.
  - ▹ Nervio cutáneo lateral inferior del brazo, que se origina en el brazo (En el surco radial).
  - ▹ Nervio cutáneo posterior del antebrazo, que se origina en el brazo (En el surco radial).

  El ramo superficial del nervio radial provee inervación sensitiva a la mayoría del dorso de la mano, incluyendo la piel comprendida entre el pulgar y el dedo índice.

- **Motor**:

  Las ramas musculares del nervio radial, son:

  - ▹ Tríceps braquial.
  - ▹ Ancóneo.

- ▷ Braquiorradial.
- ▷ Extensor radial largo del carpo.

Las ramas profundas del nervio radial, son:

- Extensor radial corto del carpo
- Músculo supinador

Nervio interóseo posterior, una continuación de la rama profunda del nervio radial una vez que ha pasado al músculo supinador:

- Músculo extensor común de los dedos (Extensor digitorum);
- Músculo extensor propio del meñique (Extensor digiti minimi);
- Cubital posterior (Extensor carpi ulnaris);
- Abductor largo del pulgar (Abductor longus pollicis);
- Músculo extensor corto del pulgar (Extensor pollicis brevis);
- Músculo extensor largo del pulgar (Extensor pollicis longus);
- Extensor del índice (Extensor indicis).

El nervio radial (y su rama profunda) provee inervación motora a los músculos del compartimento posterior del brazo y el antebrazo, los cuales son mayoritariamente extensores.

La interrupción completa del nervio de la axila o por arriba de ella causa parálisis de los extensores del codo, muñeca y dedos. Si la lesión es por debajo de la axila, el triceps no será afectado. Aunque existe incapacidad para extender la muñeca o las articulaciones metacarpofalángicas, las articulaciones interfalángicas pueden ser extendidas por los interóseos y el pulgar por el abductor corto del pulgar.

5.2.4. Nervio musculocutáneo

Es un nervio importante pero delgado que se somete dentro del músculo coracobraquial y se pierde es el nervio músculo cutáneo, nervio importante porque el nervio músculo cutáneo su nombre lo dice todo primero inervación muscular, da inervación hacia el músculo coracobraquial, luego hacia el músculo braquial y también al músculo bíceps braquial todo el compartimiento anterior de la región braquial esta inervada por el músculo cutáneo, luego de la profundidad se hace superficial perfora la aponeurosis bicipital se hace muy superficial hacia la región lateral y termina inervando la piel , la región lateral del antebrazo y finalmente forma el nervio cutáneo antebraquial lateral y cuando se dice nervio cutáneo se refiere a un nervio sensitivo, entonces el mismo nervio que era motor después de que paso el aponeurosis bicipital y la fascia superficial pueda ser sensitivo como nervio cutáneo ante braquial lateral, eso quiere decir que el nervio cutáneo ante braquial lateral es parte del nervio músculo cutáneo.

En el inicio de su trayecto el nervio dará, entonces, inervación motora, para luego terminar siendo un nervio sensitivo, un nervio cutáneo.

5.2.5. Nervio circunflejo

El nervio axilar o circunflejo es un nervio raquídeo mixto que pertenece al plexo braquial. Nace del tronco secundario posterior con el nervio radial, en contacto con el músculo subescapular. Es un nervio que va destinado al hombro, no se dirige al brazo y pasa entre el deltoides y el húmero rodeando el cuello de éste junto a la arteria circunfleja posterior.

La riqueza nerviosa del nervio axilar provoca una descarga ectópica, lo que provoca una parálisis momentánea en el cuerpo humano entero (que puede derivar en algunos casos en la muerte.

Ramas

- **Colaterales**:
  - ▷ Rama motriz para el músculo redondo menor en el espacio cuadrilátero de Velpeau (nervio del redondo menor).
  - ▷ Ramos sensitivos superficiales para el muñón del hombro.
- **Terminales**:
  - ▷ Termina dando terminales motoras al deltoides por su cara interna.

Su parálisis produce atrofia del deltoides e incapacidad par a la abducción del hombro y la elevación.

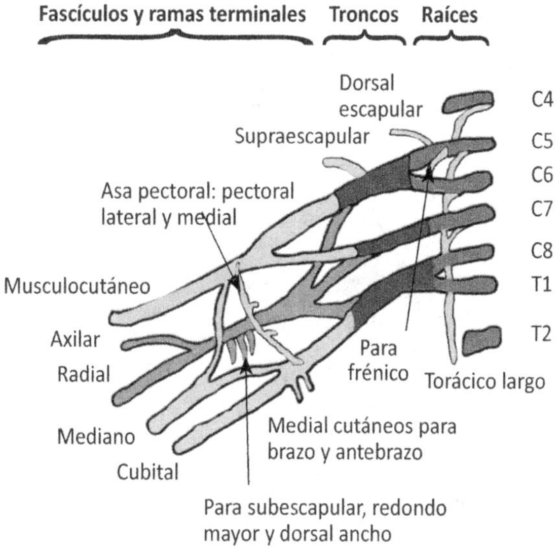

NERVIO	RAÍCES	MÚSCULOS INERVADOS	SENSIBILIDAD
Radial	C5, C6, C7, C8	Tríceps braquial, supinador largo y corto, extensores de la muñeca y dedos.	Cara posteroexterna del tercio medio del brazo, del antebrazo y la cara dorsal de la mano desde el pulgar hasta la base del segundo y tercer dedo.

…/…

.../...

Mediano	C6, C7, C8, D1	Pronador redondo, cuadrado, palmar mayor y menor, flexor superficial de los dedos, flexor profundo del segundo y tercer dedo, flexor largo y corto del pulgar, abductor y oponente del pulgar y primeros y segundos lumbricales.	Cara palmar de la mano desde el pulgar hasta la mitad del dedo anular.
Cubital	C8, D1	Cubital anterior, interóseos palmares y dorsales, lumbricales III y IV de los dedos, oponente y flexor corto del meñique.	Parestesias en el borde cubital de la mano y los dedos 4to y 5to.
Circunflejo	C5, C6	Deltoides y redondo mayor.	Anestesia en muñon del hombro hasta casi la mitad del brazo.
Musculocutáneo	C5, C6, C7	Bíceps braquial y braquial anterior.	Pequeña porción de la flexura del codo y en la cara externa del brazo.

ESQUEMA DE LA INERVACIÓN SENSITIVA

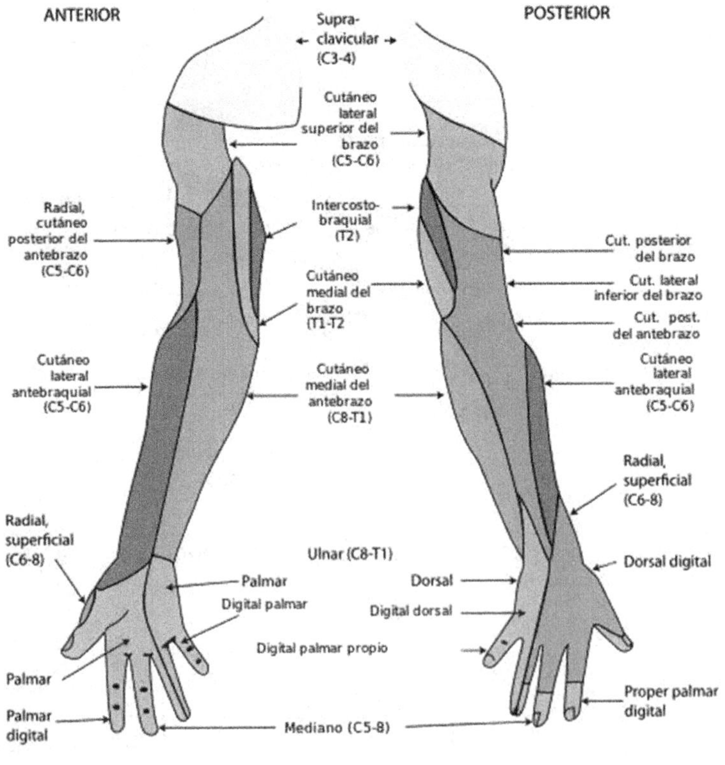

5.2.6. Nervio femorocutáneo

El nervio cutáneo femoral lateral (L2 y L3), también conocido como nervio cutáneo lateral del muslo o nervio femorocutáneo, es un ramo directo del plexo lumbar, sigue un trayecto oblicuo hacia la espina iliaca anterosuperior y luego pasa en la profundidad del ligamento inguinal hacia el muslo, incidiéndose en los ramos anterior y posterior. Los ramos anteriores emergen a la superficie en un punto situado aproximadamente 10 cm distal al ligamento inguinal e inervan la piel de las porciones lateral y anterior del muslo. El ramo posterior se dirige hacia atrás, a través de las caras lateral y posterior del muslo, para inervar la piel desde el plano del trocánter mayor hasta el centro de la zona justo proximal a la rodilla.

Lesión: Está sujeto a atrapamiento, sobre todo cuando atraviesa el "ligamento inguinal" a nivel de su origen en la espina iliaca anterior. Además, puede ser lesionado por traumatismos cerrados o heridas penetrantes del muslo. Como consecuencia, se desarrolla una neuralgia del femorocutáneo o "meralgia parestésica". Consiste en una sensación de adormecimiento, parestesias y dolor en el área de distribución del nervio. En general, hay hiperestesia o disestesia en el área correspondiente, y a veces zonas de anestesia. No existen trastornos motores, ni alteraciones de los reflejos osteotendinosos. Los síntomas pueden empeorar si el paciente se mantiene de pie o camina durante periodos prolongados, aunque, en ocasiones, cuando es obeso, la posición de sentado es la que mayor dolor ocasiona. Los factores que contribuyen a este cuadro son el embarazo, la obesidad y la diabetes mellitus. Excepcionalmente la meralgia puede ser bilateral.

5.2.7. Nervio crural

Es la rama más grande del plexo lumbar. Se origina a partir de la división dorsal de la rama ventral de los nervios lumbares 2.º, 3.º y 4.º. Desciende a través de las fibras del músculo psoas mayor, emergiendo posteriormente de la parte inferior del borde lateral del músculo y desciende entre este y el músculo iliaco, por detrás de la fascia iliaca; luego avanza por debajo de la arcada crural y se separa de la Arteria femoral por un segmento del músculo psoas mayor.

Lesión: El cuadro clínico de una lesión proximal se caracteriza por atrofia de la musculatura de la cara anterior del muslo con debilidad para la flexión de la cadera y para la extensión de la rodilla, hipoestesia en la cara anterior del muslo, rodilla y cara medial de la pierna y reflejo rotuliano débil o ausente.

La lesión del nervio crural en el ligamento inguinal tiene los mismos signos clínicos, salvo que en este caso la flexión del muslo se encontrará conservada por un origen más proximal de las ramas del nervio femoral para los músculos ilíacos y psoas.

Las lesiones en el triángulo de Scarpa que afecten a la división posterior del nervio femoral, distal al origen de la rama safena, pueden dar lugar a un síndrome púramente motor (paresia y atrofia del cuadríceps). Por ejemplo esta lesión localizada del nervio puede ocurrir por estiramiento y compresión del nervio en ejercicios vigorosos (Padua et al; 1999), en levantadores de peso (Bird et al; 1996) o como complicación de una biopsia muscular (Silvert et al; 1998)

En los pacientes con diabetes mellitus se ha observado un síndrome caracterizado por una clínica deficitaria del nervio crural, que en la mayoría de los casos, se acompaña de déficits de otras raíces y se ha venido a llamar neuralgia amiotrófica del diabético (Lo YL et al; 2004).

5.2.8. Nervio ciático

El nervio ciático mayor es el nervio periférico más voluminoso y largo del organismo. Es un nervio mixto que se forma de las raíces L4, L5, S1 y S2. Abandona la pelvis a través del agujero ciático mayor, por debajo del músculo piriforme. En la región glútea, este nervio discurre al principio algo lateralmente para después curvarse y tomar la dirección longitudinal del muslo inervando los músculos semitendinoso (L4-S2), semimembranoso (L4-S2) y bíceps femoral (L4-S2), (es decir los músculos isquiotibiales, que son flexores de la articulación de la rodilla) y el músculo aductor mayor del muslo (L2-L4), también inervado por el nervio obturador. Cruza el tendón del músculo obturador interno y el músculo cuadrado femoral a nivel de la transición de la región glútea hasta el muslo. En este lugar, el nervio está situado frecuentemente hacia la mitad; a veces sin embargo, se sitúa en el tercio interno de la línea de unión entre el isquion y el trocánter mayor. Durante todo el recorrido, el nervio ciático se ve cubierto por el músculo glúteo mayor.

El tronco común pasa entre el trocánter mayor y la tuberosidad isquiática hasta alcanzar la fosa poplítea superior, donde da lugar al nervio ciático poplíteo externo, prolongación de las fibras laterales y al nervio ciático poplíteo interno, continuación de las fibras mediales

Dicho nervio recoge la sensibilidad de la cara posterior del muslo y de toda la pierna, a excepción de una estrecha franja interna inervada por el nervio safeno interno.

5.2.9. Nervio ciático poplíteo externo

Se origina como una rama del nervio ciático cerca de la articulación de la rodilla. Se dirige a la parte exterior de la articulación, quedando cubierto por el músculo bíceps femoral. Posteriormente rodea la cabeza del peroné y se divide en dos ramas: 1

El nervio peroneo superficial que inerva los músculos del compartimento lateral de la pierna, es decir el músculo peroneo lateral largo y el músculo peroneo lateral corto.

El nervio peroneo profundo que inerva los músculos del compartimento anterior de la pierna, es decir el músculo tibial anterior, el músculo peroneo anterior, el músculo extensor largo de los dedos y el músculo extensor largo del dedo gordo.

La parálisis del nervio, provoca la falta de contracción de los músculos flexores dorsales y eversores del tobillo, ocasionando un pie caído.

5.2.10. Nervio ciático popliteo interno

Es una rama del nervio ciático. El nervio tibial pasa a través de la fosa poplítea, para pasar bajo el arco del sóleo.

Ramas

En el pie, el nervio tibial se divide en sus dos ramas, los nervios plantares medial y lateral.

- **Nervio plantar medial**:

  El nervio plantar medial inerva: el músculo abductor del dedo gordo, el flexor corto de los dedos, el flexor corto del hallux y el primer lumbrical. La distribución cutánea del plantar medial es la parte medial de la planta, y los tres dedos y medio mediales, incluyendo las uñas (como el nervio mediano).

- **Nervio plantar lateral**:

  El nervio plantar lateral inerva: el músculo cuadrado plantar, el flexor corto del meñique, el aductor del dedo gordo, los interóseos, tres lumbricales, y el abductor del meñique. La inervación cutánea es la planta lateral, y un dedo y medio lateral (como el nervio ulnar).

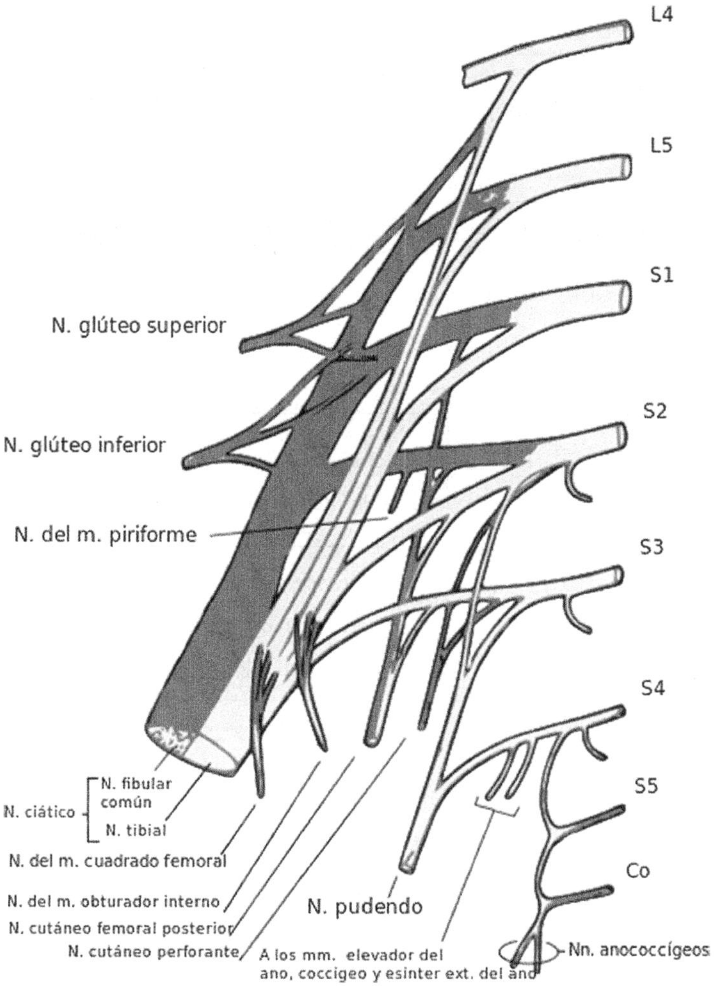

PLEXO LUMBAR

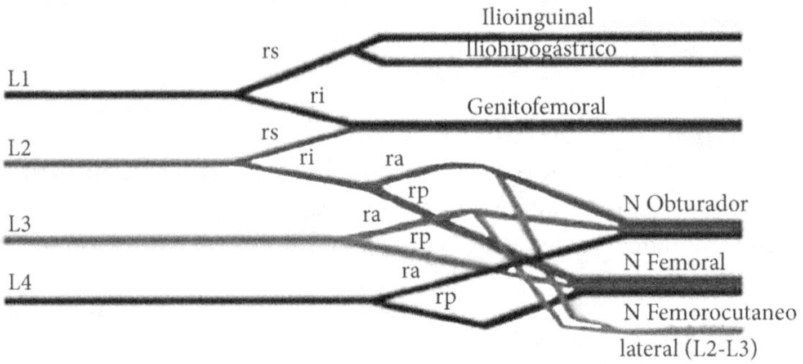

PLEXO SACRO

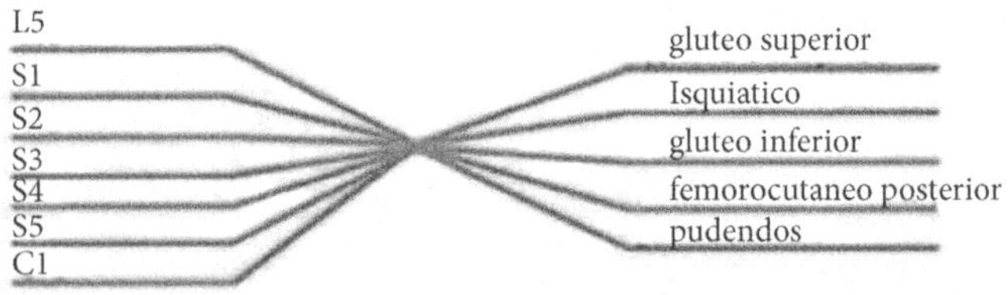

NERVIOS	MÚSCULOS INERVADOS
CRURAL	Iliaco. Sartorio. Cuadriceps.
CIÁTICO	Isquiotibiales. Músculos de pierna y pie.
CIÁTICO POPLITEO EXTERNO	Tibial anterior. Extensores propios y común de los dedos. Los perineos laterales.
CIÁTICO POPLITEO INTERNO	Gemelos. Soleo. Tibial posterior. Flexor común de los dedos. Flexor largo del dedo gordo. Músculos plantares.

ESQUEMA DE INERVACIÓN CUTÁNEA

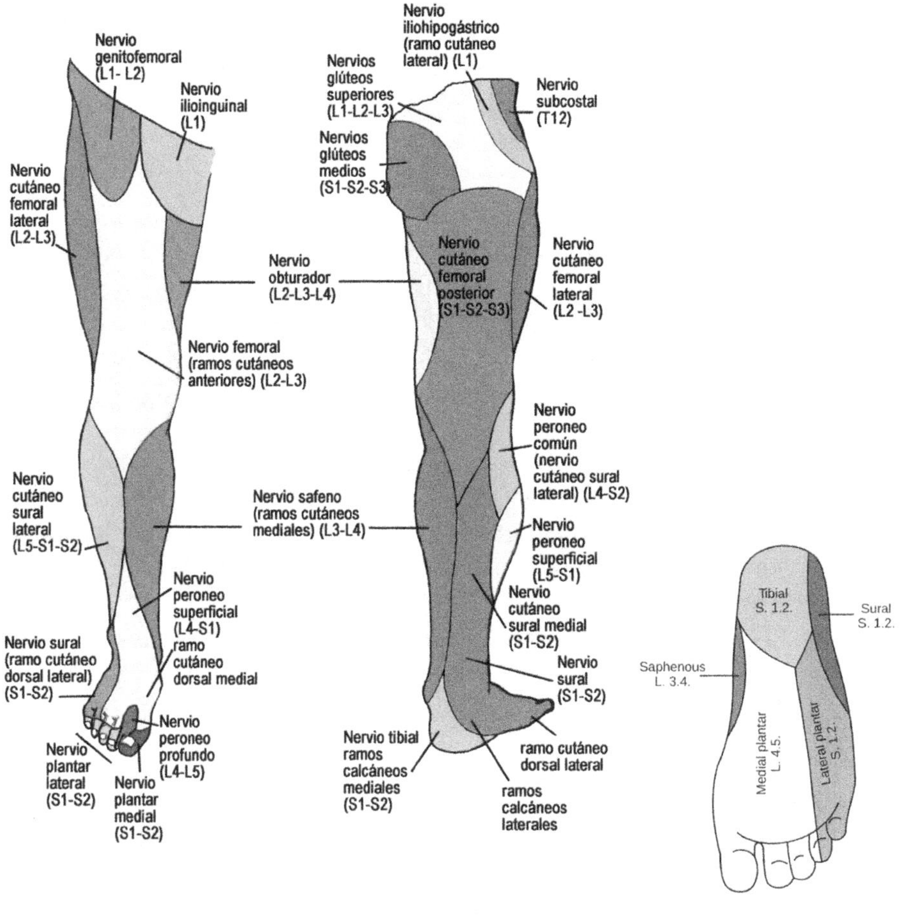

6. PARÁLISIS PERIFÉRICAS TRONCULARES

Parálisis facial periférica

La parálisis facial ocurre cuando una persona ya no es capaz de mover algunos o ninguno de los músculos en un lado de la cara.

Etiología: La parálisis facial casi siempre es causada por:

- Daño o hinchazón del nervio facial, el cual lleva señales del cerebro a los músculos de la cara.
- Daño al área del cerebro que envía señales a los músculos de la cara.
- En personas por lo demás sanas, la parálisis facial se debe a la parálisis de Bell, una afección en la cual el nervio facial resulta inflamado.

- Un accidente cerebrovascular puede causar parálisis facial. Con un accidente cerebrovascular, otros músculos en un lado del cuerpo también pueden resultar comprometidos.
- La parálisis facial debido a un tumor cerebral generalmente se desarrolla de manera lenta. Los síntomas abarcan: dolores de cabeza, convulsiones o hipoacusia.

Tratamiento: independientemente de la causa, es importante mantener el tono, vascularización del músculo y proteger al ojo.

- *Fase flácida*:
  a) Termoterapia: onda corta o microondas en el agujero estilomastoideo por su acción antiinflamatoria. Se aplica en los primeros momentos de la parálisis. Infrarrojos, para aumentar la vascularización (a 1 metro de la cara con los ojos cerrados o protegidos).
  b) Masaje externo: drenaje linfático si hay ptosis palpebral con edema o hematoma. El masaje convencional se hará suavemente y siguiendo las fibras musculares.
  c) Cinesiterapia activa: antes de empezar los ejercicios en fase flácida hay que anular todo lo posible al lado sano para no reclutar a las fibras musculares del lado patológico llevándolas a un estiramiento máximo. Recordar que para conseguir contracción muscular, el músculo en cuestion debe estar en posición de acortamiento o posición neutra. Se intentará evitar sincinesias.
  d) El biofeedback: se emplea para un mayor control del orbicular de los párpados y los labios. Cuando los orbiculares han recuperado fuerza, se seguirá con el frontal, superciliar, elevadores de labio superior, canino, buccinador, cuadrado del mentón, triangular de los labios, cutáneo del cuello y zigomático mayor y menor.
- *Fase de recuperación*: recordar que los músculos pueden pasar fácilmente a la hipertonía y a la sincinesia:
  a) Termoterapia: los infrarrojos se aplicarán antes del masaje.
  b) Masaje linfático de los músculos hipertónicos asociado al estiramiento suave y progresivo de las retracciones. Puede ser beneficioso si se aplica adecuadamente.
  c) Masaje endobucal: permite reconocer tetanizaciones del zigomático mayor, canino, buccinador, triangular y cutáneo del cuello. El masaje será enérgico para estas hipertonías intrabucales y estirar el carrillo progresivamente hacia abajo y hacia adentro en dirección del eje de la simetría.
  d) Cinesiterapia activa de disociación: si hay sincinesias hay que poner a los músculos en posición de estiramiento sostenido para inhibirlos.
  e) Electroterapia: no se aconsejan las corrientes exponenciales por ser de difícil aplicación analítica.
  f) Los orbiculares de los labios y de los párpados, al ser los mas distales, son los últimos en recibir la reinvervación. La piel de estas zonas es muy fina por lo que se deberá tener cuidado cuando se realice termoterapia por riesgo a quemaduras.

Fisioterapeutas *Servicio Andaluz de Salud (SAS)*

Temario específico
Volumen 3

Servicio Andaluz de Salud
(SAS)

Tema 56

Valoración fisioterápica del desarrollo psicomotor del niño normal

Silvia Bravo Martínez
Fisioterapeuta

eRodio ediciones

Índice esquemático

1. **Introducción**

2. **Exploración del tono muscular**

3. **Exploración de los reflejos**
    3.1. Reflejos primarios
    3.2. Reflejos secundarios

4. **Exploración área motora**

1. INTRODUCCIÓN

El desarrollo psicomotor del niño es un proceso secuencial, progresivo y coordinado en el que el niño adquiere las habilidades necesarias para interactuar con el medio que le rodea. Esta evolución consta de diversas etapas que suelen producirse a determinada edad cronológica en todos los niños y que puede variar según las características individuales de cada uno, como por ejemplo, su maduración cerebral.

El desarrollo del niño, hasta alcanzar la madurez, se completa con el desarrollo físico, mental, social y emocional.

En el desarrollo psicomotor del niño tendremos en cuenta:

- Desarrollo neuromuscular. Adquisición del tono muscular, reacciones de enderezamiento, reacciones de equilibrio y motricidad (gruesa y fina).
- Desarrollo psicológico. Aparición de manifestaciones intelectuales y afectivas.

La exploración en el recién nacido no se hará antes de su tercer día de vida y nunca tras haber sido alimentado.

Tendremos en cuenta las características del recién nacido normal durante el periodo neonatal (de 1 a 10 días):

- **Datos antropométricos**: peso (2.800 - 3.500 gr.), talla (49-52 cm), perímetro craneal (34 cm) y apertura de la fontanela (3-4 cm).
- **Datos del estado vegetativo**: ictericia fisiológica (14% de los recién nacidos), grito fuerte, agudo y constante, bostezo asociado a funciones fisiológicas y vitalidad.

En la valoración fisioterápica del desarrollo psicomotor del niño normal exploraremos el tono muscular y los reflejos primarios, reacciones de enderezamiento, paracaídas y equilibrio, así como el área motora tanto gruesa como fina. La correcta realización de la valoración del desarrollo psicomotor nos permite el diagnóstico y tratamiento precoz de aquellas patologías que dependen de la pronta instauración de un programa rehabilitador.

Los fisioterapeutas debemos conocer algunos parámetros (como las características del recién nacido normal), los reflejos y el desarrollo del niño sano para poder compararlos con niños con déficit es estos desarrollos.

2. EXPLORACIÓN DEL TONO MUSCULAR

El tono muscular normal es la resistencia, dependiente de la velocidad, contra un movimiento pasivo. Durante el primer año de vida, se producen fluctuaciones del tono muy marcadas. En el primer trimestre de vida, el patrón predominante es el flexor, con una hipertonía flexora de miembros e hipotonía del tronco y nuca. En el segundo trimestre, esta hipertonía disminuye, siendo el niño más flexible en sus movimientos.

A partir del tercer trimestre, la flexibilidad muscular es muy significativa.

Cualquier alteración del tono muscular puede ser consecuencia de una enfermedad que llegue a repercutir sobre otras áreas de desarrollo, por lo que su exploración es de suma importancia.

Así mismo, la hipertonía y la hipotonía muscular tienen una repercusión desfavorable sobre el desarrollo motor.

Valoramos el tono muscular mediante la exploración de la movilidad de las articulaciones, la resistencia a los movimientos pasivos, la sacudida de los músculos, la exploración de los reflejos tendinosos y la inspección de la postura espontánea del niño.

Debemos explorar:

- La calidad del tono muscular: se realiza movilizando de forma pasiva todas las extremidades y sus articulaciones. Así encontramos signos de alerta de hipotonía, hipertonía, distonías, espasticidad, etc.
- Grado de anormalidad.
- Distribución: se debe valorar si afecta a una única extremidad o a varias. Es importante confirmar si hay asimetría del tono en miembros.

3. EXPLORACIÓN DE LOS REFLEJOS

Debemos diferenciar entre reflejos primarios y reflejos secundarios

Los reflejos primarios son aquellos que aparecen al nacer y se pierden durante los primeros meses de vida porque son controlados por áreas subcorticales inferiores del cerebro que conducen a comportamientos voluntarios cuando maduran. Su ausencia o la persistencia excesiva en la infancia son indicios de una patología en el sistema nervioso del bebé.

Los reflejos secundarios son aquellos que perduran durante toda la vida y nos permiten adaptarnos al medio, protegernos de estímulos negativos o aversivos y conseguir satisfacer necesidades básicas como respirar, parpadear o tragar.

Los reflejos secundarios son los que forman las reacciones de enderezamiento y las de equilibrio.

3.1. Reflejos primarios

3.1.1. Reflejo de succión

Cuando los labios del recién nacido entran en contacto con un objeto, éstos reaccionan con un movimiento rítmico de succión en labios y mandíbula. De esta forma se produce el amamantamiento

Tiempo de actuación: del nacimiento a los 3 meses de vida. Con el tiempo el niño succionará de forma consciente.

Patológico: Si persiste más allá de los 6 meses de vida como conducta refleja.

3.1.2. Reflejo de Babkin

Si presionamos con los pulgares las dos palmas de las manos del niño, se produce una apertura de la boca y una ligera flexión de la cabeza.

Tiempo de actuación: hasta el primer mes.

Patológico: si continua después de la 6ª semana de vida.

3.1.3. Reflejo de búsqueda

Si estimulamos al niño tocándole una mejilla, el niño reaccionará girando la cabeza hacia el lado del estímulo y realizando movimientos de succión.

Tiempo de actuación: hasta los 3 meses.

Patológico: si persiste a los 6 meses.

Junto con el reflejo de succión son imprescindibles para la alimentación

3.1.4. Reflejo de los puntos cardinales

Este reflejo oral aparece cuando estimulamos los labios del bebé, tocando las comisuras o el centro del labio superior o inferior. La respuesta que encontraremos es el movimiento de la lengua y la cabeza hacia el lugar estimulado.

Tiempo de actuación: hasta los 2 meses.

Patológico: si persiste a los 6 meses de vida.

3.1.5. Reflejo acústico-facial

Lo estimulamos al producir un ruido brusco cerca del oído (por ejemplo, una palmada) y el niño nos responde cerrando los ojos con un parpadeo reflejo.

Tiempo de actuación: este reflejo aparece al 10º día y persiste toda la vida.

Patológico: si no existe en un bebé de 4 meses.

3.1.6. Reflejo óptico-facial

Si acercamos al ojo del niño un objeto de forma brusca, se produce un parpadeo reflejo.

Tiempo de actuación: suele aparecer al tercer mes de vida.

Patológico: si al 6º no existe.

3.1.7. Reflejo de presión palmar

Cuando introducimos un objeto en la mano del niño, se presionan los metacarpianos y el niño reacciona flexionando los dedos agarrando al objeto.

Tiempo de actuación: hasta los 4-6 meses.

Patológico: si persiste a los 6 meses.

3.1.8. Reflejo de presión plantar

El niño flexiona los dedos del pie si presionamos la almohadilla anterior de la planta del pie.

Al realizar la exploración de los dos reflejos de presión, no se debe tocar el dorso de la mano o del pie, ya que puede llevarnos a resultados erróneos.

Tiempo de actuación: hasta los 9-12 meses.

Patológico: si persiste más allá de los 12 meses.

3.1.9. Reflejo de Galant

Suspendemos al niño en decúbito prono (por el vientre) y hacemos una presión paravertebral desde debajo de la escápula, a nivel de la 12ª costilla hasta la cresta ilíaca. El niño realiza una lateroflexión del tronco hacia el lado estimulado.

Tiempo de actuación: hasta los 4 meses.

Patológico: si persiste a los 6 meses.

3.1.10. Reflejo de extensión cruzada

Podemos estimularlo de dos maneras, frotando la planta del pie con la pierna en extensión o realizando una flexión pasiva y ejerciendo presión sobre el cotilo. La respuesta que esperamos es una extensión de la pierna libre con adducción, rotación interna, equino y abducción de los dedos.

Tiempo de actuación: hasta la 6ª semana.

Patológico: persiste a los 3 meses.

3.1.11. Reflejo suprapúbico

Es parecido al Reflejo de Extensión Cruzada. Al producir una presión sobre la sínfisis del pubis, se produce una extensión tónica de las piernas con abducción, rotación interna, equino de los pies y abducción de los dedos.

Tiempo de actuación: hasta la 4ª semana.

Patológico: persiste a los 3 meses.

3.1.12. Reflejo bipedestación primaria

Se produce al sostener al bebé de forma vertical con las plantas de los pies apoyadas en firme. El niño reacciona con un aumento de la extensión en ambos miembros inferiores.

Tiempo de actuación: hasta los 3 meses. Es normal que vuelva a aparecer al 6º mes.

3.1.13. Reflejo de marcha automática

Si sostenemos al bebé erguido por debajo de las axilas sobre un plano recto, realiza flexión y extensión de los miembros inferiores alternativamente como si caminase.

Tiempo de actuación: hasta la 4ª semana.

Patológico: si persiste a los 3 meses.

3.1.14. Reflejo de moro

Colocamos al niño en decúbito supino y dejamos caer su cabeza en extensión. La respuesta es una abducción de los hombros con extensión de codos y apertura de las manos, seguida de una flexión de codo con aducción de hombros.

Tiempo de actuación: hasta el 4º mes.

Patológico: si persiste a los 6 meses.

3.1.15. Reflejo ojos de muñeca

Es un reflejo tónico vestibular. Cuando giramos pasivamente la cabeza del bebé, sus ojos se quedan momentáneamente fijos, como si no siguiesen el movimiento.

Tiempo de actuación: hasta la 4ª semana.

Patológico: si persiste a la 6ª semana.

3.1.16. Reflejo tónico cervical asimétrico

El niño debe estar en decúbito supino con la cabeza en la línea media y los brazos extendidos a lo largo del cuerpo. Al girar la cabeza, se produce una extensión (o aumento del tono extensor) del brazo y pierna del lado facial y una flexión (o aumento del tono flexor) del brazo y pierna del lado craneal.

Tiempo de actuación: hasta la 4ª semana.

Patológico: si persiste a la 6ª semana.

3.1.17. Reflejo tónico cervical simétrico

Colocamos al niño en cuadrupedia. Al realizar una flexión de la cabeza, se produce una flexión de miembros superiores y una extensión de miembros inferiores. Si realizamos una extensión de la cabeza, se produce una extensión de miembros superiores y la flexión en los miembros inferiores.

Tiempo de actuación: hasta el 4-5º mes.

Patológico: si persiste más allá de los 9 meses.

3.1.18. Reflejo de retirada flexora

Con el niño en decúbito supino, con la cabeza en la línea media y los miembros inferiores extendidos, le estimulamos la planta del pie. Su respuesta será una flexión incontrolada de la pierna estimulada.

Tiempo de actuación: hasta los 2 meses.

3.2. Reflejos secundarios

3.2.1. Reacciones de enderezamiento

Las reacciones de enderezamiento son las que permiten que el niño logre la correcta alineación del cuerpo a medida que se mueve y posibilitan que con su cabeza dirija todos sus movimientos. También se encargan de la relación de la cabeza con el tronco y del tronco con respecto a las extremidades.

Las reacciones de enderezamiento se realizan por la información aferente procedente de los ojos, de los laberintos, de los propioceptores de la nuca y músculos espinales, y a partir de los receptores del tacto y presión de la piel del cuerpo.

Con ellas el niño puede conseguir voltear y cambios posturales, logrando moverse por segmentos, de forma disociada.

3.2.1.1. Reacción de enderezamiento cervical

Es la única presente en el recién nacido. Observamos la capacidad de enderezar la cabeza manteniéndola alineada con el cuerpo cuando el niño es mantenido en decúbito supino y pasamos a decúbito ventral o inclinándolo en diferentes ángulos.

Si la pelvis la mantenemos fija, el tronco gira en la misma dirección que la cabeza. Si lo que fijamos es el tórax, se produce el giro de los miembros inferiores en sentido contrario.

Esta reacción comienza a debilitarse al 5º mes.

3.2.1.2. Reacción de enderezamiento laberíntica

Suele aparecer en torno al 2º mes de vida. Mantenemos al niño en suspensión con los ojos cerrados y cambiamos su posición, pasándolo de un decúbito a otro o girándolo. El niño nos responde manteniendo la cabeza en posición normal respecto al espacio, es decir, con la cara vertical y la boca horizontal.

Esta reacción no desaparece.

3.2.1.3. Reacción de enderezamiento corporal sobre la cabeza

Aparece al tercer mes de vida. Se desencadena por el contacto de la superficie corporal con una superficie dura. Al realizar la estimulación asimétrica de los órganos de presión sobre la superficie corporal, la cabeza busca la alineación vertical de manera que la cara se dirige hacia la superficie con la que está en contacto el niño.

3.2.1.4. Reacción de enderezamiento corporal sobre el cuerpo

Su tiempo de actuación comprende desde los 6 meses a los 2 años. Se desencadena por la estimulación asimétrica de los órganos sensoriales tácticos del cuerpo. Se logra mantener la posición normal del cuerpo independientemente de la posición de la cabeza.

Con el niño en decúbito supino, a la estimulación, se gira la cabeza primero, seguida de la cintura escapular y a continuación de la cintura pélvica, lo cual permite el volteo a decúbito prono.

En esta reacción de enderezamiento se disocia la cintura escapular de la cintura pélvica.

3.2.1.5. Reacción de enderezamiento óptico

Aparece a los 6 meses de edad y ya no desaparece. Para explorar esta reacción, mantenemos al niño en suspensión con los ojos abiertos. Al cambiar de posición en el espacio, vemos como el niño acomoda su cabeza respecto al tronco.

3.2.2. Reacciones de paracaídas

Aparecen a los 6 meses de edad. Son el mecanismo de defensa ante caídas o movimientos bruscos. Para explorarlas, proyectamos al niño hacia abajo, hacia atrás, lateral y frontalmente:

- Reacción de paracaídas anterior. Al empujar al niño hacia delante, éste extiende los brazos al frente para protegerse. Todo su peso se recibe en el miembro superior que ha servido de sostén. Esta reacción aparece entre los 6 y 7 meses.
- Reacción de paracaídas lateral. Con el niño sentado, lo empujamos hacia un lado y vemos como el miembro superior de ese mismo lado se extiende hasta alcanzar una superficie de apoyo. Aparece entre los 7-8 meses.
- Reacción de paracaídas posterior. Cuando empujamos al niño hacia atrás, se produce una extensión de los hombros con los codos y las muñecas también extendidos. Suele aparecer sobre los 10 meses.

3.2.3. Reacciones de equilibrio

Nos permiten mantener el cuerpo dentro de nuestro centro de gravedad y son las reacciones posturales más complejas. La deambulación sólo se consigue si se han adquirido por completo.

Las reacciones de equilibrio aparecen a los 5 meses de edad. Podemos explorarlas en distintas posiciones:

- En **decúbito prono**: si colocamos al niño en una superficie plana que bascule, al moverla, observamos un arqueamiento del cuerpo para compensar en dirección contraria al movimiento. Se produce un arqueamiento cóncavo hacia el lado estimulado. Para compensar el movimiento, el niño responde con una abducción de brazo y pierna del lado contrario. Es la primera reacción que aparece.
- En **decúbito supino**: la exploramos igual que en decúbito prono, hallando la misma respuesta en el niño. Suele aparecer al 6º mes de vida.
- En **sedestación**: cuando realizamos un suave desplazamiento lateral, el niño responde con una lateroflexión del tronco y la cabeza en dirección opuesta.
- En **cuadrupedia o arrodillado**: el tronco se desplaza hacia el lado opuesto al estimulado. Se consigue entre los 8 y 12 meses, siendo la reacción que más lenta se desarrolla.
- En **bipedestación**: el niño responde a la inestabilidad con una basculación o con un paso lateral. Se adquiere una vez que el niño comienza a andar.

4. EXPLORACIÓN ÁREA MOTORA

En el área motora deben concurrir un buen tono muscular y las reacciones de enderezamiento, equilibrio y paracaídas para conseguir el control corporal adecuado.

Área motora gruesa y área motora fina

Recién nacido

- Área motora gruesa: predominan las reacciones y los reflejos. El tono muscular flexor está aumentado. Cuando está en decúbito supino, su cabeza pende a la tracción. Cuando está en decúbito prono, la cabeza permanece en flexión para liberar las fosas nasales.

Primer mes

- Área motora gruesa: el patrón flexor, los reflejos y las reacciones comienzan a disminuir. En decúbito supino, la cabeza pende a la tracción y en decúbito plano se produce el primer plano control cefálico a los 45º. Mueve alternativamente los brazos y las piernas.

Segundo mes

- Área motora gruesa: disminuye el patrón flexor, comenzando a extender sus extremidades con mayor frecuencia. En cuando al control cefálico, en supino flexiona la cabeza cuando traccionamos y en prono se inicia el segundo plano de control cefálico a los 90°.

Tercer mes

- Área motora gruesa: en decúbito supino, la cabeza está en posición media y al traccionar acompaña al tronco en su movimiento. En decúbito prono se inicia el tercer plano de control cefálico a los 180° y se apoya sobre sus codos. Comienza a voltear de prono a supino.
- Área motora fina: coge y suelta objetos involuntariamente. Lleva sus manos a la línea media.

Cuarto mes

- Área motora gruesa: en decúbito supino, al traccionar, la cabeza antecede su movimiento al tronco. En decúbito prono se apoya en sus antebrazos y levanta la cintura escapular. Voltea de supino a prono. Disminuye el patrón flexor.
- Área motora fina: coordina mano-boca. Comienza a coger de forma voluntaria objetos, pero los suelta involuntariamente. Realiza prensión cubito-palmar. Juega con sus manos. Se lleva objetos a la boca.

Quinto mes

- Área motora gruesa: volteo establecido. En decúbito prono se apoya unilateralmente en los codos.
- Área motora fina: realiza prensión palmar. Sus dedos están extendidos y separados. Pasa objetos de una mano a otra.

Sexto mes

- Área motora gruesa: coordinación mano-pie-boca. Realiza la disociación cintura pélvica-cintura escapular. En decúbito prono, se apoya sobre un miembro superior para coger objetos con el otro. Se sienta con apoyo anterior de brazos, aunque no se mantiene estable.
- Área motora fina: realiza prensión palmar radia y oposición del pulgar.

Séptimo mes

- Área motora gruesa: se sienta sin apoyo. Comienza el arrastre y la cuadrupedia.
- Área motora fina: coge objetos grandes con las manos y los pequeños realizando pinza digital inferior. Su prensión es más coordinada.

Octavo mes

- Área motora gruesa: se mantiene en cuadrupedia y puede realizar balanceos hacia delante y atrás. Pasa de decúbito prono a sedestación sin ayuda. Tiene un buen control del tronco en sedestación.
- Área motora fina: realiza la pinza digital inferior con mayor destreza.

Noveno mes

- Área motora gruesa: gatea. Se coloca de rodillas con apoyo. Comienza a caminar con ayuda.
- Área motora fina: comienza a realizar la pinza digital superior (indice-pulgar).

Décimo mes

- Área motora gruesa: se pone de pie apoyándose en algún objeto por sí mismo. Inicia la postura arrodillado de caballero. Comienza la marcha lateral.
- Área motora fina: pinza digital superior establecida.

Undécimo mes

- Área motora gruesa: pasa a bipedestación a partir de la postura de caballero con o sin ayuda. Da pasos hacia delante con una base de sustentación amplia. Camina agarrado porque aún no tiene un buen equilibrio.

Duodécimo mes

- Área motora gruesa: se pone de pie solo. Camina entre dos puntos de apoyo a poca distancia. Anda de forma "rápida" y pierde el equilibrio cuando se detiene. Sólo camina hacia delante. Sube y baja escaleras con cuatro puntos de apoyo.
- Área motora fina: entra y saca objetos en un recipiente. Construye torres.

12-15 Meses

- Área motora gruesa: camina llevando objetos en las manos. Se desequilibra en bipedestación en los desniveles. Comienza a caminar hacia atrás. Sube escaleras por sí solo, pero no las puede bajar y no alterna los escalones, es decir, los sube de uno en uno.
- Área motora fina: garabatea con un lápiz. Comienza a comer solo. Puede coger objetos muy pequeños.

15-18 Meses

- Área motora gruesa: mejora su equilibrio en bipedestación. Camina hacia atrás de forma segura. Puede lanzar pelotas.

- Área motora fina: ordena los objetos. Puede desvestirse solo. Usa el dedo índice de forma aislada.

18-24 Meses

- Área motora gruesa y fina: corre y puede saltar. Baja escalera de forma alterna con apoyo. Come solo. En bipedestación, puede darle patadas a una pelota. Realiza torres de 4-6 piezas.

2-3 Años

- Área motora gruesa y fina: puede caminar por desniveles y en línea recta. Salta y realiza el apoyo unipodal (salta a "la pata coja"). Sube las escaleras sin ayuda. Recibe y lanza una pelota con las dos manos.

3-4 Años

- Área motora gruesa y fina: puede caminar de puntillas y de talones. Baja las escaleras sin ayuda. Consigue botar una pelota.

Temario específico
Volumen 3

Fisioterapeutas Servicio Andaluz de Salud (SAS)

Servicio Andaluz de Salud
(SAS)

Tema 57

Valoración fisioterapéutica de la Parálisis cerebral (PC); valoración de los trastornos motores y de los trastornos asociados. Educación terapéutica del PC

Marta Peña Salinas
Fisioterapeuta

Rodio ediciones

Índice esquemático

1. **Definición**

2. **Etiología y factores de riesgo**
    2.1. Clasificación
    2.2. Incidencia
    2.3. Manifestaciones clínicas
    2.4. Escalas de valoración
    2.5. Objetivos y tratamiento
    2.6. Enfoques terapéuticos principales
    2.7. Educación terapéutica del PC
    2.8. Tratamiento farmacológico
    2.9. Tratamiento quirúrgico

1. DEFINICIÓN

El término parálisis cerebral infantil (PCI) se refiere a la secuela resultante de una encefalopatía **no progresiva** en un cerebro inmaduro, de causa pre, peri o postnatal. Se caracteriza por alteraciones de los sistemas neuromusculares, musculoesqueléticos (trastorno de la postura y del movimiento), sensoriales, cognitivos, de la comunicación, perceptivos y/o de conducta. En ocasiones, pueden acompañarse de cuadros de epilepsia. Algunas veces, el daño cerebral afecta a otras partes del cerebro, provocando dificultad o imposibilidad para ver, oir, comunicarse y aprender.

La lesión perdura toda la vida, con cambios en la sintomatología (sobre todo en los primeros años.

La prevalencia global de PCI se sitúa aproximadamente entre un 2 y 3 por cada 1000 nacidos vivos.

2. ETIOLOGÍA Y FACTORES DE RIESGO

Las causas de la PCI son múltiples, siendo más frecuente en los países subdesarrollados, aunque en los países desarrollados el número de niños prematuros hace que la prevalencia no haya experimentado grandes cambios.

Los **principales factores de riesgo** se detallan a continuación:

1. **Factores prenatales**
   - *Factores maternos*

     Alteraciones de la coagulación, enfermedades autoinmunes, HTA, Infección intrauterina, traumatismo, sustancias tóxicas, disfunción tiroidea.
   - *Alteraciones de la placenta*

     Trombosis en el lado materno, trombosis en el lado fetal, cambios vasculares crónicos, infección.
   - *Factores fetales*

     Gestación múltiple, retraso crecimiento intrauterino, polihidramnios, malformaciones.
2. **Factores perinatales**

   Prematuridad, bajo peso, fiebre materna durante el parto, infección SNC o sistémica, hipoglucemia mantenida, hiperbilirrubinemia, hemorragia intracraneal, encefalopatía hipóxico-isquémica, traumatismo, cirugía cardíaca.
3. **Factores postnatales**

   Infecciones (meningitis, encefalitis), traumatismo craneal, estatus convulsivo, parada cardio-respiratoria, intoxicación, deshidratación grave.

2.1. Clasificación

La clasificación más extendida de la PCI se basa en su sintomatología clínica.

- **Parálisis cerebral espástica**: la más frecuente. Resultado de la lesión de la corteza motora o proyecciones de la sustancia blanca en las áreas sensoriomotrices corticales. Caracterizado por hipertonía y espasticidad.
- **Parálisis cerebral atetósica o discinética**: relacionada con la lesión de los ganglios basales y sus conexiones con la corteza prefrontal y premotora. Se caracteriza por una fluctuación y cambio brusco del tono muscular, presencia de movimientos involuntarios y persistencia de los reflejos arcaicos.
- **Parálisis cerebral atáxica**: resultado de una lesión a nivel del cerebelo, que por sus conexiones con la corteza motora y el mesencéfalo, hace que la ataxia se combine en numerosas ocasiones con espasticidad y atetosis.
- **Parálisis cerebral hipotónica**: en muchos casos, la hipotonía es la primera fase de evolución hacia otras formas de PCI. Se caracteriza por una hipotonía muscular con hiperreflexia osteotendinosa, que persiste más allá de los 2-3 años y que no se debe a una patología neuromuscular.

Existe otra clasificación en función de la extensión de la lesión.

- **Hemiplejia**: Existe paresia de un hemicuerpo, casi siempre con mayor afectación de la extremidad superior.
- **Diplejía**: Es la forma más frecuente. Los pacientes presentan afectación de las cuatro extremidades, con predominio en las inferiores. Se relaciona especialmente con la prematuridad.
- **Tetraplejía**: Es la forma más grave. Los pacientes presentan afectación de las cuatro extremidades y del tronco, con mayor afectación de los miembros superiores. En la mayoría de estos niños el aspecto de grave daño cerebral es evidente desde los primeros meses de vida.
- **Triplejía**: Afectación de tres miembros, poco frecuente. La extremidad no afectada, aunque funcional, suele afectarse, pero con menor intensidad.
- **Monoplejía**: Supone la afectación de un solo miembro pero, al igual que la triplejía, no se da de una manera pura, pues suele haber afectación, con menor intensidad, de otra extremidad.

2.2. Incidencia

La PCI es la principal causa de discapacidad en niños en los países desarrollados. Según el instituto Estadístico Nacional de España actualmente (Abril 2013) la incidencia en ambos sexos es de 0,08% siendo 82,2 personas las afectadas por cada 1000 habitantes. Los niños afectados son 42,6 por cada mil habitantes y las niñas afectadas son 39.6 por cada mil habitantes.

2.3. Manifestaciones clínicas

1. **Tono muscular anormal**: Que puede alterar el control del movimiento, con problemas en la coordinación y secuencia del movimiento, tanto para las AVD como para la marcha. La hipertonía y la espasticidad limitan la capacidad para iniciar el movimiento y moverse rápidamente e interfiere en el control del movimiento.
2. **Alteración del control motor selectivo**: los niños con PCI se mueven en patrones más o menos esperables según el tipo de lesión y su extensión. Además, la persistencia de reflejos primitivos dificulta aún más el control motor.
3. **Presencia de reacciones asociadas**: Es característico la presencia de movimientos asociados o movimientos en espejo, es decir, la excesiva actividad muscular innecesaria. Clínicamente, la relación entre movimientos asociados y espasticidad se conoce como reacciones asociadas, con un aumento del tono en otras partes del cuerpo que acompañan al movimiento voluntario.
4. **Trastornos sensoriales**: aproximadamente el 50% de los niños con PCI tiene problemas visuales y un 20% déficit auditivo.
5. **El rendimiento cognitivo** oscila desde la normalidad, en un 50-70% de los casos, a un retraso mental severo, frecuente en los niños con tetraplejia. El menor grado de retraso lo presentan los niños con diplejia y los hemipléjicos. En la PCI discinética son habituales los problemas de comunicación y de lenguaje.
6. **Epilepsia**: la mitad de los niños con PCI tienen epilepsia (muy frecuente en tetraplejia).
7. **Complicaciones**: las más frecuentes son las ortopédicas (contracturas músculo-esqueléticas, luxación de cadera, escoliosis, osteroporosis). Problemas digestivos (dificultades para la alimentación, malnutrición, reflujo gastroesofágico, estreñimiento). Problemas respiratorios (aspiraciones, neumonías), alteraciones buco-dentales, alteraciones cutáneas, vasculares y diferentes problemas que pueden provocar dolor.

En todo caso, los signos principales característicos de la PCI son:

- Retraso motor.
- Patrones anormales de movimiento.
- Persistencia de los reflejos primarios.
- Tono muscular anormal.

2.4. Escalas de valoración

Son diversos los instrumentos que se han diseñado para la valoración de la función motora en niños con PCI. Sin embargo, sólo dos han demostrado ser sensibles a los cambios de la función motora en el tiempo, la *Gross Motor Function Measure* (GMFM) y la *Pediatric Evaluation of Disability Inventory* (PEDI). Estos niños presentan un retraso en el desarrollo de la función motora, cuya valoración es importante, no sólo para conocer la gravedad de la afectación, sino también para plantear los objetivos del tratamiento y detectar cambios como resultado de una intervención terapéutica.

2.4.1. Escala de espasticidad de Ashworth modificada:

0: Tono muscular normal.

1: Hipertonía leve. Mínima resistencia en menos de la mitad del arco de movimiento.

2: Hipertonía moderada. Aumento del tono muscular durante la mayor parte del arco de movimiento, pero puede moverse pasivamente con facilidad la parte afectada.

3: Hipertonía intensa. Aumento prominente del tono muscular, con dificultad para efectuar los movimientos pasivos.

4: Hipertonía extrema. La parte afectada permanece rígida, tanto para la flexión como para la extensión.

2.4.2. Medición de la función motora de Palisano

I: Camina sin restricciones; limitación en las capacidades motoras avanzadas.

II: Camina sin ayuda de aparatos; limitación para caminar en el exterior y en la comunidad.

III: Camina con ayuda de aparatos; limitación para caminar en el exterior y en la comunidad.

IV: Se moviliza por sí mismo con limitación; es transportado o emplea equipo motorizado en el exterior y en la comunidad.

V: Movilización por sí mismo importantemente limitada, aun empleando ayuda tecnológica.

2.4.3. Escala GMFCS

El Sistema de Clasificación de la Función Motora Gruesa para Parálisis Cerebral se basa en el movimiento que se inicia voluntariamente, con énfasis específico en sentarse (control del tronco) y caminar. Se incluyen cinco niveles diferentes. Las distinciones entre los niveles se basan en las limitaciones funcionales, la necesidad de ayuda tecnológica, incluyendo aparatos para el desplazamiento (como andadores, muletas, y bastones), la movilidad en silla de ruedas, y la calidad del movimiento.

2.5. Objetivos y tratamiento

Es necesario un equipo multidisciplinar (neuropediatra, fisioterapeuta, ortopeda, psicólogo, logopeda, pediatra de atención primaria y la colaboración de otros especialistas), para la valoración y atención integral del niño con PCI. Una atención especializada, temprana e intensiva durante los primeros años y un tratamiento de mantenimiento posterior.

La PCI es una enfermedad no progresiva, pero que afecta al niño de por vida. Esto implica que el daño cerebral no empeora, pero a medida que el niño va creciendo, las secuelas se van haciendo más notables, apareciendo, por ejemplo, deformidades.

La PCI afecta a cada niño de manera diferente. Los afectados en un grado medio serán capaces de caminar con una ligera inestabilidad, mientras que otros pueden tener dificultades en el uso de las manos. Los severamente afectados pueden ser susceptibles de ayuda para aprender a sentarse y pueden no ser independientes en la vida diaria.

Es importante señalar que todos los niños con PCI se pueden beneficiar con un aprendizaje y un tratamiento precoz para ayudarles a su desarrollo; las secuelas pueden reducirse dependiendo, por una parte de lo precoz del tratamiento y del grado y localización de la afectación cerebral.

Desde el punto de vista de Fisioterapia, se plantean las siguientes bases para el tratamiento:

- Estimular todas las áreas durante la terapia, no sólo la motora. Relacionar las funciones motora, sensitiva y cognitiva.
- Establecer cuál de las funciones es la más alterada, en función de lo cual se organizará la terapia.
- Buscar en lo posible la experiencia de movimiento voluntario.
- Inhibir en lo posible reflejos, mediante maniobras de relajación y tratamiento postural apropiado.
- Crear patrones de movimiento lo más normales posibles. Estimular la movilidad y la adquisición de habilidades motoras según las etapas de maduración.
- Evitar deformidades (mediante movilizaciones, ortesis y tratamiento postural).
- El tratamiento debe ser lo más precoz posible, para evitar contracturas causadas por la alteración del tono.
- Buscar siempre la colaboración de los padres.

2.6. Enfoques terapéuticos principales

- Método Doman-Delacato: basado en el de Temple-Fay. Se basa en que el niño con lesión cerebral debería aprender los diferentes estadios de evolución de la especie animal. Según este método, la estimulación del movimiento sistemático y de los estímulos sensoriales puede promover la integración sensorial y motriz en las células dañadas del cerebro. Para llevar a cabo la terapia se necesitan varias personas, con varias repeticiones diarias.
- Método Vojta: Este método basa el desarrollo neuromotor en el principio locomotor. Vojta basó su tratamiento en la estimulación de ciertos reflejos posturales complejos como instrumento para lograr movimientos coordinados. El

principio terapéutico consiste en desarrollar la reactividad postural para llegar al enderezamiento y a la motricidad fásica. Como técnica de tratamiento hace uso de la reptación refleja.

- Método Pëto: Se trata de un sistema educativo conductista, en el que terapia y educación van al unísono, bajo la guía de un instructor o "conductor". El problema motor es considerado una dificultad de aprendizaje.
- Método Bobath: Es el método más difundido y utilizado en el tratamiento de la PCI. El concepto de tratamiento neuroevolutivo se basa en que la lesión provoca un retraso o interrupción del desarrollo motor y la presencia de patrones anormales de movimiento y postura. El método se basa en facilitar al niño una experiencia sensoriomotriz normal del movimiento. Por medio de la repetición de los movimientos y su incorporación, con la ayuda de los padres, pretende su automatización y realización espontánea. Usa diversas técnicas para normalizar el tono muscular alterado, inhibir los reflejos y patrones de movimiento patológicos, promoviendo la aparición de reacciones de enderezamiento y equilibrio.
- Sistema Rood: Está enfocado al uso de la estimulación sensorial para la normalización del tono. La repetición del movimiento es importante para el aprendizaje sensoriomotor, usándose técnicas facilitadoras e inhibidoras.
- Método Le Métayer: la educación y el entrenamiento sólo son posibles en la medida en que las zonas de asociación sean capaces de funcionar. Partiendo de las reacciones neuromotrices del niño sano, intenta provocar en el niño con PCI, lo antes posible, esquemas neuromotores normales.

2.7. Educación terapéutica del PC

El objetivo de la educación terapéutica consiste en modificar la organización motriz patológica del niño con PC mediante técnicas apropiadas y proponer al niño una serie de medidas que acaben mejorando sus habilidades funcionales. Por ejemplo, un niño severamente afectado con un patrón, por ejemplo, extensor muy marcado, debería teóricamente acomodar su movimiento intencional a estos patrones patológicos dominantes. Hay que tener en cuenta que normalmente, estos patrones se refuerzan con la intencionalidad y la emotividad, de manera que el niño muy afectado "lucha" por conseguir su objetivo, sin otro resultado que el refuerzo del patrón patológico mayoritario.

De esta manera, como orientación, al principio de cada sesión, antes de propiciar cualquier movimiento activo, se debe buscar la corrección de las posturas anormales. De esta manera, partiendo de una postura lo más relajada posible, es más factible el inicio y el desarrollo del movimiento de una manera más normal. Es conveniente que estas maniobras se enseñen a los padres. Por ejemplo, para relajar los MMSS es conveniente colocarlos en rotación interna, con las manos en flexión e inclinación cubital.

2.8. Tratamiento farmacológico

El Baclofeno y el Diazepam son los más utilizados para el tratamiento de la espasticidad. Además, se cuenta con la inyección de toxina botulínica.

2.9. Tratamiento quirúrgico

- Cirugía ortopédica: las técnicas quirúrgicas incluyen tenotomía, neurectomía, trasplante de tendones, alargamiento de unidades miotendinosas retraídas, osteotomías, artrodesis, reducción de luxaciones, fusiones vertebrales.
- Neurocirugía: dos técnicas principales: la bomba de baclofeno intratecal y la rizotomía dorsal selectiva.

Servicio Andaluz de Salud
(SAS)

Tema 58

Electroterapia: Concepto. Clasificación de las corrientes eléctricas más utilizadas en fisioterapia. Acoplamiento entre el aparato de electroterapia y el paciente. Factores a valorar. Normas de seguridad en el manejo de aparatos de electroterapia

Ángeles Díaz Fernández
Fisioterapeuta

Rodio ediciones

Fisioterapeutas *Servicio Andaluz de Salud (SAS)*
Temario específico
Volumen 3

Índice esquemático

1. **Definiciones básicas**
   1.1. Definición de electroterapia
   1.2. Definición de corriente eléctrica
   1.3. Conductores biológicos
2. **Efectos de la corriente eléctrica**
3. **Conceptos y parámetros fundamentales**
4. **Clasificación de las corrientes electromagnéticas más utilizadas en Fisioterapia**
   4.1. Según la forma de impulso
   4.2. Según el modo de salida de la corriente
   4.3. Según la polaridad
   4.4. Según su frecuencia
5. **Acoplamiento entre el aparato de electroterapia y el paciente. Factores a valorar**
   5.1. Resistencia de la piel
   5.2. Densidad de la corriente (dosis)
   5.3. Otros factores a valorar
6. **Normas de seguridad en el manejo de aparatos de electroterapia**
   6.1. Normas para evitar lesiones con el tratamiento electroterápico
   6.2. Normas a la hora de manejar aparatos de electroterapia

1. DEFINICIONES BÁSICAS

1.1. Definición de electroterapia

La **electroterapia** es la parte de la Fisioterapia que comprende el estudio de la aplicación de la electricidad como agente terapéutico. Consiste en la aplicación de energía electromagnética al organismo con el objetivo principal de provocar sobre él reacciones biológicas y fisiológicas terapéuticas.

Este concepto debe ampliarse en algunos casos en los que esta energía eléctrica se transforma en otro tipo de energía que será la que, finalmente, se aplicará al paciente (p. ej. láser, ultrasonidos, magnetoterapia, etc.).

1.2. Definición de corriente eléctrica

Consiste en el movimiento de cargas eléctricas a lo largo de un conductor entre dos puntos donde existe una diferencia de potencial entre ellos.

En un circuito eléctrico, un electrodo tendrá carga positiva (**ánodo**) y el otro tendrá carga negativa (**cátodo**). En el circuito, la corriente fluye desde el ánodo, donde hay exceso de electrones con carga negativa hasta el cátodo que es el electrodo negativo y existe déficit de estos electrones (Fig.1). Por lo tanto:

- Debajo del cátodo (–) se empiezan a acumular cargas negativas sobre la superficie externa de la membrana de la fibra nerviosa a medida que son repelidas por su carga negativa; el exterior de la membrana se hace relativamente más negativo. Por tanto, el interior de la membrana se hace más positivo, lo que produce una despolarización. Por este motivo con frecuencia se llama al cátodo "electrodo activo".
- Debajo del ánodo (+), las cargas negativas se mueven desde el exterior de la membrana hacia el ánodo a medida que son atraídas hacia su carga positiva. Esto hace que el exterior de la membrana se vuelva más positivo, y por tanto, el interior de la membrana más negativo, por lo que se produce la hiperpolarización.

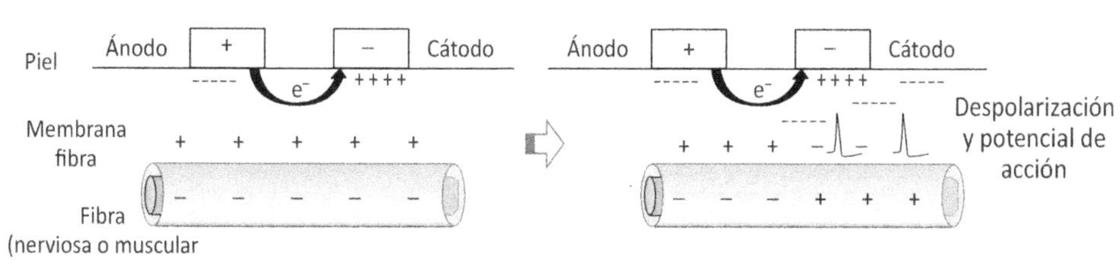

Figura 1. Representación gráfica de la corriente eléctrica y de cómo se produce el potencial de acción en las membranas de las fibras excitables. La despolarización ocurre en el electrodo negativo (activo).

1.3. Conductores biológicos

El cuerpo humano es un conductor de segundo orden[1] que puede transmitir la electricidad. Podemos dividir a los tejidos del organismo en distintos tipos de conductores biológicos, según la cantidad de electrolitos (sustancias ionizables) que pueden moverse a su través:

- *Tejidos poco conductores:* hueso, grasa, uñas, pelos y piel gruesa.
- *Tejidos conductores medios:* cartílago, fascias gruesas, tendones y piel.
- *Tejidos buenos conductores* (los que tienen mayor cantidad de agua): muscular, conjuntivo, nervioso, sangre y linfa.

2. EFECTOS DE LA CORRIENTE ELÉCTRICA

a) **Efecto térmico**: Se produce en todo conductor que es atravesado por una corriente eléctrica por fenómenos de transformación de energía debido a la resistencia que opone el propio conductor[2].
b) **Efecto electromagnético**: Todas las corrientes crean a su alrededor una campo magnético que depende de la intensidad de la corriente y del conductor utilizado y viceversa (los campos magnéticos variables en el tiempo producen corrientes eléctricas; este fenómeno se denomina inducción electromagnética.
c) **Efecto electroquímico:** Algunos conductores líquidos (disoluciones iónicas, soluciones orgánicas...) experimentan transformaciones de tipo químico cuando son atravesadas por una corriente eléctrica.
d) **Efecto estimulante (despolarizador de membranas biológicas):** Un estímulo eléctrico adecuado aplicado externamente puede producir la despolarización de un nervio o de una fibra muscular.

Gracias a estos efectos físicos se producen los diversos **efectos fisiológicos** de la corriente eléctrica en nuestro organismo, p. ej. acción ionizante (iontoforesis), acción analgésica (TENS), efecto excitomotor (corrientes rusas) o vasodilatación (corriente galvánica), entre otros. De la misma forma, como consecuencia de estos efectos fisiológicos principales, se desencadenan otros muchos de manera más indirecta: producción de endorfinas (cuando son placenteras las corrientes y/o al realizar contracciones musculares mantenidas), liberación de sustancias reparadoras tisulares (por la vasodilatación) y liberación de histamina e inhibición de la secreción de noradrenalina.

---

1 Conductor de primer orden (metales): conducen la electricidad sin descomponerse mediante flujo de electrones. Conductor de segundo orden (disoluciones iónicas): conducen la electricidad mediante flujo de iones gracias a la polaridad de las sustancias en disolución.

2 Sucede por el denominado Efecto Joule.

3. CONCEPTOS Y PARÁMETROS FUNDAMENTALES

Se describen algunos parámetros teóricos y otros de aplicación práctica básicos en electroterapia.

Diferencia de potencial

También se le llama tensión o voltaje. Es la condición necesaria que hace que los electrones se desplacen de una zona con exceso a una zona con déficit. Su unidad es el Voltio (V).

Intensidad eléctrica

También se denomina amplitud del impulso y hace referencia a la cantidad de carga eléctrica que se está suministrando por unidad de tiempo. Para la mayoría de las corrientes, baja y media frecuencia, se mide en miliamperios (mA) aunque en otras (alta frecuencia y cuando modificamos la energía eléctrica en otro tipo de energía) se cuantifica de forma distinta.

Para que se produzca una corriente eléctrica es necesaria una diferencia de potencial (o voltaje) y un flujo de electrones (la propia corriente). Los aparatos de electroterapia actuales están diseñados para poder optar entre una salida de corriente constante (CC[3]), es decir una intensidad constante en el tiempo que dure el tratamiento, o un voltaje constante (CV); en este caso es el voltaje el que se mantiene igual durante el tratamiento. Se elija uno u otro modo, el parámetro que permanezca constante no variará y sí lo hará el otro en función de que cambie la resistencia que ofrece el paciente (electrodos, esponjillas, movimiento del paciente, etc.). Este hecho se debe a la ley de Ohm ($V = I \cdot R$). A este fenómeno hace referencia cuando en muchos aparatos aparece la opción "CC o CV".

Como regla general optaremos por CC cuando sepamos que en el tratamiento electroterápico la resistencia no va a variar mucho (no va a existir movimiento por parte del paciente o el contacto de los electrodos con la zona no va a cambiar). Por el contrario, puede optarse por CV cuando sabemos que sí puede variar esta resistencia (p. ej. electroestimulación muscular en el que vamos a pedir movimiento del paciente cuando llegue la corriente).

- **Aparato en CC**: Cuando aumente la resistencia se producirá un aumento proporcional del voltaje. (Puede producirle un "chispazo" desagradable al paciente).
- **Aparato en CV**: Cuando aumente la resistencia se producirá una disminución inversamente proporcional de la intensidad.

---

[3] No confundir este CC con corriente continua. En este caso hace referencia a Corriente Constante (Intensidad constante).

Potencia

Es la capacidad de llevar a cabo un trabajo. Se emplea para medir la velocidad con que se produce la transformación de una energía en otra. Por ejemplo la conversión de electricidad en calor. Su unidad es el vatio (W). Su fórmula es $W = V \cdot I$.

Trabajo

Es el trabajo realizado. Su unidad es el Julio (J). Se define como el producto de la potencia por el tiempo. Su fórmula es $J = W \cdot t$.

Resistencia eléctrica

Es el freno que opone un conductor al movimiento de electrones a su través. Es una característica del material conductor y no de la electricidad. Su unidad es el Ohmio.

Otro concepto relacionado más genérico es la impedancia que es la suma vectorial de tres tipos de resistencia: la óhmica, la inductiva y la capacitativa. El término resistencia se emplea para la corriente continua e impedancia para el resto de corrientes.

Calor

Es la cantidad de energía térmica generada por la agitación molecular de la materia provocada por el movimiento de cargas eléctricas a través de ella. Su unidad es la Caloría (cal).

La ley de Joule enuncia que la circulación de corriente a través de cualquier elemento conductor produce un calentamiento en el mismo, lo que da lugar a pérdidas de energía eléctrica en forma de energía calorífica según esta fórmula: $C = k \cdot R \cdot I^2 \cdot t$. ($k$ es la constante de conversión de Julios a calorías: $k = 0{,}24$; R es la resistencia; I es la intensidad y t es el tiempo).

Así, el calor que presenta un conductor cuando por él pasa una corriente eléctrica es directamente proporcional a la resistencia que opone, al cuadrado de la intensidad de la corriente y el tiempo que dura la corriente. Este relación es importante tenerla en cuenta, sobre todo, en la aplicación de corrientes polares (continua y sus derivadas).

Frecuencia

Se mide en Hercios (Hz) y se refiere al número de impulsos por segundo (si es una corriente pulsada) o al número de ciclos por segundo (si es una corriente bifásica sin interrupciones).

Longitud de onda

Es la distancia existente entre dos crestas o dos valles de una onda (oscilación completa). Su unidad es el metro (m).

Frecuencia y longitud de onda son parámetros inversamente proporcionales.

Ciclo

Un ciclo es la cadencia completa de una onda con o sin pausas, desde el momento que se inicia hasta que comienza la siguiente.

Periodo

Es el tiempo que dura una cadencia o ciclo completo. Su unidad son los segundos (s).

Duración de los impulsos

Se suele expresar como tiempo de impulso, tiempo de pulso o anchura de pulso.

En las corrientes más utilizadas, su unidad son los milisegundos (mseg) o microsegundos (µseg). Hace referencia a la duración del impulso (generalmente a las dos fases si es bifásico).

Modo de trabajo

Hace referencia a la forma de emisión de corriente eléctrica en relación con sus pausas. Se puede expresar de varias formas:

- Razón entre el tiempo impulso y el de reposo.
- Fracción del tiempo impulso con relación al periodo (o ciclo completo).
- Porcentaje del tiempo de impulso con respecto al tiempo del ciclo (ciclo de trabajo o "*duty cycle*").

Mientras más alto sea el porcentaje de trabajo, más cerca de una aplicación continua estará y, al contrario, mientras menor sea este porcentaje, el modo de trabajo será más pulsátil. Es importante, sobre todo, para el cálculo de la dosificación en ultrasonidos.

Ejemplo práctico: Un ciclo de trabajo del 50% representa una razón de 1:1 y una fracción de 1/2.

Duración, frecuencia del tratamiento y número de sesiones

Con respecto a la duración del tratamiento hay que especificar que será el tiempo (en minutos) durante el que se aplica el tratamiento de electroterapia (consideramos siempre "tiempo efectivo" de electroterapia; habría que desechar el tiempo transcurrido hasta que se consigue la intensidad deseada).

En las sesiones de tratamiento de larga duración, se recomienda proceder de vez en cuando a revisar la humedad de las esponjas y las reacciones sobre la piel del paciente.

Estas tres variables van a depender de otros muchos factores, como p. ej. tipo de corriente, estado de la lesión, objetivo terapéutico, etc. Existe mucha variabilidad entre los distintos autores, pero como normas generales podríamos determinarlas en base a:

a) Estado de la lesión

1. **Afecciones agudas**:
   - ▹ Tratamiento electroterápico de corta duración (aprox. 5-10 minutos)
   - ▹ Frecuencia de, al menos, una vez al día. Pueden ponerse, incluso, dos veces al día para conseguir que el efecto terapéutico perdure 24 horas.
   - ▹ Número de sesiones, aproximado, de 6-10. Si después de la tercera o cuarta sesión los resultados no son satisfactorios y todos los parámetros de tratamiento son correctos, será necesario volver a evaluar y, quizá, cambiar el tratamiento. Las afecciones agudas suelen presentar resultados favorables en muy corto plazo de tiempo.
2. **Afecciones crónicas**:
   - ▹ Requieren de tiempos más prolongados para conseguir resultados óptimos (aprox. 12-20 minutos).
   - ▹ Frecuencia una vez a la semana o, incluso en casos muy cronificados, sesiones de días alternos. No alejar más en el tiempo las sesiones.
   - ▹ El número total de sesiones puede variar desde un mínimo de 12 a un máximo de 20 sesiones, excepcionalmente se puede aceptar en casos de patologías degenerativas articulares, un número total de 25 sesiones de tratamiento. En este tipo de afecciones, los efectos terapéuticos serán de aparición más lenta y tardía, muchas veces estos aparecen entre la décima a la doceava sesión de tratamiento.

b) Según el tipo de corriente

Va a afectar, sobre todo, al tiempo de duración de la sesión:

- Especial atención requiere la corriente continua en la que el tiempo de aplicación dependerá de la intensidad y de la superficie de los electrodos. Si se quiere utilizar durante periodos largos (más de 10 minutos) tendrán que utilizarse baja densidad de corriente (electrodos grandes y/o baja amplitud).
- También en el uso del TENS convencional (analgesia) hay controversia, ya que los últimos estudios al respecto indican que para que pueda ocurrir el efecto terapéutico analgésico mediante el "*control gate*" se requiere al menos 60 minutos de tratamiento.
- En otras corrientes en las que depositamos energía para el organismo (p. ej. láser, ultrasonidos,...) el tiempo vendrá determinado por la cantidad de esta energía que queramos depositar; a veces habrá que hacer un cálculo matemático y otras veces este cálculo lo realiza el propio aparato y nos viene dado.

4. CLASIFICACIÓN DE LAS CORRIENTES ELECTROMAGNÉTICAS MÁS UTILIZADAS EN FISIOTERAPIA

Las principales clasificaciones de las corrientes en electroterapia se basan en los siguientes parámetros: forma del impulso, modo de salida de la corriente, polaridad y frecuencia.

4.1. Según la forma de impulso

Flujo constante y manteniendo la polaridad

Es la corriente galvánica o continua (Fig. 2).

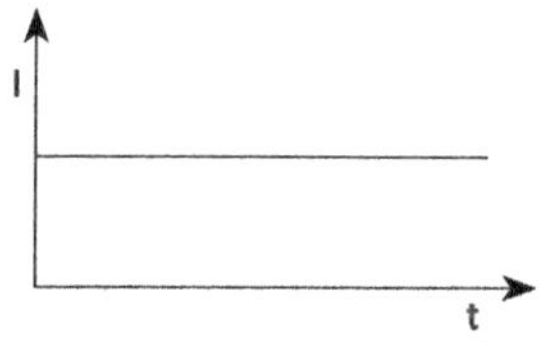

Figura 2. Representación gráfica de la corriente continua.

Flujo interrumpido y manteniendo la polaridad

Son las corrientes continuas interrumpidas y pueden ser según la forma de su impulso (Fig. 3):

- Cuadrangulares (p. ej. corrientes de Träbert).
- Triangulares o de pendiente variable (p. ej. antiguas farádicas).
- Semisinusoidal (p. ej. corrientes diadinámicas mantenidas: MF, DF y RS)

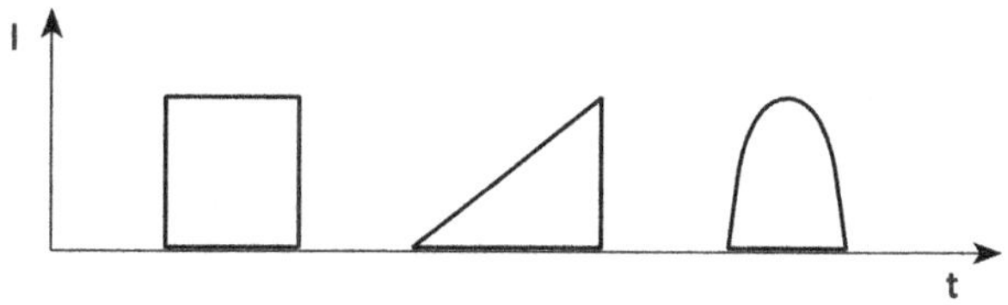

Figura 3. Tipos de impulso eléctrico: cuadrangular, triangular y semisinusoidal.

Flujo constante e invirtiendo la polaridad

Son las corrientes alternas o bifásicas (Fig. 4).

- Corrientes bifásicas consecutivas (sin reposos entre los impulsos)
  - ▹ **Simétricas** (p. ej. EMS). Cuando la fase positiva es igual (imagen especular) que la fase negativa. En esta corriente cada uno de los electrodos actúa como electrodo activo alternativamente.
  - ▹ **Asimétricas**. Cuando las dos fases no tienen la misma forma.

- Compensadas o equilibradas (p. ej. TENS): Cuando la superficie de la onda positiva equivale a la superficie de la onda negativa, aunque no tengan la misma forma.
- Descompensadas (Homofarádicas y Neofarádicas, ya sean cuadrangulares o triangulares). Aunque la corriente sea alterna, presentará efectos polares.
- Corrientes bifásicas desfasadas (también llamadas bifásicas alternas).

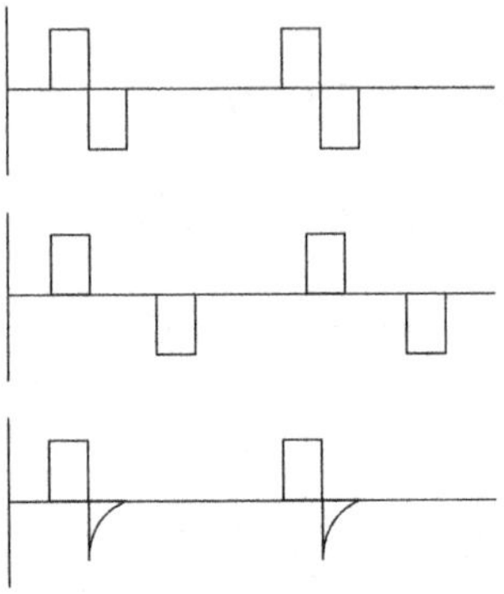

Figura 4. Tipos de impulso alterno (de arriba abajo): Bifásico simétrico, bifásico simétrico desfasado (o alterno) y bifásico asimétrico.

Flujo interrumpido e invirtiendo la polaridad

Corrientes alternas en forma de trenes o ráfagas (Fig. 5).

De especial importancia en electroestimulación para producir contracciones múltiples mantenidas durante unos segundos.

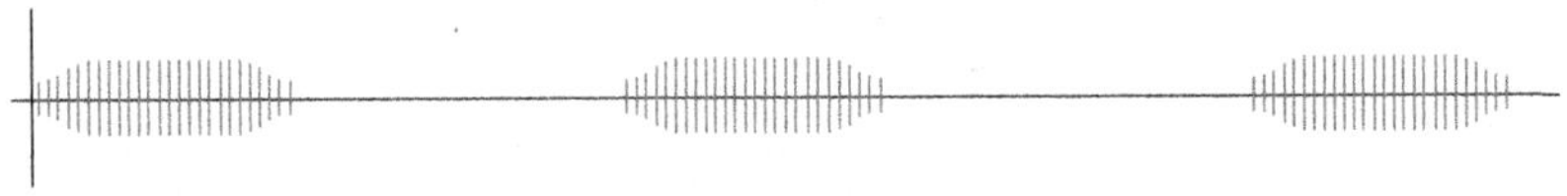

Figura 5. Representación gráfica de trenes de electroestimulación.

Moduladas

Cambia alguno(s) de sus parámetros de forma periódica (amplitud, frecuencia, intensidad o combinaciones de ellos) (Fig. 6).

- Moduladas monofásicas: Diadinámicas (LP y CP)
- Moduladas bifásicas: Corrientes de media frecuencia.
  - ▹ Modulación sinusoidal: Interferenciales clásicas.
  - ▹ Modulación cuadrangular: Corrientes de Kotz.

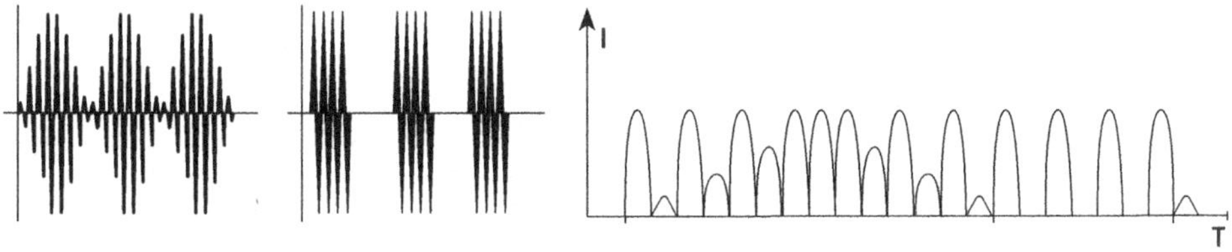

Figura 6. Corrientes moduladas: A la izquierda, interferenciales sinusoidales (clásicas), interferenciales cuadrangulares (Kotz) y, a la derecha, diadinámica (LP).

Una de las causas más frecuentes de fracaso en el uso terapéutico de la corriente eléctrica, es el fenómeno de habituación o **acomodación** del organismo y los tejidos, al paso de la corriente. Es necesario aplicar formas de estimulación eléctrica que sean lo más dinámicos posibles, que tengan variaciones ligeras de sus parámetros para que no se produzca la acomodación; la mayoría de los aparatos de electroterapia ofertan esta opción de modulación.

Será importante tenerlo en cuenta, sobre todo en aquellas corrientes cuyo tiempo de tratamiento es elevado, p.ej. TENS. En otras corrientes, en cambio, no se podrán modular ni cambiar sus parámetros ya que, por definición, son específicos (p.ej. Träbert y Kotz).

Combinadas

Agrupación de dos corrientes eléctricas.

- Terapia combinada (Ultrasonidos con una corriente de baja o media frecuencia).
- Diadinámicas con base galvánica.

4.2. Según el modo de salida de la corriente

La mayoría de los modernos aparatos permiten varias opciones de salida de la corriente eléctrica (Fig. 7):

- **Pulsos aislados:** Se usan en electroestimulación, impulsos de milisegundos (cuadrangulares o triangulares) separados de pausas de varios segundos. Ejemplo: pulsos farádicos en electrodiagnóstico.
- **Pulsos agrupados en trenes o ráfagas:** Varios impulsos se van a agrupar en un tren (o ráfaga), después habrá una pausa y después otro tren, y así sucesivamente. Generalmente, el aparato me permitirá fijar la frecuencia del tren o los tiempos de trabajo y de reposo entre trenes. Ejemplo: trenes de electroestimulación.
- **Mantenida:** Significa sin variaciones de ningún tipo a lo largo del tiempo (sin interrupciones, sin cambios de frecuencia ni de intensidad). Ejemplo: Corriente de Träbert.

- **Modulada:** Como hemos comentado anteriormente, será una corriente con cambios periódicos a lo largo del tiempo.

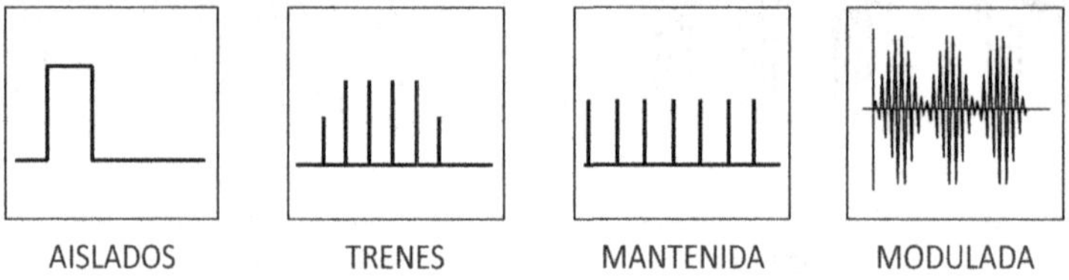

Figura 7. Tipos de corriente eléctrica según su forma de salida.

4.3. Según la polaridad

- **Corrientes polares**: Son todas las corrientes que cuentan con una sola fase (monofásicas); en ellas queda bien definido el polo negativo y el polo positivo durante toda la aplicación.

  También pueden ser consideradas polares las corrientes alternas (bifásicas), cuando son asimétricas y están descompensadas. P. ej. Corriente neofarádica.

  Tienen efectos electroquímicos (efectos galvánicos polares) y pueden producirse eritemas, erosiones cutáneas e, incluso, quemaduras.
- **Corrientes apolares**: Son las corrientes alternas y presentan un movimiento ondulatorio entre las fases. Cada uno de los electrodos se comporta como negativo y positivo porque continuamente varía el sentido de la corriente. En realidad existe la polaridad, lo que ocurre es que cambia constantemente en cada uno de los electrodos. No tienen efectos polares ni presentan ningún riesgo de lesión cutánea o quemadura.

4.4. Según su frecuencia

Esta clasificación es importante porque el parámetro de la frecuencia es el que va a determinar los efectos fisiológicos de la corriente en nuestro organismo.

En Fisioterapia se usan corrientes del espectro electromagnético de las llamadas *no ionizantes*, cuyo límite se encuentra en las radiaciones ultravioletas de tipo B.

Al aumentar la frecuencia de la corriente eléctrica los tejidos disminuyen su impedancia (resistencia al paso de la corriente) por tanto, a menor frecuencia mayor resistencia al paso de la corriente y viceversa.

4.4.1 Corrientes de baja y media frecuencia

Sus principales efectos son el electroquímico (galvánica) y el estimulante (fibras nerviosas y musculares).

Esta banda comprende desde 0 Hz hasta unos 10,000 Hz; aunque realmente el rango de frecuencias que se utilizan clínicamente es más estrecho.

4.4.1.1. Corrientes de baja frecuencia (0-250 Hz)

- Corriente galvánica.
- Corrientes farádicas y neofarádicas.
- Corrientes ultraexcitantes o de Träbert.
- Corrientes diadinámicas o de Bernard (DF, MF, CP, CPid, LP y RS).
- Corrientes tipo TENS.

Estos son los principales tipos y los que se usan habitualmente en la práctica clínica. Otras corrientes de baja frecuencia como las de Waterwille, Leduc, Le Go, Adams o Lapicque están, hoy en día, en desuso.

4.4.1.2. Corrientes de media frecuencia (2000- 4000 Hz)

- Corrientes interferenciales clásicas. Distinguimos tres tipos según sus métodos de aplicación: bipolares, tetrapolares y con vector.
- Corrientes rusas o de Kotz.
- Corrientes de D'Journo (en desuso).

4.4.2. Corrientes de alta frecuencia

Son corrientes cuya frecuencia oscila entre 100.000 Hz y 2.450 MHz (2.450 millones de hercios) (Fig. 8).

Proporcionan al organismo energía para acelerar o estimular sus respuestas metabólicas a distintos niveles. Se caracterizan por sus efectos calóricos sobre los tejidos al producir este gran aporte energético al organismo (también se llama diatermia o termoterapia en profundidad).

Una característica fundamental de toda ellas es que los electrodos se colocan a cierta distancia de la piel del paciente, baja y media frecuencia se fijan directamente sobre ella.

En la actualidad, se usan las siguientes corrientes[4]:

- **Onda corta** (10-100 MHz, actualmente se usa con 27,12 MHz).
- **Microondas** (2.450 MHz).

---

4 Otras corrientes de alta frecuencia en desuso son las corrientes de D'Ansorval.

Corriente	Frecuencia	Rango de frecuencia teapéutica	Efectos	Colocación de electrodos
Galvánica o continua	—	—	Sensitivo Bioquímico	Directo sobre la piel A través del agua
Träebert Diadinámica Farádicas TENS y EMS	Baja	1 Hz-200 Hz	Sensitivo Excitomotor	Directo sobre la piel
Interferencia clásicas Corrientes rusas o de Kotz	Media	2,500 Hz-4000 Hz	Sensitivo Excitomotor (debido a que se modula a baja frecuencia)	Directo sobre la piel
Onda corta Microondas	Alta frecuencia	27,12 MHz-2450 MHz	Térmico	A cierta distancia de la piel

Figura 8. Tipos de corrientes según su frecuencia. Principales efectos y colocación de electrodos.

5. ACOPLAMIENTO ENTRE EL APARATO DE ELECTROTERAPIA Y EL PACIENTE. FACTORES A VALORAR

El correcto acoplamiento entre el paciente y el aparato de electroterapia va a depender, sobre todo, de dos factores fundamentales: la resistencia que ofrece la piel y la densidad de la corriente (intensidad por unidad de superficie).

5.1. Resistencia de la piel

La capa superficial de la piel, la epidermis, va a ser el factor esencial de la resistencia de la piel, esto se debe a que dicha capa tiene como característica más importante su sequedad. La resistencia de la piel en esta capa, puede variar considerablemente ante la acción de multitud de influencias diversas, tales como, la edad del paciente, la parte corporal donde se realiza el tratamiento, humedad de la superficie corporal, vascularización mayor o menor de dicha zona, etc.

La resistencia de la piel depende también de las propiedades de la corriente:

- La piel ofrece más resistencia al paso de la corriente galvánica que al paso de la corriente alterna.
- La piel ofrece más resistencia al paso de la corriente mantenida que si es interrumpida o pulsada.
- Dentro de las corrientes alternas, la piel ofrece más resistencia cuanto menor sea la frecuencia. (P. ej. las corrientes de media frecuencia son mejor toleradas que las de baja frecuencia).
- Mayor resistencia ofrece también la piel cuanto mayor sea la duración del impulso (p.ej. impulsos farádicos).

Por tanto, las corrientes galvánicas (continuas o interrumpidas) y las corrientes de baja frecuencia monofásicas son las que encuentran mayor resistencia a su paso y las que con más probabilidad se pueden producir accidentes (quemaduras, erosiones, eritema galvánico, etc.).

5.2. Densidad de la corriente (dosis)

Es la relación entre la intensidad de la corriente (energía recibida) y la superficie de aplicación (tamaño de los electrodos).

Densidad de corriente = I / S

La dosis se puede considerar como la **energía recibida por unidad de superficie** y es expresada en mA/cm^2, W/cm^2, J/cm^2, etc.

En relación con el tratamiento fisioterápico:

- A mayor densidad de corriente más efectos (terapéuticos, metabólicos, térmicos, electrolíticos, etc.) se producirán.
- Con electrodos pequeños, los efectos (ya sean beneficiosos o perjudiciales) serán mayores porque en ellos hay mayor densidad de corriente (más energía por unidad de superficie).

Este concepto es importante porque muchos de los efectos adversos que se presentan tras la aplicación de corrientes eléctricas, son debidos a no valorar adecuadamente estos dos parámetros: intensidad y superficie.

5.3. Otros factores a valorar

Cualquier aspecto que pueda influir en la resistencia que ofrece el paso de la corriente a través de la piel de nuestro organismo y en la densidad de corriente habrá que tenerlos en cuenta.

5.3.1. Preparación de la piel

Para la aplicación de los electrodos la piel debe estar limpia y especialmente libre de residuos grasos, pomadas, etc., ya que son aislantes e impiden el adecuado paso de la corriente eléctrica pudiendo concentrarla más en unos puntos que en otros.

La limpieza se realizará con agua y jabón. El empleo de alcohol para la limpieza debe realizarse con prudencia porque reseca excesivamente la epidermis y aumentaría la resistencia.

La piel debe estar sana y libre de procesos que impliquen diferencias de conductividad importantes (granos, pequeñas heridas, espinillas, etc… que deberán protegerse con vaselina y un trocito de papel por encima; al igual que las zonas más sensibles), porque en estas zonas aumenta la densidad de corriente.

5.3.2. Cuidados de las esponjas y los electrodos

Las esponjas antes de ser utilizadas deben lavarse bien para eliminar cualquier residuo anterior. Después de su uso, también deben ser lavadas con agua y ser sumergidas en una solución acuosa con una pequeña cantidad de desinfectante y volver posteriormente a ser enjuagadas.

Las esponjas pueden conservarse en seco o en agua si su empleo es regular; de esta forma conservan su elasticidad, forma y capacidad de absorción.

Se desecharán las esponjas si se observa: disminución del espesor, aumento de la porosidad, rotura o deformación (porque existe riesgo de incremento de la densidad de la corriente en los puntos de contacto de la esponja y, por tanto, picos desagradables de corriente).

Los electrodos deben estar en buen estado (flexibles), debiéndose desechar aquellos que estén corroídos, calcificados o rotos.

5.3.3. Contacto piel-electrodo

Nunca pondremos un electrodo de goma conductora directamente sobre la piel. Siempre usaremos esponjas bien humedecidas (pero nunca goteando porque se pueden crear trayectorias de corriente no deseadas) o un gel conductor; según sea el tipo de electrodo.

La piel debe efectuar el contacto únicamente mediante las esponjas, no debe sobresalir por ningún sitio el electrodo de su esponja correspondiente.

El contacto de la piel y el electrodo debe ser regular y homogéneo; los contactos irregulares no garantizan una distribución uniforme de la corriente, pudiendo reducir la superficie eficaz del electrodo y concentrar la densidad de la corriente en pequeños puntos.

Para tener un contacto total la presión de apoyo de las esponjas/electrodos ha de ser uniforme: por eso nos ayudamos de cintas elásticas de velcro, vendas, tiras adhesivas o esparadrapo (en los electrodos con gel), etc. Especial cuidado hay que tener en zonas de difícil colocación (hombros, trapecios, etc.).

La única excepción serían los electrodos autoadhesivos (TENS y EMS) que ya poseen una sustancia conductora y que, además, facilita la adhesión a la piel.

5.3.4. Tipos de electrodos

En electroterapia suelen usarse electrodos de diferentes formas y tamaños en función del tipo de corriente utilizada, el método de aplicación y la zona corporal a tratar.

Cada vez es mayor la aparición de nuevos electrodos que intentan por una parte, aumentar la adherencia y la tolerancia cutánea, y por la otra ser lo más preciso desde el punto de vista de estimulación selectiva, para el tratamiento de afecciones muy concretas.

Los diferentes tipos de electrodos con los que vamos a poder trabajar en electroterapia son:

- **Goma conductora gruesa y flexible**: se acoplan al paciente con una esponja humedecida interpuesta. P.ej. En corriente galvánica (pulsada o no), se debe usar la esponja siempre ya que es una corriente muy agresiva para la piel (incluso con doble capa).
- **Goma conductora fina y muy flexible**: se acoplan al paciente con un gel conductor y tiras adhesivas. P.ej. En TENS, al ser una corriente de baja frecuencia poco agresiva (Fig. 9).
- **Autoadhesivos**: también son de un material fino y flexible que lleva acoplado la sustancia conductora que es a la vez adhesiva. Fáciles de usar pero caros y de vida limitada. P.ej. Para TENS.

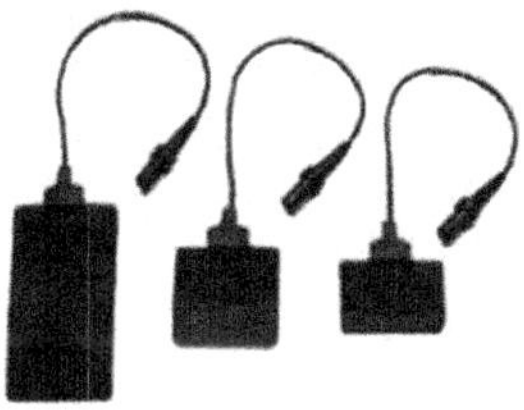

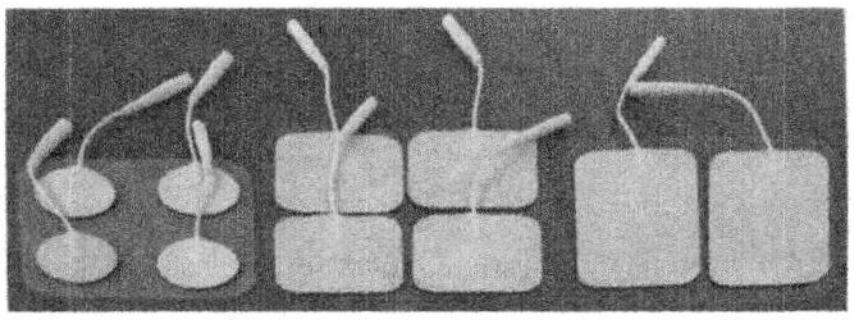

Figura 9. Tipos de electrodos: autoadhesivos y de goma conductora.

- **De succión o de ventosa:** Se trata de una ventosa de goma accionada por una bomba de vacío conectada al aparato que también contiene una esponja humedecida en su interior. Se utilizan, sobre todo, en las corrientes interferenciales. Su principal ventaja es que se fijan con bastante facilidad sobre cualquier zona corporal, esto permite al paciente ciertos cambios de postura sin que los electrodos pierdan su emplazamiento inicial y su contacto con la piel (ideal para zonas corporales más redondeadas donde es difícil asegurar el contacto con los electrodos convencionales). A pesar de sus ventajas, presenta el inconveniente de que, en pieles muy sensibles, puede producir pequeñas rotura de capilares y por consiguiente pequeños hematomas o petequias.
- **Intracavitarios:** Electrodos de nueva generación y de materiales especiales para usar de forma interna (vagina y ano). Sin esponjas y con doble polaridad.
- **Guante o de manopla**: El electrodo tiene esta forma y se coloca opuesto al electrodo fijo. Su principal ventaja es la facilidad de desplazamiento por la superficie corporal en el transcurso del tratamiento. Si colocamos el electrodo de guante de forma plana, la sensación que experimenta el paciente es de relajación. Pero si lo colocamos sobre la yema de los dedos, haciendo que la corriente se concentre sobre una zona reducida, el efecto es más excitante. Trabajando con estos dos posicionamientos de excitación-relajación se puede conseguir un efecto de electromasaje.
- **Puntuales (de lápiz):** Los más modernos pueden usarse directamente sin esponja. Generalmente se utiliza un solo electrodo con doble polaridad o dos,

siendo uno el puntual (donde la densidad de corriente es muy alta) y otro, más grande, más alejado. Son los más adecuados para tratar zonas pequeñas o concretas como los puntos motores, puntos gatillos, puntos de provocación nerviosa, etc. También se utilizan en terapia láser (Fig.10).

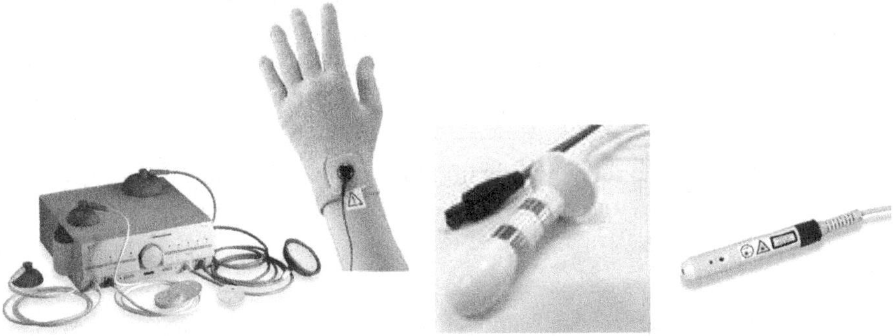

Figura 10. Tipos de electrodos (de izqda .a dcha.):
De ventosa (con unidad de vacío), tipo guante, intracavitario y puntual.

5.3.5. Tamaño, superficie y número de electrodos

El tamaño del electrodo estará determinado por el área de la zona a tratar. Por tanto, el primer paso a realizar será localizar exactamente la zona de tratamiento.

En cuanto al número de electrodos, en general, podemos encontrarnos:

- Dos del mismo tamaño (uno positivo y otro negativo); es la técnica más habitual.
- Uno más pequeño (el activo) y otro más grande (masa o indiferente).
- Un solo electrodo pequeño manual (electrodo puntual o intracavitario).
- Cuatro electrodos (usados en las corrientes tetrapolares, generalmente del mismo tamaño. También encontraremos cuatro electrodos cuando combinemos dos circuitos de corriente en un mismo paciente (Fig. 11).
- Tres electrodos (positivo, negativo e indiferente. Se usan en miofeedback (Fig. 12).

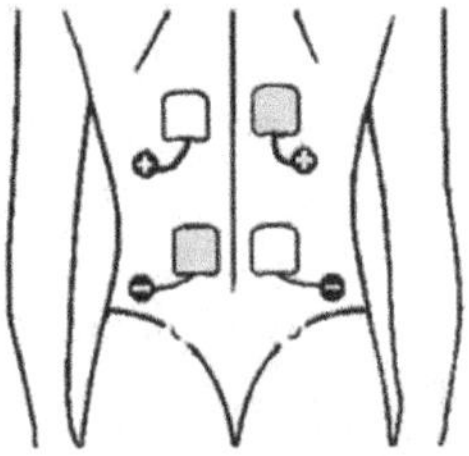

Fig. 11. Corrientes interferenciales (cuatro electrodos).

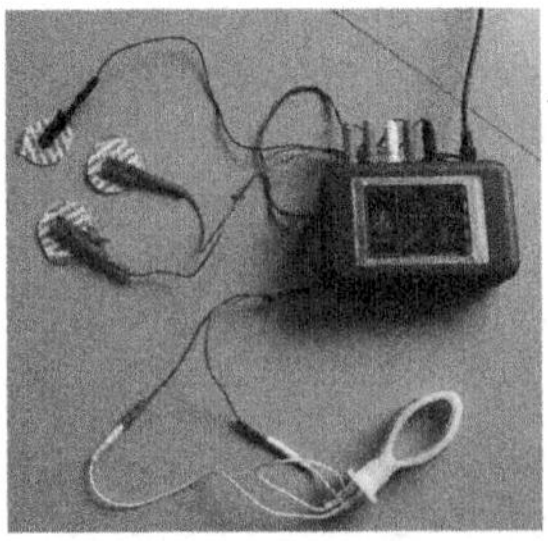

Fig. 12. Miofeedback (tres electrodos).

5.3.6. Colocación de los electrodos

Según la finalidad terapéutica la colocación de los electrodos es muy diversa y requiere una selección adecuada de los mismos, de acuerdo con la corriente concreta y el objetivo perseguido.

En general, se pueden colocar mediante las siguientes técnicas:

a) **Monopolar**: Se usan electrodos de distinto tamaño, muy desiguales; el grande (electrodo masa o indiferente) se coloca a cierta distancia del pequeño (electrodo activo que generalmente es el negativo o cátodo) que se coloca sobre el punto motor muscular o punto nervioso.

b) **Bipolar**: Dos o más electrodos de igual tamaño (Fig.13).

- ▹ *Transversal / Contralateral.* Se usa, sobre todo, usa en tratamientos de tipo sensitivo (analgésicos), antiinflamatorios, etc. No para obtener una respuesta motora.
- ▹ *Longitudinal.* Será de elección en tratamientos para obtener respuestas motoras (siguiendo la longitud de las fibras musculares) o también en tratamientos de un recorrido nervioso (siguiendo el trayecto superficial de ese nervio).

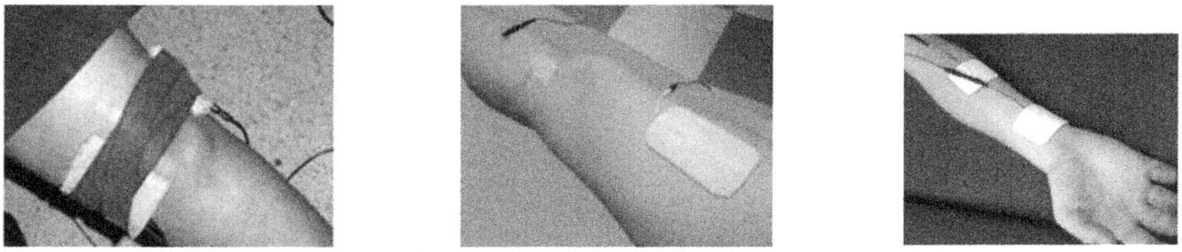

Figura 13. Colocación de electrodos (de izqda. a dcha.): transversal, monopolar y longitudinal.

5.3.7. Ajuste de la intensidad de la corriente

El ajuste de la intensidad en electroterapia se realizará según el objetivo terapéutico a conseguir (nivel de estimulación que queramos alcanzar) pero siempre deberá tener en cuenta la percepción del paciente. Por tanto hablamos de un ajuste basado en dos clasificaciones diferentes (Fig. 14):

- Sensibilidad subjetiva del paciente.
- Niveles de estimulación sensorial y motor.

En general, podemos decir que:

- Las **corrientes de electroanalgesia** se intentarán ajustar en el nivel sensitivo (supraliminal). Y, como regla general, se necesitarán intensidades bajas para trastornos agudos o subagudos y más elevadas para afecciones crónicas. La excepción se produce en la corriente continua y en todas aquellas que puedan presentar efectos polares, que se dosificarán de forma más objetiva y calculada debido a los riesgos de quemadura que presentan: no sobrepasaremos los 0,2 mA × cm^2 de superficie de los electrodos.

- Las **corrientes de electroestimulación** deben de ajustarse al nivel motor (nivel máximo de tolerancia) para que se produzcan contracciones musculares de calidad.

Sensibilidad subjetiva del paciente (sensación)	Niveles de estimulación sensorial y motor
Sensibilidad subliminal Paciente no nota nada	**Nivel de estimulación subsensorial** El paciente no nota nada No se aprecia ninguna contracción
Sensibilidad liminal Empieza a notarse la corriente	**Nivel de estimulación sensorial** Empieza a notarse la corriente No se aprecian contracciones musculares
Sensibilidad supraliminal (NIVEL SENSITIVO) La intensidad de la corriente se percibe claramente	**Nivel de estimulación motora** Se percibe claramente la corriente Aparecen contracciones musculares visibles
Nivel máximo de tolerancia La intensidad casi llega a ser dolorosa	**Nivel máximo de tolerancia (NIVEL MOTOR)** La intensidad casi es dolorosa Contracciones musculares fuertes, casi dolorosas
Umbral del dolor (nunca llegar a él)	Umbral del dolor (nunca llegar a él)

Figura 14. Niveles sensitivos para ajustar la intensidad en electroterapia.

Podemos señalar algunas precauciones a tener en cuenta al realizar el ajuste de intensidad:

- A veces, en situaciones patológicas la distribución de los niveles de intensidad normales van a variar (disminuye el nivel sensitivo y también el umbral de dolor). Por tanto, habrá que tener especial cuidado al colocar corrientes de electroestimulación porque puede que no lleguemos al nivel motor ya que antes aparece el dolor y no nos permitirá subir más en esa sesión (Fig. 15).

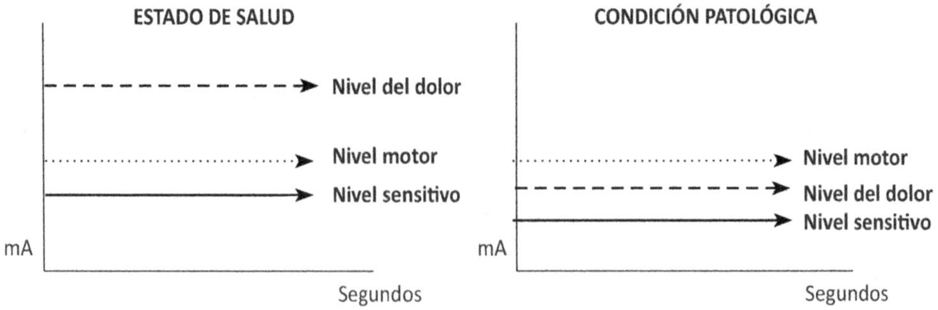

Figura 15. Niveles de excitación diferentes según el estado de salud.

- Nunca debemos colocar directamente intensidades prefijadas por nosotros. La tolerancia y la sensación al paso de la corriente pueden variar de una sesión a otra (p. ej. en el tratamiento de patologías agudas) e, incluso, dentro de la misma sesión por un efecto de acomodación.

- Prudencia en caso de aplicaciones de corrientes eléctricas en cicatrices o zonas anestesiadas, debido a las perturbaciones sensitivas que pudieran existir.
- En **corrientes con efectos polares** (continua, continua interrumpida y bifásicas asimétricas descompensadas) hay que evitar la aparición de efectos adversos en la piel debido al componente galvánico, por lo tanto, especial atención con:
  - ▷ Densidad de la corriente (intensidades no demasiado altas, electrodos no demasiado pequeños, etc.).
  - ▷ Contacto homogéneo piel-electrodo (para que no existan zonas de mayor densidad de corriente que otras).
  - ▷ Tiempos de aplicación no demasiado largos.

6. NORMAS DE SEGURIDAD EN EL MANEJO DE APARATOS DE ELECTROTERAPIA

El uso de equipos de electroterapia requiere unas reglas básicas de seguridad (normas generales de la electroterapia para evitar lesiones y normas a la hora de manejar aparatos de electroterapia).

Las más importantes son:

6.1. Normas para evitar lesiones con el tratamiento electroterápico

- Tener siempre en cuenta el tipo de corriente que se utiliza (mayor peligro en corriente continua que en corriente alterna).
- Piel debe estar sana, si no es así y debe realizarse el tratamiento, protegerla.
- Comprobar el correcto funcionamiento y estado del material (esponjas, electrodos, etc.). Mantenimiento adecuado de electrodos y accesorios.
- Correcta colocación y fijación de los electrodos para asegurar un contacto uniforme.
- Dosificar correctamente:
  - ▷ Calcular la intensidad adecuada de seguridad (en caso de corriente continua).
  - ▷ Subir y disminuir muy lentamente la amplitud, siempre teniendo en cuenta la sensibilidad del paciente).
  - ▷ Tener en cuenta que una dosis escasa quizá no llegue a resultados terapéuticos y una sobredosificación puede dañar los tejidos.

6.2. Normas a la hora de manejar aparatos de electroterapia

- Antes de conectar cualquier equipo a la red, será necesario bajar todos los mandos y controles a cero, especialmente el interruptor de encendido-apagado.
- Comprobar el perfecto estado de los electrodos y el contacto sobre la zona a tratar, así como la ausencia de derivaciones metálicas de cualquier tipo.
- Comprobar que todos los aparatos tienen una toma de tierra y verificar que ésta funcione correctamente. Es una garantía para prevenir cualquier tipo de accidente.
- Subir poco a poco los valores de la intensidad al comienzo de la sesión y, de igual forma, bajar la intensidad progresivamente al finalizar la misma; nunca bruscamente.
- Revisar y/o calibrar los equipos de electroterapia, por lo menos una vez al año, por el correspondiente servicio técnico o ante cualquier síntoma de mal funcionamiento.
- Seguir fielmente las indicaciones del fabricante con respecto a las normas de seguridad en el manejo e instalación del equipo.

Fisioterapeutas Servicio Andaluz de Salud (SAS)

Temario específico
Volumen 3

Servicio Andaluz de Salud
(SAS)

Tema 59

Técnicas electroterápicas con corrientes de baja, media y alta frecuencia. Indicaciones terapéuticas y contraindicaciones. Factores a tener en cuenta en la dosificación de las diferentes técnicas electroterápicas

Ángeles Díaz Fernández
Fisioterapeuta

Rodio
ediciones

Índice esquemático

1. **Electroterapia con corriente continua**
    1.1 Corriente continua o galvánica
    1.2. Iontoforesis
2. **Técnicas electroterápicas con corrientes de baja frecuencia**
    2.1. Corrientes de Träbert
    2.2. Corrientes diadinámicas
    2.3. Corrientes farádicas
    2.4. TENS
    2.5. Corrientes de baja frecuencia en desuso
    2.6. Novedades en corrientes de baja frecuencia
3. **Técnicas electroterápicas con corrientes de media frecuencia**
    3.1. Introducción
    3.2. Corrientes interferenciales
    3.3. Corrientes rusas o de Kotz
    3.4. Corrientes de D'Journo
4. **Técnicas electroterápicas con corrientes de alta frecuencia**
    4.1. Definición
    4.2. Características físicas
    4.3. Clasificación de las ondas de alta frecuencia

1. ELECTROTERAPIA CON CORRIENTE CONTINUA

1.1 Corriente continua o galvánica

Es una corriente eléctrica continua (el flujo de electrones siempre va en el mismo sentido), ininterrumpida, polar (con ambos electrodos positivo y negativo bien diferenciados) y monofásica (la onda posee una sola fase, por encima del eje tiempo). No posee frecuencia, con una intensidad no superior a 200 mA[1] y de baja tensión (60-80 voltios). Se puede producir mediante pilas, acumuladores o baterías o utilizando la corriente alterna de la red que se rectifica para transformarla en corriente continua.

Aunque por definición su intensidad es constante a lo largo del tiempo, realmente se distinguen tres periodos a la hora de aplicarla (Fig.1):

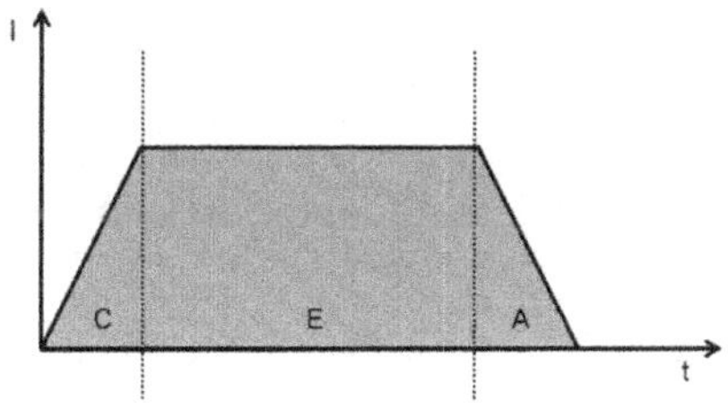

Figura 1. Representación gráfica de la corriente continua o galvánica.

- *Periodo de cierre* (C)[2]: Tiempo desde que se cierra el circuito hasta que, progresivamente, se establece la corriente con la intensidad previamente determinada.
- *Periodo de estado* (E): Tiempo durante el que está pasando la corriente eléctrica con intensidad constante, realmente es el periodo útil de utilización.
- *Periodo de apertura* (A): Tiempo que transcurre entre la apertura del circuito y el cese del paso de corriente.

1.1.1. Efectos físico- químicos

- **Efectos electrotérmicos**: (Según el efecto Joule). Es el tipo de corriente a la que más resistencia ofrece la piel, pudiendo llegar a producir quemaduras debajo del electrodo, si no se dosifica adecuadamente.

1 Hace referencia al valor máximo alcanzable; en la práctica clínica los valores de intensidad deben ser mucho menores.

2 Los periodos de cierre y apertura son los estados variables de la corriente continua.

- **Efectos electrofísicos**. En el organismo existen sustancias y moléculas cargadas eléctricamente (proteínas, iones) que, con el paso de la corriente galvánica, pueden migrar hacia uno de los polos. La cataforesis consiste en que partículas cargadas positivamente se desplazan hacia el polo negativo o cátodo (situación más habitual). La anaforesis hace referencia al desplazamiento hacia el polo positivo o ánodo de partículas cargadas negativamente.
- **Efectos electroquímicos**. Producirán las respuestas fisiológicas principales de la corriente continua y son consecuencia de la disociación electrolítica y la posterior acumulación de iones debajo de cada electrodo. Por esta razón, la corriente galvánica presenta dos efectos característicos: a) polares, los que se producen debajo de los electrodos y b) interpolares, los que se producen entre los dos electrodos. Debido al flujo prolongado de la corriente galvánica y a la resistencia elevada que opone la piel, la amplitud de corriente debe ser extremadamente baja y, por consiguiente, el efecto se va a limitar a los tejidos superficiales.

1.1.2. Efectos fisiológicos

Se producen como consecuencia de los anteriores, sobre todo de los electroquímicos, podemos citar:

Efectos polares: Los efectos más significativos de la galvanización ocurren específicamente debajo de los electrodos; son característicos y deben conocerse bien para un mejor aprovechamiento de este tipo de corriente. Se exponen de forma resumida en la figura 2.

Electrodo o polo	Ánodo (+)	Cátodo (-)
pH	Bajo	Alto
Tipo de reacción	Ácida (liberación de oxígeno	Alcalina (liberación de hidrógeno)
Tipo de quemadura (si es muy alta la dosificación)	Ácida (húmeda y sin bordes delimitados)	Alcalina (con costra y con bordes delimitados)
Reacción electrolítica	Oxidación	Reducción
Migración de iones	Rechazo iones positivos	Rechazo iones negativos
Aumenta concentración	Iones Cl^-	Iones K^+ y Na^+
Permeabilidad membranas	Disminuida	Aumentada
Reacción de los vasos	Vasoconstricción	Vasodilatación
Reacción del plasma	Coagulación	Licuefacción
Acción general en los tejidos	Sedante	Estimulante
Aplicación terapéutica	Procesos agudos (- "itis")	Procesos cronificados (- "osis")

Figura 2. Efectos polares de la corriente galvánica.

Efectos interpolares: Se producen en la zona de tejido entre los electrodos. Se conoce como galvanización.

- *Efecto de activación vasomotor*: A consecuencia de esta vasodilatación se producirá un efecto trófico mejorando la nutrición de los tejidos y un efecto analgésico y antiinflamatorio ya que aumenta la reabsorción de catabolitos y disminuye el edema.

  Al finalizar el tratamiento se apreciará un enrojecimiento marcado de la piel en la superficie recubierta por los electrodos (**eritema galvánico** que puede persistir durante un tiempo con aumento de 1° a 2° la temperatura de la piel). Se origina por la oposición al paso de la corriente continua y también debido a la respuesta de la piel al cambio del pH bajo los electrodos; suele ser más intenso bajo el cátodo. Una característica de esta hiperemia galvánica es la facilidad para reaparecer posteriormente, de una forma intensa, ante cualquier estímulo mecánico o térmico.
- *Acción sobre el sistema nervioso*:

  a) **Nervios periféricos**:

  ° Nervios motores:

  * El polo negativo *(cátodo)* tiene un efecto neuroestimulador (despolarizador de membrana), sin embargo no se producen respuestas excitadoras sobre el músculo con esta corriente debido a su falta de frecuencia. Sin embargo, este efecto de hiperexcitabilidad sobre la placa motora va a producir una mejora de las condiciones bioeléctricas para que ocurra la despolarización (disminuye el tiempo de cronaxia); por este motivo la corriente galvánica es útil como terapia previa al movimiento o a una sesión de electroestimulación.

  * Si aplicamos el ánodo se producirá un efecto relajante (al disminuir el umbral de excitación de la membrana del sistema neuromuscular).

  ° Nervios sensitivos: No puede considerarse este tratamiento como el mejor para lograr electroanalgesia (son más efectivas y confortables las corrientes alternas), sin embargo, deben considerarse como primera elección cuando el dolor esté provocado por estructuras muy superficiales o en el caso de dolor por causa química. En ambos electrodos se podrá conseguir analgesia pero de diferente forma:

  * Cátodo: Cuando los dolores sean de origen químico por acumulo de catabolitos procedentes de procesos **cronificados.**

  * Ánodo: Se conseguirá analgesia en momentos de metabolismo excesivo por inflamación **aguda**.

  b) **Sistema nervioso central:** se han descrito fenómenos como el vértigo voltaico[3] o la galvanización medular; también llamado "efecto ascendente-des-

3 Sensación similar al mareo del mar cuando se coloca la corriente continua en ambos parietales, cerca de la apófisis mastoides.

cendente"[4] y consiste en que si colocamos el cátodo en una zona proximal[5] (p.ej. zona cervical) y el ánodo distal (p.ej. en zona lumbar) se produce un efecto tónico, excitante y de tensión nerviosa (esto es la galvanización ascendente). Y, por el contrario, en la galvanización descendente, colocamos el cátodo en la zona más distal y el ánodo proximal, provoca un efecto más relajante, con sedación y narcosis (Fig.3).

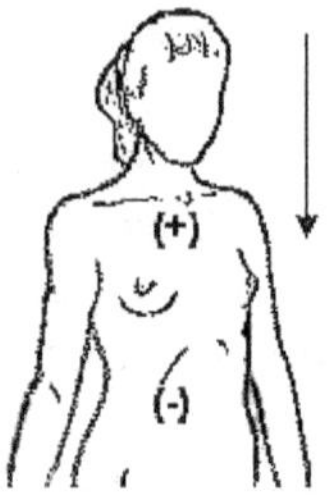

GALVANIZACIÓN DESCENDENTE

Con esta disposición, la corriente continua tiene un efecto:

- Relajante.
- Sedante.
- Narcótico (inducción el sueño).

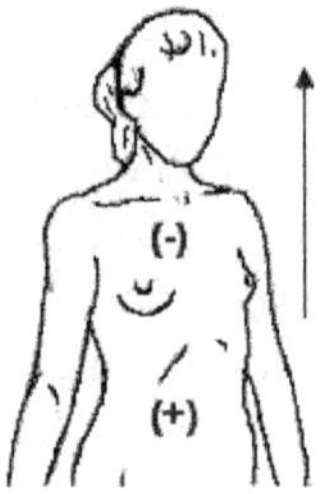

GALVANIZACIÓN ASCENDENTE

Con esta disposición, la corriente continua tiene un efecto:

- Exitante.
- Tónico.
- Tensión nerviosa.

Figura 3. Efectos interpolares de la corriente continua sobre el sistema nervioso central. Galvanización ascendente-descendente.

Cuando se aplica a la columna vertebral la galvanización ascendente y descendente se utilizarán electrodos grandes (p.ej. de 8 x 12 cm) para potenciar la acción sobre el mayor número posible de raíces nerviosas a la salida de los agujeros de conjunción. El tiempo total de tratamiento suele llegar hasta los 30-35 minutos (para conseguir un efecto máximo de narcosis o excitación), siempre que la piel del paciente lo tolere y con dosis bajas.

- *Efecto sobre el metabolismo de la zona:* Se producen movimientos de iones, ruptura y migración de moléculas, alteración de los equilibrios electrolíticos de los tejidos y aumento de la temperatura por vasodilatación pero no de igual forma en ambos electrodos:

4 En base a experimentos realizados por Leduc a principios del siglo XX.

5 Proximal y distal hace referencia a la médula espinal, aunque también se utiliza en miembros con esta misma localización y finalidad.

- ▷ Cátodo: Se acentúa el metabolismo celular.
- ▷ Ánodo: Se frena la actividad celular.

- *Efecto térmico:* Dependerá de la dosificación (intensidad de la corriente y tamaño de los electrodos), del tiempo de aplicación y de la tolerancia individual del paciente. Es importante destacar que en este tipo de corriente el rango de seguridad terapéutica es muy estrecho, es decir, los parámetros usados para lograr un efecto beneficioso están muy cerca de los que pueden provocar sobredosificación y reacciones adversas. Las quemaduras galvánicas no son demasiado frecuentes pero son graves y de difícil cicatrización ya que son una mezcla de quemadura eléctrica y química.

1.1.3. Normas de aplicación práctica

1.1.3.1. Electrodos

- Se seleccionarán según la zona a tratar (forma y tamaño).
- Siempre envueltos en esponja, con doble capa para la zona en contacto con la piel del paciente.
- Las esponjas deben mojarse en agua templada y escurrirse bien después.
- Si la aplicación es indirecta, se prepararán los baños y cubetas con el agua a la temperatura adecuada, con o sin cloruro de sodio añadido.
- Pueden ser de igual o de distinto tamaño (a veces se elegirá un electrodo más pequeño si queremos usar los efectos polares más concentrados). Para obtener efectos interpolares (galvanización) es mejor utilizarlos del mismo tamaño.
- Deben fijarse de tal modo que queden bien sujetos a la zona que hay que tratar y perfectamente adaptados al contorno corporal (cinchas de goma, de velcro adhesivo, etc.).

1.1.3.2. Dosificación

La intensidad estará condicionada por:

- *Tamaño de los electrodos*: Se tendrá en cuenta siempre la superficie del electrodo más pequeño medida en cm^2 para el cálculo de la dosis. Si los electrodos son de igual tamaño se tomará como referencia la superficie de cualquiera de ellos.
- *Intensidad de la corriente*: Nunca debemos superar los 0.5 mA/cm^2 (algunos autores aconsejan de media 0,15 mA/cm^2. P.ej.: Si el electrodo menor mide 4 x 6 cm (24 cm^2 de superficie total), la dosis máxima a utilizar, también llamada **dosis de seguridad**, será de 0.15 x 24= 3,6 mA. En general, se aconseja no sobrepasar los 12 mA; si necesitamos un efecto más intenso, es preferible prolongar el tiempo de aplicación, ya que los efectos son sumatorios en el tiempo, antes que subir la intensidad.
- *Sensibilidad del paciente*: El resultado del cálculo anterior no significa que directamente le pongamos esa dosis al paciente durante el tiempo de trata-

miento; ese será nuestro nivel máximo de dosificación, el que nunca debemos sobrepasar. Como norma general, la corriente continua suele aplicarse en el nivel liminal de sensibilidad (apenas perceptible), no en el supraliminal como la mayoría de las corrientes en electroterapia[6].

- *Tiempo de aplicación*: El tiempo de aplicación es bajo, aprox. de 10-15 minutos (menos tiempo, incluso, en las primeras sesiones para observar los efectos y las reacciones producidas) y, si es bien tolerada, puede llegarse hasta los 20-30 minutos, siempre que las dosis sean muy bajas. Habitualmente, el tratamiento se realiza en ciclos de 15 a 20 sesiones.

1.1.3.3. Técnicas de aplicación

a) **Directa:** Colocando los electrodos directamente sobre la piel sobre esponjas húmedas que se fijarán de forma adecuada. Según la forma de colocación (Fig.4):

  ▹ *Transversal o transarticular.* Los electrodos se sitúan uno en frente del otro, quedando la zona a tratar entre ellos. Según la sintomatología así se colocará el ánodo y el cátodo para conseguir los efectos polares. Para el tratamiento en articulaciones y masas musculares amplias.

  ▹ *Longitudinal.* Un electrodo en sentido proximal y el otro en sentido distal del miembro a tratar o de la columna vertebral; la corriente recorrerá longitudinalmente la zona. La colocación distal o proximal del ánodo se realizará según los efectos terapéuticos deseados (efectos interpolares: galvanización ascendente-descendente). Usar electrodos grandes.

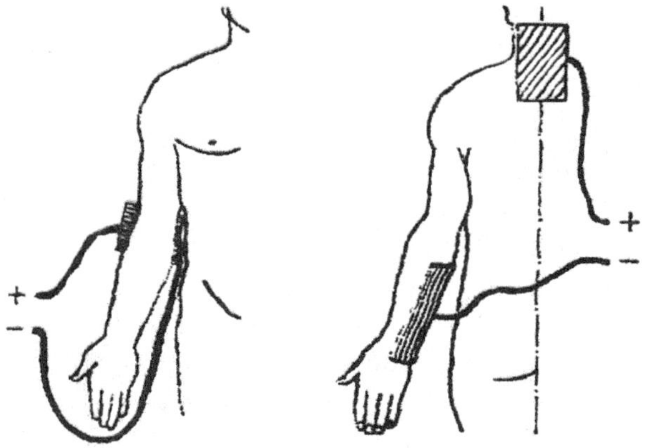

Figura 4. Aplicación transversal y longitudinal en galvanismo.

6 Si al aplicar la intensidad hemos llegado a la dosis de seguridad pero el paciente no nota nada (nivel subliminal), no subiremos más a pesar de ello.

b) **Indirecta**: Se usa el agua como medio de transmisión de la corriente (de 32° a 36°). Se puede añadir cloruro de sodio para aumentar la conductividad. A su vez puede ser:

▷ *General:* Bañeras galvánicas o también llamado Baño de Stanger (Fig. 5): Se introduce al paciente en una bañera que lleva incorporados numerosos electrodos que permiten escoger la zona de paso de corriente a través del cuerpo o hacer un tratamiento general. Al utilizar agua, podemos alcanzar dosificaciones más altas (p.ej. 15-20 mA).

▷ *Parcial:* Para miembros superiores (maniluvios) y miembros inferiores (pediluvios).

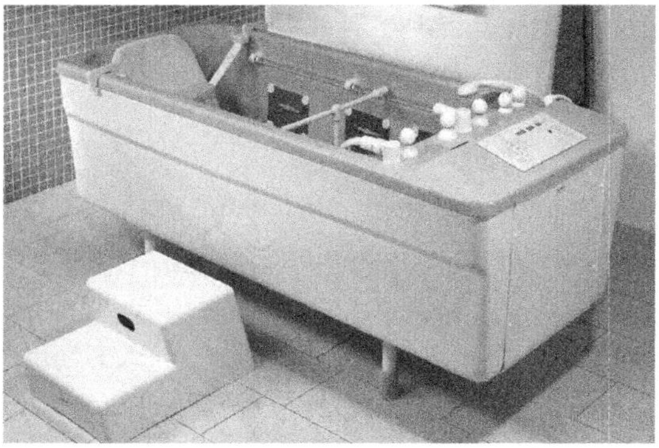

Figura 5. Baño galvánico o baño de Stanger.

1.1.3.4. Otras técnicas relacionadas

- **Rizolisis**[7]: Consiste en realizar una coagulación anódica de una raíz sensitiva para destruir, de forma controlada, la raíz que provoca un dolor crónico y persistente. No es una técnica de Fisioterapia, se realiza en quirófano, frecuentemente, en las unidades de dolor.
- **Galvanopalpación:** Consiste en pasar un electrodo de rodillo por una zona corporal con corriente continua para localizar zonas sometidas a procesos inflamatorios o irritación neurálgica y poder realizar así tratamientos más específicos y localizados. Se puede hacer en cualquier parte del cuerpo y es habitual en la espalda sobre las apófisis transversas para detectar metámeras **o raíces nerviosas pinzadas. Al pasar por la zona lesionada el paciente experimentará respuestas sensitivas (aumento del dolor) y neurovegetativas (enrojecimiento por vasodilatación).**
- **EPI®**: La electrólisis percutánea intratisular es una moderna técnica de Fisioterapia invasiva que consiste en la aplicación ecoguiada de una corriente galvá-

7 En la actualidad, la rizolisis también se realiza con ondas de radiofrecuencia.

nica a través de una aguja de acupuntura que produce un proceso inflamatorio de carácter local favoreciendo la reparación del tejido blando afectado (tendón, ligamento, músculo, etc.).

1.1.3.5. Indicaciones

Estarán condicionadas por los efectos fisiológicos de la corriente continua:

- Acción hiperemiante y trófica.
- Acción analgésica, antiinflamatoria y antiespasmódica: La corriente continua ofrece un efecto analgésico pero, sobre todo, limitado al dolor de tipo bioquímico y localizado. Puede tener un efecto antiinflamatorio pero también limitado a procesos localizados. Se debe tener en cuenta que en ambos casos, su eficacia puede ser igualada o superada por otros medio fisioterápicos, con menor riesgo de efectos adversos.
- Acción sedante.
- Aumento de la excitabilidad neuromuscular.

En general, podemos enumerar las siguientes:

- En afecciones del sistema nervioso y muscular: neuritis, neuralgias, polineuritis, mialgias, miositis, tenosinovitis, lumbago, ciática, contracturas, etc.
- En afecciones del sistema circulatorio: claudicación intermitente, enfermedades angioespásticas, reabsorción de edemas.
- En afecciones articulares: artritis y artrosis a nivel de columna y articulaciones periféricas, enfermedades reumáticas degenerativas.
- Como terapia previa a otras técnicas de electroterapia (eleva el umbral de excitabilidad neuromuscular y se necesitará menos intensidad en las otras corrientes para lograr los objetivos propuestos).
- Efecto sedante general a través de la galvanización descendente y el baño galvánico.

1.1.3.6. Precauciones

La principal complicación a evitar en este tipo de corrientes es la quemadura cutánea, por tanto, hay que prestar especial atención si utilizamos de electrodos de pequeñas dimensiones (más grandes serán más seguros), no exceder nunca la dosis calculada para la aplicación y vigilar la homogeneidad del contacto paciente-electrodo). Además:

- Precaución en zonas próximas a glándulas endocrinas porque pueden ser estimuladas y ocasionar efectos no deseados.
- Precaución por los posibles efectos contradictorios que pueden aparecer (según la aplicación nerviosa ascendente-descendente (efectos interpolares) y los efectos polares).
- Aumentar y disminuir progresivamente la intensidad y calcular siempre antes la dosis máxima de seguridad.

- Aplicación de galvanización longitudinal en extremidades que presenten isquemia o exista una mala vascularización.
- Aplicación en pieles atróficas, debido al envejecimiento o a inmovilizaciones prolongadas con escayolas.
- Evitar el mal contacto de los electrodos sobre la piel, puede provocar altas dosis de corriente sobre pequeños puntos de la piel y quemarla.
- Aplicación sobre verrugas, granos, pieles con heridas o erosiones sin previa protección (p.ej. con vaselina).
- Preguntar al paciente durante la sesión de tratamiento e indicarle que nos avise si nota un calor excesivo en la zona de los electrodos o alguna sensación desagradable.

1.1.3.7. Contraindicaciones

- Endoprótesis u osteosíntesis (implantes metálicos dentro del organismo y cerca de la zona de tratamiento).
- Marcapasos por riesgo de interferencia.
- Cardiopatías.
- Útero en gestación.
- Procesos cancerígenos.
- Tromboflebitis.
- Alteraciones de la sensibilidad o zonas anestesiadas (p.ej. cicatrices extensas).
- Zonas donde existan hemorragias recientes (o riesgo de ellas).
- Mucosas y piel con afectación del trofismo (mal vascularizadas, heridas, etc.).

1.2. Iontoforesis

1.2.1. Concepto y bases electrofisiológicas de la técnica

Consiste en la aplicación de corriente continua para introducir sustancias químicas polarizadas (medicamentos) en el organismo a través de la piel. Es una aplicación especial de la corriente continua gracias a los efectos polares de la misma. También se denomina diaelectrolisis y electroósmosis.

La técnica de la iontoforesis es la siguiente:

Primero, se van a usar las reacciones polares de la corriente continua para descomponer el medicamento; para ello, debe estar en forma ionizable (habitualmente en soluciones acuosas o en geles a base de agua). Después, gracias a que la corriente continua provoca migración o transferencia iónica, pueden ocurrir dos situaciones:

a) Los iones del medicamento son atraídos por el polo de carga contraria quedándose en el mismo lugar (electrodo y esponja) por atracción eléctrica.

b) Los iones del medicamento serán rechazados por el polo de igual carga y migrarán hacia el otro lado, atravesando la piel a través de los orificios de las glándulas sudoríparas y sebáceas.

La selección de la polaridad correcta del electrodo activo (donde se coloca el medicamento) será de crucial importancia en esta técnica: siempre se colocará el medicamento en el electrodo que posea la misma polaridad que él para que exista repulsión de cargas y los iones penetren a través de la piel en el organismo.

Después de penetrar en la piel, algunos iones menos difusibles permanecerán en esa zona superficial (1 a 3 mm) actuando durante más tiempo (p.ej. algunos anestésicos). Sin embargo, otros llegarán al torrente sanguíneo (pequeños capilares de las capas superficiales de la piel) difundiéndose por el organismo, consiguiendo un efecto más profundo.

1.2.2. Ventajas de la iontoforesis

- Aplicación local e indolora del medicamento.
- Eliminación de los efectos adversos de algunos medicamentos por vía oral.
- Aumenta el índice de penetración que si se aplicara sólo el medicamento vía tópica.
- Permite tratamientos de larga duración.
- Se aprovechan, además, los efectos del galvanismo.

1.2.3. Inconvenientes de la iontoforesis

- No se puede aplicar cualquier medicamento (debe estar en forma ionizable).
- No se sabe (o es difícil saber) la dosis exacta de fármaco que se aplica; algunos autores afirman que, generalmente, se transfiere aprox. un 10% del medicamento.
- No son posibles dosis altas por el peligro de quemadura que conlleva.
- Se deben evitar medicamentos de potente efecto general aunque sean a bajas concentraciones.
- Acción local limitada.

1.2.4. Normas de aplicación práctica

- Se examinará con atención la piel para descartar la aplicación de iontoforesis en casos de alteración de la sensibilidad, heridas, etc. Si todo es correcto, antes de cada aplicación, se limpiará cuidadosamente con agua templada.
- Seleccionar el ion adecuado (medicamento) y asegurarnos de que el paciente no es alérgico a él. Si lo fuese estaría contraindicada la técnica.
- El medicamento puede aplicarse:
    - ▹ En forma de solución con agua destilada empapando una gasa (aplicaremos 1 cm^3 de disolución por cada 5 cm^2 de electrodo) que colocaremos en la zona a tratar.

  - ▹ En forma de gel o depositado sobre la piel mediante un masaje suave y cubierto por una compresa húmeda con agua destilada.
- Encima del medicamento se colocará el electrodo activo (el que tenga la misma polaridad que el ión del fármaco) y se fijará bien en la zona para que haya un contacto homogéneo.
- El electrodo indiferente (de polaridad opuesta al activo y sin solución medicamentosa), se colocará, humedecido en agua o solución salina, en la región opuesta al activo o a corta distancia de él. La disposición puede ser de forma longitudinal o transversal, esta última es la más habitual.
- Como norma general, el electrodo activo debe ser más pequeño que el indiferente éste debe ser, al menos, el doble de tamaño que el activo[8]. Será importante tenerlo presente a la hora de realizar el cálculo de la intensidad de la corriente.
- Nunca sobrepasaremos una intensidad de corriente de 0.2 mA/cm^2. Nos moveremos en un rango de 0.05 a 0.2 mA/cm^2 (incluso menor dosis de seguridad máxima que en galvanismo simple).
- Indicar al paciente que nos comunique inmediatamente si nota que se produce irritación de la piel, sensación de quemazón o dolor. Si fuese así, se apagará el aparato lentamente y se valorará el estado de la piel inmediatamente.
- Después del tratamiento es aconsejable aplicar una loción sedante o una preparación astringente en la zona de los electrodos, sobre todo en el negativo que es el más irritante de los dos.
- Se debe empezar con tiempos cortos de tratamiento (5m, 7m, 10m...) para irlos aumentando progresivamente (hasta 10-20m). Es mejor utilizar intensidades bajas con tiempos largos que a la inversa pues así el riesgo de quemaduras es menor.
- Las sesiones pueden ser diarias o alternas (2-3 días/semana). Como norma general en afecciones agudas la aplicación será más continuada que en afecciones crónicas.
- A mayor intensidad de la corriente, mayor será el número de iones transferidos. Sin embargo, aumenta la probabilidad de quemadura eléctrica. Para evitarlo, se podrían usar electrodos más grandes y/o utilizar una corriente continua interrumpida o con menor componente galvánico (p.ej. una diadinámica con base galvánica).
- La concentración de la solución iónica también afectará al número de iones transferidos. Algunos investigadores han demostrado que concentraciones de medicación mayores de 1 a 2% no son más ventajosas que concentraciones inferiores.

---

8 Hay autores que indican que es el electrodo negativo (cátodo), independientemente de si es el electrodo activo o no, el que debe ser de mayores dimensiones ya que debajo de él se puede producir una quemadura alcalina que es mucho más caústica y grave que la que se pudiera producir debajo del ánodo, por esa razón se debería disminuir la densidad de corriente en él, aumentando mucho más su tamaño.

- Existe una larga lista de sustancias y fármacos disponibles para su aplicación en iontoforesis (Fig. 6).

Fármaco	Polaridad	Efecto terapéutico
Ácido acético	Negativa	Desestructurante de depósitos de calcio
Adrenalina (2 por mil)	Positiva	Vasoconstrictor
Agua	Positiva	Hiperhidrosis
Calcitonina	Positiva	Inflmación. Acelera consolidación fracturas
Dexametasona	Negativa	Tendinitis, bursitis, artritis
Cloruro cálcico	Positiva	Sedante, miorrelajante
Novocaína, Lidocaína	Positiva	Anestésico local
Cloruro sódico	Negativa	Fibrolítico (adherencias, cicatrices)

Figura 6. Algunos ejemplos de fármacos y sustancias ionizables usadas en iontoforesis.

1.2.5. Indicaciones

El tratamiento no es la aplicación de la corriente, sino los iones introducidos, por tanto no existen indicaciones concretas de la iontoforesis ya que dependerá de este fármaco que se seleccione para ser administrado y de la patología existente.

La mayoría de los medicamentos usados en iontoforesis suelen tener estos efectos:

- Analgésico y/o anestésico en zonas localizadas.
- Antiinflamatorio local.
- Vasodilatador.
- Vasoconstrictor.
- Desestructurante de tejidos (p.ej. colágeno).
- Relajante muscular.
- Cicatrizante.
- Antiséptico.
- Trombolítico.

Por tanto, existen muchas situaciones clínicas que pueden ser tratadas eficazmente con iontoforesis. Las principales indicaciones son: afecciones inflamatorias musculoesqueléticas agudas (tendinitis, bursitis, miositis calcificante, artritis, lesiones musculares, síndrome del túnel carpiano, etc.), hiperhidrosis idiopática, adherencias y cicatrices, induraciones, calcificaciones, dolores de tipo crónico y neuropatías (p.ej. causada por Herpes Zóster).

1.2.6. Precauciones

- La misma precaución general que toda corriente continua: riesgo de quemadura. En este caso más compleja aún porque existe además el componente químico del fármaco y, debido al efecto anestésico de la corriente galvánica sobre la piel bajo los electrodos, es probable que el paciente no note el desarrollo de una quemadura eléctrica hasta después de concluir el tratamiento.
- No se aconseja utilizar dos sustancias bajo el mismo electrodo, aunque sean de la misma polaridad.
- No es aconsejable administrar iones con polaridades opuestas durante la misma sesión de tratamiento; cuando se desee obtener los efectos de ambos iones se aconseja utilizar cada uno en días alternos.
- Hay que tener en cuenta la biodisponibilidad del fármaco: en ciertos casos, parte de los iones del medicamento se almacenan bajo la piel durante varios días, constituyendo un depósito que ejercerá un excelente efecto terapéutico y no será necesario repetir sesiones de forma tan frecuente (riesgo de sobredosificación).

1.2.7. Contraindicaciones

- Serán las mismas que para la corriente galvánica (tromboflebitis, zonas anestesiadas, embarazo, piel con hematomas o isquémica, tumores, etc.).
- Alergias al principio activo del medicamento.

2. TÉCNICAS ELECTROTERÁPICAS CON CORRIENTES DE BAJA FRECUENCIA

2.1. Corrientes de Träbert

Fue obtenida por Träbert a partir de una corriente galvánica con interrupciones de forma que el resultado es una sucesión de impulsos rectangulares de 2ms de duración con intervalos entre impulso de 5ms. La frecuencia es de 142- 143Hz (Fig.7).

Es una corriente agresiva para la piel al ser monofásica y posee efectos polares.

Debido a su gran efecto dinamogénico se les conoce también con el nombre de corrientes "ultra-reiz" o de "ultraexcitación".

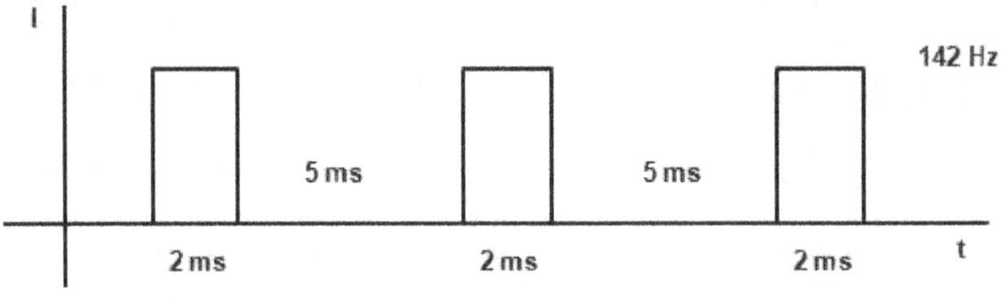

Figura 7. Corriente de Träbert.

Efectos fisiológicos que produce:

- *Analgesia:* importante efecto al provocar una estimulación selectiva sobre las fibras nerviosas gruesas de rápida conducción debido a su frecuencia elevada que provocará una sobresaturación en el asta posterior de la médula, favoreciendo el control de la puerta. También va a producir analgesia mediante el mecanismo de contrairritación: al ser una corriente algo agresiva provocará una modulación descendente mediante la liberación de endorfinas endógenas.
- *Relajación muscular* (provoca contracciones musculares rítmicas que producirán fatiga muscular, relajándose el músculo posteriormente; es el llamado efecto contracción-relajación).
- *Estimulante de la circulación local* (hiperemia) por tres vías fisiológicas: a) estimulación directa a nivel de piel debido al elevado componente galvánico por el efecto Joule, b) por el trabajo y posterior relajación muscular que provoca y c) por influencia segmentaria (a nivel del sistema nervioso ortosimpático).

Normas de aplicación clínica:

- Se usarán electrodos grandes y planos: 6x8 cm^2 u 8x12 cm^2, con su correspondiente esponja bien humedecida, con el objetivo de aumentar la superficie de contacto y disminuir la densidad de corriente; de esta forma se reducirán los efectos galvánicos.
- Träbert describió una **doble metodología** para tratar las lesiones, mediante un tratamiento segmentario primero (a nivel de la metámera correspondiente: cervical, dorsal, lumbar o lumbosacra) y después una aplicación de tratamiento a nivel local, en la misma zona de la lesión. Ambas técnicas se realizan en la misma sesión, de forma consecutiva y la metodología para fijar la intensidad y el tiempo de tratamiento es la misma.
    a) **Tratamiento segmentario**: Träbert definió cuatro posibles posiciones para realizarlo (Fig. 8). En general, se colocará el electrodo positivo (ánodo) en posición craneal y el cátodo en posición caudal. Elegir los electrodos más grandes posibles. Se realizará en primer lugar.

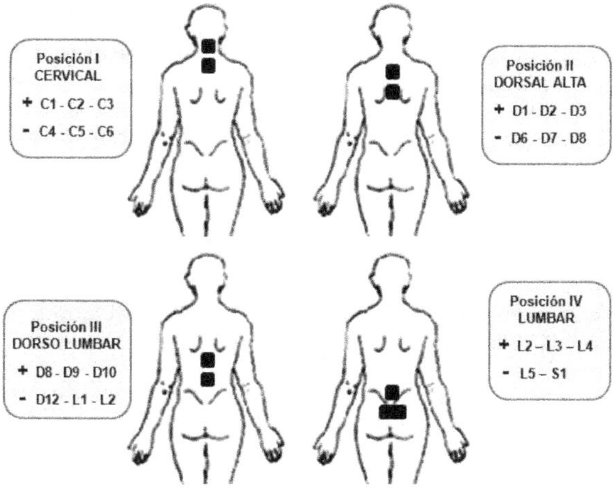

Figura 8. Cuatro posiciones para la aplicación del tratamiento segmentario según Träbert.

b) **Tratamiento local**: Cuando existe patología en los miembros y se realizará a continuación del tratamiento segmentario; según sea la zona a tratar:
   - Articulación: aplicación transversal. Cátodo en zona más dolorosa. Si la zona es extensa, se puede realizar un cambio de polaridad.
   - Estructura medial o lateral: Electrodo positivo por encima de la estructura y electrodo negativo por debajo de la misma. P.ej. ligamento, epicóndilo, etc.
   - Segmento o estructura longitudinal (p.ej. un músculo o grupo muscular). Ánodo craneal y cátodo distal en tercio proximal y distal del músculo.

- Si la zona a tratar coincide en localización con la aplicación segmentaria, sólo se realizará este tratamiento en la sesión (p.ej. cervicalgias, lumbalgias, etc., sin irradiación).
- La **intensidad** es el parámetro que más va a variar a lo largo del tratamiento:
   - ▹ Se va a colocar en un nivel supraliminal o, incluso, en el nivel máximo de tolerancia (umbral casi doloroso) porque buscamos la aparición de contracciones musculares evidentes, que suelen producirse en intensidades relativamente altas. Nunca deben ser dolorosas y hay que tener mucha precaución con los efectos galvánicos: quemaduras o lesiones cutáneas.
   - ▹ En la primera mitad del tratamiento iremos subiendo sistemáticamente la intensidad en cuanto aparezca la acomodación y desaparezcan las contracciones rítmicas. En la segunda mitad del tratamiento ya dejaremos la intensidad en el último nivel fijado. Con ello se persigue aumentar progresiva-

mente el umbral de sensibilidad y dolor y permanecer en todo momento en un tono muscular elevado de la zona a tratar.

- ▹ En el tratamiento del dolor: se buscarán contracciones musculares evidentes. Para el tratamiento de la hipertonía, si lo permite el estado de la lesión y el paciente, se subirá la intensidad hasta conseguir una única contracción permanente (tetánica).
- ▹ Debido a que apenas existe tiempo de reposo entre las contracciones y a que durante toda la sesión se va buscando un tono muscular elevado, la corriente de Träbert provoca fatiga muscular, refiriendo los pacientes la sensación de tener "un gran peso" y cansancio en la zona de tratamiento. Esta fatiga producirá la posterior relajación muscular.

- Dado el gran componente galvánico que presenta hay que tener precaución en la dosificación (intentar no superar los 30mA en total y seguir la regla de no superar los 0,15mA/cm^2), escoger siempre electrodos grandes, vigilar la humedad de las esponjillas y adecuar el tiempo de tratamiento.
- Duración de la sesión: 10-20 minutos dependiendo del estado evolutivo de la lesión (10m procesos agudos; 15m subagudos y unos 20m para lesiones más crónicas).

Indicaciones:

- Procesos dolorosos del raquis.
- "Puntos gatillo" propios del dolor miofascial.
- Hipertonía muscular (contracturas).
- Dolores post-traumáticos.
- Dolor neurálgico (p.ej. radiculopatías).
- Espasmos vasculares (angioespasmos, claudicación intermitente, etc.).
- Artrosis y condropatías.

Precauciones y contraindicaciones

- Supervisión permanente del fisioterapeuta durante la aplicación de la corriente ya que se consiguen intensidades muy altas en una corriente monofásica con efectos polares. Ante cualquier sensación incipiente de quemadura o lesión cutánea se bajaría la intensidad o se suspendería el tratamiento.
- Presentará las mismas contraindicaciones de las corrientes galvánicas (cardiópatas, marcapasos, endoprótesis, material de osteosíntesis, embarazo, zonas de hipo o analgesia, etc.).

2.2. Corrientes diadinámicas

Desarrolladas por el odontólogo francés Pierre Bernard para el tratamiento del dolor. Son corrientes variables de tipo sinusoidal, alternas rectificadas (en semionda o en onda completa) transformándose, por tanto, en monofásicas y cuya frecuencia oscila entre los 50 y los 100Hz (Fig.9). Algunas de ellas están moduladas y pueden combinarse también con una base de corriente galvánica de baja intensidad (no más de 2 o 3mA).

Al ser corrientes de baja frecuencia presentan bajo poder de penetración en los tejidos.

Los principales **efectos fisiológicos** que producen son: acción estimulante sobre los nervios sensitivos (gran efecto analgésico), provocan vasodilatación y aumento del flujo sanguíneo, estimulan los nervios motores lo que propicia la contracción de los músculos inervados por ellos y aumentan su potencia. Además incrementan el metabolismo, el retorno venoso y linfático, evitan la aparición de adherencias y reducen la tumefacción.

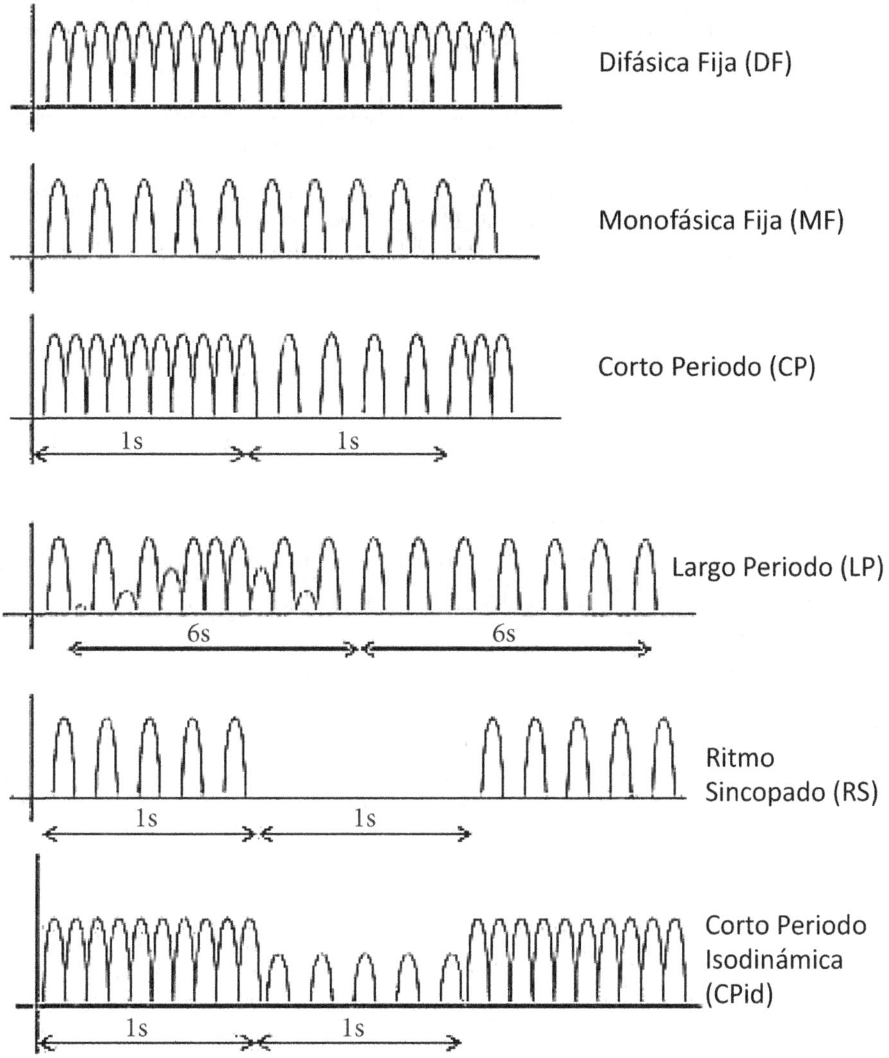

Figura 9. Corrientes diadinámicas.

El electrodo negativo o cátodo suele ser el activo y el que se colocará en las zonas más dolorosas y el positivo en un área cercana, menos sensible; si la zona a tratar es amplia, puede invertirse la polaridad a la mitad del tratamiento.

Los tiempos de tratamiento suelen ser cortos (2-3-5 minutos) y como suelen aplicarse varios tipos en una misma sesión, el tiempo global de tratamiento no debe exceder los 10-15 minutos, debido al alto componente galvánico.

Precauciones generales

Al ser corrientes monofásicas (incluso a veces se combinan además con corriente galvánica), es necesario dedicar especial atención a la intensidad de corriente (no sobrepasar los 12-15mA), resistencia de la piel del paciente y sensación percibida por el paciente para evitar los efectos adversos polares, tales como erosiones, quemaduras y cauterizaciones.

Solicitar al paciente que nos informe sobre la aparición de dolor o sensación de quemazón, para disminuir la intensidad o interrumpir el tratamiento.

Si utilizamos electrodos de pequeñas dimensiones, no exceder la dosis recomendada para la aplicación, tiempos cortos de tratamiento y evitar contactos irregulares sobre la superficie a tratar.

Contraindicaciones generales

- Afecciones del sistema nervioso central (p.ej. miopatías, esclerosis múltiple, etc.).
- Destrucción de las neuronas motrices del asta anterior de la médula.
- Área cardiaca, pacientes con cardiopatías o presencia de marcapasos.
- Abdomen o espalda en úteros gestantes.
- En el trayecto o proximidad de prótesis o elementos metálicos que pudiera presentar el paciente.
- Zonas de hipo o anestesia.
- Nunca estimular el seno carotídeo (cara anterior del cuello).

a) Monofásica Fija (MF).

Es una corriente rectificada en su semionda negativa (que desaparece), con una frecuencia de 50Hz. Presenta impulsos de 10 milisegundos y una pausa de igual duración.

El paciente percibe una fuerte vibración, penetrante y a intensidades altas produce discretas contracciones musculares.

Produce un efecto estimulante tanto a nivel sensitivo (fibras gruesas), motor (contracciones musculares) y trófico, debido al aumento de la circulación sanguínea, p.ej. a nivel del tejido conjuntivo. Por tanto, provocará tonificación muscular, estímulo trófico en zonas poco vascularizadas y analgesia, sobre todo, en procesos subagudos y crónicos.

Sus indicaciones principales son:

- Procesos dolorosos musculares (no espasmódicos en fase aguda, ya que el paciente debe poder tolerar las ligeras vibraciones musculares que produce su aplicación).
- Tratamiento de puntos gatillo.
- Acción tonificante del tejido conjuntivo.
- Estimulación trófica en áreas mal vascularizadas.
- Miogelosis o agarrotamiento muscular.
- Dolor relacionado con procesos inflamatorios y degenerativos articulares, sobre todo en fase subaguda o crónica y bien localizados.

Suele aplicarse combinada con otros tipos de diadinámicas (después de DF o antes de CP o LP).

Tiempos de aplicación cortos, de 3-5 minutos.

b) Difásica Fija (DF)

Es una corriente en la que se rectifica la semionda negativa, presentando, por tanto, una frecuencia de 100Hz. Los impulsos son de 10 milisegundos, sin pausa entre uno y otro.

El paciente percibe la sensación de un hormigueo o una fibrilación cosquillosa, que desaparece rápidamente si no se aumenta la intensidad de corriente (elevación del umbral de excitación por el efecto de acomodación). Si la intensidad es elevada pueden producirse contracciones.

La tolerancia es mejor que en la MF debido a su mayor frecuencia y debe ir aumentándose la intensidad para evitar la acomodación, ya que al no estar modulada suele aparecer precozmente. Debido a su componente monofásico, los tiempos de tratamiento serán cortos (2-3 minutos, mayores tiempos mientras más crónico sea el proceso).

Efectos fisiológicos principales:

- Analgesia de corta duración (por la rápida acomodación que presenta).
- Espasmolítico (por las fibrilaciones).
- Efecto de estimulación de la circulación sanguínea.
- Disminución de la actividad del sistema nervioso simpático a nivel local.

Indicada, sobre todo, para:

- Tratamiento inicial precedente a la aplicación de otras corrientes de este tipo (casi siempre CP o LP), para aumentar el umbral de excitación y disminuir la resistencia cutánea, sobre todo en procesos dolorosos agudos.
- Tratamiento de trastornos circulatorios periféricos funcionales (p.ej. acrocianosis).
- Tratamiento inicial de disfunciones neurovegetativas que cursan con dolor, espasmo y déficit circulatorio (p.ej. distrofia simpática de Südeck, enfermedad de Raynaud, etc.).

c) Corto Periodo (CP)

Corriente diadinámica modulada que se obtiene mezclando un segundo de DF y un segundo de MF, sin pausas entre ellas. Así se logra una modulación periódica de la frecuencia (de 50 a 100 Hz).

El paciente percibe la alternancia rápida entre las fases DF (hormigueo) y MF (vibración rítmica muscular), pudiéndose producir contracciones durante esta última si la intensidad es elevada. No debe aplicarse en dolores de tipo espasmódico. Tiempos de tratamiento: entre 5-10 minutos como máximo.

Efectos fisiológicos:

- Excelente efecto analgésico, sobretodo en el dolor crónico.
- Estimulante fuerte de la circulación sanguínea, buena reabsorción de hematomas y edemas.

Indicaciones principales:

- Tratamiento del dolor en procesos más cronificados (alternar con LP para evitar la acomodación), p.ej. contracturas, lumbalgias, mialgias, etc.
- Neuralgias y radiculopatías (p.ej. bradicalgia, neuralgia postherpética, ciática, etc.).
- Reabsorción de edemas y hematomas post- traumáticos (contusiones, esguinces, luxaciones, etc.).
- Mejora la atonía circulatoria de los miembros en el síndrome postflebítico.
- Trastornos circulatorios (previa aplicación de DF).

d) Corto Periodo Inducido o Isodinámico (CPid)

Se trata de una corriente diadinámica tipo CP que además está modulada en intensidad, presentando en la fase de DF un aumento del 10% de la amplitud. El paciente percibirá sensaciones más vigorosas en esta etapa.

e) Largo Periodo (LP)

Corriente diadinámica modulada mediante la combinación de MF y DF, al igual que en CP, pero ahora el tiempo de alternancia entre ambas es mayor: 10, 8, 6 ó 5 segundos, según el aparato de electroterapia.

El paciente percibe en forma no tan abrupta la diferencia entre el período difásico y el monofásico como en CP, sino con mucha más lento. La pronunciada sensación de vibración muscular del período monofásico es alternada por el efecto de cosquilleo del difásico, que aumenta y disminuye con relativa lentitud.

Efecto analgésico intenso y persistente (más duradero que en DF) y también fuerte efecto espasmolítico (más enérgico que DF), sobre todo en dolores agudos. Es aplicado en primeras fases para el tratamiento de mialgias, tortícolis, etc., y para diferentes neuralgias (igual que CP).

Se aconseja aplicar en sesiones alternativas las corrientes CP y LP en caso de afecciones crónicas, para evitar un efecto de acomodación.

Indicaciones: Tratamiento de nervios y traumatismos leves o menos agudos, por lo demás muy similares sus indicaciones a las corrientes de CP. Por ejemplo:

- Cervicalgias.
- Dorsalgias.
- Lumbalgias.
- Mialgias.
- Lumbociáticas, cervicobraquialgias, etc.
- Tortícolis.
- Neuralgias (trigémino, facial, etc.) y neuritis.
- Dolores post traumáticos más agudos.

f) Ritmo Sincopado (RS)

Se trata de una corriente diadinámica que alterna un segundo de MF y un segundo de pausa (sin ningún estímulo); este período de reposo es muy importante porque permite al músculo relajarse por completo. De esta forma con RS se consiguen contracciones musculares mantenidas durante un segundo de trabajo, seguidas de un segundo de descanso, p.ej. permitiendo al paciente realizar ejercicios al mismo tiempo.

Sus principales efectos fisiológicos son:

- Excitomotor: este efecto es tal que está indicado para la potenciación, en fases iniciales, de músculos sanos o debilitados por atrofia pero no por denervación. No está indicada cuando existe degeneración total de las fibras nerviosas.
- Efecto analgésico.
- Separación de capas de tejidos endurecidos y adheridos (cicatrices adheridas y queloides, hematomas indurados, etc.).

Indicaciones principales:

- Atrofias musculares por desuso o por inmovilización prolongada (sobre todo en las primeras fases).
- Toma de conciencia de la contracción muscular.
- Fibrosis y adherencias.

En general, el tipo de corriente diadinámica a elegir para el tratamiento se basará siempre en el objetivo terapéutico que persigamos; a modo de guía resumida: DF para tratamiento ganglionar y atrofia tipo Südeck, DF y LP para tratamiento nervioso y para traumatismos se pueden combinar DF y CP o también CP y LP. Se recomienda comenzar la sesión de tratamiento con DF porque eleva el umbral de sensibilidad del paciente y disminuye la resistencia cutánea.

Con las corrientes diadinámicas se pueden hacer muchos tipos de **aplicaciones** según sea la zona a tratar y el objetivo perseguido:

- *Ganglionares:* los electrodos se colocan a ambos lados del ganglio, p.ej. del ganglio estrellado.

- *Transversales:* sobre todo para articulaciones. Si la zona dolorosa está generalizada, se invertirá la polaridad a mitad del tratamiento.
- *Vasotrófica:* sobre los grandes vasos sanguíneos, cátodo distal y ánodo proximal. No se invertirá la polaridad.
- *Sobre troncos nerviosos:* cátodo sobre los puntos más superficiales del nervio (puntos de Valleix) y el ánodo a nivel de la raíz nerviosa correspondiente. No se invertirá la polaridad.
- *Sobre puntos dolorosos*: electrodo negativo en zona más dolorosa y el ánodo en una zona cercana menos sensible.
- *Paravertebral:* electrodos a ambos lados de la columna y posterior inversión de la polaridad.
- *Muscular:* con ambos electrodos en el músculo en cuestión, p.ej. para la tonificación muscular con RS.

2.3. Corrientes farádicas

Desarrolladas por Michel Faraday fueron, junto con la corriente continua, de las primeras corrientes que se utilizaron para uso terapéutico ya que dados sus tiempos de impulso y su frecuencia podían estimular tanto a fibras nerviosas como musculares.

Originariamente, la **corriente farádica** era una corriente bifásica asimétrica (por lo tanto, con efectos polares) y muy irregular. Debido a esta irregularidad rápidamente se modificó a la llamada **corriente homo o neofarádica**; esta corriente era ya monopolar (también con efectos galvánicos), de impulsos triangulares en un principio, y después rectangulares de 1ms de duración y con un reposo de 19ms, por lo tanto su frecuencia era de 50Hz. Estos parámetros no se podían modificar (Fig. 10).

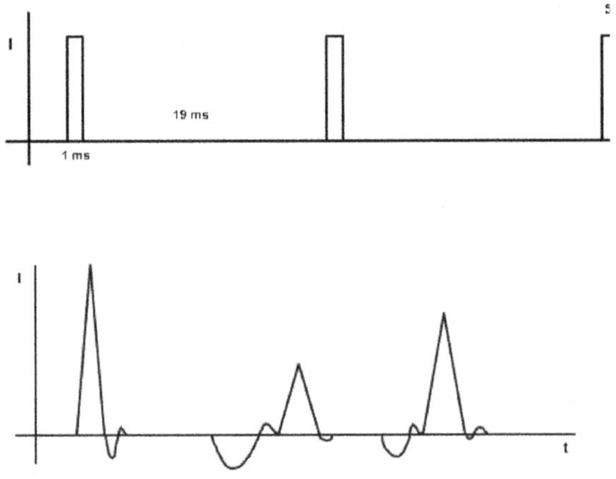

Figura 10. Corrientes farádicas originales (arriba) y neofarádicas (abajo).

Se denomina **faradización** a la aplicación de estas corrientes de baja frecuencia (aprox. 50Hz) con fines terapéuticos. Se caracterizan porque son capaces de contraer de forma selectiva la musculatura sana, normalmente inervada y, también se puede utilizar cuando los músculos comienzan a tener esta reinervación después de una lesión nerviosa periférica.

En sus orígenes se combinó la aplicación de estas corrientes para recuperar la función normal neuromuscular con ejercicios activos por parte del paciente a la misma vez que pasaba la corriente; se denominó "Estimulación Eléctrica Funcional" (**EEF** o FES en inglés).

En la actualidad se han desarrollado aparatos que permiten obtener corrientes triangulares y cuadrangulares (incluso hasta exponenciales) con tiempos variables de impulso y de reposo (frecuencias distintas a 50Hz); estas corrientes farádicas actuales se denominan **corrientes pulsantes.**

Hoy en día se usan:

- **Trenes de faradización**: agrupaciones de impulsos neofarádicos en forma de trenes con o sin rampas para conseguir fortalecimiento muscular en músculos sanos. Aunque son eficaces no se utilizan demasiado ya que para este objetivo se han desarrollado otras corrientes con menores o, incluso, nulos efectos galvánicos y con mayor tolerancia por parte de los pacientes (Fig.11).
- **Corrientes pulsantes**: Ya sean triangulares o rectangulares monofásicas (Fig.12).
  - ▷ *Electrodiagnóstico*: Elaboración de las curvas I/T (impulso rectangular) y la curva A/T (impulsos triangulares o exponenciales) en músculos denervados.
  - ▷ *Tratamiento de músculos denervados por parálisis nerviosas periféricas*: Para la terapia se usarán los impulsos progresivos (bien sean triangulares o exponenciales) ya que estimularán de forma selectiva a los músculos afectados y no a los sanos debido al fenómeno de la acomodación que sufrirán las fibras musculares sanas. Los parámetros principales (tiempos de impulso y de reposo e intensidad) se obtendrán de la realización de las curvas de electrodiagnóstico. No se pretende acelerar la reinervación nerviosa sino mantener el trofismo muscular, que no degenere en fibrosis, hasta que se produzca esta regeneración de forma fisiológica.
  - ▷ *Prueba de faradización o prueba de excitabilidad farádica*: Si un músculo denervado responde a la aplicación de impulsos de este tipo se podría inferir que la inervación, aunque afectada, se conserva todavía y el pronóstico será más favorable que si no responde en absoluto. Esto es debido a que la característica principal de estas corrientes es contraer la fibra muscular inervada o en proceso de reinervación. Por supuesto, esta prueba nunca debe suplir a otras más objetivas y precisas como las curvas de electrodiagnóstico y, sobre todo, la electromiografía.

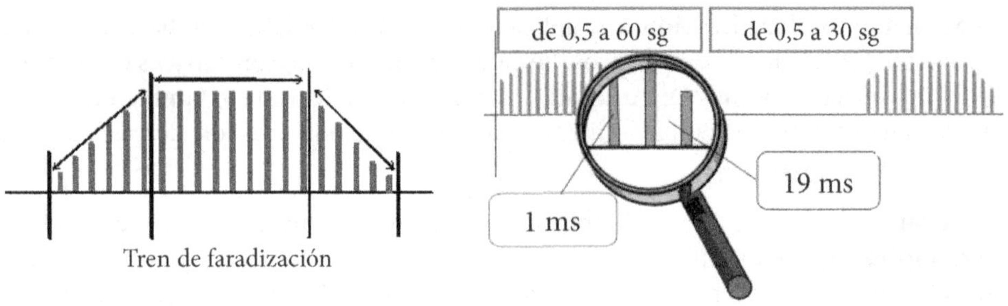

Figura 11. Tren de faradización.

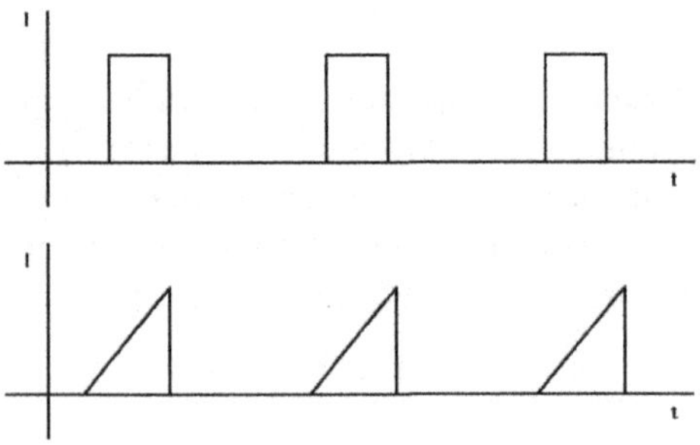

Figura 12. Corrientes pulsantes: corrientes monofásicas rectangulares y triangulares.

Precauciones

Es necesario dedicar especial atención a la intensidad de corriente, resistencia de la piel del paciente, y sensación percibida por el paciente, para evitar la provocación de los efectos polares, tales como erosiones, quemaduras y cauterizaciones.

Solicitar al paciente que nos informe sobre la aparición de dolor o sensación de quemazón, para disminuir la intensidad o interrumpir el tratamiento. Si utilizamos electrodos de pequeñas dimensiones, no exceder la dosis recomendada para la aplicación y evitar contactos irregulares sobre la superficie de aplicación.

Contraindicaciones

- Afecciones del sistema nervioso central (p.ej. miopatías, esclerosis múltiple, etc.).
- Cuando las células motrices del asta anterior de la médula están destruidas.
- Área cardiaca.

- En el abdomen o espalda en úteros gestantes.
- En el trayecto o proximidad de prótesis o elementos metálicos que pudiera presentar el paciente.

2.4. TENS

Es una de las corrientes más extendidas y usadas en Fisioterapia. El acrónimo ingles significa "estimulación eléctrica transcutánea de nervios".

Son corrientes alternas de baja frecuencia (1-150Hz) formadas, generalmente, por impulsos bifásicos rectangulares de corta duración (entre 0,005 y 0,4 milisegundos), cuya intensidad máxima es de 100mA. No tiene efectos polares, no vale para iontoforesis y no provocará alteraciones dermatológicas (muy leve eritema debido al efecto Joule y es prácticamente nulo el riesgo de quemadura química).

Constituye una forma especializada de estimulación eléctrica para reducir o tratar el dolor, con una amplia gama de aplicaciones clínicas. El mecanismo de neuromodulación principal que respalda este tipo de aplicación es la teoría de la puerta de control (*gate control*) descrito por Melzack y Wall (1965).

2.4.1. Fundamentos neurofisiológicos del TENS

El dolor es percibido a consecuencia de una determinada agresión y puede ser atenuado tras la aplicación de un estimulo local no doloroso. La sensación dolorosa que se ha generado en los tejidos lesionados es transmitida, en su mayor parte, por fibras no mielinizadas de pequeño calibre (fibras nociceptoras tipo C), hasta el asta posterior de la medula espinal, donde sinaptarán. Este impulso postsináptico asciende hasta el tálamo y pasa a la corteza cerebral donde se hará consciente. Pero existen otras aferencias sensitivas (fibras mielínicas, más gruesas) que también hacen escala en la médula antes de ascender hasta la corteza y que pueden modular, a nivel de la sustancia gelatinosa del asta posterior, el impulso doloroso transmitido por las fibras C. En ausencia de este estimulo inhibidor, las fibras amielínicas sinaptarán en el asta posterior con la neurona de proyección (o segunda neurona) y el impulso doloroso ascenderá hasta la corteza cerebral.

Estas fibras son las A-beta, con mayor velocidad de conducción que las fibras C; de manera que aplicando un estimulo sobre una zona dolorida que pueda activar a estas neuronas sensitivas (p.ej. hormigueo o parestesias) pueden ser capaces de bloquear postsinápticamente las terminaciones de las fibras C y a las neuronas de proyección, inhibiendo así el estímulo doloroso.

Este es el principal mecanismo modulador del dolor que provoca el TENS pero no el único, ya que según como sea el tipo de aplicación también puede inducir la liberación de opiáceos endógenos (beta-endorfinas) y producir contracciones musculares que también ayudarán a la analgesia.

2.4.2. Parámetros fundamentales del TENS

- *Tipo de impulso*: suele tratarse de impulsos rectangulares, bifásicos y asimétricos. En ocasiones pueden ser simétricos (para la fibra muscular) o, incluso, monofásicos y rectangulares; la morfología de la onda no es determinante, ya que una vez atravesada la piel, existe poca diferencia entre ellas.
- *Intensidad:* determina la amplitud del estimulo o cantidad total de corriente. Puede oscilar desde 0 hasta 100mA. Las fibras C precisan baja intensidad para ser estimuladas.
- *Anchura de pulso*: es la cantidad de tiempo o amplitud de cada impulso; puede variar entre 50-400 micro-segundos. Determina la capacidad de penetración.
- *Frecuencia:* es el numero de impulsos por unidad de tiempo, determina la calidad del estimulo percibido. Puede ser de baja o de alta frecuencia, en ráfagas, breve pero intensa y modulada. Solo las frecuencias menores de 150 HZ, son analgésicas. Utilizando frecuencias más altas, se produce un efecto excitomotor, con dolor y fatiga muscular. Este parámetro determinará los objetivos terapéuticos y distinguirá entre los distintos tipos de TENS.

2.4.3. Tipos de TENS (Fig. 13)

A) TENS convencional (High Rate o TENS de frecuencia alta y baja amplitud)

- Impulso rectangular bifásico asimétrico.
- Tiempo de impulso: de 40 a 150, máximo 200 microsegundos (tiempos superiores a 0,2 milisegundos pueden estimular fibras amielínicas de dolor).
- Frecuencias altas (50-120 Hz, sobre todo 80 Hz).
- Intensidad: se pondrá por debajo del nivel de dolor (nivel supraliminal) y de la contracción muscular (no deben aparecer contracciones); el paciente notará una sensación de excitación indolora y agradable (parestesia u hormigueo).
- Utiliza la vía del "*gate control*" para la modulación del dolor y la sobreexcitación de los receptores cutáneos.
- Producirá una analgesia rápida pero poco duradera.
- Requiere de tiempos de aplicación largos (en procesos muy agudos, unos 15-20 minutos y para que se produzca la modulación medular se necesitan tiempos de más de una hora de tratamiento). Aparecerá el fenómeno de acomodación.
- Distintos tipos de aplicación según la zona a tratar; en general, electrodo negativo en punto más doloroso.

	TENS convencional	TENS acupuntura	TENS en trenes	TENS intenso y breve
Frecuencia	50-120 HZ	1-4 Hz	80-100 HZ	50-150 Hz
Duración del pulso	40-200 μs	150-300μs	100-160μs	150-500μs
Trenes	No	No	1-4 Hz (2 Hz)	No
Sensación del paciente	Baja intensidad Hormigueo	Alta intensidad Contracciones musculares evidentes	Alta intensidad Contracciones musculares evidentes	Elevada Desagradable Nivel máximo de tolerancia
Método de modulación dolor	Medular Teoría del control de la puerta	Liberación de beta-endorfinas Contracción muscular	Medular Liberación de beta-endorfinas Contracción muscular	Contrairritación Bloqueo fibras sensitivas Liberación de beta-endorfinas
Analgesia	Rápida pero poco duradera	Aparición muy lenta pero duradera	Rápida y duradera	Rápida y variable
Tiempo de aplicación	15-30 minutos Más de 60 minutos	20-30 minutos	20-30 minutos	Pocos segundos a unos 5 minutos
Indicaciones	Todo tipo de dolor excepto de origen central Dolor agudo	Dolores más cronificados (fibromialgia, etc.) Puntos gatillo Hipertonicidad	Dolores rebeldes y/o cronificados Hipertonicidad	Dolor agudo Preparación para la movilización y/o ejercicio

Figura 13. Tipos de TENS y características principales.

B) TENS de acupuntura (ALTENS, TENS Low Rate o TENS de baja frecuencia y amplitud alta)

- Impulso rectangular bifásico asimétrico.
- Tiempo de impulso: desde 150 hasta 300 microsegundos (puede producir una sensación desagradable al despolarizar fibras nerviosas nociceptivas como las A-delta).
- Frecuencias bajas: menor de 10Hz (en la práctica entre 1 y 4Hz).
- Intensidad: se buscarán contracciones o vibraciones musculares de buena calidad, por tanto la intensidad será alta hasta llegar a este nivel motor (aunque siempre por debajo del dolor). El paciente notará una sensación de vibración rápida algo agresiva.
- Utiliza la vía de las contracciones musculares y la liberación de beta-endorfinas para modular el dolor.

- Producirá una analgesia duradera pero de inicio retardado (aprox. una hora después).
- Tiempo de aplicación: aprox. 20-30 minutos para no provocar fatiga muscular.
- Aplicación bipolar con electrodos grandes abarcando la zona dolorosa (originariamente se aplicaban en puntos de acupuntura).
- Más indicado en dolores crónicos y en hipertonicidad.

C) TENS de estimulación breve e intensa

- Impulso rectangular bifásico asimétrico.
- Tiempo de impulso: desde 150 hasta 500 microsegundos (0,15 a 0,5ms).
- Frecuencias: entre 50 y 150Hz.
- Intensidad: muy alta, en el nivel máximo de tolerancia. Deben verse contracciones musculares junto con una sensación de parestesia eléctrica. Si la intensidad es muy alta se producirá una contracción tetánica y si no es lo suficientemente elevada aparecerán fasciculaciones musculares arrítmicas.
- Utiliza las vías de la liberación de endorfinas (por las contracciones), bloqueo de la señal nociceptiva y mecanismo de contrairritación del dolor.
- Producirá una analgesia rápida, potente y de duración variable.
- Tiempo de aplicación: desde unos segundos a unos 5 minutos.
- Aplicación local en la zona dolorosa o en un área cercana a ella.
- El objetivo es interrumpir un dolor agudo (provocando una gran estimulación aferente también algo nociceptiva) para, p.ej. movilizar una articulación o segmento posteriormente.

D) TENS modulado

Esta modalidad se ha creado para evitar la acomodación, ya que se produce una variación automática de diferentes parámetros de la señal eléctrica. La modulación puede ser de la frecuencia y/o de la duración de pulso, tanto en estimulación a nivel sensitivo como motor. También puede modularse la intensidad, aunque las variaciones de ésta son las menos utilizadas, ya que pueden resultar molestas.

E) TENS en trenes (en ráfagas o en burst)

- Impulso rectangular bifásico asimétrico.
- Tiempo de impulso: desde 100 hasta 160 microsegundos.
- Frecuencias altas (como el TENS convencional): aprox. desde 80 a 100Hz.
- Trenes: los impulsos se agrupan en forma de ráfagas o trenes con una frecuencia de tren entre 1 y 4Hz, sobre todo 2Hz. (como la frecuencia del TENS de acupuntura).

- Intensidad: se buscarán contracciones o vibraciones musculares de buena calidad, por tanto la intensidad será alta hasta llegar a este nivel motor (aunque siempre por debajo del dolor). El paciente notará perfectamente las contracciones rítmicas.
- Utiliza la vía las contracciones musculares y la liberación de beta-endorfinas para modular el dolor. También el mecanismo medular del control de la puerta.
- Producirá una analgesia duradera pero de inicio un poco retardado (aprox. 25-30 minutos después).
- Tiempo de aplicación: aprox. 20-30 minutos para no provocar fatiga muscular.
- Aplicación bipolar con electrodos grandes abarcando la zona dolorosa (aplicación bipolar con electrodos grandes abarcando la zona dolorosa).

Más indicado en dolores crónicos y rebeldes (neuropático, de tipo nervioso, etc.). o cuando no hemos obtenido un buen manejo del dolor con el TENS convencional en dolores más agudos o subagudos.

2.4.4. Normas de aplicación práctica

- Se pueden usar varios canales a la vez (4 electrodos) siempre que el aparato lo permita. Se recomienda realizar un tratamiento de forma local (1 canal) y otro de forma segmentaria (el otro canal); doble aplicación para conseguir máxima eficacia analgésica.
- La distancia máxima entre los electrodos no debe ser más de 3-5 veces la superficie del electrodo (si la zona a tratar es muy extensa se colocarán varios canales).
- Para evitar el fenómeno de la acomodación:
  1º. Subir un poco la anchura del impulso (aunque no se debe sobrepasar de los 200 microsegundos que es cuando estamos estimulando las fibras nerviosas gruesas aferentes y no las finas). Con la misma intensidad se aporta más energía en cada impulso y el paciente nota como si se hubiese subido la amplitud.
  2º. Si se ha ido aumentando la duración de la fase y persiste la acomodación, se volverá a la duración inicial y se variará la frecuencia (modulación del TENS en frecuencia). Algunos aparatos presentan esta opción y la llaman "espectro" de frecuencia.
  3º. Como último recurso aumentar la intensidad del impulso o incluso apagar el equipo y cambiar la colocación de los electrodos.
- Colocación de los electrodos:
  - ▹ Sobre la zona dolorosa, abarcándola para que la corriente pase a través de ella.
  - ▹ Sobre el dermatoma doloroso; se buscará que los dos electrodos estén en el mismo dermatoma.
  - ▹ Sobre la raíz nerviosa correspondiente (aplicación segmentaria).
  - ▹ Sobre el nervio que inerva la zona dolorosa.

  - ▹ Por encima, por debajo o a ambos lados de la zona dolorosa.
  - ▹ Sobre puntos gatillo.
  - ▹ Sobre puntos de acupuntura (TENS de acupuntura).
  - ▹ Sobre puntos motores (corriente tipo EMS con objetivo excitomotor).
  - ▹ Incluso, se pueden colocar en la zona contralateral.
  - ▹ En general (y aunque el TENS no presenta efectos polares) se colocará el cátodo sobre el punto más doloroso, ya que parece que produce una mayor estimulación, y el ánodo en un punto proximal, no muy lejano, a no más de 5cm de distancia entre ambos.
- Tiempo de tratamiento
  - ▹ Periodos insuficientes pueden dar lugar a fracasos en el tratamiento con TENS.
  - ▹ Existe un efecto acumulativo del TENS en el tiempo.
  - ▹ En lesiones nerviosas o dolores crónicos serán necesarios largos periodos de estimulación y durante varias veces al día (aparatos individualizados o propios del paciente).
  - ▹ Al menos la aplicación en la sesión debe durar según muchos autores 1 hora como mínimo (TENS continuo/convencional).
  - ▹ Con el TENS en ráfagas se recomienda un tiempo de tratamiento entre 20-30minutos, no por la agresividad del tratamiento sino por la fatiga muscular que puede producirse.
  - ▹ En dolores agudos la estimulación será diaria durante unas 2-3 semanas y luego podrán espaciarse las sesiones de tratamiento.

2.4.5. Indicaciones

- Dolor agudo (p.ej. lesiones deportivas, traumatismos, dolores de espalda, articulares, musculares, de partes blandas, etc.).
- Dolor crónico (p.ej. artritis, artrosis, etc.).
- Dolor de tipo nervioso (p.ej. neuralgias, neuritis, atrapamientos nerviosos, herpes zóster, etc.).
- Dolor isquémico.
- Cicatrices dolorosas.
- Afecciones dolorosas de tipo reumático.
- Algias vertebrales.
- Rigideces articulares.
- En parto y postparto.
- Dolor fantasma en amputados.
- Pseudoartrosis y retardos de consolidación.
- Tortícolis no neurológica.

- Estados postquirúrgicos (p.ej. hernia discal, etc.).
- Cefaleas de origen central y de origen vasomotor.
- Dolor tumoral.

2.4.6. Precauciones y contraindicaciones

- Embarazo, al menos durante el primer trimestre y sobre todo, en zona abdominal y espalda.
- Pacientes con marcapasos.
- Pacientes con cardiopatías o arritmias.
- Epilepsia.
- En la zona del seno carotídeo o cerca de la laringe (cara anterior del cuello).
- Cerca de los ojos.
- Sobre piel lesionada o anestesiada.
- Mucosas.
- Material metálico interno o superficial en la zona de tratamiento.
- Directamente sobre lesiones cancerosas.
- Áreas de flebitis, tromboflebitis o varices.
- Dolor de etiología desconocida o sin diagnosticar.

2.5. Corrientes de baja frecuencia en desuso

2.5.1. Corrientes exponenciales

Son corrientes monofásicas, variables y progresivas, en ellas la intensidad máxima se alcanza de forma paulatina y siguiendo una curva exponencial.

Los tiempos de impulso son variables (pueden especificarse en el aparato), en general pueden ser entre 100 y 500ms, siendo las pausas entre ellos de aprox. el doble o el triple de tiempo (Fig. 14).

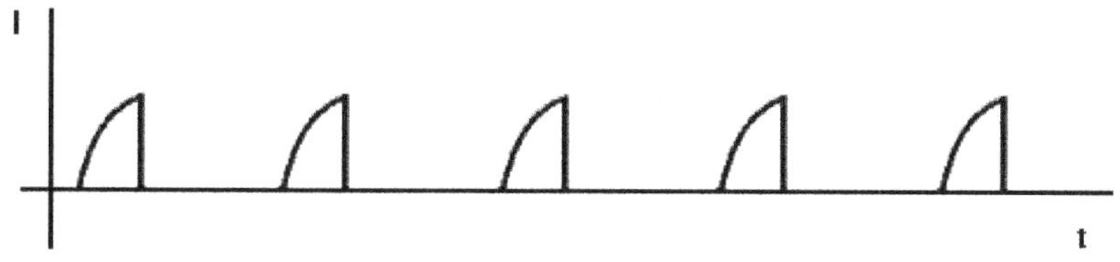

Figura 14. Corrientes exponenciales.

2.5.1.1. Efectos fisiológicos

- Efecto excitomotor sobre fibras musculares. Y debido a su progresiva instauración de la intensidad pueden estimular de forma selectiva los músculos que hayan perdido la capacidad de acomodación, como son los afectados por una parálisis periférica. También estimulan las fibras musculares lisas de las arteriolas y la musculatura de las vísceras.
- Analgesia (principalmente debida al efecto muscular).
- Estimulación de la circulación periférica (hiperemia): a nivel local debajo de los electrodos debido al componente galvánico de la misma y también produce aumento del flujo sanguíneo en la zona por influencia de tipo simpática y por el trabajo muscular realizado.

2.5.1.2. Indicaciones principales

- Mantenimiento del trofismo en músculos denervados (siempre que exista posibilidad de regeneración y reinervación).
- Electrodiagnóstico (Pueden utilizarse en lugar de las corrientes farádicas pulsantes triangulares para realizar la curva A/T, o de acomodación-tiempo, ya que ambas son de establecimiento progresivo de la intensidad).
- Trastornos circulatorios por estasis sanguíneo y edemas.

2.5.1.3. Normas de aplicación práctica

- Realizar primero las curvas de electrodiagnóstico para valorar el estado del sistema neuromuscular y obtener los parámetros óptimos de tiempo de impulso e intensidad.
- La duración de la sesión se adaptará a la tolerancia y a la fatiga muscular, terminándola cuando las contracciones se vayan debilitando. En general, no superará los 10 minutos.

2.5.1.4. Precauciones

Serán las mismas que para la corriente continua:

- Especial atención a la intensidad de corriente, resistencia de la piel del paciente, y sensación percibida por el paciente, para evitar la provocación de los efectos adversos de la electroterapia, tales como erosiones, quemaduras, y cauterizaciones.
- Solicitar al paciente que nos informe sobre la aparición de dolor o sensación de quemazón, para disminuir la intensidad o interrumpir el tratamiento.
- Si utilizamos electrodos de pequeñas dimensiones, no exceder la dosis recomendada para la aplicación, vigilar la humedad de las esponjillas y evitar contactos irregulares sobre la superficie de aplicación.

2.5.1.5. Contraindicaciones

Paciente incapaz de indicar las sensaciones producidas por la corriente, cardiopatías, prótesis o material de osteosíntesis cercano, embarazo, tromboflebitis, zona carotídea, fracturas, paciente con marcapasos, área precordial, etc.

2.5.2. Corrientes de Watewille

Son corrientes monofásicas, variables y combinadas, formadas por la unión de una corriente galvánica con una corriente farádica; esta interferencia puede ser en tensión (se suman ambas corrientes) o en oposición donde se restarían (Fig.15). Actualmente en desuso.

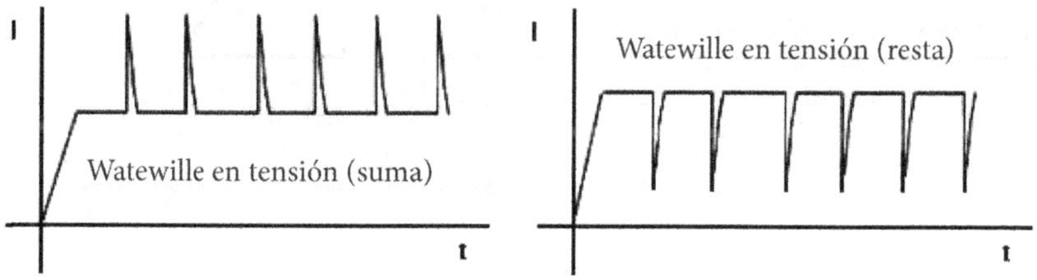

Figura 15. Corrientes de Watewille.

2.5.3. Corrientes de Leduc

Son corrientes galvánicas interrumpidas de impulsos rectangulares no modulados en las que la duración del impulso es de 1ms y la pausa es de 10ms (Fig.16). Su frecuencia es de 90Hz y son de baja intensidad (aprox. 7mA). También en desuso.

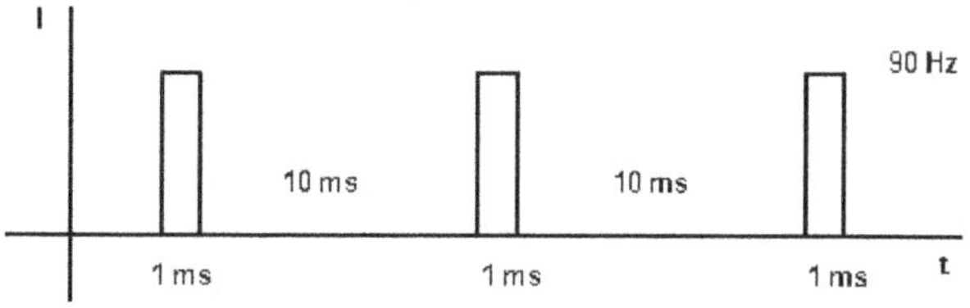

Figura 16. Corrientes de Leduc.

2.5.4. Corrientes de Le Go

Corriente monofásica, variable y progresiva de tipo exponencial con una duración de impulso de entre 30 a 50 ms y un tiempo de reposo superior de unos 50 a 70ms (Fig.17).

La intensidad de la corriente asciende de forma rápida al principio (aprox. el 63% de la intensidad total se consigue en los primeros dos milisegundos) y luego se modera.

Los efectos fisiológicos principales son el analgésico y el trófico.

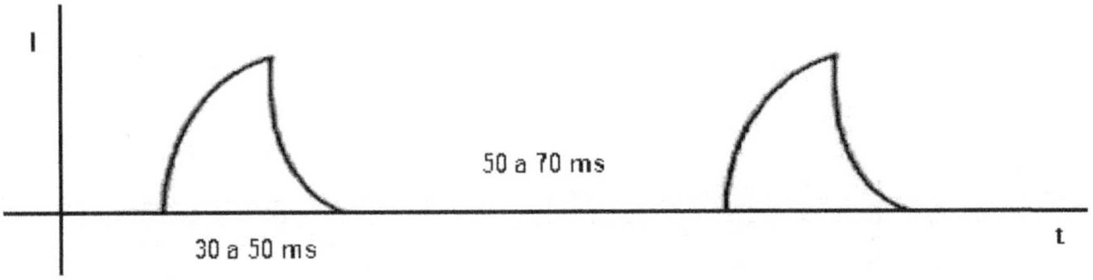

Figura 17. Corrientes de Le Go.

2.5.5. Corrientes aperiódicas de Adams

Son corrientes monofásicas, variables y moduladas, formadas por impulsos cuadrangulares cuya duración va variando (entre 1, 1,5 y 2ms) entre pausas también variables. Se emiten en forma de trenes de impulsos: cada tren tiene una duración de entre un tercio de segundo y un segundo, y un ciclo aperiódico completo contiene unos 36 trenes de impulso (Fig.18).

Sus efectos fisiológicos principales son el vasomotor y el analgésico.

De acción muy parecida a las corrientes diadinámicas pero con menor eficacia terapéutica por eso apenas se usan en la actualidad.

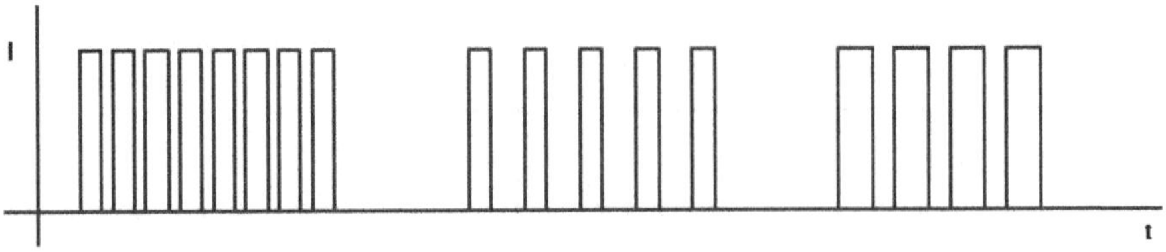

Figura 18. Corrientes aperiódicas de Adams.

2.5.6. Corrientes de Lapicque

Corriente monofásica, variable y progresiva de tipo lineal de ascenso muy lento y caída brusca de la intensidad. El tiempo de impulso es de 2 a 4ms y el de reposo entre 5 y 10ms (Fig.19).

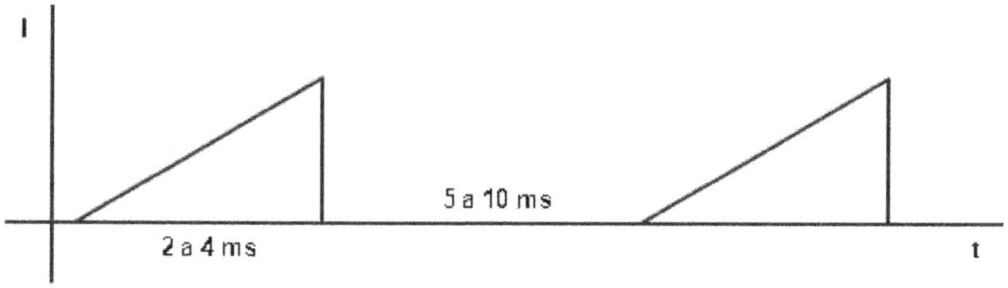

Figura 19. Corrientes de Lapicque.

2.6. Novedades en corrientes de baja frecuencia

2.6.1. Corrientes de alto voltaje

Es una corriente monopolar de doble pico con relación instantánea de subida y una inclinación en la bajada de cada pico (existen dos impulsos muy breves y una pausa larga). La pulsación es de doble pico porque un solo pico de tan corta duración no puede estimular los axones nerviosos. La forma de onda es fija y no puede ser cambiada por el fisioterapeuta (Fig.20).

También se llaman **corrientes pulsadas de alto voltaje.**

- Los pulsos gemelos suelen ser triangulares, aunque también pueden ser rectangulares.
- La duración del pulso es entre 0,2 y 7 microsegundos con una interfase amplia, siendo la duración total de 64 microsegundos. Estos impulsos se agrupan en trenes de 0,1 a 0,4ms seguidos de un largo intervalo de reposo.
- La intensidad se mide en voltios y puede llegar hasta los 500V (por eso se llaman de alto voltaje) que corresponden aproximadamente entre 2 y 2,5 amperios. Sin embargo, la atenuación que producen el resto de los parámetros físicos de la corriente, hace que el promedio de intensidad en la aplicación sea de 1,2 a 1,5mA.
- Estas características físicas hacen la aplicación muy confortable y con ningún efecto térmico o químico agresivo en el tejido tratado.
- Las unidades trabajan con voltaje constante.

- Pueden ser monofásicas (y en estas se puede alternar la polaridad) o bifásicas.
- La frecuencia se controla independientemente y se mide en pulsaciones por segundo o pps. Desde 2 a 200pps (es frecuente la utilización a 197pps).
- Se colocan en un nivel supraliminal (parestesias punzante) o a nivel motor para producir leves contracciones musculares o fasciculaciones.
- Indicaciones:
  - ▹ Dolor agudo (50-120pps) y crónico (2-20pps).
  - ▹ Reducción de espasmos musculares (aprox. 30pps de forma continua).
  - ▹ Fortalecimiento muscular (50 pps agrupados en forma de trenes de 10 s de trabajo y 50 s de pausa).
  - ▹ Reabsorción de edemas cronificados (p.ej. 40pps).
  - ▹ Reparación de heridas, con frecuencias de unos 100pps (p.ej. úlceras de larga evolución).
- La duración de la sesión suele ser larga, aprox. de 60 minutos de tratamiento.

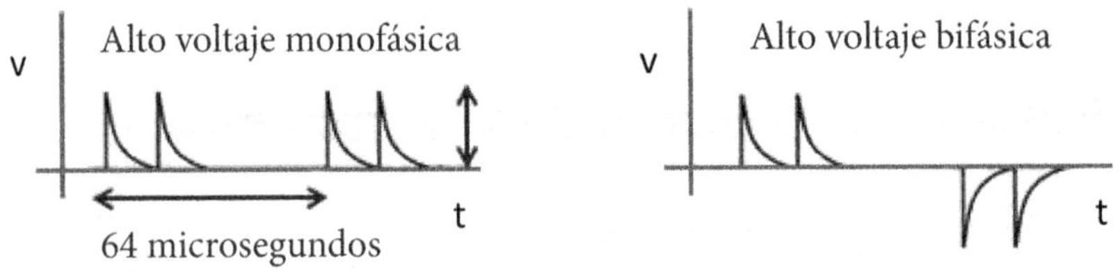

Figura 20. Corrientes de alto voltaje.

2.6.2. Microcorrientes

- Son ondas rectangulares monofásicas, con o sin polaridad alternante, o bifásicas, (puede elegirse la modalidad) de baja frecuencia y baja amplitud (Fig.21).
- Se conoce también como **bioestimulación** o **terapia bioeléctrica**.
- Se aporta energía en la misma escala de valores que la corriente que produce el propio organismo a nivel celular, favoreciendo así su fisiología y crecimiento (p.ej. estimula la producción de ATP en casi un 500%).
- Sus principales efectos son el incremento del metabolismo celular y la mejora de la microcirculación.
- Se caracteriza por tener una intensidad muy baja (microamperios) y una carga insuficiente para excitar las fibras nerviosas periféricas (ni sensitivas, ni musculares.
- Su aplicación es, por lo tanto, a nivel subliminal, el paciente generalmente no percibe el paso de la corriente.

- Sus principales efectos son:
  - ▹ Rápido alivio del dolor.
  - ▹ Acelera la reparación de tejidos (heridas, callos de fractura, úlceras, lesiones ligamentosas y tendinosas, etc.).
- Prácticamente no presenta contraindicaciones (salvo embarazo y portadores de marcapasos).
- Rango de intensidad: Desde 10 microamperios hasta 1mA.
- Un impulso típico puede durar unos 0,5 segundos (2.500 veces más que un impulso típico de un TENS) y la fase completa suele durar unos 2,7 segundos.
- Las frecuencias que se utilizan van desde 0,1Hz hasta 1000Hz, dependiendo del efecto que se persiga. Las últimas investigaciones van encaminadas a encontrar las frecuencias de resonancias idóneas para cada tejido lesionado.
- Las sesiones duran entre 10-25 minutos (incluso de varias horas en tratamientos de úlceras) y se suelen aplicar varios tipos de tratamiento, con frecuencias distintas, en una misma sesión.
- Los resultados suelen ser bastante rápidos (aprox. 10 sesiones son suficientes).

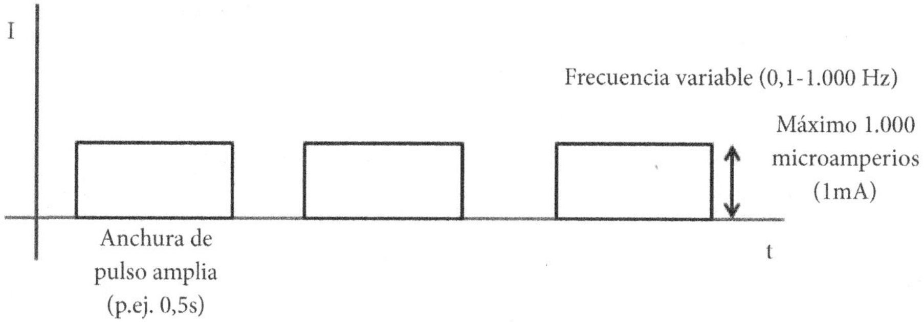

Figura 21. Microcorrientes.

3. TÉCNICAS ELECTROTERÁPICAS CON CORRIENTES DE MEDIA FRECUENCIA

3.1. Introducción

Consiste en la aplicación de corrientes alternas sinusoidales de frecuencias comprendidas entre 1.000 y 10.000Hz (aunque en la práctica se utilizan desde 2.000 hasta unos 8.000Hz), cuya amplitud se modula a una frecuencia baja con fines terapéuticos.

Las principales ventajas con respecto a las corrientes de baja frecuencia son:

- La piel y los tejidos superficiales ofrecen menos impedancia al paso de corrientes de mayor frecuencia que a las de baja frecuencia; con estas últimas a intensidades altas se irritan y la aplicación resulta frecuentemente molesta. La **tolerancia** es mucho mejor en las corrientes de media frecuencia y se pueden aplicar mayores intensidades con menos molestias cutáneas.

- Las corrientes de media frecuencia tienen mayor poder de **penetración** en los tejidos ya que se pierde menos energía al presentar menos resistencia la piel a su paso.
- Al no ser polares y dada su elevada frecuencia, no producen ni irritación de la piel ni hiperemia.

De esta forma se consiguen unos efectos idénticos a los de baja frecuencia (analgésico, excitomotor, etc.) pero con mínimas molestias y pudiendo llegar a estructuras orgánicas más profundas.

Los tipos principales de corrientes de media frecuencia son: corrientes interferenciales, corrientes rusas o de Kotz y las corrientes de D'Journo.

3.2. Corrientes interferenciales

También llamadas corrientes de Nemec[9] o corrientes nemectrodínicas.

3.2.1. Características físicas

Se aplican simultáneamente dos corrientes de media frecuencia de forma perpendicular y cruzadas entre sí con intensidades iguales y constantes pero ligeramente desfasadas. De la interferencia constructiva resultante aparece una nueva corriente también de media frecuencia pero de amplitud modulada. Esta modulación de la intensidad se realiza a baja frecuencia y esta corriente resultante es la que se aplica de forma terapéutica al organismo (Fig.22).

Las corrientes que intervienen en este proceso se denominan:

- **Onda portadora (F_1)**: Según el objetivo terapéutico, puede ser de 2.500Hz o de 4.000Hz.
- **Onda moduladora (F_2)**: Con una frecuencia igual a la de la onda portadora ± 250Hz. Ambas ondas, están en diferente fase y por eso se produce una interferencia constructiva entre ambas, es decir, sus frecuencias se sumarán de forma algebraica.
- **Onda resultante (F_R)**: Es la corriente resultante de la interferencia o batido. Tendrá una frecuencia que será la media aritmética de las dos anteriores.
- **AMF (Frecuencia modulada en amplitud)**: No es una corriente en sí misma; hace referencia a la frecuencia de modulación en amplitud que presenta la onda resultante (F_R); puede ser desde 1 hasta 250Hz y resulta de restar las

9 Hace referencia al doctor alemán Nemec que las desarrolló.

frecuencias de F_1 y F_2. Es la frecuencia que se aplica al paciente y la que va a producir los efectos fisiológicos, ya que este rango (el mismo que el de las corrientes de baja frecuencia) es el óptimo para despolarizar tanto fibras nerviosas como musculares.

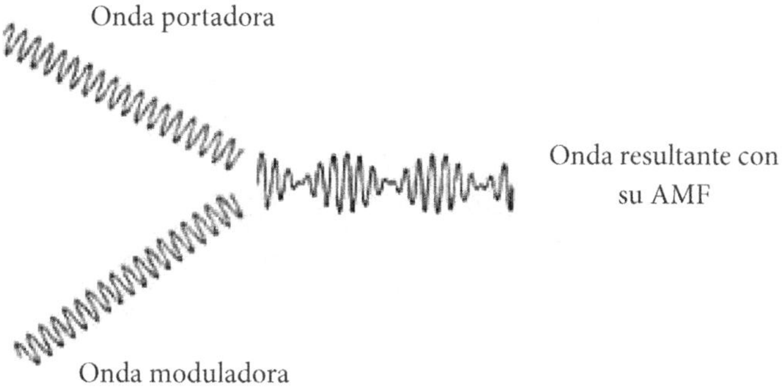

Figura 22. Efecto de batido o interferencia entre dos corrientes de media frecuencia. La onda resultante presenta una modulación de su amplitud de forma repetitiva (AMF).

Ejemplo práctico:

- Onda portadora (F_1) = 4000Hz.
- Onda moduladora (F_2) = 4100Hz.
- Onda resultante (F_R) = (onda portadora + onda moduladora) / 2 = 4050Hz.
- AMF = 100Hz = Frecuencia del tratamiento.

Los impulsos de la onda resultante están agrupados como en "paquetes" modulados en amplitud que se van repitiendo; las fibras nerviosas y motoras perciben cada paquete como si de un único impulso se tratara, aunque dentro haya varios impulsos de media frecuencia (Fig.23).

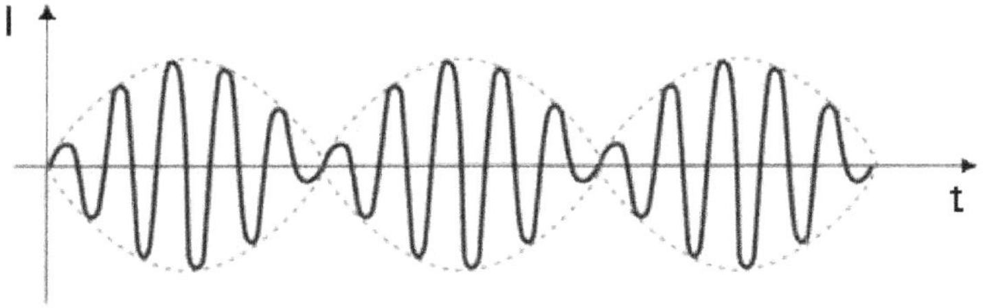

Figura 23. Corriente interferencial; agrupaciones de impulsos con amplitud modulada.

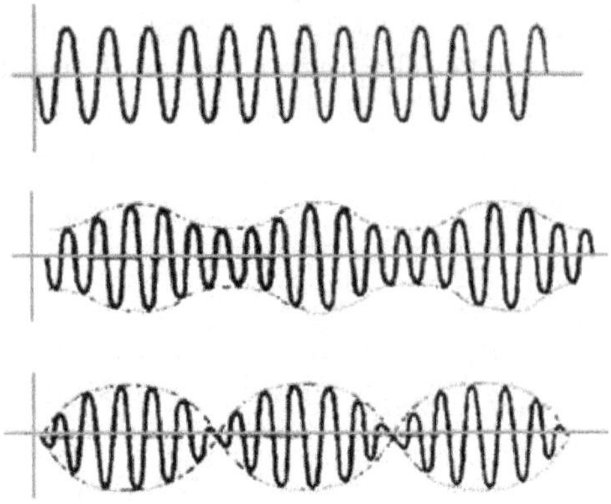

Figura 24. Distintas formas de modulación de la AMF. A mayor porcentaje de modulación de amplitud, mayor penetrabilidad en los tejidos.

La profundidad de penetración de las corrientes de media frecuencia varía en función de cuánto esté modulada la amplitud en la onda resultante y se expresa en un porcentaje, mientras más alto sea el porcentaje de modulación de la AMF, mayor será la profundidad de penetración de la corriente (Fig.24).

3.2.2. Métodos de aplicación

La interferencia se puede realizar en el interior del organismo (interferenciales tetrapolares) o fuera de él, cuando se realiza en el aparato de electroterapia (interferenciales bipolares). De esta forma, las formas de aplicación habituales son:

- **Método tetrapolar**:
  - ▷ Modulación endógena (en el interior del paciente).
  - ▷ Se necesitan dos circuitos por separado de corrientes alternas de media frecuencia (para F_1 y F_2).
  - ▷ Se colocarán, por tanto, cuatro electrodos colocados perpendicularmente para que la interferencia se produzca en donde ambas se cruzan.
  - ▷ La profundidad de la modulación varía según la zona: máxima (100%) en las diagonales de 45º del ángulo de 90º formado por el cruce de los dos circuitos. En el resto de zonas va decreciendo progresivamente (Fig.25).
  - ▷ Es necesario colocar bien los electrodos para conseguir un óptimo resultado (paralelos dos a dos).

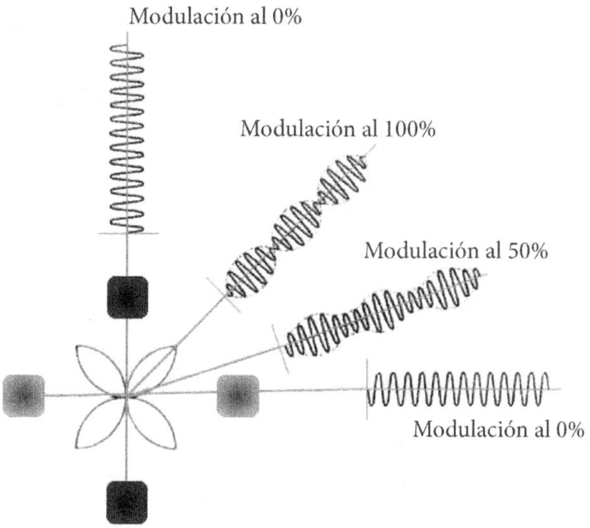

Figura 25. Profundidad de modulación en las corrientes interferenciales.
Sólo en las diagonales de 45° la profundidad es al 100% (máxima).

- **Método tetrapolar con vector de rastreo**: Con él se permite aumentar la región de estimulación efectiva mediante la rotación hacia delante y hacia atrás del área de estimulación máxima de las diagonales. También se produce una variación cíclica de la intensidad en uno de los dos circuitos de forma alternante, pudiéndose la zona de intersección de las corrientes, así se puede conseguir un campo interferencial de profundidad máxima (AMF al 100%) homogéneo de 360°. Produce sensaciones variables de la corriente bastante agradables. Se usa frecuentemente para tratar zonas extensas y existen distintos tipos de vectores (manual, automático isoplanar, coplanar, etc.).

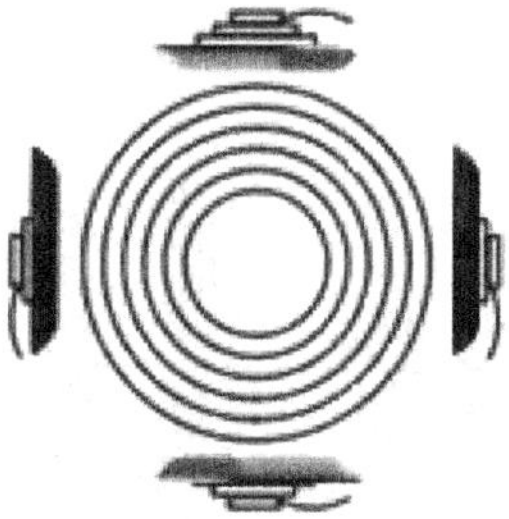

Figura 26. Interferenciales tetrapolares con vector de rastreo isoplanar: profundidad de modulación (AMF) del 100% en toda la zona de tratamiento.

- **Método bipolar**:
  - ▷ Modulación exógena, se realiza dentro del aparato de electroterapia.
  - ▷ Al salir ya modulada se puede aplicar con un único circuito de corriente, colocando sólo dos electrodos por lo que su aplicación es más fácil y cómoda.
  - ▷ La profundidad de modulación del circuito es del 100%. La única precaución a la hora de aplicar este método es que esta AMF máxima se produce en la línea que une los electrodos, siendo del 0% en la perpendicular a esta línea (Fig.27).

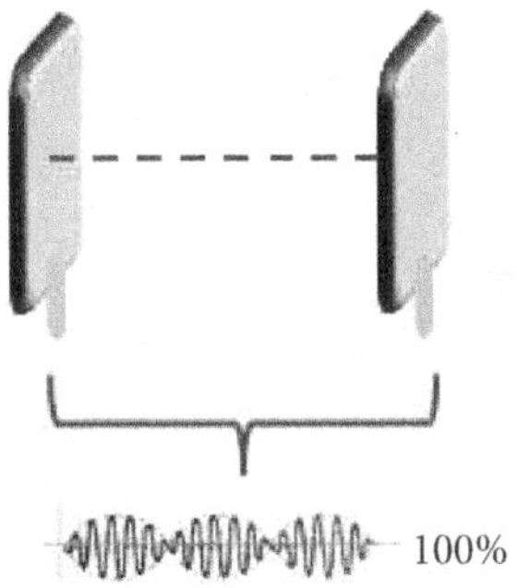

Figura 27. Método bipolar en corrientes interferenciales.

3.2.3. Tipos de modulación

La modulación de la onda interferencial puede ser de varios tipos que condicionará sus indicaciones principales:

a) *Sinusoidal*: Es la modulación "clásica" de las interferenciales. Tiene utilidad en todas las indicaciones (Fig.28).

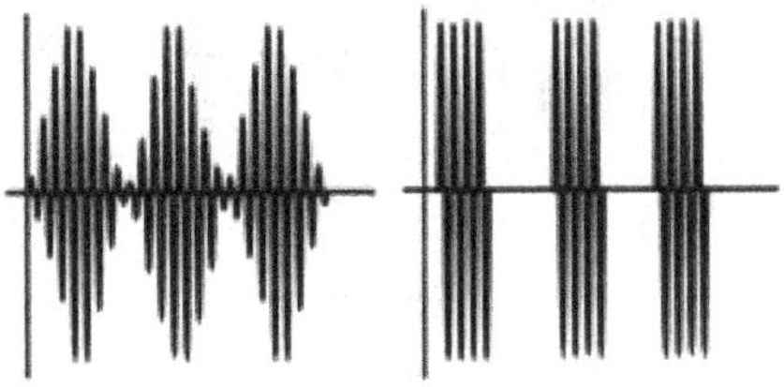

Figura 28. Principales tipos de modulación de las corrientes interferenciales: sinusoidal y cuadrangular.

b) *Cuadrangular.* Posee ascensos y descensos bruscos de la amplitud. Más adecuada para potenciación muscular de fibras musculares sanas.

c) *Triangular.* Con ascensos y descensos de la amplitud lentos y suaves. Se utiliza para denervaciones parciales (siempre que el músculo responda a estímulos farádicos). La modulación es de amplitud y también de frecuencia.

d) *Trapezoidal bipolar.* Es una alternativa intermedia entre el estímulo brusco (cuadrangular) y el suave (triangular). La modulación es de amplitud y de frecuencia.

3.2.4. Tipos de electrodos

- *Electrodos planos de goma flexible con esponjillas húmedas.* Son los que se usan convencionalmente en electroterapia. Fijación con cinchas de velcro.
- Electrodos de ventosa:
  - ▹ Consiste en un electrodo metálico cubierto por goma flexible en forma de copa invertida; el electrodo metálico queda separado de la piel por una esponja bien humedecida.
  - ▹ La adhesión a la piel es bastante buena y se hace en gracias a un sistema de vacío. No es necesario fijarlos con correas.
  - ▹ Se pueden colocar en zonas más inaccesibles para los electrodos convencionales, p.ej. hombros, trapecios, etc. (Fig.29).
  - ▹ En pieles muy sensibles pueden provocar pequeñas roturas de capilares con pequeños hematomas o petequias.

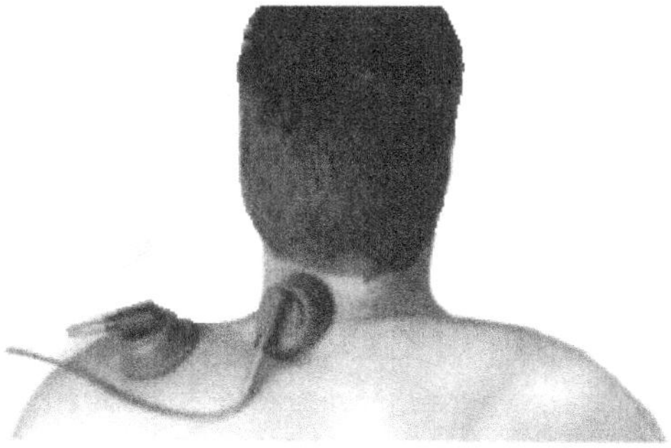

Figura 29. Aplicación de interferenciales bipolares con electrodos de ventosa.

- *Electrodos de guante o manopla.* Para aplicaciones bipolares (interferencia dentro del aparato). Se pueden utilizar dos electrodos de guante o uno sólo y el otro es uno convencional que se coloca en posición opuesta. El objetivo es realizar una especie de electromasaje y va dirigido a las terminaciones sensitivas de la superficie corporal para provocar respuestas vasomotoras en la circulación sanguínea y linfática. Deben desplazarse con suavidad; el paciente debe percibir una sensación ligera de corriente.

- *Electrodo puntual.* Aplicación bipolar; la interferencia se realiza dentro del aparato. Se usan dos electrodos: uno es el electrodo masa o indiferente de mayor tamaño, y el otro es el puntual en forma de lápiz con punta redondeada. Se usan para conseguir un efecto en profundidad en pequeñas zonas y tener libertad para ir desplazándose de una a otra.
- *Electrodo tetrapolar de interferencia local.* Consiste en una placa cuadrada de goma que lleva incorporados los cuatro electrodos de los dos circuitos de manera cruzada para realizar la interferencia que se produce, por tanto, dentro del paciente. Se emplean para zonas muy localizadas y pequeñas, p.ej. puntos dolorosos superficiales o tratamientos faciales.
- *Vibrador con electrodo.* Se emplea un vibrador de masaje que lleva incorporados los cuatro electrodos que van a producir la interferencia. Se combinan los efectos mecánicos con los electromagnéticos. Es necesario proteger la piel con un paño fino húmedo.
- *Con un cabezal de ultrasonido.* Se realiza en la terapia combinada. El cabezal va a ser el electrodo activo y el otro será uno convencional que hará de masa. Al cerrar el circuito (aplicación del cabezal sobre la piel con gel) se produce el paso de la corriente interferencial y el cabezal emite los ultrasonidos.

3.2.5. Efectos fisiológicos

Van a ser muy parecidos a los de las corrientes de baja frecuencia con la diferencia de que se pueden tratar procesos más profundos y con intensidades más elevadas. Los principales son:

- **Efecto excitomotor**: Despolarización de la membrana de la fibra muscular. Dependiendo de la frecuencia de estimulación que se utilice (AMF) pueden producirse contracciones musculares vibratorias, mantenidas o tetánicas.
- **Efecto analgésico:** Reducen el dolor por estimulación de las fibras nerviosas gruesas (*gate control*), por elevación del umbral de los nociceptores, mediante liberación de endorfinas y también al normalizar del equilibrio neurovegetativo (amortiguación del sistema simpático) que se refleja en una relajación y mejoría de la microcirculación, lo cual también contribuye a disminuir el dolor.
- **Efecto fibrinolítico:** Movilizaciones de carácter vibratorio en el tejido conjuntivo, facilitando la liberación de adherencias y fibrosis.
- **Efecto antiedematoso**: En las articulaciones producen movilización del líquido sinovial facilitando la reabsorción de edemas y evitando la aparición de adherencias.
- **Efecto antiinflamatorio**: Mejora el intercambio iónico y de líquido intersticial dentro de las células.

3.2.6. Normas de aplicación práctica y dosificación

- Elección de los parámetros principales[10]:
  - ▷ ***Frecuencia portadora***. Según el objetivo terapéutico:
    - ○ 4.000Hz (Efecto analgésico).
    - ○ 2.500Hz (Efecto excitomotor).
  - ▷ ***Elección de la AMF*** (frecuencia de tratamiento):
    - ○ **1-10Hz**. Se producen contracciones musculares rápidas y rítmicas de carácter vibratorio en el músculo estriado adecuadas para relajar la musculatura en procesos como las contracturas. También se utiliza en atrofias por inmovilización (primeras fases del tratamiento) y en denervaciones parciales (siempre que exista respuesta muscular a la faradización).
    - ○ **10-25Hz**. Mejora los problemas circulatorios venosos periféricos, reduciendo la congestión venosa.
    - ○ **20-50Hz**. Tratamiento del **dolor crónico y subagudo**, estas frecuencias tienen una gran acción analgésica duradera. También se puede realizar un tratamiento de fortalecimiento muscular (sobre todo para músculos tónicos) si agrupamos los impulsos en forma de trenes de varios segundos de impulsos y, al menos el doble de tiempo, de pausas.
    - ○ **80-100Hz**. Ejerce, sobre todo, una acción sedante sobre las perturbaciones neurovegetativas atenuándolas, debido a su acción simpatinotónica. También es una frecuencia adecuada para **dolores agudos** (por estimulación de fibras nerviosas gruesas) produciendo una acción analgésica rápida pero de corta duración (6 a 12 horas); en este caso nunca se llegará al umbral motor. Si, por el contrario, se agrupa la salida de la corriente en trenes puede usarse para fortalecimiento muscular, en este caso las frecuencias son más adecuadas para músculos de tipo fásico.
- ***Elección del espectro de frecuencia***: Para evitar la acomodación del paciente a la corriente se puede ir subiendo la intensidad (lo que a la larga incomodaría al paciente) o modular la AMF, haciendo que varíe de forma rítmica su frecuencia en un rango determinado a lo largo del tiempo de la sesión. Si a una AMF se le añade un espectro de frecuencia, va a producirse un barrido de frecuencias que va a ir desde el valor de la AMF fijado hasta el valor que, por sumación, se ha elegido como espectro. Es un parámetro opcional pero altamente aconsejable. Según las diferentes características del aparato en cuestión, este barrido de frecuencias se realizará de forma cíclica en unidades de tiempo que ser programan previamente (oscilación del espectro).

10 No es necesario especificar la onda moduladora ya que el aparato de interferenciales la construye automáticamente con los datos de la onda portadora y la AMF.

Por ejemplo:

Si en el aparato se elige una AMF de 10Hz y se le añade un espectro de 40Hz, la corriente comenzará con la AMF de 10Hz e irá subiendo y pasando sucesivamente por todas las frecuencias hasta los 40Hz. Después irá disminuyendo gradualmente otra vez hasta los 10Hz.

En general:

- ▹ Mientras más amplio sea el espectro de frecuencias de la AMF, se producirán más variaciones de las sensaciones y/o de las contracciones y más se retrasará la aparición de la acomodación, y viceversa.
- ▹ Suelen usarse espectros amplios, con AMF baja, para tratar procesos crónicos o subagudos ya que los tratamientos suelen ser más largos para evitar la acomodación. Y espectros más estrechos con AMF alta en patologías agudas, p.ej. un espectro en barridos de frecuencia de más de 100 Hz es específico para lograr analgesia en pacientes con dolor agudo.
- ▹ Sin embargo, un espectro de frecuencia demasiado amplio puede entorpecer el objetivo terapéutico marcado, p.ej. analgesia para dolor crónico, fortalecimiento muscular de músculos fásicos, etc. Por lo tanto, habrá que realizar su selección de forma cuidadosa.
- ▹ Una excepción podría ser la elección de un espectro de máximo rango (0-100Hz); también se denomina **gama dinámica combinada**. Este cambio permanente entre límites extremos de frecuencia produce un paso rítmico de la excitación a la sedación y del efecto vibratorio al efecto tonificante muscular. Recomendado en problemas tróficos, para mejorar el tono muscular y también para reabsorber líquidos (efecto antiedematoso) en fases subagudas o crónicas. Indicado para tratamiento postraumático, contusiones, exudaciones, distorsiones, etc.

- ***Intensidad:*** Se mide en miliamperios y las corrientes interferenciales permiten intensidades altas de hasta unos 40-50mA. Se fijará en función de los objetivos planteados en el tratamiento y según la percepción subjetiva del paciente, en general:
  - ▹ Se colocarán en el nivel supraliminal (paciente nota de forma intensa la corriente sin que se produzca malestar o dolor).
  - ▹ Se colocarán en el nivel motor; si nuestro objetivo es excitomotriz buscaremos una contracción muscular de calidad sin molestias.
  - ▹ Procesos agudos: intensidades más bajas; procesos crónicos: intensidades más altas.
- ***Tiempo de tratamiento por sesión:*** Aproximadamente unos 10 minutos para los procesos agudos y de 20 a 30 minutos para los procesos más cronificados. Algunos autores recomiendan tiempos más altos (hasta de una hora) para conseguir una modulación efectiva del dolor. Si el tratamiento es excitomotor, la sesión durará como máximo 20 minutos para no causar fatiga muscular.
- ***Frecuencia de las sesiones:*** Una o, incluso, dos veces al día para casos agudos y tratamiento diario o a días alternos para los crónicos.

- ***Duración total del tratamiento:*** Para las lesiones agudas pueden ser suficientes unas 8 o 10 sesiones; para los procesos crónicos de 15 a 20 sesiones.

3.2.7. Indicaciones

Muy variadas y relacionadas con los efectos fisiológicos que producen; de igual forma son muy parecidas a las de las corrientes de baja frecuencia.

- Potenciación muscular.
- Relajación muscular.
- Elongación muscular.
- Bombeo circulatorio.
- Analgesia en dolores de origen químico, mecánico y neurálgico.
- Desbridamientos tisulares, fundamentalmente en los inicios de la proliferación del colágeno.
- Procesos inflamatorios y dolorosos de partes blandas (tendinitis, bursitis, contusiones, esguinces, luxaciones, etc). Cuidado si el proceso es demasiado agudo.
- Liberaciones articulares, en la fase de proliferación de adherencias.
- Eliminación de derrames articulares (pero no agudos ni sépticos).
- Trastornos neurovegetativos con disfunciones de la circulación (p.ej. Distrofia simpático refleja).
- Movilización intrínseca e íntima de las articulaciones vertebrales.
- Aumento y mejora del trofismo local por aporte energético.

3.2.8. Contraindicaciones

Van a ser muy similares a las de las corrientes de baja frecuencia. Algunas de ellas son:

- Embarazo.
- Tumores.
- Lesiones dermatológicas en la zona de aplicación.
- Tuberculosis.
- Marcapasos, por la posibilidad de interferencia, u otro tipo de dispositivos electrónicos.
- DIU.
- No invadir la zona cardíaca.
- Procesos agudos inflamatorios o infecciosos.
- Roturas tisulares recientes (no aplicar el efecto excitomotor).

- Trombosis y tromboflebitis.
- Fiebre.
- Los implantes metálicos y endoprótesis con componentes metálicos son una contraindicación relativa: al no tener polaridad estas corrientes no van a producir ninguna quemadura química pero puede producirse una acumulación calórica en los extremos de los tornillos o agujas (cuando se aplican grandes intensidades y durante un tiempo prolongado). Algunos autores aconsejan tener precaución y vigilar la aplicación en zonas próximas a estos implantes metálicos. En la mayoría de los casos es adecuada su aplicación.

3.3. Corrientes rusas o de Kotz

Son corrientes interferenciales de media frecuencia con una modulación cuadrangular.

Fueron desarrolladas por el profesor de Medicina ruso Yakov Kotz en los años setenta, y su principal indicación es la estimulación muscular y se consiguen excelentes resultados con mínimas molestias.

Sus parámetros son específicos y no se pueden variar:

- *Frecuencia de onda portadora*: 2.500Hz.
- *AMF* de 50Hz.
- *Ciclo de trabajo* del 50% (Ratio impulso/pausa de 1:1; 10 ms de impulso y 10 ms de reposo).
- La modulación cuadrangular resultante viene agrupada en forma de *trenes* (10 segundos de trabajo muscular y 50 segundos de pausa). Además estos trenes también están modulados en intensidad (creciente al principio y decreciente al final, como si fueran rampas).
- Se coloca buscando la *intensidad máxima tolerable* y el *umbral motor* (contracción muscular de calidad).

3.4. Corrientes de D'Journo

Son corrientes de media frecuencia entre 2.500 y 10.000Hz. Pueden ser:

- De media frecuencia pura (sin modulaciones).
- De media frecuencia y modulada en cortos periodos.
- De media frecuencia y modulada en largos periodos.

Fundamentalmente su efecto es analgésico, aunque en la actualidad están en desuso.

4. TÉCNICAS ELECTROTERÁPICAS CON CORRIENTES DE ALTA FRECUENCIA

4.1. Definición

La electroterapia de alta frecuencia puede definirse como el uso terapéutico de ondas electromagnéticas con frecuencias superiores a 300.000Hz (aunque en la práctica habitual son de una frecuencia superior a los 27MHz). De esta forma, estamos suministrando energía al organismo con el fin de activar respuestas metabólicas a distintos niveles.

A pesar de su alta frecuencia son radiaciones no ionizantes y se les considera una modalidad de la termoterapia profunda.

4.2. Características físicas

Las principales **diferencias con las corrientes de baja frecuencia** son:

- Debido a sus frecuencias tan altas no causan despolarización de las fibras nerviosas ni musculares; esta energía electromagnética se convierte en energía térmica dentro del organismo (se calientan los tejidos desde el interior[11]).
- Estas corrientes penetran con bastante facilidad a través de la piel, al contrario que las de baja frecuencia.
- Normalmente, los electrodos de corrientes de alta frecuencia no se colocan directamente sobre la piel, sino a una cierta distancia.

  La **profundidad** de penetración dependerá de las características eléctricas de los tejidos (conductividad y resistencia), de la vascularización del tejido (mayor contenido en agua), del grosor de la grasa subcutánea, de la distancia piel-electrodo, del modo de emisión (continua o pulsátil) y de la técnica de ubicación de los electrodos. En general, no se sobrepasan los 7cm de penetración media.

La energía electromagnética propagada en alta frecuencia obedece a las mismas leyes que las **ondas de la fototerapia** (ondas de luz) ya que se pueden irradiar en todas las direcciones o focalizarse, avanzan con la misma velocidad de propagación, sufren fenómenos de refracción y reflexión, etc.

Todas van a producir una **termoterapia profunda** pero existen una serie de diferencias en cuanto a la intensidad, profundidad y reparto del calor producido en los tejidos, según la modalidad utilizada. Este hecho va a condicionar las indicaciones y localizaciones específicas de cada una de ellas.

---

11 Por esta razón a estas corrientes también se les denomina de forma general como "diatermia" y constituyen la modalidad de termoterapia profunda junto con los ultrasonidos de tipo continuo.

Estas corrientes puede atravesar el organismo de tres formas distintas:

a) **Como corriente de conducción:** Se produce en los tejidos conductores por movilización de cargas libres al aplicar la diferencia de potencial; este movimiento de las partículas depende de la frecuencia de la corriente. La generación de calor se produce por conversión de energía eléctrica en térmica debido al rozamiento por el efecto Joule[12]. Mientras mayor sea la conductividad del material o tejido, mayor será la densidad de corriente por lo que será mayor la cantidad de energía térmica generada.

b) **Como corriente de desplazamiento:** Es la forma de atravesar los cuerpos no conductores o dieléctricos (pero con alto contenido en dipolos eléctricos, como el agua). Produce dentro de las moléculas un desplazamiento alternante de estas cargas eléctricas que produce calor pero en menor medida.

c) **Como corriente de inducción**: Es otra forma de atravesar materiales no conductores. Se induce un campo magnético de la misma frecuencia que la corriente eléctrica que, a su vez, volverá a producir otra corriente eléctrica "parásita".

Por tanto, las corrientes de alta frecuencia atraviesan los cuerpos conductores como corriente de conducción y los no conductores como corriente de desplazamiento o como corriente de inducción. Como ningún tejido del organismo es un aislante ni un conductor perfecto, estas corrientes podrán pasar ya sea de una forma u otra. La cantidad de corriente (líneas de densidad de fuerza) que atraviese el tejido dependerá de las características propias del tejido.

4.3. Clasificación de las ondas de alta frecuencia

Las corrientes de alta frecuencia usadas en la actualidad son la **onda corta** y las **microondas**. Existen otras corrientes de este tipo pero ya están en desuso como las de D'Arsonval, diatermia y las ondas decimétricas (Fig.30).

Tipo de corriente	Frecuencia	Longitud de onda
D´Ansorval	1 MHz	300 metros
Diatermia	10 MHz	30 metros
Onda corta	27,12 MHz	11,06 metros
Ondas decimétricas	433,92 MHz	69 centímetros
Microondas (Radar)	2450 MHz	12,25 centímetros

Figura 30. Clasificación de las corrientes de alta frecuencia.

12 El calor que produce una corriente eléctrica al pasar por un conductor es directamente proporcional a la resistencia que oponga el conductor, al cuadrado de la intensidad de la corriente y al tiempo que dura la corriente ($Q = I^2 \times R \times t$).

4.3.1. Corriente de D'Arsonval

- Frecuencia de 1MHz y longitud de onda de 300 metros.
- Corriente sinusoidal, cuya producción de calor no llega a ser manifiesta (por la poca intensidad).
- No tiene acción excitante sobre las estructuras musculares contráctiles.
- Se aplica con un electrodo al vacío.
- Efecto circulatorio, analgésico y bactericida.
- En la actualidad sólo se usa en tratamientos superficiales de la piel y el cuero cabelludo, fundamentalmente con objetivos estéticos.

4.3.2. Diatermia

- Es la forma más antigua de electroterapia de alta frecuencia utilizada. Posee una frecuencia de 10MHz y unos 30m de longitud de onda.
- Se presenta en forma de trenes de ondas de amplitud decreciente, separados por períodos de pausa.
- Producen mucho más calentamiento en la piel y los tejidos superficiales que a nivel del músculo.
- Estos equipos necesitan de condiciones especiales del local, p.ej. una jaula faradica, entre otros requerimientos técnicos por la elevada probabilidad de interferencia con otros equipos médicos. Actualmente en desuso.

4.3.3. Onda corta

Se trata de una corriente electromagnética de alta frecuencia (27,12 MHz), con una longitud onda de aprox. 11,06 metros. Produce calor profundo por transformación de energía electromagnética en energía calorífica debido al desplazamiento continuo de iones con carga eléctrica.

Tiene capacidad para atravesar todas las sustancias, tanto si son conductoras como si no lo son. Su penetración aprox. es de 5 a 7cm.

Los aparatos de onda corta, constan de un doble circuito: a) circuito productor de la corriente de alta frecuencia y b) circuito de aplicación, donde se coloca la zona a tratar. De esta forma el paciente se encuentra aislado del circuito productor, lo que proporciona gran seguridad para evitar un posible accidente eléctrico.

4.3.3.1. Onda corta continua

Durante su emisión no existen periodos de pausa, siendo sus ondas de la misma frecuencia e intensidad (ondas entretenidas).

Métodos de aplicación de la onda corta

A) Campo de condensador (Efecto capacitativo)

Consta de dos placas metálicas cargadas eléctricamente una frente a otra, dejando una distancia entre ambas. Al ser cada placa de carga opuesta (positiva y negativa) se creará una diferencia de potencial entre ambas que generará una fuerza electromotriz en el espacio que las separa. Si intercalamos una zona corporal, ésta se verá sometida a esta fuerza electromotriz existente y las cargas iónicas de sus disoluciones orgánicas se desplazarán acercándose o alejándose de los electrodos. Se producirá un "vaivén" en los iones orgánicos de millones de veces por segundo (según sea la frecuencia de la corriente) en forma rectilínea (Fig.31).

Para que se produzca el efecto capacitativo la energía tiene que transmitirse a través de un dieléctrico, por tanto la zona a tratar se encuentra entre los dos electrodos pero sin contactar con ellos; entre el electrodo y la zona de tratamiento queda una capa de aire aislante.

Se produce un calentamiento de tejidos más superficiales con alta resistividad y poca hidratación, como la grasa. Método indicado, por tanto, para tratar zonas superficiales sin mucho tejido adiposo, p.ej. articulaciones como la rodilla.

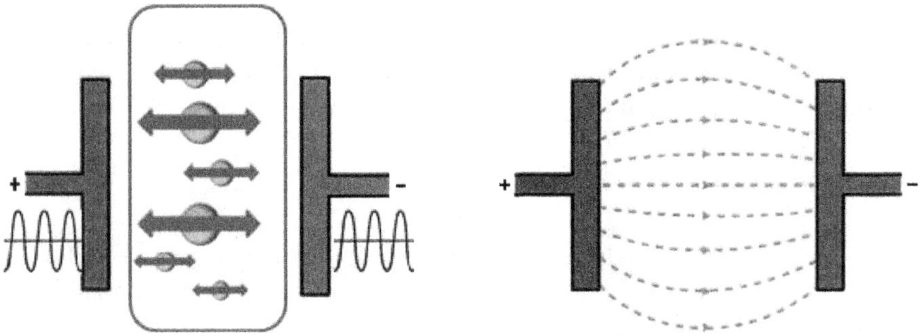

Figura 31. Campo de condensador en onda corta; diferentes capas de tejidos están situadas entre las dos placas del emisor, conectadas en serie y separadas de la piel por una capa aislante de aire. **Líneas de fuerza de campo** (derecha) y **desplazamiento iónico alternante** (izquierda). Mayor calentamiento del tejido adiposo.

La onda corta atravesará los tejidos de la zona como corriente de conducción y como corriente de desplazamiento: en la piel pasa como corriente de conducción, siendo el calentamiento escaso porque la resistencia que presenta la piel es baja debido a la alta frecuencia de la corriente. El interior del cuerpo ofrece aún menos resistencia pero permite el paso de la onda corta continua como corriente de desplazamiento calentándose, de esta forma, mejor que la piel.

Tipos de aplicación de la onda corta capacitativa

a) **Aplicación transversal:** La zona a tratar se encuentra entre los electrodos (las capas del tejido están perpendiculares a los electrodos). Mayor calentamiento del tejido adiposo que del muscular. Usada frecuentemente en articulaciones porque produce un calentamiento de estructuras intra y periarticulares.

b) **Aplicación longitudinal:** Las capas de tejido están paralelas a la corriente. Atraviesa todos los planos tisulares, siendo una aplicación que consigue mayor profundidad y localización del efecto térmico en zonas difíciles. Aunque hay que tener en cuenta que si los electrodos están muy cerca de la piel, se concentrará mayor carga térmica en las capas superficiales y el tejido graso, apenas quedando energía para capas más profundas.

c) **Aplicación coplanar:** Electrodos en el mismo plano que la zona a tratar. Calienta más la piel y el tejido celular subcutáneo, la absorción de energía en las capas más profundas será baja; es un método de aplicación superficial. Muy utilizada en afecciones del tronco (dorsalgias, lumbalgias, etc.) y en aplicaciones viscerales.

Factores que afectan a la densidad de líneas de campo (calentamiento de los tejidos)

- **Distancia electrodo-piel** (con electrodos de igual tamaño)
  - Con una distancia pequeña se produce un calentamiento mayor en la superficie de la parte del cuerpo a tratar; mayor calentamiento del tejido adiposo (ya que opone mayor resistencia al paso de la corriente que la piel).
  - A mayor distancia de la piel, el flujo de calor es más uniforme (no se concentra tanto en la superficie) y produce un efecto en profundidad mayor, siendo también menor la carga térmica en el tejido graso.
  - La distancia entre los electrodos y la piel debe ser tan amplia como el equipo permita, aunque nunca deberá superar los 6 centímetros.
- **Tamaño de los electrodos:** Dependerá del tamaño de la zona a tratar; como regla general deberán ser algo mayores que ésta.
  - Cuando el electrodo es del mismo tamaño que la zona de tratamiento, los dos son iguales y la distancia piel-electrodo es la misma, el calentamiento será el mismo en la superficie que en planos más profundos (calor homogéneo).
  - Cuando el electrodo es más pequeño que el área a tratar, el calentamiento será mayor en la superficie y al contrario, si los electrodos son mayores que la zona de tratamiento, el calentamiento será mayor en tejidos más profundos.
  - Si son de diferente tamaño, con igual distancia electrodo-piel, se producirá mayor concentración de energía en el electrodo menor.
  - Si los electrodos son de igual tamaño pero están colocados con diferente distancia electrodo- piel, el efecto superficial será mayor en el electrodo más cercano a la piel.
- **Separación entre sí de los electrodos:** P.ej. En el método coplanar si se desea tratar tejidos más profundos se debe mantener una distancia entre las placas conductoras de una vez y media de su diámetro.

- **Colocación de los electrodos**: Debemos colocar los electrodos paralelos entre sí y paralelos también con la piel de la zona a tratar para evitar estos efectos:
  - ▷ "*Efecto punta*": Concentración de líneas de fuerza en las partes más prominentes del organismo, donde los electrodos se encuentran más cerca de la piel. Los electrodos pueden estar paralelos entre sí pero no con la zona a tratar.
  - ▷ "*Efecto borde*": si los electrodos no están colocados paralelos entre sí existirá una concentración mayor de energía en la zona corporal donde los electrodos estén más cerca uno del otro.

Por tanto, es posible obtener diferentes grados de calor variando la distancia electrodo-piel y el tamaño de los mismos También puede transformarse un electrodo en activo (disminuyendo su tamaño y acercándolo a la piel) y el otro en inactivo, gran tamaño y alejado del cuerpo.

B) Campo solenoidal o método inductivo

Se usan electrodos inductivos o solenoides que generarán un campo magnético rápidamente alternante que se aplica al paciente. Este campo magnético en el interior del organismo volverá a producir una corriente de inducción (parásita) que produce reorientaciones de los iones con repetidos movimientos circulares según la frecuencia de la corriente. Estos giros provocan el calentamiento profundo por el efecto Joule y el calor más intenso se concentrará en tejidos de baja impedancia y ricos en agua como el músculo.

Tipos de aplicación de la onda corta producida por el método inductivo *(Fig.32).*

- *Monopolar (o de Pancake):* El cable conductor se enrolla en forma de espiral plana (bobina de inducción) y se coloca en el interior de un cabezal plástico dieléctrico. La aplicación se hace con un único electrodo cerca o, incluso, pegado a la piel de la zona a tratar.
- *Solenoide o cable de inducción*: Es el propio cable conductor que rodea en espiral a la región que se va a tratar. Debe interponerse un aislante entre el cable y la piel (toalla, etc.). La distancia entre las vueltas debe ser similar para que produzca un calentamiento homogéneo y cuanto más enrollado esté el cable, mayor será la densidad del campo tanto eléctrico como magnético y, por tanto, mayor calentamiento.

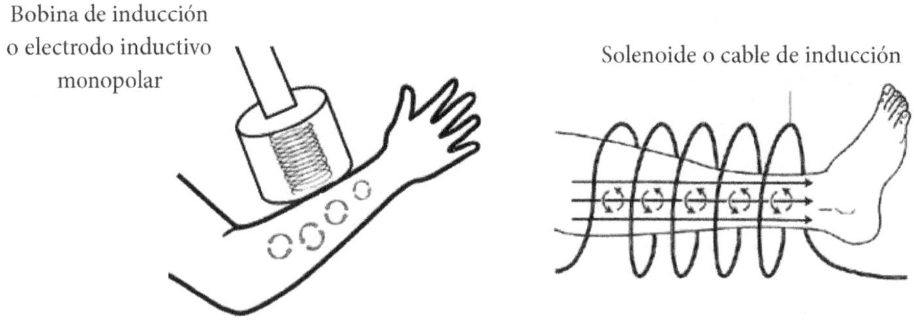

Figura 32. Campo solenoidal en onda corta. Se producen reorientaciones y giros iónicos alternantes. Mayor calentamiento del tejido muscular.

Tejido corporal / Onda corta	Grasa	Músculo	Periostio	Hueso
Campo condensador	4	2	1	1
Campo solenoidal cable inducción	1,5	5	1	1
Electrodo monopolar inductivo	0	5	2	2

Figura 33. Calentamiento selectivo de algunos tejidos según el método de aplicación de la onda corta.

Tipos de electrodos con que podemos aplicar onda corta

- ***Solenoides o cables de inducción***. No es frecuente su uso.
- ***Bobina de inducción*** o ***electrodo en espiral de Pancake*** (electrodo inductivo monopolar o campo de turbulencia). Existen de distintos tamaños, p.ej. electrodo circular para tratar zonas no muy extensas, también llamado electrodo monode. Electrodo más grande en forma de artesa, electrodo diplode. Para tratamiento de partes blandas profundas. Se pueden aplicar directamente sobre la zona a tratar porque ya constan del elemento dieléctrico de la carcasa plástica.
- ***Placas capacitativas*** de distintos tamaños para tratar zonas superficiales. No se ponen en contacto directo, siempre hay que dejar una capa de aire aislante entre el electrodo y la piel de unos centímetros.
- ***Electrodos intracavitarios***: forma cilíndrica y extremo redondeado para cavidades orgánicas como la rectal y vaginal.
- ***Electrodos de malla metálica***: como aislante se utiliza la goma de caucho y se aplican directamente en la zona a tratar.
- ***Electrodos de aire***: Placa de metal rodeada de aire y de una caja de cristal. Se aplica en contacto directo con la piel ya que el cristal funciona como aislante. También se denominan **electrodos de Schliephake**.
- ***Electrodos blandos o flexibles***: Placa de metal rodeada por un material aislante, p.ej. goma flexible de caucho. Se fijan mediante cinchas y se puede aumentar la distancia a la piel mediante almohadillas o capas de fieltro. Aplicación capacitativa para zonas superficiales.

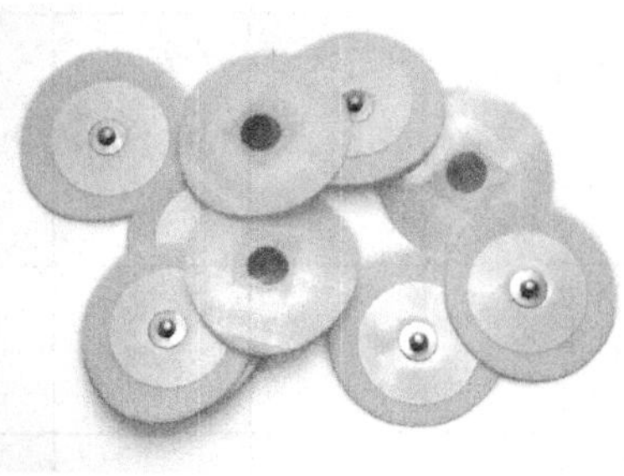

Figura 34. Algunos tipos de electrodos para onda corta

Efectos fisiológicos de la onda corta continua

Efecto térmico: Los efectos terapéuticos de las corrientes de alta frecuencia continua se basan en la producción de calor en el interior del organismo, que va a tener como consecuencia una **elevación de la temperatura** del mismo. Al aumentarse la temperatura de los tejidos permite que la sangre que circula por los mismos capte una parte del calor y lo transporte a otras zonas corporales; si el calentamiento es muy extenso y prolongado se produce una elevación de la temperatura general del organismo. La temperatura puede aumentar en 4 a 6ºC a una profundidad media de 4 a 5 cm.

Efecto circulatorio[13]: El aumento de temperatura en los tejidos superficiales y profundos produce hiperemia por un aumento de la vascularización de la zona reflejado en una dilatación de todos los vasos sanguíneos (especialmente los arteriales). También se produce un mayor drenaje de linfa (reabsorción de líquidos) y se estimula la neoformación de vasos sanguíneos.

La vasodilatación generalizada puede producir taquicardia e hipotensión arterial.

Efectos a nivel sanguíneo

- Se produce una leucopenia al principio pero es seguido de una leucocitosis, a expensas de los linfocitos, que persiste durante 24 horas.
- Mayor posibilidad de salida de leucocitos desde los vasos sanguíneos hacia el tejido adyacente.
- Fagocitosis aumentada (por estos leucocitos en los tejidos).
- Velocidad de sedimentación aumentada.
- Reducción del tiempo de coagulación.
- Reduce la viscosidad sanguínea.
- Cambios en el nivel de la glucemia (aumento inicial con posterior disminución que dura varias horas).

Efectos sobre el metabolismo

- Activación de procesos metabólicos (p.ej. aumenta el metabolismo de los carbohidratos).

---

13 Un suministro excesivo de calor puede producir efectos opuestos como vasoconstricción o estasis sanguíneo.

- Aumento del aporte de nutrientes y oxígeno a los tejidos.
- Aumento de la eliminación de desechos (aumenta la diuresis y la actividad linfática).
- Aumento en la actividad de las glándulas endocrinas (páncreas, glándulas suprarrenales, etc.).

Efectos sobre el sistema nervioso

- *Sistema nervioso central*: Disminuye el tono muscular.
- *Sistema nervioso periférico*: Aumenta el valor de la cronaxia. Aumenta la excitabilidad motora y aumenta el umbral de dolor de los nociceptores (si el calor es moderado). Reducción de la actividad gamma (que provocará secundariamente relajación muscular).
- *Sistema nervioso parasimpático*: Activación general produciendo sopor, sedación, más relajación muscular, etc.

Efecto antiinflamatorio: También secundario a la hiperemia por el aumento de glóbulos blancos (leucocitos y fagocitos) y por un aumento en la eliminación de detritus y liquido extracelular.

Efecto analgésico: Gracias al aumento de la circulación sanguínea que conlleva una eliminación más rápida de productos metabólicos algogénicos, mayor reabsorción de fluidos extracelulares (reduciendo la presión tisular), aumento de la velocidad de conducción de las fibras nerviosas sensitivas periféricas, así como a una reducción de la hipertonía muscular.

Efecto relajante muscular: Por reducción de la actividad gamma y activación del sistema nervioso parasimpático, debido al aumento de la temperatura. Se produce relajación muscular mejorando la eficacia de su acción posterior, contrayéndose y relajándose con mayor rapidez. Estas condiciones óptimas de la contracción muscular también se verán favorecidas por el aumento del riego sanguíneo. Buena terapia previa a realizar ejercicios musculares.

Efecto sobre el tejido conectivo: El calor modifica sus propiedades elásticas y aumenta la extensibilidad de los tejidos fibrosos, ricos en colágeno. Este calor también facilita la desnaturalización de proteínas estructurales del colágeno en zonas de fibrosis, fenómeno que puede ser aprovechado con otras técnicas de Fisioterapia para aumentar la flexibilidad y la amplitud del movimiento articular.

Dosificación en onda corta continua

Para su correcta dosificación deberíamos saber medir la energía que recibimos en la superficie a tratar, que es muy difícil de calcular. En la práctica, se expresa en términos de potencia, vatios por metro cuadrado (W/m^2).

La potencia que indica el equipo representa la potencia de salida y no se refiere a la energía que penetra en los tejidos, que depende de muchos factores[14] y es mucho menor.

---

14 La cantidad de energía recibida depende de la potencia aplicada, del tamaño y ubicación de los electrodos,

La dosimetría se basa en la percepción térmica subjetiva del paciente (el fisioterapeuta se guiará por la sensación de calor que experimente el paciente). Por tanto, nunca debe dosificarse de forma sistemática, siempre debe hacerse de forma individual.

Un ejemplo de **niveles de dosificación subjetiva** en alta frecuencia:

- Grado I (Calor subliminal; imperceptible): El paciente no siente nada a pesar de la aplicación con cierta potencia.
- Grado II (Calor liminal; ligeramente perceptible): Calor suave, pero de muy poca intensidad.
- Grado III (Calor moderado; claramente perceptible): Con cierta intensidad, pero agradable.
- Grado IV (Calor intenso; fuertemente perceptible): Puede llegar a rozar el umbral del dolor, sobre todo después de un cierto tiempo.
- Grado V (Calor quemante; percepción de quemadura): Cuando el calor se hace doloroso.

Se suele emplear el calor suave (grado II) y el moderado (grado III).

El nivel subliminal (grado I) se usará para conseguir alta frecuencia atérmica y el nivel intenso (grado IV) se puede aplicar durante poco tiempo y bajo supervisión.

La percepción térmica del paciente se estabiliza definitivamente, por lo general, transcurridos unos 5 minutos después de haber comenzado la aplicación. Además puede variar en el transcurso de un mismo tratamiento (adaptación) o también entre un tratamiento y otro.

Es preferible pecar por defecto de potencia, aunque se requiera más tiempo de aplicación en la sesión, para evitar efectos indeseables en el tratamiento.

Como **regla general de dosificación**:

- *Procesos agudos*: dosis bajas (grados I-II), con aplicaciones frecuentes (incluso varias sesiones al día) y tiempos de tratamientos breves (5-10 minutos). Número aproximado de sesiones de 10 a 12.
- *Procesos crónicos:* dosis más elevadas (grados II-III), con tiempos de tratamientos más prolongados (15-20 minutos) y aplicaciones menos frecuentes (tres veces por semana), hasta un total máximo de 20 a 25 sesiones de tratamiento.

Normas de aplicación práctica

- Antes de la aplicación de la corriente se examinará:
  - ▹ Existencia de relieves óseos en la zona.
  - ▹ Vascularización de la zona a tratar.
  - ▹ Termosensibilidad del paciente.

---

de la distancia entre electrodos-piel y de las características propias de los tejidos (conductividad, resistencia, vascularización, etc.) y del paciente (p.ej. termosensibilidad).

- Determinar el tipo de electrodo, tamaño y colocación adecuada de los mismos.
- Advertir al paciente que retire piezas metálicas del cuerpo, audífonos, relojes, etc.
- La silla o camilla de tratamiento serán de madera, sin ningún accesorio metálico.
- Deberán protegerse gónadas y ojos si fuera necesario.
- El paciente ha de estar vigilado durante el tiempo que dure la sesión.
- La zona de tratamiento debe estar desnuda, limpia y seca. El paciente debe estar relajado, en posición de sentado o decúbito.
- Se recomienda empezar el tratamiento con una dosis inicial baja y cuando hayan transcurrido unos minutos realizar el ajuste final basándonos en la percepción térmica subjetiva del paciente para no producir saturación ni quemaduras. Como norma general, se recomienda que la dosis no supere el nivel III.
- El cable de los electrodos también emite radiación electromagnética, por lo que este nunca estará en contacto con el paciente ni con objetos metálicos, tampoco deben contactar entre sí.
- La aparición de molestias o dolor constituye un signo de alarma (sobrecalentamiento o sobredosificación); cuando el paciente siente dolor puede considerarse que la temperatura a nivel del músculo es de unos 45 °C.

Indicaciones de la onda corta continua

No sólo se limitan al campo de la traumatología, ortopedia y/o reumatología, también se pueden aplicar en ginecología, medicina interna, urología (cólicos nefríticos), patologías respiratorias (bronquitis), etc.

- Dolores musculares por traumatismos, contracturas, puntos gatillo, etc.
- Dolores articulares, artrosis (en fases no agudas).
- Tendinitis, esguinces, dolores periarticulares (no agudos).
- Algias vertebrales (lumbalgias, cervicalgias, dorsalgias).
- Algodistrofia simpático refleja (con suministro muy bajo de energía).
- Cicatrices en periodos subagudos (favorece la regeneración celular).
- Parálisis periféricas, neuralgias, polineuropatías y suturas nerviosas: favorece el proceso de reinervación y mejora de la conducción nerviosa, siempre que el calentamiento sea moderado.
- Procesos degenerativos a causa de trofismo insuficiente.
- Inflamaciones crónicas.
- Espasticidad muscular, contracturas musculares.
- Dolor de tipo químico o isquémico.
- Como tratamiento complementario o coadyuvante de otros métodos fisioterápicos.

Precauciones de la onda corta continua

Los mayores peligros a evitar son:

- **Quemaduras**:
  - ▷ Supervisión frecuente de la potencia suministrada y de la respuesta de la piel durante la sesión de tratamiento.
  - ▷ La ropa o vendajes del paciente no deben estar mojados ni húmedos, porque se calentarían mucho más rápido y con más intensidad que la piel del paciente, es preferible que la zona a tratar esté desnuda y bien seca.
  - ▷ El paciente deberá estar aislado mediante una toma de tierra y no entrar en contacto con otros aparatos ni tocar mesas u otros instrumentos metálicos, para ello la camilla o silla usada en el tratamiento serán de madera y el paciente deberá desprenderse de joyas o adornos metálicos próximos a la zona a tratar.
  - ▷ Mayor vigilancia en pacientes obesos con electrodos capacitativos porque se puede provocar un calentamiento excesivo de la grasa corporal; también en los pacientes diabéticos y arterioescleróticos porque, con frecuencia, padecen trastornos de la sensibilidad local.
  - ▷ Colocación adecuada de los electrodos (evitar el "efecto borde" y el "efecto punta"). Especial cuidado con las prominencias óseas.
  - ▷ Evaluar antes del tratamiento la sensibilidad térmica de la zona de tratamiento y la vascularización.
- **Necrosis tisular** cuando hay déficit arteriovenoso importante.
- **Shock eléctrico**. Puede ocurrir al contactar el fisioterapeuta o el paciente con el circuito del aparato conectado. Todas las personas, incluido el fisioterapeuta, deben mantener una distancia mínima de 1,5 m de los emisores (cables y electrodos), ya que estos liberan la corriente al espacio circundante.
- **Alteración de otros equipos electrónicos** (audífonos, marcapasos, aparatos de electroterapia, teléfonos móviles, etc.).
- **Sobredosificación.** P.ej. cuando se tratan procesos agudos o subagudos con dosis superiores a las que están indicadas. Se agravarán los síntomas, el dolor y la inflamación.

Contraindicaciones absolutas de la onda corta continua

- Inflamación aguda.
- Infección aguda y/o abscesos purulentos.
- Tuberculosis (produce disminución severa de leucocitos).
- Zonas anestesiadas (p.ej.: denervaciones totales, después de anestesia local, etc.).
- Zonas de hemorragia reciente (riesgo de producir fibrinólisis y resangrado).
- Zonas isquémicas o con grave déficit de la circulación arterial.
- Ojos y oídos.

- Gónadas.
- Cirrosis hepática.
- Pacientes con marcapasos.
- Pacientes con otros dispositivos internos (implante coclear, estimuladores espinales, etc.).
- Tromboflebitis, trombosis venosa profunda, flebitis o varices.
- Hematomas, roturas tisulares ni derrames agudos.
- Procesos incipientes de calcificación.
- Zonas epifisarias en niños.
- Embarazo (tanto de la paciente como de la fisioterapeuta, ésta debe permanecer alejada del aparato de alta frecuencia al menos a una distancia de dos metros).
- Articulaciones con procesos agudos: infecciones, brotes artríticos o artrósicos o derrames articulares calientes.
- Artritis reumatoide, debido a que el calentamiento profundo aumenta la actividad de la enzima proteolítica colagenasa que es destructora de cartílago.
- Tumores.
- Algodistrofia simpático refleja (cuando existe grave déficit vascular).
- No aplicar directamente en seno carotídeo, ganglio estrellado o nervio vago (en triángulo anterior del cuello).
- Fiebre.

Contraindicaciones relativas onda corta

- Materiales implantados (osteosíntesis y endoprótesis metálicas): peligro de quemadura. Usar alta frecuencia pulsátil a dosis bajas.
- Aplicación en zona abdominal-lumbar en pacientes con un DIU. Se evita con alta frecuencia pulsátil.
- Menstruación.
- Osteoporosis conocida. Aplicar dosis bajas y/o pulsátiles.
- Trastornos de sensibilidad al calor (es muy difícil la dosificación correcta).
- Hemofilia y tratamiento anticoagulante, por riesgo de hemorragias.
- Trastornos cardiacos, dosis bajas por posibilidad de producir descompensación.

4.3.3.2. Onda corta pulsátil

Se aplican ondas electromagnéticas con la misma frecuencia que en la emisión continua pero en impulsos separados por interrupciones breves de forma que se reduce mucho la potencia media aplicada. Son corrientes atérmicas ya que el calor se disipa debido a esta interrupción periódica de la emisión electromagnética.

También se les llama **campos electromagnéticos pulsados** (CEMP).

Los CEMP, aunque son considerados atérmicos, pueden producir calor (de mucha menor envergadura que con la emisión continua) cuando se aumenta mucho la potencia o cuando se incrementa mucho la frecuencia de repetición de los impulsos.

Sus parámetros característicos son: Impulso rectangular de 0,4mseg. Frecuencia de repetición entre 50-600Hz. La potencia de salida es mayor (hasta 1000W), aunque la potencia media (potencia real) depende de la frecuencia de repetición de impulsos que se seleccione.

Ventajas de la aplicación de corrientes de alta frecuencia en modo pulsátil

- Estamos aplicando un **aporte energético** al organismo que va a contribuir a resolver o a acelerar deficiencias metabólicas existentes en los tejidos patológicos sin producir apenas aumento de la temperatura.
- Está indicada en **procesos agudos** donde no se puede aplicar la modalidad térmica; serán situaciones en las que el metabolismo está alterado y el proceso inflamatorio aún se mantiene de forma considerable.
- Podemos aplicar potencias más altas por lo que se conseguirá **mayor profundidad** en sus efectos.
- En resumen, conseguiremos menor efecto térmico pero sumación del resto de efectos (bioeléctrico y biomagnético) a un nivel más profundo.

Efectos fisiológicos específicos de la onda corta pulsátil

- Efecto antiinflamatorio profundo.
- Incremento y aumento en la velocidad de los procesos de reparación tisulares.
- Efecto analgésico rápido.
- Aceleran la reabsorción de edemas y hematomas.
- Aumento de la recaptación de calcio.
- Estimulación potente de la circulación periférica.

Dosificación onda corta pulsátil

El tratamiento con ondas cortas pulsátiles está especialmente indicado cuando no desea calor, por tanto, el **nivel de dosificación subjetivo** va a ser subliminal.

Potencia: Con onda corta pulsátil la emisión de energía o potencia media es siempre menor (80W) que con la onda corta continua (de 80 a 120W). Seleccionaremos la mayor potencia posible de salida que nos permita el aparato para ajustar después la potencia media (potencia real que recibe el paciente) con la frecuencia de repetición de impulsos que escojamos. En caso de trastornos extremadamente agudos a veces es necesario seleccionar una potencia de salida inicial más baja para aplicar un tratamiento más suave.

Frecuencia de repetición de los impulsos: La cantidad de energía total aplicada puede verse influenciada por ella. En caso de trastorno reciente, se elegirá una frecuencia de repetición baja (menos de 82 Hz), puesto que la región a tratar es muy sensible. En un estadio posterior puede cambiarse a una frecuencia más alta (más de 82 Hz).

La **duración de la sesión de tratamiento** de trastornos agudos con terapia de onda corta pulsátil será entre 20 y 30 minutos, incluso tiempos mayores en tratamientos para estimular la recaptación de calcio. Se comienza con varios tratamientos diarios (en fases muy agudas) y después puede aumentarse la dosis y disminuir la frecuencia de las sesiones a 3 veces por semana conforme se va cronificando el proceso. El número total de sesiones se adaptará a los resultados obtenidos.

Indicaciones de la onda corta pulsátil

La terapia de onda corta pulsátil tiene mayor número de indicaciones **y menor número de contraindicaciones que la terapia de onda corta continua ya que no todos los efectos fisiológicos se producen como consecuencia del calor que se genera y, además, estos efectos de la propia corriente permanecen durante más tiempo que el calor.**

- Traumatismos en fase aguda.
- Reabsorción de edemas y hematomas.
- Osteoporosis.
- Retardos de consolidación en fracturas.
- Pseudoartrosis.
- Lesiones nerviosas periféricas (p.ej. atrapamiento de fibras nerviosas).
- Infecciones (en todas sus fases: aguda, subaguda y crónica).
- Heridas, roturas fibrilares.
- Zonas de isquemia periférica causadas por arterioesclerosis.

Contraindicaciones de la onda corta pulsátil

Menos numerosas que las de la onda corta continua ya que no existe el efecto térmico (p.ej. se pueden aplicar en presencia de material de osteosíntesis porque no va a producir quemadura de los tejidos adyacentes).

- Embarazo.
- Pacientes con dispositivos de estimulación (marcapasos, audífonos, estimuladores medulares, etc.).
- Tumores.

4.3.4. Microondas

También llamadas ondas centimétricas, ondas ultracortas o radar.

Son corrientes electromagnéticas de alta frecuencia (2450MHz) con una longitud de onda de unos 12,25 centímetros.

4.3.4.1. Características electrofísicas

Presentan propiedades similares a las ondas luminosas:

a) **Reflexión:** Se reflejan al tener que pasar por distintos planos o tejidos con diferente densidad.

b) **Refracción:** Atraviesan la superficie que separa dos medios modificando su velocidad y dirección.

c) **Absorción:** Dependerá de la composición de cada tejido orgánico:

- ▷ Los tejidos con gran componente acuoso (rica vascularización) absorben muy bien las microondas (p.ej. piel, músculo, vasos sanguíneos y órganos internos).
- ▷ El tejido adiposo apenas se calentará ya que no absorbe este tipo de radiación.

d) **Difracción:** La microondas se distorsiona al encontrar un obstáculo cuyas dimensiones son comparables a su longitud de onda.

e) **Ley del coseno de Lambert:** La máxima intensidad de la corriente electromagnética se obtiene cuando el haz incide perpendicularmente.

f) **Ley del cuadrado de la distancia:** La intensidad es inversamente proporcional al cuadrado de la distancia.

La energía de las microondas tiende a penetrar tejidos con baja conductividad (grasa) y a ser absorbida en tejidos con elevada conductividad eléctrica, como es el caso del tejido muscular, los vasos sanguíneos, la piel y los órganos internos, lo que permitirá su **calentamiento selectivo y homogéneo**.

La **profundidad de penetración** de las microondas es menor que la de las ondas cortas (Fig. 35). Esto es debido a que dada su elevada frecuencia penetran muy bien en los tejidos que apenas presentan resistencia a ella pero, de igual forma, también es bien absorbida por tejidos con gran componente acuoso como la piel. Se produce una importante absorción de energía en zonas superficiales quedando menor disponibilidad para tejidos más profundos. También se producen pérdidas de energía por las reflexiones que ocurren en las interfases de los tejidos. En general, su penetración media es de 3-5cm.

También puede emitirse de **forma continua o pulsátil.** Las microondas por impulsos se prefieren en los casos en que por necesidad terapéutica, sólo puedan ajustarse dosis bajas sin efecto térmico o cuando se necesite aumentar la profundidad de penetración.

	Onda corta	**Microondas**
Penetración	+++	+
Calentamiento tejido adiposo	+++	++
Calentamiento del tejido muscular	++	+++
Calentamiento en profundidad	+++	+

.../...

.../...

Vigilancia de electrodos-piel	+++	++
Riesgos de sobredosificación (quemadura)	+++	++
Duración de la sesión	+++	++

Figura 35. Diferencias entre las corrientes de onda corta y microondas.

4.3.4.2. Generación de las microondas

Las microondas se parecen, en muchos sentidos, a las ondas de radio, pero son más difíciles de generar, ya que se requieren dispositivos electrónicos especiales, como el **magnetrón** o **klistrón** que consiste en un cilindro de metal con una serie de oquedades (actúa como ánodo) en cuyo interior hay un filamento de níquel (actuará como cátodo). En su interior una corriente eléctrica es sometida a un campo magnético por un electroimán; las moléculas polares girarán formando remolinos y emitiendo ondas electromagnéticas de alta frecuencia.

4.3.4.3. Método de aplicación de las microondas (campo de irradiación)

Las microondas sólo se aplican por medio del llamado método del campo de irradiación que se basa en emitir o irradiar ondas electromagnéticas desde una antena hasta alcanzar al organismo, invadiéndolo y penetrándolo para generar turbulencias y giros en los iones de las disoluciones orgánicas.

Para la aplicación de las microondas, el electrodo (también llamado **antena, radiador** o **director**) va a ser único y adopta la forma de un reflector desde donde se irradia la corriente de alta frecuencia en forma de haz divergente. En general, no se colocará directamente sobre la piel sino que se respetará una distancia de unos 5 a 10 centímetros.

A veces se utilizan **cojines de arena** para mejorar la aplicación de las microondas: se irradian las microondas a través de una capa de arena seca natural de determinado espesor que se interpone entre el electrodo y la piel; de esta forma se mejora la concentración de las ondas y se reducen pérdidas de radiación.

Los **diferentes radiadores o antenas** que podemos utilizar son:

- *Rectangulares, longitudinales o de campo largo,* cuyo patrón de distribución de energía hace que el calentamiento sea mayor en el centro del campo de radiación; son los más adecuados para el tratamiento de grandes áreas corporales, como las extremidades o la espalda.
- *Radiador en artesa* es un director de campo alargado, en forma de cubeta, para adaptarse a los contornos corporales. Mediante este radiador pueden tratarse adecuadamente zonas como la rodilla o la región escapular.

- *Focal, circular o de campo redondo*: Gran poder de penetración. Colocar a 10 cm aprox. de la zona a tratar. Produce una distribución de energía tal que el calentamiento es menor en el área central, por lo que son útiles para aplicaciones sobre zonas corporales delimitadas, donde existen prominencias óseas, o en una articulación superficial; la prominencia se coloca en el centro del campo para evitar el sobrecalentamiento.
- *De contacto directo:* Se usan en pediatría, ORL y terapia dental. Aplicaciones con dosis muy bajas para tratamiento de zonas muy delimitadas y pueden colocarse en contacto con la piel. También existen radiadores intracavitarios.

4.3.4.4. Normas de aplicación práctica en microondas

- Se descubre el área a tratar y se le coloca al paciente en posición cómoda.
- Se elige el radiador adecuado (diferentes tamaños y formas según la zona que vayamos a tratar).
- Se requiere un espacio aéreo entre el aplicador y la piel. Esta distancia electrodo-piel es recomendada por el fabricante del equipo pero oscila entre 5 y 10 cm.
- El electrodo o antena debe colocarse de forma que la máxima cantidad de radiación incida perpendicularmente en la piel de la zona (para lograr una mayor efectividad debido a la ley del coseno en fototerapia); desviaciones angulares superiores a los 30 grados producen reflexiones y pérdidas significativas de energía.
- La radiación adecuada también puede obtenerse sin modificar la potencia sino ajustando la distancia (ley del cuadrado de la distancia). En este sentido, pequeñas variaciones en la posición del paciente se acompañan de pequeñas variaciones en la distancia director-piel, lo que implica aumentos o disminuciones significativas de la densidad de la intensidad.
- **Dosificación** es igual que en la onda corta: la potencia de emisión se mide en vatios (entre 25 y 250W) y se basa en los niveles subjetivos de percepción térmica del paciente; al igual que la onda corta no se sobrepasará el nivel III.
- **Tiempo de aplicación**: en función de la dosis aplicada y del estado evolutivo de la patología. Entre 1-5 minutos en procesos agudos, 5-15 minutos para subagudos y de 10 a 20 minutos para procesos **más** crónicos.
- **Sesiones de tratamiento:** diarias en procesos agudos o subagudos, con dosis bajas. Sesiones alternas tres veces por semana en procesos más cronificados con dosis más altas. El número total de sesiones será entre 10 y 15.

4.3.4.5. Efectos fisiológicos de las microondas

Son similares a los de la onda corta, con la diferencia del nivel de profundidad y el reparto selectivo del calor en los tejidos.

- Analgesia.
- Relajación muscular (efecto antiespasmódico).

- Aumento del flujo sanguíneo y del metabolismo local (efecto trófico-antinflamatorio).
- Aumento de las propiedades viscoelásticas de músculos, tendones, ligamentos y fibras capsulares.

4.3.4.6. Indicaciones

También son similares a las de la onda corta, aunque debido a sus diferencias electrofísicas:

- Es preferible el uso de onda corta para procesos óseos y articulares crónicos.
- La terapia de microondas se aplica preferentemente cuando se desea el calentamiento local de la musculatura o de estructuras ricas en tejido conjuntivo como ligamentos, tendones, cápsula articular, etc.

Algunas de ellas serán:

- Artropatías degenerativas (p.ej. artrosis).
- Tendinitis y tendovaginitis.
- Esguinces.
- Contusiones y hematomas.
- Reumatismos articulares.
- Bursitis.
- Mialgias, contracturas musculares.
- Dolores de tipo químico o isquémico; dolores musculares, articulares, periarticulares, etc.
- Neuralgias, neuritis, etc.
- Dermatología: forúnculos y eccemas.
- Otorrinolaringología: artritis témporo-mandibular, sinusitis, otitis media, etc.
- Ginecología: dismenorrea, abscesos mamarios, etc.

4.3.4.7. Precauciones

Las mismas que con el tratamiento con onda corta: metales, teléfonos móviles, o audífonos alejados; piel, ropa o vendajes secos; camillas o sillas de tratamiento de madera; ubicación alejada de otros aparatos para evitar interferencias; evitar la sudoración y la sobredosificación, etc.

4.3.4.8. Contraindicaciones

Son iguales a las del tratamiento con onda corta. Algunas de ellas son:

- Ausencia o disminución de la sensibilidad térmica.
- Zonas isquémicas, mal irrigadas.

- Testículos.
- Estados inflamatorios agudos e infecciosos (osteomielitis, artritis infecciosas, etc.).
- Zonas con líquido en tensión (derrames articulares, bursitis, edemas postraumáticos, abscesos, etc.).
- Tumores malignos.
- Embarazo (tanto de paciente como de fisioterapeuta).
- Zonas con edema y sangrado reciente (traumatismos recientes) o con tendencia a éste (**varices, hemofilia, ab**domen durante la menstruación, etc.).
- Placa epifisaria en niños, antes de concluir la maduración esquelética.
- Irradiación sobre el cráneo.
- Implantes metálicos corporales, cuerpos extraños, prótesis metálicas (si es absolutamente necesario usar la modalidad pulsátil).
- Portadores de marcapasos cardíacos. Cualquier persona que lleve un marcapasos cardíaco debe mantenerse alejada, a más de 4 metros, de la zona donde estén utilizándose unidades de onda corta o microondas.
- Infarto de miocardio.
- Evitar la exposición sobre los ojos.

Temario específico
Volumen 3

Fisioterapeutas Servicio Andaluz de Salud (SAS)

Servicio Andaluz de Salud
(SAS)

Tema 60

Técnicas electroterápicas con ultrasonidos, radiaciones infrarrojas y ultravioletas, láser y campos magnéticos. Indicaciones terapéuticas y contraindicaciones. Factores a tener en cuenta en la dosificación de las diferentes técnicas electroterápicas

Ángeles Díaz Fernández
Fisioterapeuta

Rodio ediciones

Índice esquemático

1. **Ultrasonidos**
   1.1. Definición de terapia ultrasónica
   1.2. Características físicas
   1.3. Efectos de los ultrasonidos
   1.4. Indicaciones principales
   1.5. Aplicación práctica
   1.6. Contraindicaciones
   1.7. Aplicaciones especiales
2. **Laserterapia**
   2.1. Definiciones
   2.2. Consideraciones físicas
   2.3. Efectos del láser
   2.4. Técnicas de aplicación del láser
   2.5. Dosificación
   2.6. Indicaciones
   2.7. Precauciones
   2.8. Contraindicaciones absolutas
   2.9. Contraindicaciones relativas
3. **Radiación Infrarroja**
   3.1. Definición
   3.2. Tipos de infrarrojos
   3.3. Producción del infrarrojo
   3.4. Efectos fisiológicos y terapéuticos
   3.5. Dosificación
   3.6. Normas de aplicación práctica
   3.7. Indicaciones
   3.8. Precauciones
   3.9. Contraindicaciones
4. **Radiación Ultravioleta**
   4.1. Definición
   4.2. Características físicas
   4.3. Tipos
   4.4. Producción
   4.5. Efectos físico-químicos
   4.6. Efectos biológicos
   4.7. Normas de aplicación práctica
   4.8. Precauciones
   4.9. Indicaciones
   4.10. Contraindicaciones
5. **Magnetoterapia**
   5.1. Definición
   5.2. Consideraciones físicas
   5.3. Efectos de los campos magnéticos
   5.4. Normas de aplicación práctica
   5.5. Dosificación
   5.6. Indicaciones
   5.7. Contraindicaciones

1. ULTRASONIDOS

1.1. Definición de terapia ultrasónica

Tratamiento fisioterápico mediante vibraciones mecánicas (sónicas o acústicas) con una frecuencia superior a 20.000 hercios (habitualmente entre 0,7MHz[1]-3MHz).

También se la conoce como "terapia de las superficies límites", debido a que los efectos del ultrasonido ocurren de manera más pronunciada entre los límites de los tejidos.

Consiste en una transformación de la energía electromagnética en otro tipo de energía (energía ultrasónica) que tendrá efectos terapéuticos beneficiosos para el organismo.

1.2. Características físicas

1.2.1. Diferencias entre ondas electromagnéticas y ondas sónicas

- A diferencia de las corrientes eléctricas, el ultrasonido no es de naturaleza electromagnética. Las ondas sónicas son vibraciones de tipo mecánico que se propagan a través de la materia haciendo que ésta vibre, es decir, que sufra compresiones y dilataciones periódicas, a partir de un foco que las genera.
- Otra diferencia fundamental entre las ondas sónicas y las ondas electromagnéticas es que, dado que las primeras son un movimiento oscilatorio-vibratorio del medio, necesitan siempre un soporte material para su propagación, mientras que las ondas electromagnéticas pueden transmitirse a través del vacío.
- De la misma forma que las ondas electromagnéticas se clasifican según su longitud de onda y frecuencia[2] dando lugar al espectro electromagnético, también podemos describir un espectro sónico según la frecuencia con la que estas ondas se propagan a través de la materia:
  - ▹ Infrasonidos u ondas subsónicas (ondas sónicas menores de 16 Hz).
  - ▹ Sonidos o campo de audibilidad humano[3] (desde 16 Hz hasta aprox. 20.000 Hz).
  - ▹ Ultrasonidos (ondas sónicas mayores de 20.000 Hz).
- La última gran diferencia con respecto a las corrientes electromagnéticas, es que los ultrasonidos presentan la particularidad de comportarse a la inversa en lo que se refiere a la relación entre frecuencia y profundidad en los tejidos. En

---

1 MHz=1.000.000 hercios o ciclos/segundo.

2 Recordar que longitud de onda y frecuencia son parámetros inversamente proporcionales.

3 Este es el rango de frecuencias que produce vibración en nuestra membrana timpánica. En los animales el campo de audibilidad es diferente (lo que el hombre considera ultrasonidos, puede ser sonido para los animales. P.ej.: murciélago, perro, etc.).

el espectro electromagnético a mayor frecuencia, mayor profundidad (debido a que los tejidos presentaban menor resistencia), sin embargo, en los ultrasonidos a mayor frecuencia, menor profundidad. La explicación es sencilla, no es que penetren menos es que son absorbidos mucho mejor por los tejidos, por tanto, la disponibilidad para tejidos más profundos es menor (Ver apartado "Absorción y penetrabilidad").

De ello se deducirán importantes consecuencias prácticas, ya que cuanto más profundo sea el proceso que queremos tratar, la frecuencia deberá ser más baja, y cuanto más superficial sea, mayor será la frecuencia del ultrasonido (es decir, menor la longitud de onda).

Onda electromagnética	Mayor frecuencia	Mayor penetración
Onda sónica	Mayor frecuencia	Menor penetración

1.2.2. Generación del ultrasonido

Existen en la naturaleza ciertos cristales minerales (germanio, cuarzo, etc.) en los que puede observarse el denominado **efecto piezoeléctrico** que consiste en que si se les aplica una deformación mecánica, se producen cambios eléctricos en la superficie externa de ese mineral (aparición de cargas eléctricas). Este efecto piezoeléctrico es reversible y se denomina **efecto piezoeléctrico invertido**, es decir, si estos minerales son sometidos a una corriente eléctrica alterna experimentan deformaciones mecánicas en su estructura de acuerdo con la frecuencia del campo eléctrico (el cristal se comprime y dilata con la misma frecuencia con la que se invierte la polaridad de la corriente). El mineral se convierte así en una fuente de sonido.

Actualmente, en el ámbito sanitario, los ultrasonidos se generan por medio de materiales que presentan esta propiedad, llamados **transductores electroacústicos**, creados de forma artificial como el titanato-circonato de plomo (PZT), material habitual en los aparatos de ultrasonidos gracias al efecto piezoeléctrico invertido. De esta forma, un equipo de ultrasonidos consistirá en un generador de corriente alterna de alta frecuencia que está conectado a un cristal piezoeléctrico (o transductor) situado dentro del cabezal de tratamiento, de tal forma que, al pasar por él la corriente, generará una vibración mecánica que tendrá la misma frecuencia que la corriente electromagnética (Fig. 1).

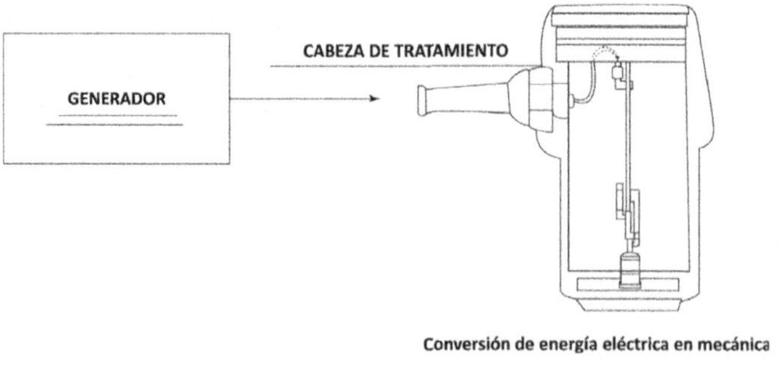

Figura 1. Esquema básico del equipo de ultrasonidos.

Todos los aparatos de ultrasonidos permiten emitir en dos tipos de frecuencia sónica:

- 1 MHz: menor aporte energético pero a mayor profundidad.
- 3 MHz: mayor aporte energético (más ciclos por segundo) pero los efectos son más superficiales.

La propiedad de la piezoelectricidad se observa también en estructuras orgánicas del cuerpo humano como el tejido óseo[4], las fibras de colágeno y las proteínas corporales.

1.2.3. Propiedades del haz ultrasónico

El **haz ultrasónico** es el conjunto de ondas sónicas que parten del foco generador (transductor) y produce compresiones y dilataciones periódicas (vibraciones) de la materia a través de la cual se transmite. El medio de transmisión se comprime y expande con la misma frecuencia del ultrasonido. La propagación de las ondas sónicas es longitudinal pero con la particularidad de que este haz no se distribuye de forma homogénea. Se distinguen dos zonas (Fig. 2):

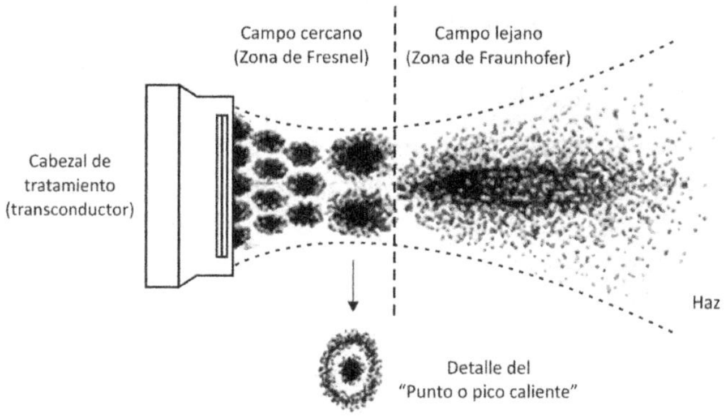

Figura 2. Haz ultrasónico: campo cercano (variaciones marcadas de intensidad) y campo lejano (homogeneidad de intensidad).

A) Campo cercano o zona de Fresnel

- En esta zona existe ligera convergencia del haz ultrasónico provocando interferencias entre las ondas, lo que se traduce en que no existe una distribución homogénea de la intensidad. Aparecen discontinuidades y picos de intensidad aprox. de 5 a 10 veces más altos (a veces, incluso 30 veces más altos) que los

4 De especial interés también para la aplicación de magnetoterapia.

valores que se hayan ajustado en el equipo. Este es el principal motivo por el que el cabezal de ultrasonidos debe estar en continuo movimiento para que la energía se expanda mejor y el paciente no reciba estos picos de intensidad (también llamados "**puntos calientes**"), habitualmente molestos.

- La longitud de este campo cercano en los tejidos es de 3-4 cm aproximadamente, pero además es directamente proporcional al diámetro del cabezal y a la frecuencia de tratamiento, lo que puede aumentar su longitud hasta unos 10 cm. Por lo tanto, ya que el ultrasonido tiene un efecto limitado en profundidad, hay que tener presente que las acciones terapéuticas se producen siempre en esta zona.
- Este comportamiento no homogéneo del haz sónico en el campo cercano se expresa técnicamente por el coeficiente de no uniformidad del haz: **BNR**[5] (*Beam non-uniformity ratio*) y cada fabricante debe especificarlo en el cabezal de tratamiento.

b) Campo lejano o zona de Fraunhofer

- Sigue al campo cercano del haz ultrasónico y presenta divergencia.
- Tiene una distribución más uniforme de la intensidad (no existen prácticamente fenómenos de interferencia).
- La intensidad del haz va disminuyendo con la distancia debido a la divergencia y a que está más lejos del transductor.
- Los efectos terapéuticos no se producen en esta área.

Las vibraciones del haz de ultrasonidos se propagan de forma longitudinal a los medios vecinos (p.ej. tejidos), pero hay que tener en cuenta que el material piezoeléctrico genera ondas sónicas en todas direcciones, por tanto el ultrasonido también entrará en la cabeza de tratamiento (efecto de rebote) y en sentido lateral (emisión lateral parásita). El efecto rebote se contrarresta con la presencia de aire en el cabezal de aplicación y la radiación lateral parásita puede dar lugar a síntomas en el fisioterapeuta con el uso prolongado; este desarrollo de síntomas depende también de la intensidad de la radiación lateral. El fabricante debe medir y especificar su valor para cada equipo (un valor inferior a 100 mW/cm^2 puede considerarse aceptable).

1.2.4. Propiedades físicas de los ultrasonidos relevantes

1.2.4.1. Reflexión e interferencia

Los ultrasonidos, al ser ondas sónicas, presentan propiedades como la reflexión y la refracción. A nivel práctico, la más importante es la reflexión[6] que se produce

---

5 BNR: No puede ser menor de 4 (por tanto, siempre debe tenerse en cuenta la posibilidad de picos de intensidad por lo menos 4 veces superiores al valor ajustado). Buenos cabezales de tratamiento presentarán un BNR entre 5 y 6.

6 Reflexión: Redirección de un haz incidente al contactar con una superficie.

cuando existe una diferencia de impedancia, o resistencia, acústica entre tejidos (p.ej. en las zonas de interfase). (Fig.3).

Aluminio-aire	100%
Aluminio-medio de contacto	60%
Cabezal de tratamiento-medio de contacto	0%
Medio de contacto (gel)-piel	**0,1%**
Piel-tejido graso	0,9%
Agua-tejido graso	0,2%
Tejido graso-tejido muscular	0,8%
Tejidos blandos-tejido óseo	**34,5%**
Piel-aire	**100%**

Figura 3. Porcentajes de reflexión de algunas zonas de interfase.

Los haces sónicos incidente y reflejado (repetidos muchas veces según la frecuencia del ultrasonidos) pueden crear interferencia y superponerse, provocando una sumatoria de la intensidad del ultrasonido justo en el tejido precedente (Fig. 4).

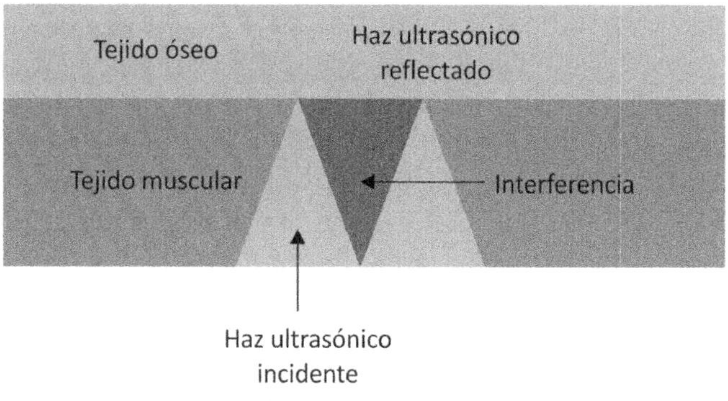

Figura 4. Esquema de la interferencia causada por la reflexión del haz ultrasónico en la interfase tejido blando-hueso. Posibilidad de producir ***dolor perióstico.***

Este efecto acumulativo de intensidad en estas zonas puede ser beneficioso ya que, de esta forma, los ultrasonidos resultan más eficaces en estos lugares constituyendo una de sus principales indicaciones. Pero también es una de sus precauciones, en concreto la aplicación de ultrasonidos en la interfase tejido blando-hueso, ya que su elevado índice de reflexión (Fig. 3) puede producir irritación del periostio (más aún si se trata de ultrasonido de tipo continuo) provocando una sensación de calor punzante y/o dolor[7]. Para evitarlo hay que mantener el cabezal de tratamiento en continuo movimiento y tener mucha precaución a la hora de aplicar el ultrasonido cerca de las prominencias óseas.

1.2.4.2. Absorción y penetración en el tejido

Los efectos biológicos de los ultrasonidos ocurren cuando los tejidos absorben esta energía. Esta absorción depende de la frecuencia del ultrasonido y de la composición de cada tejido que puede expresarse bien por un coeficiente de absorción específico o bien por el valor de impedancia acústica (resistencia) que presente.

- En general, a mayor frecuencia del ultrasonido (p.ej. 3 MHz) mayor absorción tisular. A mayor absorción tisular menor disponibilidad para tejidos más profundos. Por lo tanto, a mayor frecuencia sónica menor profundidad de los efectos terapéuticos[8].
- En cuanto a la composición de los tejidos, generalmente, los tejidos con mayor contenido en proteína, sobre todo colágeno, absorberán los ultrasonidos en mayor medida y los tejidos con alto contenido de agua y bajo contenido en proteína absorberán poco de la energía ultrasónica (Fig. 5). Esta característica será importante a la hora de dosificar los ultrasonidos.

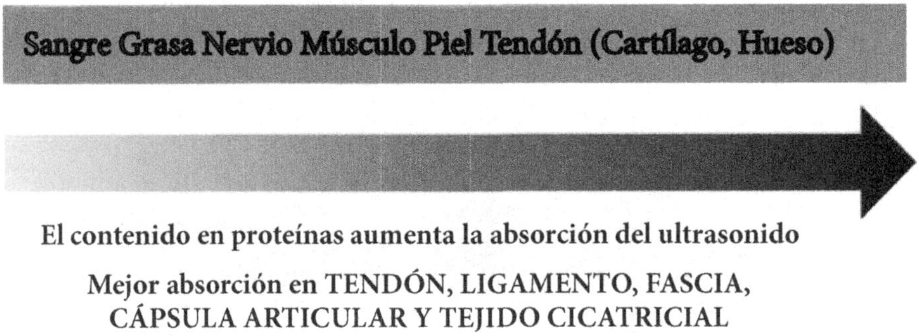

Figura 5. Diferencias en la absorción de los ultrasonidos por distintos tejidos biológicos.

Podemos observar que el hueso y el cartílago están en el extremo superior de la escala pero, como hemos comentado anteriormente, los ultrasonidos en este tipo de tejidos presentan también gran capacidad de reflexión y eso producirá interferencias

7 Otros autores se refieren a este fenómeno como "efecto cizalla": la reflexión repetida hasta el infinito de la onda ultrasónica longitudinal se transforma en una onda transversal que produce calentamiento que produce ese dolor quemante del periostio.

8 Ya comentamos esta paradoja en contraposición con la corriente electromagnética al principio del tema.

y sumación de intensidad en esas zonas. Por tanto, los mejores tejidos en la práctica clínica para absorber los ultrasonidos son los que tienen alto contenido en colágeno: tendones, ligamentos, fascias, cápsula articular y tejido cicatricial.

Debido a la absorción del haz, la intensidad de las ondas sónicas irá disminuyendo conforme penetra en los tejidos y diverge el haz (campo lejano), presentando los ultrasonidos una profundidad terapéutica limitada que podríamos resumir así:

- 1 MHz presenta una profundidad media entre 3-5 cm.
- 3 MHz presenta una profundidad media entre 1-2 cm.

Para facilitar la absorción y la penetración de los ultrasonidos es necesario usar un **medio de contacto** (con baja impedancia acústica) entre el cabezal de tratamiento y el tejido para transferir la energía ultrasónica (Fig. 3):

- El aire es inadecuado porque refleja completamente el ultrasonido (Fig. 6).
- El **agua** es un buen método de contacto, además de económico.
- Habitualmente se utilizan **geles**[9] con una impedancia acústica muy parecida a los tejidos que elimina cualquier capa de aire existente entre el cabezal y la piel (interfase de gran reflexión). También proporciona una superficie homogénea para facilitar la aplicación del ultrasonido.

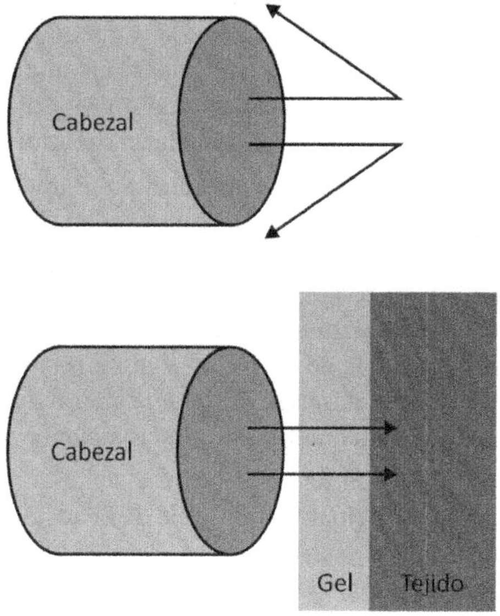

Figura 6. Representación esquemática de la transmisión de ultrasonidos en el aire y mediante un medio de contacto adecuado.

9 La mayoría se componen de agua y un agente de tipo coloide para dar espesor.

1.3. Efectos de los ultrasonidos

Los mecanismos de acción de los ultrasonidos no han sido todavía perfectamente aclarados a pesar de la evidencia empírica de su efectividad. A modo de resumen podríamos decir que el principal efecto de los ultrasonidos es activar el proceso fisiológico de reparación de los tejidos.

1.3.1. Efectos biofísicos de los ultrasonidos

1.3.1.1. Efecto mecánico

Es el principal efecto que se produce en el tejido corporal a consecuencia del ultrasonido, ya que éste es de naturaleza mecánica. Conseguimos que predomine este efecto al colocar el ultrasonido en modo pulsátil.

Según los últimos estudios podemos distinguir varios tipos de efectos mecánicos que producen los ultrasonidos:

a) **Cavitación:** Consiste, básicamente, en la formación de huecos rellenos de gas en los tejidos y fluidos corporales. Existen dos tipos de cavitación con resultados muy diferentes en el organismo.

   a.1. ***Cavitación estable***: En el gas que existe disuelto en el medio interno celular y tisular, las vibraciones y compresiones del ultrasonido hacen que se formen y crezcan pequeñas cavidades (microburbujas) que se mueven por los tejidos sin estallar, creando una especie de "microfluido". Es la cavitación que ocurre en los ultrasonidos a las dosis terapéuticas habituales.

   a.2. ***Cavitación inestable***: Las burbujas de gas crecen y súbitamente explotan; estas microexplosiones crean radicales libres que pueden destruir sustancias y estructuras subcelulares. Es dañina y hay que evitarla. Este fenómeno no se ha observado a dosis terapéuticas (menos de 1,7 W/cm^2), pero una intensidad alta podría causar una gran carga mecánica en el tejido y producirla (p.ej.: con dosis de más de 1 W/cm^2 en aplicación estática). De nuevo será de gran importancia el movimiento del cabezal de tratamiento y ajustar adecuadamente la intensidad para que el paciente nunca sienta una excitación dolorosa por este efecto.

b) **Flujo acústico:** Parece que es el principal responsable de la acción terapéutica de los ultrasonidos: gracias a las ondas sonoras se produce una vibración y un movimiento de los fluidos de la célula (incluyendo orgánulos y moléculas) cerca de la superficie de las membranas celulares, favoreciendo todo tipo de intercambios. Este movimiento de fluidos intracelular también se ve favorecido por las presencia de las microburbujas gaseosas (cavitación estable).

c) **Micromasaje:** La onda sónica provoca que las moléculas vibren, según la frecuencia de la corriente electromagnética, favoreciendo el intercambio metabólico en los tejidos. Es un efecto que habitualmente hemos considerado aunque en la actualidad se le ha atribuido escasa relevancia ya que existe poca o ninguna evidencia al respecto.

Parece ser, por tanto, que el efecto mecánico de los ultrasonidos es un resultado combinado de la cavitación estable y del flujo acústico, ambos fenómenos ocurren simultáneamente y sinérgicamente, por lo que son difíciles de aislar. Lo que provocan es, básicamente, una activación celular general, siendo la energía sónica es el desencadenante de esta activación. En concreto, el efecto mecánico de los ultrasonidos producirá a nivel fisiológico:

- Aumento de la permeabilidad de las membranas biológicas que aumentará la tasa de difusión iónica (sobre todo de los iones sodio y calcio). De esta forma mejorará el metabolismo celular, la síntesis proteica y la irrigación sanguínea.
- Estimulación de las terminaciones nerviosas sensitivas que van a producir reacciones locales y generales.

1.3.1.2. Efecto térmico

- La energía ultrasónica absorbida por los tejidos se transformará en calor debido a las fricciones moleculares que ha provocado. Para lograr que predomine este efecto sobre el mecánico, el ultrasonido se pondrá en modo continuo[10] y en intensidades relativamente altas (más de 0,5 W/cm^2).
- La cantidad de calor generada en un tejido dependerá del modo de trabajo del ultrasonido (continuo o pulsátil), de la intensidad y duración del tratamiento y del coeficiente de absorción característico de ese tejido.
- La generación de calor por medio de ultrasonidos no va a ser uniforme (por las propias características del haz ultrasónico que ya hemos descrito); de nuevo hay que insistir en la obligatoriedad de mantener en movimiento el cabezal para conseguir una homogeneidad térmica.
- El calor se va a producir, sobre todo, en las zonas de interfase de los tejidos, como ya explicamos anteriormente, debido a la reflexión del haz ultrasónico en estas zonas y a una sumatoria de la intensidad. Especial atención, por tanto, con la aplicación de ultrasonidos continuos cerca de las prominencias óseas.
- Los tejidos que se van a calentar de manera más eficaz con los ultrasonidos son aquellos que los absorben mejor (formados por gran cantidad de colágeno): ligamento, tendón, fascia, cápsula articular y cicatriz.
- El efecto térmico de los ultrasonidos va a producir:
  - ▹ Aumento del flujo sanguíneo periférico arterial (hiperemia).
  - ▹ Aumento de la permeabilidad de la membrana biológica (activación celular).
  - ▹ Modificación de la velocidad de conducción en los nervios periféricos (analgesia).
- No se aplicará este efecto de los ultrasonidos en situaciones en las que un aumento de la temperatura esté contraindicado, p.ej.: lesiones de tejidos blandos en fase aguda, enfermedades reumáticas en fases de inflamación articular, etc.

---

10 En el ultrasonido pulsátil el calor que se genera se disipa total o parcialmente entre los impulsos. El efecto térmico es muy bajo.

1.3.1.3. *Efecto bioquímico*

Este efecto deriva de la acción conjunta del efecto mecánico y térmico. La vibración mecánica favorece el íntimo contacto de los componentes del medio y el aumento de la temperatura actuará como catalizador de numerosas reacciones. A modo de ejemplo se producirá:

- Liberación de sustancias celulares del tipo de la histamina u otras estimuladoras del metabolismo celular.
- Modificación de grandes estructuras coloidales, transformándolas de estado de gel a soluciones debido a que permiten la introducción de agua en determinados medios (fluidificación del medio).
- Despolimerización o fragmentación de grandes moléculas presentes en las microoadherencias.

Estos dos últimos efectos son de especial interés en el tratamiento de las enfermedades llamadas de desgaste y en los procesos que cursan con fibrosis.

1.3.2. Efectos fisiológicos de los ultrasonidos

a) **Efecto trófico (estimulación de la reparación y regeneración tisular)**

- Debido al aumento de permeabilidad de las membranas se favorece el intercambio de sustancias en los tejidos y aumenta el metabolismo celular. Sobre todo, se incrementa la síntesis proteica de colágeno.
- Aumento del metabolismo celular por elevación térmica local y facilitación en la difusión de moléculas.
- Potencia todas las fases del proceso de reparación tisular aumentando su eficiencia y rapidez.

b) **Estimulación de la circulación local (hiperemia)**

- Vasodilatación local; debido al calor aportado a los tejidos por los ultrasonidos, el organismo responde de esta forma para regular el aumento de temperatura.
- Reabsorción de líquidos extravasados y edemas (efecto anti-edema). Producido por el aumento en la permeabilidad de las membranas celulares y la vasodilatación local.
- Aumento eliminación sustancias algogénicas (también tendrá un efecto analgésico).

c) **Efecto relajante sobre la musculatura (acción antiespasmódica)**

- Gracias a la mejora de la circulación sanguínea (eliminación de los estimulantes tisulares) y/o por estimulación directa de fibras aferentes simpáticas.
- Normalización del tono muscular (menor excitación química de los aferentes musculares produce una disminución refleja del tono muscular).

d) **Efecto sobre el tejido nervioso**

- Variación de la velocidad de conducción de los nervios periféricos (a dosis bajas y con aplicaciones breves, de menos de 5 minutos).

- Aumento del umbral doloroso y disminución de la excitabilidad de las terminaciones libres nociceptoras.
- Aceleración del proceso de regeneración axonal (a dosis muy bajas, 0,5 W/cm^2).

e) **Efecto analgésico**

- Aumento del umbral doloroso y disminución de la excitabilidad de los nociceptores (activación directa de fibras nerviosas).
- Retirada de sustancias mediadoras del dolor (por la vasodilatación).
- Disminución del espasmo muscular (relajación muscular).
- Disminución de la tensión tisular (reabsorción de edemas).

f) **Acción fibrinolítica o esclerolítica**

- Fluidificación del medio.
- Fragmentación de grandes moléculas.

En este punto hay señalar un dato importante y es que, aunque parezca paradójico, entre los principales efectos de los ultrasonidos **no está el antiinflamatorio.** De hecho, parece ser que su función es todo lo contrario, activa el proceso inflamatorio para acelerar el transcurso de sus fases fisiológicas y pasar antes a la fase de proliferación y de remodelación, consiguiendo una recuperación más rápida del tejido lesionado. El ultrasonido actúa como un promotor de toda la cascada de mecanismos que ocurren en el proceso de curación de los tejidos: promueve la resolución "normal" de la inflamación (activándola), estimula la fase de proliferación (síntesis de fibroblastos, células endoteliales, etc.) e influye en la remodelación del tejido cicatricial (orientación apropiada de las fibras de colágeno nuevas, etc.)[11].

1.4. Indicaciones principales

Son muy extensas debido a sus amplios efectos fisiológicos (podrían incluirse casi todos los procesos tratados en Fisioterapia). Algunas de ellas pueden ser:

- Lesiones traumáticas de partes blandas (contusiones, luxaciones, esguinces, distensiones, etc.). No aplicar en fase aguda (hasta 24-36 horas después de la lesión).
- Tendinitis, bursitis y capsulitis.
- Alteraciones musculares (contracturas, lumbalgias, mialgias, tortícolis, puntos gatillo, etc.)
- Artropatías inflamatorias y degenerativas. No aplicar en fase aguda.
- Cicatrices quirúrgicas y traumáticas.

---

11 Por esta razón cada vez más autores defienden que los mejores resultados con los ultrasonidos se obtienen cuando se comienza el tratamiento después de las 24 horas y antes de los 7 días de ocurrida la lesión (estaríamos en el periodo inflamatorio).

- Heridas (especial cuidado en las heridas abiertas por el riesgo de infección).
- Fibrosis (musculares, tendinosas, de la piel, etc.)
- Enfermedad de Dupuytren (efecto esclerolítico).
- Neuropatías por atrapamiento.
- Neuritis idiopáticas y traumáticas.
- Síndrome de Südeck.
- Trastornos circulatorios (enfermedad de Raynaud, claudicación intermitente, etc.).
- Afecciones dermatológicas (acné, eccemas, etc.).
- Consolidación de fracturas[12].

1.5. Aplicación práctica

1.5.1. Modalidades de aplicación en ultrasonidos

1.5.1.1. Según el método de acoplamiento entre el cabezal y el paciente

a) Técnica por contacto directo

Es la más utilizada habitualmente. El cabezal de tratamiento se aplica directamente sobre la piel previamente untada con una fina capa de sustancia o medio de contacto (aceite, pomada o un gel acuoso; este último es el más recomendado en la aplicación de ultrasonidos).

No se debe realizar una presión excesiva del cabezal porque disminuiría el grosor de la sustancia de acoplamiento y al mover el cabezal puede dejar espacios en la zona de tratamiento sin gel lo que provocaría que no se transmitiera el ultrasonido. Para evitar que esto ocurra, la mayoría de cabezales de tratamiento tienen un sistema óptico que avisa si la energía ultrasónica difiere demasiado del valor ajustado y no se está transmitiendo bien; además, cuando esto ocurre la intensidad se reduce automáticamente a 0,05 W/cm^2 y el cronometro se para. Cuando la transmisión vuelve a ser correcta, vuelve a ponerse en marcha. De esta forma, el tiempo que se ajusta para el tratamiento es realmente, tiempo efectivo de tratamiento.

Especial atención hay que tener cerca de las prominencias óseas y si la zona a tratar tiene vello abundante porque quizá, para asegurar el acoplamiento, sea necesario rasurar.

b) Técnica subacuática

El agua es un excelente medio de contacto con una baja impedancia acústica. Permite tratar zonas pequeñas o superficies rugosas e irregulares en las que el cabezal es

12 No existe consenso aún en esta indicación. Algunos autores la defienden a dosis bajas (menos de 0,5 W/cm^2) y siempre en continuo movimiento.

difícil de adaptar y se producen continuamente interrupciones en la transmisión del ultrasonido.

- Se sumerge la parte del cuerpo que va a ser tratada en agua templada[13], a unos 36º-37°, dentro de un recipiente de plástico o loza (materiales que apenas produzcan reflexión).
- La distancia del cabezal será como máximo de 3cm para que sea el campo cercano el que actúe sobre los tejidos y se moverá de la misma manera que se hace en la técnica de contacto directo (despacio y manteniendo su superficie siempre paralela a la de la zona a tratar). El fisioterapeuta no debe introducir la mano en el agua o llevará guantes de látex que es un buen amortiguador sónico.
- La dosis es similar a las del método directo.

Hasta no hace mucho tiempo se utilizaba otro tipo más de aplicación de los ultrasonidos, llamada ***técnica mixta***, para tratar zonas cóncavas o de forma irregular que no podían ser sumergidas en agua. Consistía en utilizar un globo de látex fino lleno de agua que adaptaba su forma a la superficie de tratamiento; había que aplicar además gel de contacto entre la zona y el globo y entre el globo y el cabezal. Aunque esta modalidad solucionaba el problema del difícil acoplamiento, existía una pérdida notable de energía (teniendo que aumentar la dosis a aplicar) y dado que la profundidad de penetración de los ultrasonidos es limitada, la eficacia de la técnica es cuestionable.

Con la aparición de los cabezales de tratamiento pequeños prácticamente no se utiliza en la actualidad.

1.5.1.2. Según el movimiento que se realice con el cabezal de tratamiento

Modalidad dinámica

Debido a las características del haz de ultrasonidos y para evitar la acumulación de picos de intensidad (puntos calientes) en el campo cercano, es necesario mantener el cabezal de tratamiento en movimiento continuo y uniforme. Esta modalidad dinámica, es la más utilizada y consiste en realizar pequeños movimientos ya sean circulares, en espiral o con desplazamientos longitudinales. Estos movimientos se van superponiendo unos a otros, deben ser de pocos centímetros y no muy rápidos. Aunque se estén tratando áreas pequeñas, el movimiento continuo es necesario aunque el recorrido sea muy corto.

Modalidad semiestacionaria

Consiste en mover muy poco el cabezal y se utiliza para tratar zonas pequeñas o intensificar el efecto del ultrasonido en un punto concreto. Debe realizarse con mucho cuidado y es aconsejable utilizar ultrasonido pulsátil en dosis bajas para evitar el exceso de calor en la zona y/o la formación de burbujas de gas inestables.

13 Algunos autores recomiendan, además, que el agua esté hervida o sea destilada para evitar la presencia de burbujas de aire.

Modalidad estacionaria[14]

En este caso el cabezal de tratamiento permanece fijo en un punto de la piel. Es muy peligroso y no se debe utilizar, sobre todo con la modalidad de ultrasonido continuo, por el peligro de producir quemaduras y/o cavitación inestable.

1.5.1.3. Según el tipo de emisión de los ultrasonidos

La mayoría de los aparatos de ultrasonidos permiten emitirlos de dos formas: continua y pulsátil. Esta diferencia es muy importante ya que los efectos que producen son distintos y sus indicaciones también lo serán.

a) Ultrasonido en forma continua

- Las ondas ultrasónicas se emiten durante todo el tiempo de tratamiento, sin pausas.
- Intensidad máxima que puede ajustarse es de 2 W/cm^2.
- El efecto térmico será el predominante; se usa como termoterapia profunda y selectiva en estructuras tendinosas, periarticulares, fibrosis, cicatrices, etc.
- Indicado en procesos subagudos o crónicos.
- No se utilizará en procesos inflamatorios agudos ni traumatismos recientes. Tampoco en zonas isquémicas o con alteraciones de la sensibilidad.
- Tampoco se usarán en presencia de material de osteosíntesis metálico superficial.

b) Ultrasonido en forma pulsátil

- Las ondas ultrasónicas se interrumpen periódicamente y están formadas por pulsos de aprox. 2 milisegundos cada uno.
- La intensidad máxima que puede ajustarse es más alta: 3 W/cm^2. Esta intensidad sería nociva en un ultrasonido continuo.
- El efecto mecánico es el predominante, las sensaciones térmicas apenas aparecen. Hay que recordar que la mayoría de los efectos fisiológicos de los ultrasonidos se producen gracias al efecto mecánico más que por la producción de calor, por eso es la técnica que más se utiliza.
- Indicado en procesos agudos o inflamatorios.
- La mayoría de aparatos presentan dos tipos frecuencia de repetición[15]: 100 Hz y 50 Hz (aunque en otros puede aparecer un mayor rango de ellas). Aunque no se conocen todavía bien los efectos de este parámetro a la hora de aplicar los ultrasonidos, se recomienda utilizar 100 Hz para obtener un efecto espasmolí-

---

14 Hay que reseñar que en otros países se están desarrollando estudios con este tipo de aplicación, con una dosificación muy baja y calculada, con resultados prometedores.

15 No confundir esta frecuencia de repetición de los impulsos con la frecuencia de los ultrasonidos (1 ó 3 MHz).

tico y analgésico, mientras que una frecuencia de 50 Hz tendría un efecto más estimulante.

- Existen diversas formas de indicar el modo de trabajo pulsátil en los aparatos de ultrasonidos según la forma de describir la relación entre la duración del impulso y la duración de la pausa (Fig. 7). Los más habituales son:
  - ▹ *Ratio impulso-pausa*. P.ej.: 1:1, 1:2, 1:4, etc. El primer número hace referencia a la duración del impulso (suele ser un "1" y dura 2 ms, que es la duración estándar de los impulsos). El segundo número se refiere al tiempo de reposo[16]. De esta forma una ratio 1:4 significa 2ms de impulso y 8 ms de reposo; 1:2 significa 2ms de impulso y 4 ms de reposo, etc.
  - ▹ *Porcentaje de dosis media* (también llamado "**Ciclo de trabajo**" o "Duty cycle"). P.ej.: 100%, 50% o 33%. Es la proporción de tiempo que el ultrasonido está presente sobre el tiempo total del ciclo (que incluye las pausas). Mientras mayor sea el porcentaje, mayor efecto térmico y viceversa. De hecho, un ultrasonido al 100% corresponde al ultrasonido continuo.

Si relacionamos ambos métodos, p.ej. a una ratio de 1:3 le corresponde un ciclo de trabajo del 25%., 1:1 es un 50%, etc.

Modo	Ratio pulso: pausa	Ciclo de trabajo
Continuo		100%
Pulsátil	1:1	50%
	1:2	33%
	1:3	25%
	1:4	20%
	1:9	10%

Figura 7. Tipos de ultrasonido según su razón de pulso y su ciclo de trabajo.

Será el fisioterapeuta el que seleccione en el aparato la modalidad adecuada según el tipo de ultrasonido que quiera utilizar; esta selección será importante a la hora de ajustar la dosis del ultrasonido.

1.5.1.4. Según donde se aplique el ultrasonido

- ***Tratamiento somático:*** La aplicación se produce en el lugar de la lesión que será donde aparezca el efecto terapéutico.
- ***Tratamiento segmentario:*** Se producirá, vía nerviosa, una respuesta terapéutica en tejidos situados a distancia del lugar de aplicación. Este tipo de aplicación

16 Muchas veces se confunde este tipo de notación con la ratio pulso/periodo (duración del pulso/duración total del periodo). Hay que tener claro a qué se está refiriendo exactamente el dato (pulso: reposo o pulso/periodo).

puede emplearse como tratamiento único en las fases agudas o como tratamiento previo a la aplicación posterior local de la zona afectada.

a) Aplicación radicular:

- La energía ultrasónica se dirige hacia las raíces dorsales de los nervios raquídeos a su salida de la columna vertebral por los agujeros de conjunción (entre 3-5 cm al lado de las apófisis espinosas). El objetivo es conseguir analgesia en el territorio que inervan por disminución refleja del espasmo o contractura muscular.
- Se utilizará el cabezal de tratamiento más grande y únicamente ultrasonido de tipo pulsátil a una frecuencia de 1MHz. Se aplicará una intensidad más baja en la columna cervical y dorsal (0,2 a 0,5 W/cm^2) y más elevada en columna lumbar (0,5 y 1,75 W/cm^2), dependiendo de la capa adiposa del paciente.
- El tiempo de tratamiento será de 2 a 3 minutos (si se trata con el cabezal de mayor diámetro) o hasta 6 minutos (si es el cabezal pequeño).
- Se realizará la técnica de contacto directo con modalidad dinámica.
- El paciente durante el tratamiento no debe sentir sensación de quemazón ni de dolor local o irradiado, si esto ocurre se deberá bajar la dosis.

b) Aplicación neurovegetativa (simpática)

Los objetivos principales de esta aplicación son: preparar el tratamiento local provocando vasodilatación regional en la extremidad y cierta analgesia.

Hay que localizar de forma exacta las cadenas simpáticas de las extremidades superiores e inferiores:

- Para el tratamiento de la extremidad superior se trata el ganglio estrellado que se localiza lateralmente en el cuello, junto al borde posterior del esternocleidomastoideo y a unos 2 cm por encima de la clavícula. Se aplicará ultrasonido pulsátil de 0,2 a 0,5 W/cm^2 durante 3 - 5 minutos.
- Para el tratamiento de la extremidad inferior se tratarán los ganglios simpáticos lumbares. Se aplicará sólo ultrasonido pulsátil a dosis parecidas a las del tratamiento segmentarlo radicular (0,5 - 2 W/cm^2).

No es recomendable el tratamiento sobre los ganglios simpáticos cervicales por la posibilidad de la aparición de accidentes vagales.

En pacientes con labilidad vegetativa es conveniente comenzar el tratamiento con dosis bajas y tiempos cortos de irradiación hasta observar los efectos provocados.

1.5.2. Dosificación

En la actualidad, todavía no existen un consenso generalizado sobre cómo debe calcularse la dosificación en los ultrasonidos probablemente por la cantidad de variables que influyen en ella y la poca evidencia científica al respecto. Son muchos los autores que proponen "guías para el cálculo de la dosis" y, probablemente, no haya una única manera estricta de hacerlo sino que ofrecen un margen de actuación amplio en el que, de una forma organizada y sistemática, se tienen en cuenta todos estos factores influyentes en el cálculo de la dosis para que sea clínicamente eficaz.

La dosis es la energía ultrasónica total aplicada durante el tratamiento (Intensidad x tiempo de aplicación). Depende, como hemos comentado en el párrafo anterior, de muchos factores:

- Intensidad de la onda ultrasónica (W/cm^2).
- Profundidad de la lesión (cm).
- Área efectiva de irradiación del ultrasonido (tipo de ERA).
- Superficie de la zona a tratar (cm^2).
- Tiempo de aplicación (segundos).
- Frecuencia de la onda sónica (frecuencia portadora).
- Tipo de ultrasonido: continuo o pulsátil.
- Estado de la lesión (agudo, subagudo o crónico).
- Método de aplicación (dinámico, semiestacionario, terapia combinada, segmentario, etc.).

Por lo tanto, antes de aplicar los ultrasonidos habrá que tomar las decisiones adecuadas sobre todos estos ajustes. Lo mejor es seguir un orden sistemático a la hora de ir decidiendo sobre los parámetros; los primeros pasos siempre serán estimar la profundidad adecuada de la lesión a tratar y después, la intensidad de los ultrasonidos requerida para lograr el efecto deseado a esa profundidad.

1.5.2.1. Intensidad del ultrasonido

Se expresa en unidades de potencia (W/cm^2); es como una velocidad de suministro energético. Las intensidades máximas que permiten administrar la mayoría de los equipos son de 2 W/cm^2 para el ultrasonido continuo y 3 W/cm^2 para el pulsátil.

Las opiniones a la hora de escoger la intensidad difieren mucho de unos autores a otros; lo que sí parece que se ha demostrado es que las dosis altas no son más eficaces que las bajas o medias. Para su correcta selección proponemos realizarla en base al estado del tejido a tratar pudiéndose seguir la siguiente recomendación: en procesos agudos menos dosis y menos intensidad y en procesos crónicos más dosis y más intensidad. Por tanto, en el caso del ultrasonido continuo (Fig. 8):

- Dosis baja: Menor de 0.5 W/cm^2 (más indicado para procesos agudos).
- Dosis media: Entre 0.5 y 1 W/cm^2 (más indicado para procesos subagudos).
- Dosis alta: A partir de 1 W/cm^2 (más indicado en procesos crónicos).

A esta regla general puede que haya que añadir algo más de intensidad en función de la profundidad a la que se encuentre la lesión para compensar la pérdida por absorción en capas superiores.

Estado de los tejidos	Intensidad inicial requerida en la lesión (W/cm²)
Agudo	0,1 - 0,3
Subagudo	0,2 - 0,5
Crónico	0,3 hasta 0,8

Figura 8. Intensidades medias (para ultrasonido continuo) según el estado evolutivo de la lesión.

Si se utiliza la modalidad pulsátil habrá que considerar el ciclo de trabajo correspondiente (porcentaje de dosis media). P.ej. 1 W/cm^2 en posición 1/5[17] (20 %) equivale a un ultrasonido continuo de 0'2 W/cm^2 (la quinta parte). Otro ejemplo, un ultrasonido pulsátil de 1 W/cm^2 en posición 1/10 (10%) tendrá una intensidad media de 0.1 W/cm^2, la décima parte.

Se recomienda usar la dosis más baja que pueda producir el efecto terapéutico deseado.

Si la intensidad escogida en W/cm^2 es excesiva, el paciente se quejará durante la sesión de pinchazos bruscos y dolorosos; habrá que reducirla inmediatamente.

1.5.2.2. Profundidad de la zona a tratar

Un factor importante, que muchas veces no se tiene en cuenta, es la **profundidad** de la lesión, ya que parte de la energía ultrasónica suministrada se pierde antes de llegar al tejido diana (se absorbe por otros tejidos no lesionados de zonas adyacentes). Por lo tanto, a veces será necesario seleccionar una intensidad algo superior a la que la zona requiera para compensar esta pérdida (Fig.9).

Los dos parámetros que influyen en la mayor o menor penetración de las ondas sonoras en los tejidos son la intensidad y la frecuencia portadora.

- Cuanto más profunda sea la lesión, mayor deberá ser la intensidad.
- A menor frecuencia sónica (p.ej.1 MHz) mayor profundidad de los efectos terapéuticos.

La frontera entre las lesiones superficiales y profundas es, en cierto modo, arbitraria pero, a efectos prácticos, una profundidad de 2 cm se puede considerar como un límite útil:

- Profundidad de los tejidos a tratar igual o menor de 2 cm --------------- 3 MHz
- Profundidad de los tejidos a tratar a más de 2 cm de la superficie -------- 1 MHz

17 Se refiere a la razón pulso/periodo.

	Profundidad de la lesión (cm)						
Intensidad requerida en la lesión (W/cm²)	0,5	1	2	3	4	5	6
	3 MHZ			1 MHz			
1,0	1,20	1,40	1,80	1,75	2,00	2,25	2,50
0,9	1,08	1,26	1,62	1,58	1,80	2,03	2,25
0,8	0,96	1,12	1,44	1,40	1,60	1,80	2,00
0,7	0,84	0,98	1,26	1,23	1,40	1,58	1,75
0,6	0,72	0,84	1,08	1,05	1,20	1,35	1,50
0,5	0,60	0,70	0,90	0,88	1,00	1,13	1,25
0,4	0,48	0,56	0,72	0,70	0,80	0,90	1,00
0,3	0,36	0,42	0,54	0,53	0,60	0,68	0,75
0,2	0,24	0,28	0,36	0,35	0,40	0,45	0,50
0,1	0,12	0,14	0,18	0,18	0,20	0,23	0,3

Figura 9. Orientaciones sobre la intensidad requerida según la profundidad de la lesión y la frecuencia portadora.

1.5.2.3. ERA (Área de radiación efectiva)

Como área de tratamiento debe entenderse siempre el área de radiación efectiva (ERA), no la superficie distal visible del cabezal de ultrasonido (Fig. 10). Esta ERA es casi siempre algo menor y los fabricantes de los dispositivos deben facilitarla.

La ERA del cabezal de tratamiento es un parámetro importante que influirá en la dosificación del ultrasonido.

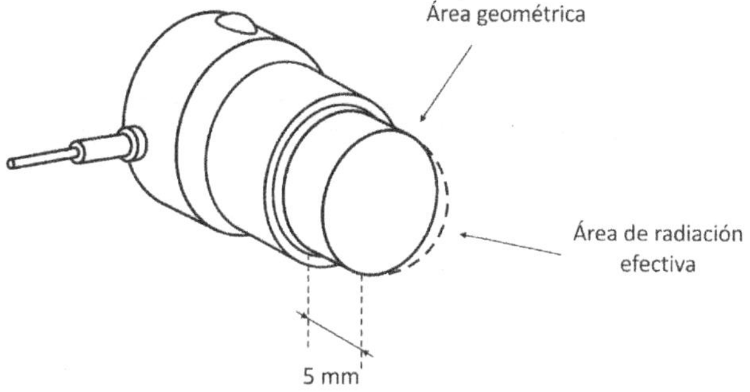

Figura 10. Cabezal de ultrasonidos. (A) Área geométrica. (ERA) Área de radiación efectiva.

Existen en el mercado cabezales ultrasónicos con distintas ERAs; las más frecuentes son las de 5 cm^2 (para superficies más grandes de tratamiento) y la de 0.8 cm^2 (para tratar zonas más pequeñas y localizadas).

1.5.2.4. Tipo de ultrasonido

Ya hemos indicado anteriormente que la elección del tipo de ultrasonido (pulsátil o continuo) debe hacerse en base al estado del tejido lesionado, o lo que es lo mismo, según el efecto físico que queremos que predomine (térmico o mecánico).

- *Ultrasonido continuo*: Predomina el efecto térmico (termoterapia profunda). Más indicado en procesos crónicos.
- *Ultrasonido pulsátil*: Predomina el efecto mecánico. Más indicado en procesos agudos o subagudos.

1.5.2.5. Ciclo de trabajo

La selección de la relación de pulso más apropiada también dependerá del estado de los tejidos. Un estado más agudo de la lesión es más sensible al aporte energético y responde mejor con un ciclo de trabajo bajo (ultrasonido pulsátil con bastante tiempo de reposo entre los pulsos). A medida que el tejido se aleja de esta fase, parece que responde mejor a un suministro de energía mayor y más concentrada (aumentamos el ciclo de trabajo).

Una posible guía orientativa puede ser (Fig. 11):

- ***Lesiones agudas***: Ultrasonido pulsátil (P.ej. Ciclo de trabajo 1:4 o 1:3).
- ***Lesiones subagudas***: Ultrasonido pulsátil (ciclos de trabajo 1:2 o 1:1).
- ***Lesiones crónicas***: Ultrasonido pulsátil (1:1) o continuo (100%).

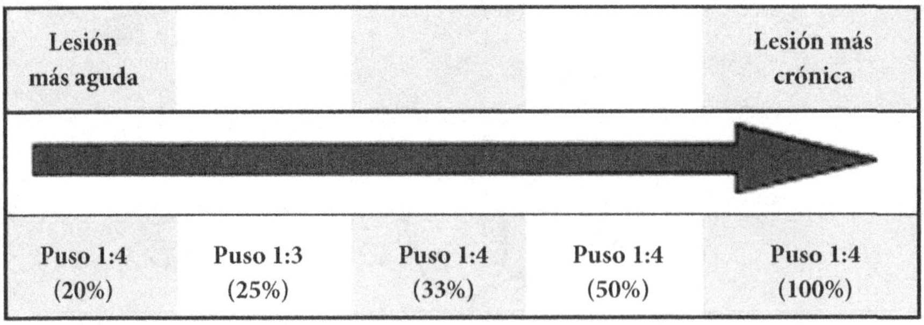

Figura 11. Ciclo de trabajo del ultrasonido en función del estado del tejido.

Hay que señalar que esta clasificación del estado del tejido a tratar no se hace en base al tiempo desde que ocurrió la lesión sino que está basado en la observación y evaluación clínica que presenta la zona dañada en ese momento.

El ciclo de trabajo que se seleccione también influirá en el tiempo de tratamiento ya que no es lo mismo aplicar una intensidad determinada con una ratio 1:5 que con una ratio 1:1 (tardaré 5 veces más en depositar la energía que he seleccionado).

1.5.2.6. Superficie de la zona a tratar

Cuanto mayor sea el tamaño de la lesión, mayor será la duración del tratamiento. En general, la duración máxima de la terapia con ultrasonidos se fija en 15 minutos.

El método más común para estimar el tiempo consiste en calcular el número de veces que el cabezal de tratamiento elegido cabe sobre el tejido diana. P.ej. Por ejemplo, si se va a usar el cabezal de tratamiento grande para tratar la cápsula anterior del hombro, puede estimarse que cabe dos veces sobre la zona.

Como consenso se utiliza 1 minuto de energía ultrasónica (a la frecuencia e intensidad que hayamos considerado) por cada cabezal que quepa en la zona a tratar. En el ejemplo anterior necesitaríamos dos minutos de tratamiento.

1.5.2.7. Método de aplicación

Se elegirá el método más adecuado según las características específicas de cada caso (dinámico, semiestacionario, contacto directo, subacuático, etc.). Especial cuidado hay que tener con la aplicación de tipo estacionaria; muchos autores la desaconsejan y si se aplica debe ser a dosis muy bajas y vigilando siempre la aparición de cualquier síntoma extraño (picos de dolor, etc.).

1.5.2.8. Ejemplo práctico de cálculo de la dosis en ultrasonidos

Por ejemplo: realizar un tratamiento con ultrasonidos en una lesión aguda del ligamento lateral externo de la rodilla.

1º) Toma de decisiones clínicas:

- Lesión superficial: frecuencia portadora de 3MHz.
- Lesión aguda: intensidad baja (p.ej. 0.2 W/cm^2).
- No hay necesidad de aumentar la dosis ya que es bastante superficial y la pérdida debido a la profundidad será mínima.
- Lesión aguda: ciclo de trabajo bajo (p.ej. 1:4).
- Cabezal de tratamiento grande (ERA 5cm^2).
- Modalidad dinámica con técnica de contacto directo mediante gel.
- El tejido diana es aproximadamente del mismo tamaño que el cabezal de tratamiento, por lo tanto el cabezal cabe una vez (1 minuto de tratamiento por cada vez que quepa este cabezal).

2º) Cálculo del tiempo necesario de tratamiento

Tiempo = 1 minuto X nº veces que cabe el cabezal en la lesión X duración periodo.

Duración del periodo = Suma del tiempo de pulso y el de reposo. En este caso (1:4), la duración del periodo es 1 + 4 = 5.

Por lo tanto, el tiempo necesario es: 1 X 1 X 5 = 5 minutos.

De esta forma, los parámetros completos del tratamiento propuesto serán: Frecuencia portadora de 3 MHz; dosis de 0,2 W/cm^2; tipo pulsátil; ratio pulso/reposo 1:4 (ciclo de trabajo 20%) durante 5 minutos; modalidad dinámica con gel.

1.5.3. Frecuencia de las sesiones de tratamiento

El comienzo del tratamiento con ultrasonidos para los traumatismos agudos habitualmente se retrasaba hasta las 24-36 horas después de la lesión para que la energía ultrasónica no dañara los vasos sanguíneos en recuperación. En la actualidad se ha acortado este tiempo y muchos autores recomiendan empezar sobre las 7-8 horas posteriores a la lesión para que los ultrasonidos activen la fase inflamatoria y su duración sea menor pasando más rápidamente a las siguientes fases de recuperación tisular (regeneración y proliferación).

En general:

- Procesos agudos: Se recomienda tratarlos diariamente, incluso dos veces al día.
- Procesos crónicos: Dos o tres aplicaciones a la semana pueden ser suficientes.

1.6. Contraindicaciones

La terapia ultrasónica (de forma continua) con una intensidad demasiado alta puede inducir un efecto térmico potente, todas las contraindicaciones que se aplican a la termoterapia profunda también deberían ser consideradas aquí.

Las contraindicaciones específicas de los ultrasonidos son:

- Órganos especializados (ojos, oídos, ovarios y testículos).
- Área cardiaca y portadores de marcapasos.
- Útero gestante o pacientes con DIU (no se tratará nunca el abdomen ni la región dorsolumbar).
- Tejidos neoplásicos.
- Cartílago de crecimiento en los niños (riesgo de osificación).
- Tromboflebitis y varices (las vibraciones ultrasónicas podrían producir un desprendimiento de algún trombo).
- Tejidos en los que se está produciendo un sangrado (p.ej. hematomas o traumatismos muy recientes; por eso, algunos autores recomiendan no aplicar ultrasonidos en las primeras 24-36 horas).
- Hemofílicos sin tratamiento médico.
- Infecciones sépticas.

- Hipoestesia o pérdida sensorial en la zona de tratamiento (deben tratarse con precaución; pueden aplicarse a dosis bajas y con ultrasonido pulsátil).
- Tras laminectomía: la aplicación de ultrasonidos en la zona puede provocar daño a las raíces nerviosas que se encuentran sin protección ósea.

1.7. Aplicaciones especiales

1.7.1. Ultrasonoforesis

- Consiste en la introducción de sustancias medicamentosas en el interior del organismo mediante energía ultrasónica. También se puede llamar sonoforesis, fonoforesis o ultrafonoforesis.
- Presenta varias ventajas con respecto a la iontoforesis: se introducen moléculas completas que no tienen que tener carga eléctrica, no se produce ningún efecto tipo galvánico y se consigue una penetración más profunda.
- Las ondas ultrasónicas se transmiten como ondas de presión y esta presión parece "empujar" a las partículas en el interior del organismo. Este hecho, además, está favorecido por el aumento de permeabilidad de las membranas biológicas.
- La técnica de aplicación es la misma que en la administración clásica del ultrasonido, salvo que, en este caso, usaremos la sustancia medicamentosa como medio de contacto.
- Las sustancias a introducir son muy variables y, quizá, la única condición es que su presentación debe ser en forma de gel hidrosoluble para garantizar una mayor absorción. Si no fuera así y se trata de una pomada muy viscosa, puede frotarse la piel con ella y, sobre ésta, se aplicará el gel de contacto.
- Tras la aplicación es esencial limpiar muy bien el cabezal ultrasónico para evitar la corrosión del mismo.
- Los efectos terapéuticos de los fármacos que se usan habitualmente en ultrasonoforesis son:
  - ▷ **Circulatorio.** Sustancias como la histamina, el nicotinato de metilo, el mecolil, etc., son vasodilatadores potentes y se usan para trastornos circulatorios periféricos y en algunos procesos reumáticos.
  - ▷ **Fibrinolítico** (favorecen la cicatrización y mejoran la fibrosis). P.ej.: Cinc, yodina, etc.
  - ▷ **Antiinflamatorio.** La mayoría contienen corticosteroides y se usan en inflamaciones tipo tendinitis, bursitis, etc. y en otros procesos de los tejidos blandos (reumatismo de tejidos blandos). P.ej. Hidrocortisona, salicilato, etc.
  - ▷ **Analgésico-anestésico.** P.ej. Lidocaína en procesos agudos.

1.7.2. Terapia combinada

Este término hace referencia a la aplicación simultánea de ultrasonidos y corrientes de baja o media frecuencia: diadinámicas, Träbert, TENS o interferenciales son las más usadas. Sus efectos son distintos de los que proporciona cada técnica por separado.

Los ultrasonidos van a mejorar la aplicación de la corriente de electroterapia ya que al tener un efecto sensibilizador sobre las fibras nerviosas hace que disminuya mucho el fenómeno de acomodación por parte del paciente a la corriente (teniendo, incluso, que reducir la intensidad a lo largo de la sesión de tratamiento en vez de ir subiéndola como ocurre habitualmente). De esta forma, los impulsos eléctricos son más efectivos y pueden aplicarse durante más tiempo evitando efectos adversos de tipo galvánico (si he aplicado una corriente monofásica, p.ej. diadinámicas) o la aparición de respuestas musculares no deseadas debido a la alta intensidad (p.ej. en el caso del TENS). La aplicación combinada con corrientes de media frecuencia disminuye aún más estos riesgos y permitirán obtener efectos terapéuticos a niveles más profundos.

Las principales indicaciones de la terapia combinada son:

- Tratamiento de zonas dolorosas o hiperestésicas:
  - ▹ Puntos sensibles: puntos gatillo o puntos dolorosos.
  - ▹ Áreas mayores: dermatomas, zonas de Head, etc.
- Localización de puntos dolorosos profundos (cuando el trastorno es más crónico y no pueden encontrarse fácilmente puntos de aplicación).

1.7.2.1. Normas de aplicación práctica de la terapia combinada

- El cabezal del ultrasonido se considera el electrodo activo y el electrodo de la corriente alterna será el electrodo indiferente. Este electrodo indiferente se colocará de forma fija en el mismo plano de la zona a tratar cuando queramos localizar y tratar puntos dolorosos superficiales (Fig. 12) o en una posición opuesta a la zona a tratar para localizar y tratar puntos dolorosos profundos (Fig. 12).

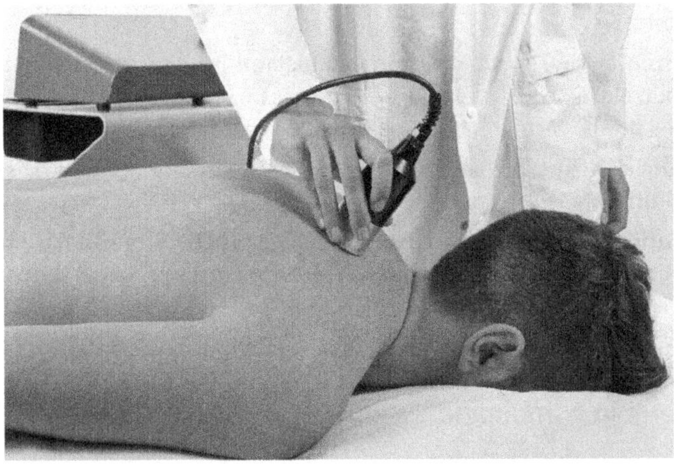

Figura 12. Diagnóstico y tratamiento de áreas superficiales y profundas con terapia combinada.

- Después de la correcta colocación de los electrodos (según la profundidad de la zona a tratar), se ajustará el ultrasonido a una dosis baja (0.50 W/cm^2), ya sea de tipo continuo o pulsátil.
- Se seleccionará la corriente de baja o media frecuencia (habitualmente se utilizan TENS o corrientes interferenciales ya que no presentan ningún tipo de efecto galvánico) y se ajustan sus parámetros, p.ej.: corriente interferencial bipolar con una AMF fija de 100 Hz (efecto analgésico para dolor agudo).
- Aplicamos el gel de contacto y cuando apoyamos el cabezal del ultrasonido y el circuito eléctrico se ha cerrado, se va subiendo la intensidad de corriente hasta que el paciente apenas perciba la corriente (nivel liminal).
- Cuidadosamente se van buscando los puntos más sensibles y una vez encontrados se aplica sobre ellos el método semiestacionario durante al menos 3-5 minutos.
- El tratamiento completo no debe exceder los 15 minutos en total.

2. LASERTERAPIA

2.1. Definiciones

De una forma simple, el láser[18] puede ser considerado un tipo especial de luz que se ha amplificado mucho mejorando así las propiedades energéticas de la radiación luminosa. La luz es exactamente igual que la normal, pero al aplicarle un procedimiento tecnológico adquiere unas determinadas características que le permitirán producir efectos terapéuticos.

El término laserterapia o terapia láser hace referencia a aplicar al organismo energía del espectro electromagnético para facilitarle su actividad bioquímica. Al ser también una forma de radiación lumínica se engloba dentro de las técnicas de fototerapia.

2.2. Consideraciones físicas

2.2.1. Producción de luz láser

La producción de láser se consigue mediante un elemento o sustancia química, denominado **medio activo** (helio, neón, cobalto, dióxido de carbono, neodimio, etc.), un sistema de energía y un resonador. Con el aporte de energía externa, la red eléctrica, las moléculas del medio activo alcanzan un nivel de energía muy alta (nivel que es incrementado por el resonador) consiguiendo perturbar los niveles energéticos de sus

18 LASER es un acrónimo inglés de *"Light Amplification by Stimulated Emission of Radiation"*.

electrones, hasta que llega un momento en que se produce emisión de esta energía en forma de fotones[19]. Estos fotones serán canalizados a través de:

a) Una fibra óptica hasta el dispositivo con el que se realiza el tratamiento (forma más habitual).
b) Un sistema óptico móvil que realiza el barrido de una zona a tratar con la frecuencia, superficie y forma deseadas.

Existe un amplio espectro de radiaciones láser porque existen numerosos elementos y compuestos químicos que las emiten cuando sus átomos son estimulados. Cada uno de esos elementos emitirá una radiación con una longitud de onda característica dentro del espectro electromagnético.

Las radiaciones láser más utilizadas en Fisioterapia suelen están enmarcadas dentro del espectro visible (rojo) o del espectro no visible (infrarrojo).

2.2.2. Características de la luz láser

La radiación láser posee todas las propiedades de la luz (reflexión, refracción, etc.) y además otras específicas que le proporcionan sus propiedades terapéuticas.

- **Monocromaticidad:** Toda la luz es exactamente del mismo color (ya sea del espectro visible o no) porque toda tiene la misma longitud de onda. Esta longitud de onda es un factor fundamental a la hora de determinar los efectos biológicos producidos por el láser (este parámetro dicta qué biomoléculas absorberán la radiación y, por tanto, el consiguiente efecto terapéutico).
- **Colimación o direccionalidad:** Los rayos de luz o fotones que emite el aparato láser son paralelos; la luz láser no se dispersa como el resto de radiaciones lumínicas. Esta propiedad es la que le da la precisión a la luz láser ya que concentra la energía en un área muy pequeña a lo largo de distancias considerables. También es la causante del peligro que supone irradiar luz láser a un ojo sin protección.
- **Coherencia:** Todos las ondas luminosas están en la misma fase (es decir, los valles y los picos de las ondas coinciden a la perfección en tiempo y espacio). El resultado es un efecto de amplificación en la intensidad luminosa emitida, característica de la radiación láser.
- **Alta Intensidad**: Esta característica es consecuencia de la direccionalidad, al poder concentrar mucho la luz láser. Relaciona la potencia de emisión con la superficie de absorción. P.ej.: Existen láseres que emiten tan solo a muy pocos milivatios y son capaces de producir una elevada intensidad, debido a que, mientras la luz de una lámpara convencional se esparce por toda la habitación, el haz del láser puede tener un diámetro de un milímetro o incluso menos, de superficie de aplicación.

19 *Fotón es la partícula portadora de todas las formas de radiación electromagnética.*

2.2.3. Tipos de láser

- **Según el elemento emisor.** Podemos establecer cuatro tipos de láser según sea la naturaleza físico-química del medio activo.
  - ▹ *Láser de cuerpo sólido.* (P.ej.: cromo en los láseres de rubí y el neodimio en los láseres tipo YAG). Se emplean cuando es necesaria una energía muy elevada. Exclusivo uso quirúrgico. Presentan el inconveniente de necesitar refrigeración cuando se utilizan en emisión continua.
  - ▹ *Químico.* P.ej.: flúor y el hidrógeno combinados en los láseres de fluoruro de hidrógeno.
  - ▹ *Gas.* (P.ej.: Láser de helio-neón o He-Ne, el argón, el kriptón, el xenón y el CO_2). Emiten radiación continua de alto rendimiento, incluso a temperatura ambiente. Habitualmente son de tipo cañón.
  - ▹ *Semiconductor.* (P.ej.: Silicio, germanio y el arseniuro de galio o As-Ga). Estos materiales mezclados con impurezas se pueden negativizar o positivizar. Son láseres muy eficaces (con un rendimiento cercano al 100%), pequeños y manejables (láseres puntuales). Se puede obtener una emisión continua o pulsátil a temperatura ambiente.
- **Según el dispositivo de aplicación.**
  - ▹ **Láser de cañón:** Habitualmente el elemento emisor es un gas (Ej. CO_2). Aplicaciones en barrido o mediante pincelaciones (Fig. 13).
  - ▹ **Láser puntual:** También llamado láser de diodo. (P.ej. arseniuro de Galio o As-Ga). Para aplicaciones puntiformes (Fig. 14).

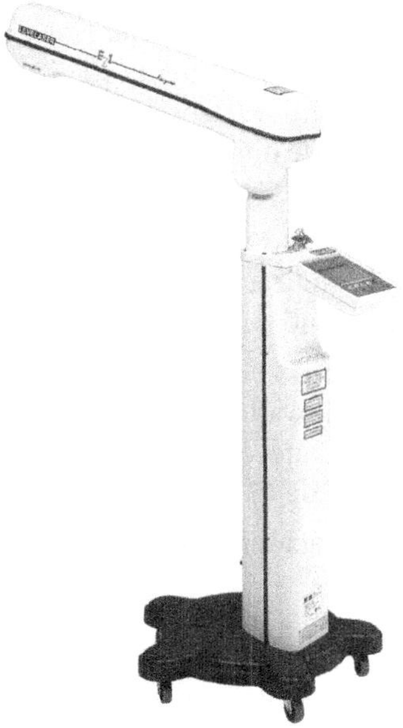

Figura 13. Láser de cañón

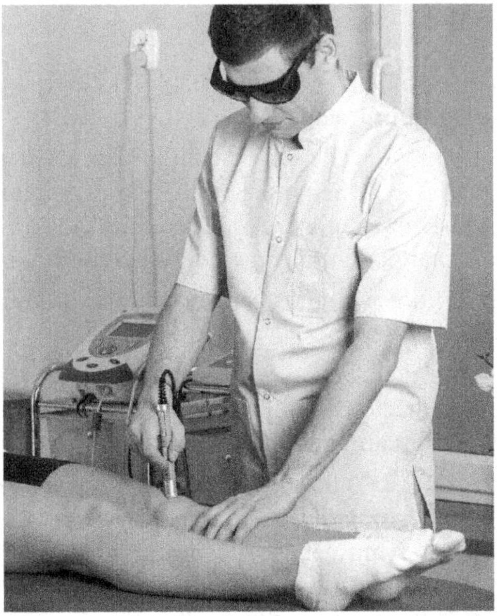

Figura 14. Láser puntual

- **Según el modo de emisión**
  - ▹ Continuo (P.ej. Láser de helio-neón o He-Ne).
  - ▹ Pulsátil (P.ej. Láser de As-Ga).
- **Según su potencia de radiación**
  - ▹ *Power-láser (láseres duros o de intensidad alta):* láseres de alta potencia (desde 5-50W), utilizados exclusivamente en cirugía por su alto efecto térmico y mecánico sobre unos milímetros de espesor de tejido. Ej. Láser de CO_2 de 10,600 nm de longitud de onda, de argón o el láser tipo YAG.
  - ▹ *Mid-láser (láseres medios o de intensidad media):* Láser de media potencia, alcanzan una potencia pico de vatios. Máxima penetración en la piel hasta unos 3-4 cm; muchas aplicaciones terapéuticas. Ej. Láser de diodo con As-Ga de 904 nm de longitud de onda.
  - ▹ *Soft-láser (láseres blandos o de intensidad baja):* De potencia mínima, alcanzan intensidades de miliwatios. Actúan a nivel de las capas más superficiales; serán de utilidad en afecciones de la piel: heridas, quemaduras, úlceras, etc. Ej. Láser de He-Ne de 633 nm de longitud de onda.

A pesar de la anterior clasificación técnica, normalmente se distinguen sólo dos tipos de láser:

a) De **alta potencia** o **alta intensidad** (quirúrgico) y cuyos efectos principales se resumirían con el adjetivo "fotodestrucción".

b) De **baja potencia** o **baja intensidad**, que incluirían al resto de láseres no quirúrgicos, con una función más terapéutica ya que en general producen "fotoestimulación".

A los de baja potencia también se les llaman "láseres fríos" o "terapia bioestimulativa" y son los que se utilizan habitualmente en Fisioterapia[20]. La radiación láser de baja energía en el organismo humano es adecuada porque sus parámetros influyen en él pero sin dañarlo (como sí hacen los de alta potencia) y al mismo tiempo esta energía es suficiente para activar muchos procesos biológicos.

Tienen una potencia media-baja (aprox. de 1-100mW, aunque la potencia de pico puede ser mucho mayor, hasta unos 100W) y se aplican en dosis consideradas bajas para causar cualquier calentamiento detectable de los tejidos irradiados, por tanto, estos láseres de baja intensidad son una modalidad terapéutica **atérmica**. La única excepción sería el láser de CO_2 desfocalizado, que es de una intensidad y potencia bastante elevadas y puede producir incluso quemaduras si no se aplica adecuadamente.

Los principales láseres de baja intensidad usados en Fisioterapia son: el láser de He-Ne, el láser de As-Ga y el láser de CO_2 desfocalizado:

a. Láser de He-Ne:
    - ▹ Tiene una longitud de onda de 633nm, en la banda visible de luz roja.
    - ▹ Habitualmente es de tipo cañón con emisión directa. Además, puede ser vehiculizado por fibras ópticas, para poder colocarlo directamente sobre la piel, o puede ser dispersado por lentes divergentes, para realizar aplicaciones zonales.
    - ▹ Emite de forma continua con una potencia aproximada de 10mW (equipos de consola) o de 30mW (equipos de cañón).
    - ▹ Este láser de color rojo se absorbe muy pronto, a nivel de la epidermis y el índice de penetración es bajo (0.8mm- 15mm). Muy indicado, por tanto, en laserterapia dermatológica, lesiones de la piel y aplicación en puntos biológicamente activos (laserpuntura, puntos gatillo, etc.).

b. Láser de arseniuro de galio (láser de infrarrojos por semiconductores):
    - ▹ Se genera por diodos. El diodo de As-Ga emite en una longitud de onda de 904nm, en la gama infrarroja no visible.
    - ▹ Habitualmente se emplea en forma pulsada (desde unos pocos hercios hasta más de 20,000Hz), lo que permite una potencia de pico que puede alcanzar desde 0,1 hasta 100 o 200 mW según la frecuencia y duración de los impulsos.
    - ▹ Se consigue gran densidad de fotones por unidad de superficie pero sin que esta energía llegue a acumularse ni transformarse en efecto térmico, ya que se disipa cualquier tipo de calor en el tejido.
    - ▹ Se absorbe muy poco por la hemoglobina y por el agua de los tejidos, lo que permite una capacidad de absorción más profunda, de hasta 3-4 cm en tejidos blandos, por lo que resulta de gran interés en el tratamiento de afecciones tendinomusculares y osteoarticulares.

---

20 En inglés, a la utilización de este tipo de láseres se denomina LILT: *Low Intensity Laser Therapy*.

- Sus efectos principales son los electroquímicos para acelerar el metabolismo (fotobioestimulación).
- La gran mayoría se aplican mediante un cabezal puntual o puntero en láseres de poca potencia o mediante un cañón con barrido divergente, en los que superan 1 W de potencia eficaz. Los láseres de diodo de As-Ga, únicamente se usan en modo puntual.
- Por seguridad estos láseres del espectro invisible (infrarrojo) tienen un haz paralelo de luz roja o una señal luminosa coloreada que indica su trayectoria y punto de aplicación.

c. Láser de CO_2 desfocalizado:

- El láser de CO_2 quirúrgico que trabaja a potencias elevadas (vatios), puede también actuar a potencias inferiores (milivatios) si se desfocaliza el haz; de este modo se obtiene un efecto terapéutico bioestimulante.
- Se emite en la banda de los infrarrojos con una longitud de onda de 10,006 nm (no visible); a veces, para su control visible se le superpone otro haz de He-Ne (color rojo).
- En Fisioterapia sólo se puede aplicar en forma desenfocada y a potencias medias-bajas (100mW-10W) mediante un cañón de tubo de gas.
- La penetración es sólo de unos 10 mm.
- La principal ventaja que presenta es que puede conseguir dosis superiores que las de los equipos de As-Ga y He-Ne.
- El inconveniente es doble: el elevado coste de estos equipos y que se requiere de un adecuado dominio de la técnica para conseguir una correcta dosificación que evite quemaduras en el paciente.
- Siempre deben aplicarse en barridos de superficie (pues en un punto único quemaría) y en sesiones de corta duración.

2.2.4. Absorción del láser

Como en cualquier forma de energía utilizada en electroterapia, ésta debe ser absorbida por los tejidos para que se produzca el efecto terapéutico.

La absorción del rayo láser en los tejidos, es decir, su capacidad de penetración, depende de varios factores:

- La intensidad y sección del haz del láser (cantidad de energía a depositar).
- El ángulo de incidencia de la aplicación (si colocamos el láser a 90° sobre el tejido, la penetrabilidad será máxima).
- La distancia a la que se encuentra el dispositivo del láser con la piel.
- La longitud de onda y la frecuencia de la radiación.
- La duración de la aplicación.
- Las características ópticas del tejido absorbente (p.ej. en el tejido óseo la luz láser queda atrapada en la cortical, sólo dos milímetros debajo del periostio).

En la terapia con láser de baja intensidad se puede considerar una profundidad de penetración media de unos 10-35mm en los tejidos.

2.3. Efectos del láser

La denominada **fotobioestimulación** es, quizá, el principal efecto de la terapia láser de baja intensidad y consiste en la estimulación de diversos procesos biológicos utilizando la energía de la luz, pero sin producir cambios significativos de temperatura.

Para describir más detalladamente todos los efectos biológicos de la radiación láser es habitual seguir un esquema según el cual la energía depositada en los tejidos produce una acción primaria o directa, con efectos locales de tipo mecánico, químico y eléctrico. Estos efectos locales provocarán otros, que constituyen una acción indirecta de mayor extensión (estímulo de la microcirculación y aumento del trofismo) y estos últimos repercutirán en una acción regional o sistémica (efecto fisiológico de mayor profundidad y extensión).

2.3.1. Efectos primarios directos

Se producen en la zona de absorción del láser; son efectos de tipo biofísicos.

- **Efecto fototérmico**

  En los *láseres de alta potencia*, el efecto fototérmico es el responsable directo y principal de la acción del corte tisular que produce el láser quirúrgico. Los *láseres de baja potencia*, en cambio, no causan un aumento significativo de temperatura en el tejido irradiado. Estas potencias suelen ser del orden de varias decenas de mW y la mayoría de los autores coinciden en que las condiciones habituales de su uso no hacen suponer que la temperatura desempeñe un papel importante en la acción biológica. La terapia láser de baja frecuencia se considera una modalidad atérmica.

  En los *láseres de alta potencia desfocalizados* sí que se produciría este efecto térmico por el que el tejido aumentaría su temperatura provocando:

  - Aumento de riego sanguíneo (hiperemia).
  - Aumento de elementos defensivos en la región afectada.
  - Disminución de la excitabilidad de las células nerviosas.
  - Aumento del trofismo celular.

- **Efecto bioenergético**: La energía depositada por el láser constituye una forma de energía utilizable por la propia célula, para la normalización de las funciones alteradas.
- **Efecto mecánico:** Se consigue una vibración y excitación celular que ayuda a la regeneración celular y a la reducción de la inflamación.

- **Efecto fotoquímico:** La radiación láser de baja potencia en los tejidos estimula la liberación de sustancias autacoides (histamina, serotonina, bradiquinina, etc.), bloquea la acción de las prostaglandinas, así como aumenta de producción de ATP intracelular y estimula la síntesis de endorfinas, ADN, proteínas y enzimas.
- **Efecto fotoeléctrico:** Se produce una normalización del potencial de membrana en las células irradiadas mediante dos mecanismos: a) de forma directa, porque la radiación láser contribuye a restablecer la situación iónica a ambos lados de la membrana y b) de forma indirecta, porque al incrementar el ATP producido por la célula, mantiene la funcionalidad de la bomba sodio-potasio. Todo ello contribuye a recuperar la vitalidad celular y las funciones normales de la misma.

2.3.2. Efectos secundarios indirectos

Se producen en la zona irradiada y en zonas circundantes. Se trata de los efectos biológicos.

- **Estímulo de la microcirculación**

  La radiación láser tiene una acción directa sobre el esfínter precapilar de la arteriola debido a su efecto fotoquímico. De hecho, la liberación de sustancias como la histamina producen una paralización del mismo provocándole un estado de apertura constante y la consiguiente vasodilatación capilar y arteriolar. Esta vasodilatación traerá como consecuencia:

  - Mejora del trofismo de la zona, como consecuencia del aumento de nutrientes y oxígeno y eliminación de desechos catabólicos.
  - Aporte de elementos defensivos, tanto humorales como de células formes (ej. leucocitos), produciendo una acción antiinflamatoria.

- **Aumento del trofismo y de la reparación tisular**

  Producido por los efectos bioquímicos y bioestimulantes primarios. El estímulo de la microcirculación, junto a otros fenómenos producidos en las células, favorece que se produzcan los procesos de reparación, lo que contribuye a la regeneración y cicatrización de zonas con pérdidas de sustancia. Por otra parte, otros fenómenos celulares, como el aumento de la producción de ATP celular, la síntesis proteica y la modulación de la síntesis enzimática, junto a la activación de la multiplicación celular, favorecen la velocidad y calidad de los fenómenos reparativos.

2.3.3. Efectos terapéuticos

2.3.3.1. Efecto antiinflamatorio

Gracias al estimulo de la circulación local y a la liberación de mediadores de la respuesta inflamatoria.

- Aumenta el aporte de nutrientes.
- Mejora la oxigenación celular y tisular.

- Estimula la proliferación de células defensivas (mejor respuesta inmune).
- Mejora la presión hidrostática intracapilar (reabsorción de líquidos intersticiales como edemas, hematomas, etc.).
- Eliminación de material de desecho del metabolismo celular.
- Disminuye la acción de las prostaglandinas.

2.3.3.2. Efecto analgésico

Gran parte de su capacidad analgésica depende del control local de la situación inflamatoria y del edema intersticial. El láser actúa produciendo analgesia en estos niveles:

- Localmente reduce la inflamación y favorece la eliminación de sustancias algogénicas.
- Eleva el umbral de dolor de las terminaciones libres o nociceptores.
- Modifica el mensaje eléctrico de los nervios sensitivos, interrumpiendo o dificultando su transmisión.
- Produce relajación de la tensión muscular e incremento del umbral del dolor a la presión.
- Activa el "gate control" al producir un estímulo constante sobre las fibras nerviosas aferentes gruesas bloqueando así el paso en el asta posterior de la médula espinal de las sensaciones dolorosas transmitidas por las fibras finas hacia la corteza sensitiva del cerebro.
- Activando zonas reflejas (puntos de acupuntura, puntos gatillo o zonas de Head) que provocarán una actuación del sistema nervioso central disminuyendo los niveles de bradiquinina a nivel local y activando la liberación de beta-endorfinas vía sistémica.
- A nivel del tálamo también estimula la formación de encefalinas y beta-endorfinas, moduladores endógenos del dolor.

2.3.3.3. Efecto trófico y de regeneración tisular

Este es el principal y característico efecto de la radiación láser. El estímulo trófico proviene de la unión del efecto a nivel circulatorio con el efecto potenciador de la producción de energía disponible en la célula en forma de ATP. Se traduce en:

- Aumento de fibroblastos (fibras de colágeno).
- Aumento de la velocidad de crecimiento de nervios seccionados o lesionados.
- Incremento en la reepitelización.
- Aceleración del ritmo de división celular
- Aumento en la regeneración de vasos sanguíneos.

2.4. Técnicas de aplicación del láser

2.4.1. Según necesidad de accesorios

- De **forma directa**: tal y como sale del dispositivo que lo produce. No se utiliza ningún elemento que module sus características. Se usa en láseres de baja potencia. Poseen un tubo muy corto que es el puntero y son de fácil manejo (p.ej. láser de diodo As-Ga).
- De **forma indirecta**: Se modulan las características del haz con diferentes elementos que facilitan las aplicaciones: fibras ópticas, lentes divergentes, espejos, etc. Todos estos accesorios permiten conducir, dirigir y transformar las características de la luz para llevarla de forma más eficaz al sitio de lesión. Por ejemplo:
  - ▹ *Fibras ópticas*: son dos anillos concéntricos de diversos materiales que se colocan a la salida del rayo láser; la utilización de fibra óptica permite aplicaciones puntuales, ya que su extremo está en contacto con la piel. Se puede perder una potencia de hasta el 50%; lo habitual es perder aprox. un 30%, dato que habrá que tener en cuenta para hacer una correcta dosificación posterior.
  - ▹ *Lente divergente:* es una lente que se interpone entre el haz láser y el paciente que desfocaliza el haz en forma de cono y forma un círculo más o menos grande de irradiación según las dioptrías de la lente y la distancia que haya entre el paciente y el aparato. Para ampliar la zona de irradiación.

2.4.2. Según la forma de salida de la radiación láser

2.4.2.1. Aplicación puntual

Se establece una dosis en cada depósito puntual. Se hace un recorrido punto a punto de la estructura o la zona lesionada. Este tipo de aplicación garantiza la máxima densidad energética.

- En el caso del He-Ne, puede efectuarse a distancia y directamente desde el equipo, o de forma indirecta mediante una fibra óptica en contacto con la zona.
- En el caso del láser de IR (As-Ga), el tratamiento se realiza de forma directa con el puntero en contacto con la zona.
- Nunca se realizarán aplicaciones puntuales con el láser de CO_2 desfocalizado.

Se recomienda respetar una distancia entre puntos de 1 a 3cm y que la aplicación se realice de forma perpendicular a la zona de tratamiento, para aprovechar al máximo el rendimiento del haz y conseguir mayor poder de penetración.

Mediante este método, también se realiza la irradiación de puntos biológicamente activos como puntos gatillo, de acupuntura ("laserpuntura") o zonas de Head. Al tratarse de vías reflexógenas será una aplicación puntual pero con repercusiones a nivel sistémico.

a) **Tratamiento puntual directo en contacto con la zona de lesión**

Es la forma de tratamiento más recomendada según recientes estudios; el dispositivo (puntero o fibra óptica) se aplica con una presión firme en el área del tejido que se va a tratar. Principales ventajas:

- ▷ Seguridad: se reduce la posibilidad de visualizar el haz láser de forma accidental, reduciendo el riesgo de lesión ocular.
- ▷ Eficacia: de esta forma se maximiza la densidad de potencia en la superficie del tejido diana. Si además el fisioterapeuta presiona un poco el cabezal sobre el tejido (siempre que no produzca molestias) podrá tratar lesiones profundas más eficazmente: acercará el cabezal al tejido lesionado y alejará los glóbulos rojos del área del tejido situado justo debajo del cabezal, lo que disminuirá la atenuación de la luz láser por la absorción que ejercen estas células con alto contenido en hemoglobina.

b) **Tratamiento puntual sin contacto en la zona de lesión**

- ▷ La aplicación puntual no debe realizarse cuando la zona es muy dolorosa o se requiere una técnica aséptica, como ocurre en las heridas abiertas. En estos casos, es necesario situar el puntero láser o la fibra óptica a no más de 0,5-1 cm de la superficie a tratar.
- ▷ Cuando se trate de superficies irregulares, como una articulación, debe procurarse que ésta quede abierta para permitir una mayor transmisión de energía a las zonas intrarticulares.
- ▷ Con este tipo de aplicación hay que tener en cuenta que se produce una disminución en la potencia del rayo láser ya que hay más distancia hasta el tejido lesionado en cuestión y tengamos que elevar la dosis en consecuencia.

2.4.2.2. Tratamiento zonal

Se aplica radiación láser desfocalizada (eliminamos la convergencia del haz para ampliar la zona de tratamiento). Para ello necesitamos algún accesorio externo que cambie esa característica del rayo láser como las **lentes divergentes**, de esta forma la zona a irradiar se abarca de una forma más amplia, no por puntos.

Conviene diferenciar la técnica zonal de la de barrido, en la que el láser se aplica de forma oscilante, manual o automática, barriendo una zona rectangular pero cada punto tiene su dosis adecuada, aquí la dosis general se repartirá por toda la zona.

El tratamiento zonal no debe aplicarse como única forma de tratamiento porque no se garantiza una adecuada densidad energética, por eso suelen utilizarse en la parte final del tratamiento, después de haber realizado los depósitos puntuales.

La densidad de energía utilizada al aplicar las lentes divergentes suele ser baja, de 0,5 a 2 Julios/cm^2 ya que sólo tienen el objetivo de reforzar la aplicación puntual previa.

2.4.2.3. Otras formas de aplicación

- **Barridos**: recorridos laséricos a velocidad constante y sobre un circuito repetitivo, bien manual o escaneado. Mediante cañón láser.
- **Pinceladas**: trayecto láser de una aplicación lineal con una sola exposición, bien manual o escaneado. Se realiza un recorrido lento, y muy cerca de la lesión (p.ej. en varices, heridas y estrías). Mediante cañón láser.
- **Multiforme** o "**ducha láser**" o **tipo cluster** (Fig. 15): se realiza con un accesorio de salida especial del láser con el que se pueden irradiar varios puntos a la vez con la misma dosificación.

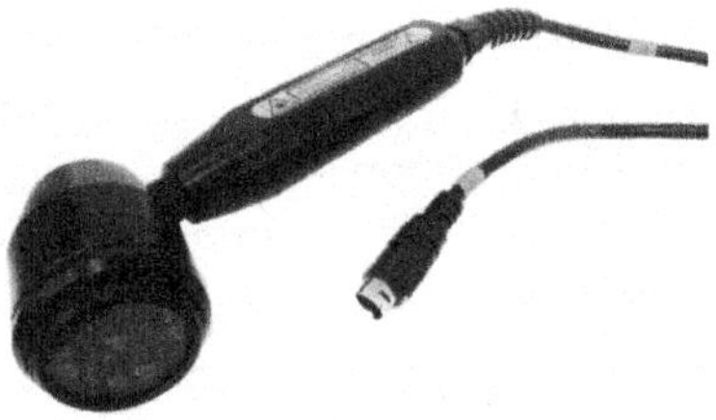

Figura 15. Dispositivo tipo "cluster" o "ducha láser" para una aplicación multiforme.

2.5. Dosificación

Las dosis del láser han sufrido multitud de cambios y recomendaciones y aún hoy día sigue sin existir un consenso sobre ella.

El parámetro para la dosificación del láser es la densidad de energía (D_E) que relaciona la energía que se suministra con la superficie de tejido a tratar.

$$\text{Densidad de energía } (J/cm^2) = \frac{\text{Potencia (W) x Tiempo (seg)}}{\text{Superficie } (cm^2)}$$

$$E = P \times t$$

$$D_E = \frac{E}{S} = \frac{P \times t}{S}$$

La incógnita es el tiempo que se necesita para depositar una determinada densidad de energía quedando así la fórmula:

$$\text{Tiempo de exposición en cada punto (seg)} = \frac{\text{Densidad de energía deseada (J/cm}^2\text{) x Superficie de depósito (cm}^2\text{)}}{\text{Potencia (W)}}$$

En cuanto a los parámetros de la fórmula:

a) A efectos prácticos es mejor utilizar el parámetro de la **superficie** de emisión del rayo láser que la de la zona a tratar ya que generalmente las aplicaciones se realizan de forma puntual y en cada punto la superficie a tratar es la misma que la de la salida del haz por el dispositivo. Será el diámetro de la fibra óptica que use o el del puntero de aplicación; el fabricante debe suministrar este dato.

b) La **potencia de emisión** también es un dato conocido que nos ofrece el fabricante del equipo pero el cálculo será diferente según la forma de emitirla:

  - En un *láser de emisión continua* la potencia (en W) es siempre la misma. Esto ocurre en los *láseres de He-Ne.* Sólo necesitamos saber si se ha utilizado fibra óptica y cuál es el porcentaje medio de pérdida de potencia; con él averiguaremos el rendimiento eficaz de potencia que se multiplicará a la potencia genérica que facilita el fabricante.
  - En un *láser de emisión pulsada*, como el de *infrarrojo de As-Ga*, necesitamos saber la potencia media de emisión del aparato. Para ello necesitaremos estos parámetros:
    - Potencia de pico o potencia máxima a la que emite (es la que especifica el aparato).
    - Duración de cada impulso (debe proporcionarla el fabricante del aparato).
    - Frecuencia de emisión (la elegimos nosotros).

  Por tanto, en un láser de emisión pulsada, el cálculo del tiempo de dosificación es:

Potencia media (W) = Potencia de pico (W) x Duración de impulso (seg) x Frecuencia de emisión (Hz)

$$\text{Tiempo de exposición en cada punto (seg)} = \frac{\text{Densidad de energía deseada (J/cm}^2\text{) x Superficie de depósito (cm}^2\text{)}}{\text{Potencia (W) x Duración del impulso (seg) x Frecuencia de emisión (Hz)}}$$

c) En la práctica clínica la **densidad de energía** o **dosis** no es un parámetro que se calcula, sino que es fijado por el fisioterapeuta según el efecto terapéutico deseado. Se han propuesto varios rangos de densidad de energía para conseguirlos aunque, como norma general se aplicarán dosis más bajas en lesiones más agudas y al contrario.

  - **Dosis bajas (0,5- 5 J/cm²): Efecto antiinflamatorio (procesos agudos).**
  - **Dosis medias (5- 15 J/ cm²): Efecto analgésico (procesos subagudos).**
  - **Dosis altas (15-30 J/ cm²): Efecto trófico (procesos crónicos).**

Existen otros factores de tipo clínico a tener en cuenta que podrán influir en que aumente o disminuya la intensidad de este rango recomendado, como p.ej.: edad, tipo de piel, zona lesionada, tipo de tejido a tratar o profundidad de la lesión, entre otros. Específicamente, en cuanto a la **profundidad** a la que se encuentre el tejido diana, algunos autores indican que para conseguir un efecto trófico-regenerador:

- ▹ Lesión superficial (hasta 5mm). 5 J/cm^2.
- ▹ Profundidad media (5 a 20 mm). 15 J/cm^2 (esguinces, tendinitis superficiales).
- ▹ Profundas (más de 20mm). 20-25 J/cm^2.

Hay que tener en cuenta que dosis demasiado altas de energía pueden producir efectos contrarios a los buscados[21] (inhibición de los procesos metabólicos intracelulares, reducción de la síntesis de ATP, pérdida del potencial de membrana, lisis citoplasmática, etc.). Normalmente, no se superarán los 40 J/cm^2.

Al tratar mucosas o zonas reflexógenas (p.ej. puntos de acupuntura) siempre se utilizará menos de la mitad de la dosis convencional.

d) **Frecuencia de emisión:** Parámetro sólo aplicable a los láseres que irradian en modo pulsado. Algunos autores defienden la idea de que la frecuencia es un parámetro que influye en la dosificación del láser, aunque de manera secundaria.

Como norma general se aplican frecuencias más bajas en las condiciones agudas, mientras que frecuencias más altas funcionan mejor en procesos más crónicas (realmente no tiene nada que ver la frecuencia con el estado evolutivo del proceso, pero sí con la potencia eficaz emitida y en procesos agudos esta potencia eficaz debe ser moderada, mientras que en los procesos más crónicos, la potencia eficaz debe elevarse subiendo la frecuencia. Por tanto, aplicaremos:

- ▹ Desde 1 hasta unos 250 Hz (frecuencias muy bajas similares a las de las fibras nerviosas y musculares): Buscando más un efecto analgésico puro y/o espasmolítico.
- ▹ A partir de unos 2,000 Hz: Para los efectos antiinflamatorio y bioestimulador y en base al estado evolutivo de la lesión:
  - Procesos más agudos: 2,000-3,000Hz.
  - Procesos subagudos: Desde 4,000Hz hasta unos 8,000Hz.
  - Procesos crónicos: Frecuencias muy altas. A partir de 8,000 o 10,000Hz en adelante.

e) **Número y frecuencias de las sesiones.**

- ▹ No existe una norma definida en la que coincidan todos los autores; como regla general se realizarán 10 sesiones diarias, las primeras 2 semanas, y luego en días alternos hasta llegar a las 20-25 sesiones. Se puede aplicar

---

21 Según la hipótesis propuesta por Arndt-Schultz o ley del efecto inverso: *"la energía estimulante a dosis elevadas es inhibitoria"*.

otro ciclo de tratamiento pero debe hacerse un periodo de descanso, 2-4 semanas, antes de reiniciar las sesiones.

- Es importante tener contacto con el paciente en estadio agudo, cuando se inician los mecanismos de reparación, porque es cuando se obtienen los mejores resultados (incluso pueden realizarse 1 o 2 aplicaciones diarias en esta fase aguda de tratamiento).
- En estadios crónicos se realizarán las sesiones diariamente hasta que se aprecien resultados, después en días alternos.

2.5.1. Ejemplos prácticos del cálculo del tiempo de exposición

Aunque generalmente los equipos existentes en el mercado disponen del cálculo de la dosis de forma automática, se muestran unos ejemplos prácticos para facilitar la comprensión de la dosificación correcta en terapia láser.

a) Láser de He-Ne de 15 mW de potencia, la superficie del depósito es de 0,03 cm^2, y la pérdida de la fibra óptica es de un 30%. Deseamos realizar aplicaciones puntuales con una densidad de energía de 5 julios/cm^2.

$$\text{Tiempo por punto (seg)} = \frac{5J/cm^2 \times 0{,}03\ cm^2}{0{,}015W \times 0{,}7} = 14{,}28 \text{ segundos en cada punto}$$

b) Láser diodo de IR de 50 W de potencia de pico, trabajando a una frecuencia de 4,000 Hz, la duración del impulso es de 200 nanosegundos, la superficie del puntero es de 0,1 cm^2 y deseamos realizar aplicaciones de densidad de energía de 4 julios/cm^2.

Potencia media = Potencia pico x Duración del impulso x Frecuencia de repetición.

Potencia media = 50 W x 0,0000002 seg x 4000 = 0,04 W o 40 mW.

$$\text{Tiempo por punto (seg)} = \frac{4J/cm^2 \times 0{,}1\ cm^2}{0{,}04W} = 10 \text{ segundos en cada punto}$$

2.6. Indicaciones

La terapia láser presenta múltiples indicaciones según el efecto terapéutico que queramos conseguir (antiinflamatorio, analgésico o trófico). Las patologías no deben ser muy profundas ya que la terapia presenta limitaciones de penetrabilidad en los tejidos (hasta unos 4,5 cm como máximo).

2.7. Precauciones

- La **habitación** destinada para el uso del láser debe estar sólo reservada a este fin; debe estar bien iluminada (para que las pupilas presenten miosis y no estén dilatadas) y no tendrá superficies cromadas, plásticos ni espejos al objeto de evitar problemas de reflexión y/o refracción indirecta. Tampoco habrá sustancias inflamables cerca ante la posibilidad de que el láser concentre toda su energía en un punto (botes de alcohol o éter, etc.).
- La **zona** en la que se va aplicar el láser debe limpiarla bien antes para evitar reflexiones de la radiación; la capa hidrolipídica, sudor, cremas, pomadas, etc., deben ser eliminadas); también habrá que retirar las joyas, relojes o cualquier superficie metálica de zonas adyacentes.
- Paciente y fisioterapeuta llevarán **gafas adecuadas de protección** contra la radiación roja (gafas violetas) o para la radiación infrarroja (gafas verdes)[22] con protección lateral incluida.

2.8. Contraindicaciones absolutas

- Irradiación directa o indirecta del láser sobre la retina (lesiones irreversibles de la misma).
- Irradiación directa o indirecta sobre tiroides o glándulas paratiroideas.
- Largo tiempo de exposición en mastopatías.
- Irradiación del vértex craneal (y zonas próximas) en epilépticos.
- Irradiación de alta potencia sobre mucosas (nasal, vaginal, bucal o endoanal) o en zonas ricas en sangre/melanina por el incremento de la absorción de la radiación (p.ej. tatuajes, hematomas, etc.).
- Tumores superficiales.

2.9. Contraindicaciones relativas

- No irradiar la zona en cardiopatías (p.ej. algunas arritmias) o pacientes con marcapasos.
- Tumores más profundos.
- Infecciones agudas localizadas y superficiales.
- Sobre el abdomen de la mujer embarazada.
- Antecedentes de fotosensibilidad.
- Tratamiento con fármacos fotosensibilizantes.

---

22 Nuestro propio sistema ocular puede aumentar la concentración del láser en una pequeña zona de la retina y provocar daños irreparables en ella con una sola exposición inadecuada.

3. RADIACIÓN INFRARROJA

3.1. Definición

La radiación infrarroja es una radiación electromagnética cuya longitud de onda comprende desde 760 nm[23] hasta los 15.000 nm aproximadamente.

En el espectro electromagnético limita con la radiación visible (en concreto con el color rojo) y con las microondas, que poseen ya menor energía (Fig. 16).

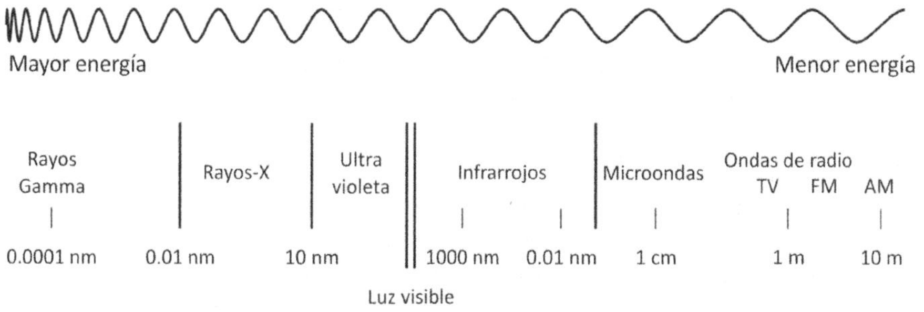

Figura 16. Espectro electromagnético.

El sol es la principal fuente natural de radiación infrarroja; constituye el 59% del espectro de emisión solar y el 40% de la radiación que llega a la superficie terrestre. Todos los objetos calientes emiten radiación infrarroja, no visible por el ojo humano aunque perceptible por nuestros sensores térmicos.

La aplicación terapéutica de rayos infrarrojos constituye una forma de transmisión de energía electromagnética al organismo mediante radiación de calor seco a nivel superficial (termoterapia superficial). Se considera una modalidad de la fototerapia.

3.2. Tipos de infrarrojos

La Comisión Internacional de Iluminación (CIE) ha establecido tres bandas en el infrarrojo:

- **Infrarrojo tipo A**: De 760 a 1.400 nm.
- **Infrarrojo tipo B:** De 1.400 a 3.000 nm.
- **Infrarrojo tipo C:** De 3.000 a 10.000 nm.

Sin embargo, a efectos prácticos, suelen dividirse en:

- *Infrarrojos distales:* Entre los 1.500 y 15.000 nm (incluye a los tipo B y C).
- *Infrarrojos proximales*: Entre 760 y 1.500 nm (los del tipo A).

---

23 nm=nanometros (10^{-9} metros).

En Fisioterapia se utilizan los infrarrojos de tipo A o proximales, más cercanos a la luz visible.

3.3. Producción del infrarrojo

La radiación infrarroja tiene su fuente natural en el sol (helioterapia) y su obtención de manera artificial se hace a expensas del calentamiento de un cuerpo a través de la corriente eléctrica, que al ver incrementada su temperatura se transformará en emisor de radiaciones infrarrojas.

En Fisioterapia se pueden obtener infrarrojos mediante:

a) **Aparatos no luminosos (o de baja temperatura):** Producen infrarrojos distales (con longitudes de onda largas y menor poder de penetración). Actualmente en desuso.

b) **Aparatos luminosos (o de alta temperatura):** Emiten infrarrojos proximales (con longitudes de onda más corta y mayor penetrabilidad) y también abundante luz visible[24]. Son las habituales lámparas de infrarrojos que están formadas por filamentos metálicos dispuestos en una ampolla de cristal que contiene un gas inerte a baja presión o a la que se le ha hecho el vacío. Constan, además, de un reflector o carcasa para mejorar la direccionalidad del haz luminoso. Su radiación puede alcanzar unos niveles de profundidad entre 2 y 10 milímetros bajo la piel.

3.4. Efectos fisiológicos y terapéuticos

La energía de la radiación infrarroja tipo A tiene una penetración muy limitada en la superficie de la piel, alcanzando como máximo el centímetro de profundidad; sólo el 20% de la radiación llegará a alcanzar al tejido celular subcutáneo[25] (Fig. 17).

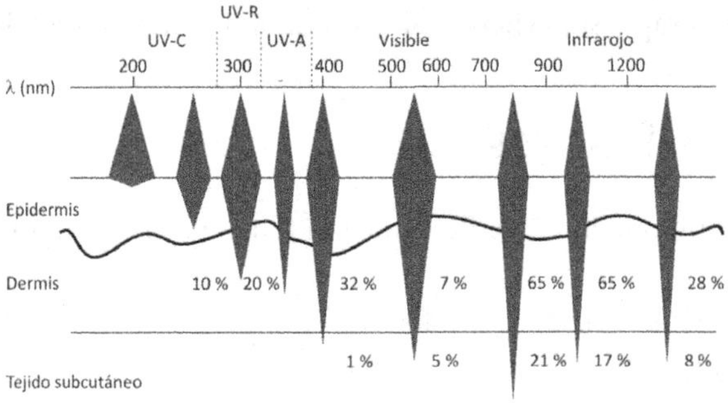

Figura 17. Espectro óptico y sus distintos niveles de penetración en los tejidos superficiales.

24 Por eso la luz que emiten las bombillas de infrarrojos se ve; la luz es una mezcla del espectro visible y no visible.

25 Esta profundidad también depende de la potencia recibida en la piel (ya que a más potencia mayor penetración) y del grosor y tipo de piel.

Estos datos se refieren a la penetración de las radiaciones emitidas por la lámpara de forma instantánea que hay que diferenciar de la penetración del calor que van a generar estos rayos infrarrojos tipo A: el calor generado en los primeros instantes de la sesión es muy superficial pero conforme avanza el tiempo esta primera capa de la piel transmite el calor a la segunda, etc. De manera que en una sesión de tratamiento de larga duración, la penetración del calor puede ser considerable por acúmulo térmico, de hasta 3-4 cm; este es el llamado "efecto de cascada".

Desde el punto de vista terapéutico, la radiación infrarroja es una forma de calor radiante, que genera un eritema de modo inmediato, aparece a los 2 minutos de aplicación, debido a una vasodilatación causada directamente por el aumento de la temperatura. Este efecto puede persistir entre 10 y 60 minutos.

Los principales **efectos fisiológicos** que se producen son:

- Vasodilatación subcutánea (con dilatación de arteriolas, capilares y venas superficiales).
- Disminución de la presión arterial, aumento de la frecuencia cardiaca y de la alcalinidad sanguínea, así como aumento y profundización del ritmo respiratorio.
- Aumento de la sudoración, producido por el calor en la piel.
- Incremento de la disociación de la hemoglobina a nivel del tejido, que favorece la disponibilidad de oxígeno para el tejido que se está recuperando.
- Relajación muscular, por lo que prepara el músculo para el ejercicio o para otro tipo de técnicas de Fisioterapia (p.ej. cinesiterapia, masaje, etc.)
- Aumento de la velocidad de conducción de los nervios periféricos.
- Activación del sistema nervioso parasimpático (sopor y relajación generalizada).

Y estos mecanismos fisiológicos, a su vez, producirán los siguientes **efectos terapéuticos**:

- **Efecto estimulante** a distintos niveles:
  - ▷ Circulatorio: vasodilatación superficial local, aumento del riego sanguíneo y linfático; provocando aporte de nuevos nutrientes y recogida de los desechos. También puede producir efectos circulatorios reflejos a distancia con repercusiones en los aparatos cardiovascular y respiratorio.
  - ▷ Metabólico local: favorece todos los procesos celulares y acelera los intercambios iónicos.
  - ▷ Trófico (potencia la regeneración celular y tisular).
- **Efecto analgésico** (dolores de tipo bioquímico, nervioso, musculares, etc.) tanto por su acción sobre las terminaciones nerviosas sensitivas como por la retirada de catabolitos de desecho.
- **Efecto antiinflamatorio**, debido al mayor aporte de nutrientes, células defensivas así como una mayor retirada de catabolitos de desecho, ambos producidos por la hiperemia.
- **Efecto antiespasmódico** tanto de la musculatura lisa como estriada.

- **Efecto de relajación generalizada** en todo el organismo[26]. Debido a la acción sedante sobre las terminaciones nerviosas superficiales, a la relajación muscular sistémica y a la activación del sistema nervioso parasimpático.

3.5. Dosificación

El sistema de dosificación en radiación infrarroja sufre grandes carencias a causa del empirismo que habitualmente empleamos en los tratamientos.

La energía que el paciente va a recibir con la aplicación de infrarrojos va a depender de:

a) ***Potencia recibida en la zona de tratamiento***: Es la más difícil de averiguar; algunos autores proponen medirla mediante un vatímetro de superficie para averiguar qué potencia llega realmente a cada punto de la zona tratada. Después de repetidas mediciones, se ha observado que los valores medios obtenidos oscilan entre unos 70 y 80 mW/cm^2. Esta potencia no se puede variar ya que es fija y viene determinada por la bombilla de tratamiento.

b) ***Superficie de la zona corporal:*** Generalmente es bastante amplia debido a la divergencia del haz de luz que sale de la bombilla de infrarrojos. Es invariable.

c) ***Tiempo de aplicación:*** Es el único parámetro que sí puedo variar durante la sesión e influir de forma directa en la energía que reciba cada cm^2 de superficie. A mayor tiempo de aplicación, más energía irradiada. Normalmente, se consideran tiempos de tratamiento entre 10 minutos (mínimo) y un máximo de 25 minutos, según el efecto que se quiera conseguir. En la práctica se observa que los mismos efectos se pueden obtener con tiempos largos e intensidades pequeñas, que con tiempos cortos e intensidades más altas.

La **dosis** (aunque no se pueda calcular exactamente) vendrá determinada por la sensación subjetiva de calor que refiera el paciente. Así, podemos distinguir tres grados de sensación térmica:

- **Dosis I (calor moderado):** Es un calor leve y agradable. Con él se conseguirá un efecto más sedante y analgésico.
- **Dosis II (calor intenso):** Mayor sensación de calor pero siempre agradable y tolerable. Con el paso del tiempo se producirá la aparición de sudoración (como mecanismo de termorregulación corporal).
- **Dosis III (calor intolerable):** Sensación muy fuerte de calor. Además de la sudoración podrán aparecer otros efectos indeseables (lesiones en la piel, eritema muy intenso, vasoconstricción paradójica, exacerbación del dolor, etc.). No debemos llegar a ella nunca.

Habitualmente la dosis que aplicaremos será el tipo I y el tipo II.

---

26 Cuando se aplica con dosis y tiempos moderados; en caso contrario podría producir exacerbación del dolor.

Para finalizar una correcta dosificación de los infrarrojos hay que tener en cuenta dos factores importantes que modifican tanto la potencia recibida como la sensación térmica del paciente. Estos factores se deben a las propiedades del rayo infrarrojo como haz luminoso que es, y son:

- **Distancia entre la lámpara y el paciente:** si la acercamos mucho podemos rozar la sensación de calor quemante y si la distanciamos demasiado puede perderse el adecuado efecto térmico. Esta distancia debe estar entre unos 40cm (mínimo) y 75cm (máximo).
- **Angulación del rayo infrarrojo incidente:** De forma perpendicular se consigue la máxima intensidad de irradiación que va disminuyendo conforme existe oblicuidad en el rayo de luz. No se aconseja colocar de forma vertical la lámpara de tratamiento porque la intensidad es mayor y pueden aparecer efectos adversos, sobre todo si la lámpara está muy cerca del paciente y/o el tiempo de exposición es muy largo.

Por lo tanto, y a efectos prácticos, la dosificación en infrarrojos se realizará siempre en base a la sensación térmica subjetiva del paciente y sólo podremos modificarla variando la distancia entre la lámpara y el paciente, angulando más o menos el rayo incidente y/o cambiando el tiempo de duración de la sesión.

3.6. Normas de aplicación práctica

Habitualmente se realiza con lámparas de infrarrojos y pueden presentar diferentes potencias (150W, 250W[27], etc.). Son fáciles de usar y no resultan muy costosas.

También es frecuente que esta técnica se realice en habitaciones o cabinas aisladas del resto de la sala de tratamiento ya que el paciente debe desvestirse.

Consideraciones prácticas:

- Colocación del paciente en una posición cómoda y relajada
- La región a tratar debe estar completamente desnuda y limpia (sin ningún tipo de cremas o pomadas).
- Debe existir una distancia considerable entre el paciente y la lámpara de infrarrojos; aproximadamente el rango estaría entre unos 40 cm (mínimo) hasta unos 75 cm (máximo).
- Evitar la colocación vertical de la lámpara de infrarrojos sobre la zona a tratar.
- Deberá vigilarse el efecto local hiperemiante y el calor producido, observando y preguntando al paciente (sobre todo en las primeras sesiones y en pacientes que presenten algún tipo de alteración de la sensibilidad local).
- El paciente debe tener una sensación térmica agradable y relajante (ni sofocante, ni molesta, ni quemante).

---

27 No confundir esta potencia, de la lámpara de infrarrojos, con la que va a recibir el paciente, que siempre será menor.

- Vigilar la aparición de eritema intenso y/o sudoración. Indicará la finalización de la sesión de tratamiento.

3.7. Indicaciones

La radiación infrarroja es uno de los agentes físicos más utilizados en la Fisioterapia. Constituye un medio de fácil aplicación, de efecto rápido y eficaz en muchos procesos patológicos. Se combina muy bien con otras formas de terapia y, con frecuencia, adecua la zona de tratamiento para la aplicación posterior de otras técnicas.

Indicado fundamentalmente en:

- Lesiones o afecciones superficiales en estadio crónico (el metabolismo de la zona está reducido y conveniente aportar energía para reactivarlo localmente).
- Lesiones o afecciones superficiales en estadio subagudo (aún puede existir algo de inflamación que cursa, además, con edema y fibrosis que impiden el aporte correcto de nutrientes e iones). Estaría indicada la administración de calor suave.
- Déficits metabólicos locales y superficiales.
- Dolores de origen bioquímico (subagudos o crónicos).
- Espasmos y contracturas musculares de orígenes diversos.
- Heridas superficiales húmedas (contribuye a secar la zona, lo que favorecerá la cicatrización. Además se aprovecha el efecto trófico y antiinflamatorio).
- Tratamiento de dolores irritativos que no soporten el contacto con termóforos (p.ej. neuritis y neuralgias). Siempre en dosis bajas y no en fase aguda.
- Tratamiento previo a otras técnicas de Fisioterapia (cinesiterapia, masaje, etc.). Gracias a su acción vasodilatadora y trófica. Es una de sus aplicaciones más frecuentes.
- Para aumentar la circulación subcutánea e influir en la absorción de medicamentos por vía cutánea (p.ej. masaje con cremas farmacológicas).
- Tonificación general del organismo en forma de luz solar.
- Déficits circulatorios superficiales.
- Derrames articulares persistentes, densos y cronificados.
- En procesos donde no puede aplicarse termoterapia profunda y se necesite una aplicación de calor terapéutico.

3.8. Precauciones

- La radiación infrarroja no es inocua, de hecho puede causar daño en la piel cuando existe un prolongado tiempo de exposición y/o una colocación inadecuada de la lámpara (vertical); pudiendo llegar a producirse quemaduras en casos extremos.

- Aceleran el envejecimiento de la piel, aunque en menor magnitud que los rayos ultravioleta.
- Puede producirse daño ocular por exposición prolongada mirando a la luz infrarroja; se afecta directamente el cristalino, lo que provocará catarata. Para evitarlo hay que indicar a los pacientes que no miren nunca directamente a la bombilla de infrarrojos, cerrar los ojos durante el tratamiento o colocarles unas gafas protectoras.
- Indicar a los pacientes que en ningún caso toquen la bombilla de infrarrojos ya que alcanzan temperaturas muy elevadas.
- Deben quitarse todos los elementos metálicos como joyas, etc.
- Deben ser protegidas todas las zonas que no han de tratarse (ropa, toallas,...)
- Hay que evitar que aparezcan los mecanismos termorreguladores de vasoconstricción o sudor frío por excesivo tiempo de aplicación o por potencia exagerada (el límite estaría en la aparición de sudoración).
- No está contraindicado su aplicación en presencia de material de osteosíntesis, no obstante habrá que valorar a qué profundidad se encuentra este material y si su composición es metálica o no para tomar una decisión definitiva.
- Para evitar muchos de estos problemas se suele optar por una aplicación de poca potencia (más distancia con el paciente), mayor angulación del rayo incidente y más tiempo de tratamiento.

3.9. Contraindicaciones

- Inflamaciones agudas.
- Infecciones locales o abcesos.
- Derrames intraarticulares o intratisulares agudos.
- Edemas importantes.
- Pacientes con enfermedades cardiovasculares graves descompensadas (p.ej. insuficiencia cardio-respiratoria).
- Pacientes hipotensos.
- Pacientes con alteraciones graves de la circulación periférica (varices muy dilatadas, tromboflebitis, etc.).
- Pacientes hemofílicos sin control médico.
- Pacientes con tratamiento anticoagulante.
- Alteraciones de la sensibilidad (zonas anestésicas) en la piel, por peligro de quemadura.
- Heridas o hemorragias recientes.
- Estados febriles.
- Personas muy debilitadas o muy mayores.
- Procesos cancerígenos.

4. RADIACIÓN ULTRAVIOLETA

4.1. Definición

La radiación ultravioleta, la radiación infrarroja, la radiación visible y el láser constituyen el espectro óptico dentro el conjunto de ondas electromagnéticas (Fig.18). Todas ellas representan los tipos de radiaciones de la fototerapia (aplicación de luz como agente terapéutico).

Hace referencia a emisiones de radiación electromagnética con longitudes de onda entre 100nm y 400 nm aproximadamente. Es la radiación más energética del espectro óptico ya que posee la mayor frecuencia y, por tanto, la menor longitud de onda.

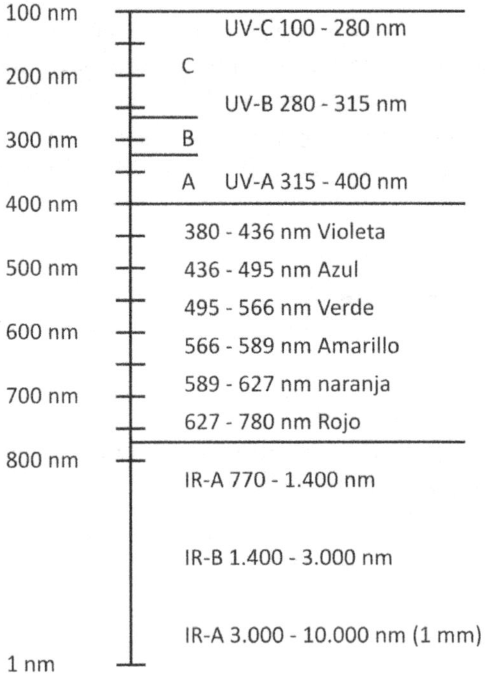

Figura 18. Espectro óptico. (UV: ultravioleta; IR: infrarrojo;
y la gama de colores corresponde a la radiación visible).

4.2. Características físicas

Todas las radiaciones luminosas están formadas por paquetes de energía, denominados **fotones**, que llevan asociada una onda electromagnética con una frecuencia y longitud de onda características.

De igual forma, todas ellas poseen unas leyes físicas comunes. Las más importantes para su aplicación clínica en Fisioterapia son:

- **Ley del cuadrado (Ley de la distancia):** La intensidad de la radiación que incide sobre un receptor en inversamente proporcional al cuadrado de la distancia que los separa. Dicho de otra forma, conforme aumenta la distancia entre el emisor y el receptor, disminuye la intensidad de la radiación. Así, la distancia será un factor clave en la dosificación y también en la protección contra estas radiaciones.
- **Ley del coseno (Ley de Lambert):** Afirma que la intensidad máxima se consigue irradiando perpendicularmente sobre el receptor; si existe oblicuidad la intensidad recibida decrece en virtud de una fórmula matemática (esta fórmula relaciona la intensidad con el coseno del ángulo formado con la perpendicular). Esta ley nos aporta dos consideraciones prácticas: a) al irradiar grandes zonas, las zonas de los márgenes recibirán menos radiación y b) si queremos disminuir la intensidad recibida evitaremos colocar el foco de manera perpendicular.
- **Ley de Grottus Draper**: Afirma que sólo es eficaz la radiación que se absorbe (que es menor que la que se emite ya que, casi siempre, ocurren fenómenos de reflexión).
- **Ley de Bunsen-Roscoe**: Según esta ley los efectos de la radiación dependen de la intensidad y del tiempo de aplicación. El producto de ambas magnitudes da lugar a una constante (I x t= constante).

4.3. Tipos

Según su longitud de onda, podemos distinguir tres tipos de rayos ultravioleta cada uno con sus características propias (Fig.1):

- ***Radiación ultravioleta tipo A (Rayos UVA).*** Longitud de onda entre 315-400nm. Son los de menor penetración y energía; poseen escasos efectos biológicos (salvo la pigmentación de la piel con mínimo eritema)
- ***Radiación ultravioleta tipo B (Rayos UVB).*** Longitud de onda entre 280-315nm. Poseen una energía media; también producen eritema acompañado de pigmentación de la piel. Presenta mayor riesgo de quemadura que el UVA y está relacionado con el fotoenvejecimiento de la piel. Su mayor interés está en la aplicación del efecto fotoquímico y en la propiedad de participar en la síntesis de vitamina D (que estimula la absorción de calcio por el intestino favoreciendo la mineralización ósea).
- ***Radiación ultravioleta tipo C (Rayos UVC).*** Longitud de onda entre 100-280nm. Poseen la máxima energía de todo el espectro ultravioleta; producen poco eritema y pigmentación. Tienen una gran acción bactericida, por lo que se usan en procesos de esterilización. Deben producirse de manera artificial ya que, de forma natural, no llegan a la superficie terrestre (por su pequeña longitud de onda son absorbidos casi totalmente en las capas superiores de la atmósfera). A este tipo de radiación ultravioleta ya se le considera radiación ionizante[28].

---

28 Son aquellas radiaciones con energía suficiente para ionizar la materia, extrayendo los electrones de sus estados ligados al átomo. Muy perjudiciales porque pueden producir estos efectos en las moléculas y átomos del organismo.

4.4. Producción

Aunque la radiación ultravioleta existe de forma natural en la atmósfera (el sol la emite junto con la luz visible y la radiación infrarroja), su aprovechamiento terapéutico presenta inconvenientes ya que no puede ser utilizada siempre que lo deseemos, no podemos modificar su intensidad e, incluso, los rayos UVC ni siquiera llegan a nosotros.

De forma artificial, la radiación ultravioleta puede crearse mediante tres tipos de aparatos:

- **Aparatos de arco.** La producción de radiación ultravioleta se basa en una descarga eléctrica en el seno de un gas (se usa un mechero de cuarzo en forma de U invertida, con una pequeña cantidad de mercurio en sus extremos inferiores y el gas es argón). Su inconveniente es que con el tiempo va disminuyendo la intensidad de su emisión. De la radiación que emite, un 57% es ultravioleta.
- **Aparatos de lámpara.** Existe un filamento metálico (wolframio) dentro de una ampolla de cuarzo con una gota de mercurio. Al conectar la lámpara el filamento se pone incandescente, el calor producido vaporiza el mercurio y se produce una radiación mixta de la que un 55% es ultravioleta.
- **Aparatos de tubos fluorescentes** (habitualmente usados para el bronceado). Están rellenos de argón y una pequeña cantidad de vapor de mercurio. El tubo actúa como filtro impidiendo el paso de los ultravioletas tipo B (más dañinos y con efectos fototóxicos).

4.5. Efectos físico-químicos

4.5.1. Efectos físicos

- Los rayos ultravioletas tienen poca capacidad de penetración en los tejidos (máximo 2 mm), esto ocurre porque hay una gran absorción en las capas más superficiales como la piel; cerca del 90 % de la radiación queda en la epidermis y el resto se absorbe a nivel de la dermis.
- Las radiaciones UVB penetran mejor en las mucosas que en la piel y en ésta también su transmisión se ve favorecida si está húmeda.
- Un cristal[29] ya es suficiente para bloquear la radiación B y C, permitiendo sólo el paso de la radiación tipo UVA.

4.5.2. Fluorescencia

Ciertos materiales son capaces de transformar una luz ultravioleta incidente en una radiación visible (de mayor longitud de onda), produciendo una fluorescencia.

---

29 Exceptuando el cuarzo que es permeable a todas las radiaciones ultravioleta.

Este efecto es denominado como *fluorescencia visible inducida por efecto de la radiación ultravioleta* y tiene importantes aplicaciones médicas como técnica de diagnóstico: p.ej. úlceras en la córnea, distinción de lesiones precancerosas, diferenciación entre cicatrices antiguas y recientes, etc. No se utiliza este efecto a nivel terapéutico.

4.5.3. Efecto fotoquímico

Es el principal efecto de los rayos ultravioleta y de él se derivarán sus principales acciones terapéuticas y también sus efectos adversos. Dada su elevada frecuencia pueden:

- Favorecer diversas reacciones químicas (p.ej. producción de vitamina D_3 y otros fenómenos de oxidación-reducción, polimerización de sustancias, etc.).
- Ocasionar mutaciones celulares, cancerización y muerte celular (ya que actúa sobre proteínas y ácidos nucleicos). Estos efectos fototóxicos pueden emplearse con fines antisépticos y bactericidas.

4.5.4. Acción fotoeléctrica

Este tipo de radiación provoca una emisión de electrones en los metales cargados negativamente.

4.6. Efectos biológicos

Las radiaciones ultravioleta no produce efectos fisiológicos como las radiaciones infrarrojas por calentamiento de los tejidos, sino mediante reacciones fotoquímicas. Además, como la penetración de estos rayos es mínima, estos efectos ocurrirán en estructuras biológicas muy superficiales (capa externa de la piel).

4.6.1. Efecto sobre las células, bacterias y microorganismos

Los rayos ultravioleta tipo C, sobre todo alrededor de 250 nm, son muy efectivos para destruir bacterias de manera directa, por eso se utilizan en esterilización.

4.6.2. Efectos cutáneos

Son los principales efectos biológicos de la radiación ultravioleta. Siguiendo un orden creciente según el tiempo de exposición:

- **Aparición de eritema:** es el enrojecimiento de la piel producido como consecuencia de la exposición a este tipo de radiación. La radiación ultravioleta produce efectos fotoquímicos que conllevan destrucción celular y liberación de sustancias de tipo histamínico (sustancias H); como respuesta refleja se produce vasodilatación. Esta reacción es producida fundamentalmente por un rango de longitudes de onda entre 250 nm (UVC) y 300 nm (UVB).

A diferencia del eritema producido por la radiación infrarroja, éste es más uniforme y se retarda en el tiempo (aparece tras varias horas presentando máxima expresión en las primeras 72h) y la vasodilatación es una reacción refleja a la destrucción celular. En el infrarrojo el eritema es casi inmediato, de aspecto moteado y la vasodilatación es producida como respuesta refleja al aumento de temperatura.

- **Pigmentación:** es la respuesta de protección de la piel a la exposición ultravioleta y consiste en el aumento de producción y acumulación del pigmento melanina, para que absorba estas radiaciones dañinas, a nivel de la epidermis. Puede aparecer después de una hora de exposición y tarda en retirarse varias semanas. Se estimula por el mismo rango de rayos UV que causan el eritema y además por rayos UVA de aprox. 340 nm (éstos, en bajas dosis, pueden producir pigmentación sin eritema previo).
- **Descamación:** se produce por eliminación de células epidérmicas superficiales muertas. Este efecto se utiliza en el tratamiento de enfermedades cutáneas, como el acné y la psoriasis.
- **Cambios en la estructura de la piel**. Como consecuencia de la exposición repetida a los rayos ultravioleta, existe una continua estimulación de la división celular a nivel de la capa basal de la epidermis. La piel se vuelve más densa, pierde su elasticidad fisiológica y se altera su circulación, con lo que también empeora su trofismo).

Existen diversos factores que van a influir en la reacción de la piel ante la radiación ultravioleta:

- Zona corporal a tratar (menor sensibilidad donde el espesor de la capa córnea de la epidermis sea mayor). P.ej. zonas del tórax o abdomen serán más sensibles que la planta de los pies o manos.
- Raza, color del pelo (raza blanca y personas rubias son más sensibles a los rayos ultravioleta); también llamado **fototipo de la piel.**
- Edad: Los recién nacidos son extremadamente sensibles; esta sensibilidad va disminuyendo hasta los 20 años y se estabiliza entre los 20-45 años.

4.6.3. Efecto metabólico

Realmente es un efecto fotoquímico a nivel cutáneo con repercusión metabólica: consiste en la síntesis del colecalciferol o vitamina D_3 que se realiza a nivel de la piel y es una molécula precursora de la vitamina D. La radiación ultravioleta estimula la síntesis de esta vitamina que es fundamental en el metabolismo del calcio en el organismo.

4.7. Normas de aplicación práctica

4.7.1. Dosis

Para determinar la dosis se puede hacer de dos formas:

- ***Método subjetivo:*** Se realiza teniendo en cuenta la sensibilidad del paciente (que, a su vez vendrá determinada por muchos factores como la raza, edad, etc.).
- ***Sensitometría*** (método objetivo y específico para cada paciente): Para hallar la dosis a aplicar, se calculará la **dosis mínima de eritema (MED)**, que es la dosis necesaria para provocar un eritema mínimo o de primer grado medida a las 24 horas después de la exposición. Los tratamientos con ultravioletas se prescriben habitualmente en forma de un múltiplo de esta MED.

  Para averiguar esta dosis mínima de eritema se utiliza un dosímetro o sensitómetro (plantilla larga de cartón u otro material con cinco agujeros y una tira deslizante). Éste se colocará en una parte sensible del paciente, p.ej. la espalda o la cara interna del brazo. Con la plantilla en esta zona sensible se aplican dosis progresivas de radiación (J/cm^2), de la misma duración (15 minutos), con la misma lámpara y a la misma distancia. La evaluación se realiza a las 24 horas después de la exposición y se considerará una dosis mínima de eritema (MED) aquella que tiene una coloración rosa pálido, que indicará el umbral de sensibilidad de ese paciente a la radiación ultravioleta. De esta manera se obtendrán los siguientes grados de eritema (Fig.19):

  1. **Dosis suberitematosa (E_0).** No hay enrojecimiento visible. Esta dosis es la mitad de la necesaria para producir un eritema de primer grado.
  2. **Eritema de primer grado o dosis tónica (E_1).** Enrojecimiento visible sin irritación ni dolor que desaparece en 1 ó 2 días sin dejar pigmentación.
  3. **Eritema de segundo grado o dosis estimulante (E_2).** Enrojecimiento evidente con alguna irritación; desaparece en unos 3-4 días y se acompaña de ligera descamación y pigmentación.
  4. **Eritema de tercer grado o dosis inflamatoria (E_3).** Enrojecimiento intenso, piel caliente, dolorosa, con discreto edema. Persistirá aproximadamente durante una semana dejando pigmentación y descamación evidente.
  5. **Eritema de cuarto grado o dosis bactericida (E_4).** Enrojecimiento intenso que aparece rápidamente (alrededor de 2 horas después de la irradiación) y que aumenta hasta que aparece un exudado cutáneo y la formación de ampollas. Persiste durante semanas y deja una fuerte pigmentación.

Nivel de eritema	Periodo latencia	Apariencia	Duración	Sensación en la piel	Descamación	Relación con E_1
E_1	6-12h	Rosa pálido	1 día	Nada	Nada	x 1
E_2	6h	Bien rosado	3-4 días	Ardor	Tipo talco	x 2,5
E_3	3h	Rojo	1 semana	Calor/dolor	Escamas finas	x 5
E_4	<2h	Muy rojo	Semanas	Mucho dolor	Escamas gruesas	x 10

Figura 19. Características de los distintos grados de eritema.

4.7.2. Superficie a tratar

Existe una relación entre el límite de superficie corporal que puede ser tratada y la dosis mínima de eritema que habrá que tener en cuenta para la sesión de tratamiento (Fig.3). Basándonos en ella, el tratamiento en todo el cuerpo está solo permitido cuando la dosis aplicada no produzca ningún grado apreciable de eritema (dosis suberitematosa o E_0). De la misma forma, la exposición con una dosis que genera un eritema grado 4 solo estaría permitida para tratar un área pequeña, p.ej. el tamaño de una úlcera cutánea.

Nivel de eritema	Máxima superficie corporal a exponer permitido
E_0	Todo el cuerpo
E_1	50% de la superficie corporal
E_2	20-25% de la superficie corporal
E_3	4% de la superficie corporal
E_4	Sólo el área de tratamiento (úlcera cutánea)

Figura 20. Relación entre nivel de eritema (dosis mínima de eritema) y superficie corporal que puede exponerse a ella.

4.7.3. Otras consideraciones prácticas

- La aplicación puede ser total o parcial; individual o colectiva.
- La superficie de la zona a tratar estará al descubierto (si la aplicación es local, deberán cubrirse el resto de zonas que no van a tratarse).
- La distancia al foco emisor será de 1 metro.
- La aplicación será perpendicular para evitar pérdidas de intensidad.
- La frecuencia de las sesiones puede ser diaria o, mejor, en días alternos.
- Tiempo de aplicación por sesión: debe empezarse con tiempos bajos y aumentar progresivamente hasta realizar aplicaciones de 30 minutos..
- El tiempo de tratamiento será de 4 semanas como máximo, a partir de aquí se elevan las probabilidades de efectos adversos o indeseables. Después de ellas, se recomienda un periodo de descanso (aprox. 6 semanas) y reiniciar después las sesiones.

4.8. Precauciones

- Proteger los ojos del terapeuta y del paciente para prevenir la conjuntivitis, queratitis, daño del cristalino y de la retina (usar unas gafas protectoras que bloquean el paso de la radiación).

- Proteger con una toalla húmeda o vendajes áreas atróficas de la piel: cicatrices, injertos y todas aquellas zonas vulnerables que no deban ser expuestas a la radiación.
- Los reflectores de las lámparas deben estar siempre bien limpios, porque pueden afectar significativamente la calidad de la radiación emitida.

4.9. Indicaciones

- Raquitismo (combinado con administración de vitamina D).
- Tetania, osteomalacia y anemia.
- Tuberculosis (laringe, nariz, nódulos linfáticos, hueso y articulaciones).
- Indicaciones en dermatología: psoriasis, acné vulgar y juvenil, prurito, úlceras, alopecia, vitíligo, favorece la cicatrización, etc.
- Indicaciones en reumatología: Artritis reumatoide, enfermedad de Scheuermann.
- Indicaciones en traumatología: Retardo en la consolidación ósea.
- Ictericia del recién nacido.
- Infecciones crónicas (p.ej. úlceras cutáneas crónicas con efecto trófico y bactericida).

4.10. Contraindicaciones

- Pacientes con albinismo.
- Piel con cicatrices atróficas.
- Fotosensibilidad cutánea y general (dermopatías por luz o alergias a sustancias fotoquímicas).
- Lesiones herpéticas agudas y subagudas.
- Lesiones neoplásicas de la piel.
- Lupus eritematoso sistémico.
- Xeroderma pigmentario.
- Porfiria.
- Pelagra.
- Sarcoidosis.
- Eccema agudo o supurante.
- Psoriasis aguda.
- Insuficiencia renal o hepática.
- Cardiopatías descompensadas.
- Diabetes descompensada.

- Hipertiroidismo.
- Hipertensión.
- Dermatitis generalizada.
- Úlceras gastroduodenales.
- Arterioesclerosis avanzada.
- Tuberculosis pulmonar activa y tuberculosis peritoneal (peligro de diseminación).

5. MAGNETOTERAPIA

5.1. Definición

Técnica de electroterapia que consiste en aportar energía al organismo por medio de la aplicación de campos magnéticos artificiales para producir efectos terapéuticos beneficiosos.

5.2. Consideraciones físicas

5.2.1. Campo magnético terrestre

En la Tierra existe un campo magnético permanente[30] debido a la composición interna del núcleo formado por materiales de hierro en estado sólido y semifluido (magnetita). Este campo magnético no es constante y ha sufrido a lo largo de la historia muchas variaciones, se ha invertido varias veces y ha llegado incluso a desaparecer.

No hay que confundir la energía magnética con la de gravitación: en el magnetismo las líneas de fuerza son paralelas a la superficie terrestre mientras que la fuerza de gravitación se representa como líneas que se dirigen al centro del planeta y, en consecuencia, perpendiculares a la superficie. El campo magnético terrestre no se detecta de forma consciente y el campo gravitatorio lo detectamos como la lucha contra nuestro propio peso. Tampoco hay que confundir con otro tipo de magnetismo natural como el que proporcionan los imanes; éste es un magnetismo continuo que solamente orienta a los iones.

Los seres vivos estamos acostumbrados al campo magnético terrestre y sin él experimentamos serios trastornos. Un ejemplo de ello lo constituyen los viajes de los astronautas: al escapar durante algunos días o semanas a las intensidades normales del campo magnético terrestre aparecen una serie de alteraciones orgánicas siendo la más conocida es la alteración del metabolismo del calcio, apareciendo osteoporosis.

30 El campo magnético terrestre es de muy baja intensidad, 0,5 Gauss, aunque otros autores señalan unos 4 Gauss.

5.2.2. Bases físicas de la magnetoterapia

Toda corriente eléctrica genera un campo magnético perpendicular alrededor del conductor gracias al efecto electromagnético (por eso, habitualmente, se habla de corrientes electromagnéticas).

Un campo magnético se establece entre un polo norte y un polo sur, en forma de líneas de fuerza magnética que no tienen origen ni punto final, son lazos cerrados que circulan por ambos polos.

5.2.2.1. *Efecto electromagnético*

Es la propiedad que presenta la energía eléctrica dinámica[31] para generar un campo magnético alrededor del conductor por el que pasa la corriente. O viceversa, es la propiedad de generar una corriente de electrones sobre el conductor que es sometido a un campo magnético.

Si el conductor se encuentra enrollado sobre sí mismo (bobina o **solenoide**), se multiplica este efecto (Fig. 21). Las bobinas o solenoides no suministran un campo homogéneo de campo magnético, existiendo mayor concentración de líneas de fuerza cerca del propio conductor.

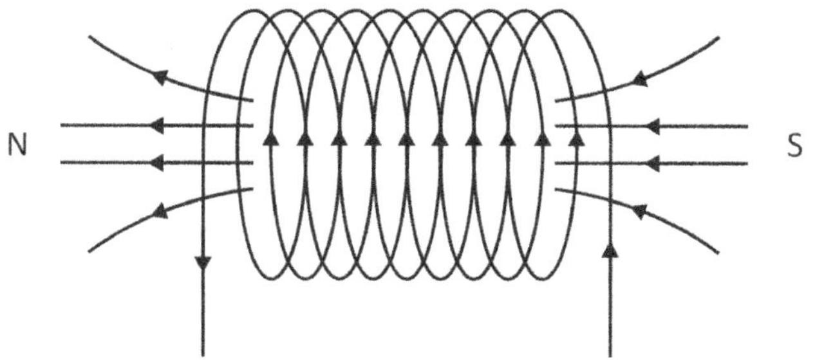

Figura 21. Campo magnético de un solenoide.

- La materia viva está compuesta por multitud de iones y moléculas ionizadas (con carga eléctrica). El magnetismo provoca efectos y fuerzas que actúan sobre las cargas eléctricas de los iones.
- Al aplicar campo magnético continuo y mantenido se produce una orientación de estos iones según las líneas de fuerza, proximidad e intensidad del campo magnético (imanterapia).

31 Corriente por la que fluyen electrones, en contraposición con la corriente estática que no genera ningún campo magnético.

- Al aplicar campo magnético oscilante o alterno se producen reorientaciones y desplazamiento de estas cargas eléctricas (magnetoterapia).
- El polo Norte atrae a las cargas negativas (-), mientras que repele los iones de carga positiva (+). Y al contrario (Fig. 22).

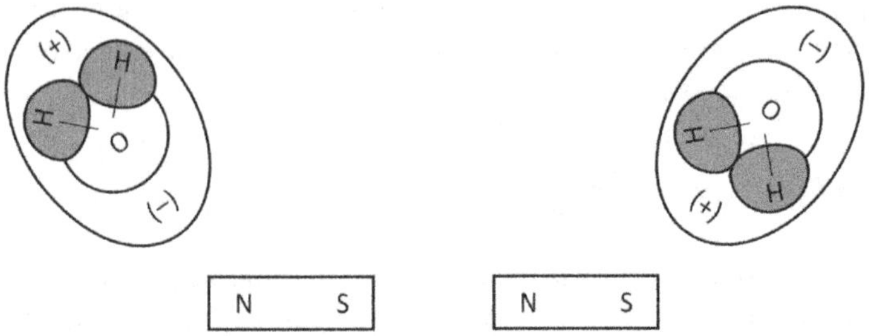

Figura 22 .Polo norte (N) tiende a asociarse con las cargas (-) y el polo sur (S) con las (+).

5.2.2.2. Intensidad de campo magnético

No existe uniformidad en el sistema de medida de la energía aplicada, coexistiendo diversas unidades para medir las propiedades de los campos magnéticos (densidad de flujo, intensidad, etc.). La intensidad de los aparatos de magnetoterapia utilizados en Fisioterapia viene medida en Gauss, Oersted o en miliTeslas:

1 Tesla = 10.000 Gauss; 1 Oersted = 1 Gauss = 10^{-4} Teslas ; 1mT= 10 Gauss = 10 Oersteds

5.2.2.3. Producción de campos magnéticos

En la naturaleza el magnetismo es permanente y procede de la magnetita del interior terrestre, de forma artificial se puede conseguir mediante el efecto electromagnético.

Para ello se necesita:

- Un **generador** que es el encargado de enviar la corriente eléctrica al dispositivo de aplicación, y a través del cual podemos variar los distintos parámetros de aplicación: frecuencia, intensidad, tiempo de aplicación y, en algunos, hasta la forma de la onda.
- Un aplicador que contendrá al conductor enrollado o **solenoide**:
  - ▹ *Solenoides de campo interior*: Son las habituales dispositivos cilíndricas de un material plástico que contienen dentro al solenoide. Pueden ser de diversos tamaños según la zona a tratar, p.ej. 60cm de diámetro (solenoi-

de acoplado a una camilla de tratamiento, fig.23) o de 20 cm de diámetro (equipo más portátil, fig. 24). La zona a tratar se introduce dentro del solenoide procurando que esté en contacto con la pared del mismo.

- *Bobinas planas o placas de proximidad*: Se suelen fabricar dos partes para que podamos enfrentar una con otra alrededor de la zona del cuerpo a tratar. La mayor densidad de campo magnético se encuentra localizada en el centro del arrollamiento (Fig. 25). Suelen producir trenes de ondas magnéticas. Se pueden aplicar directamente sobre la piel o a través de un paño o gamuza seca.
- *Aplicadores especiales* (p.ej. collarines cervicales, etc.).

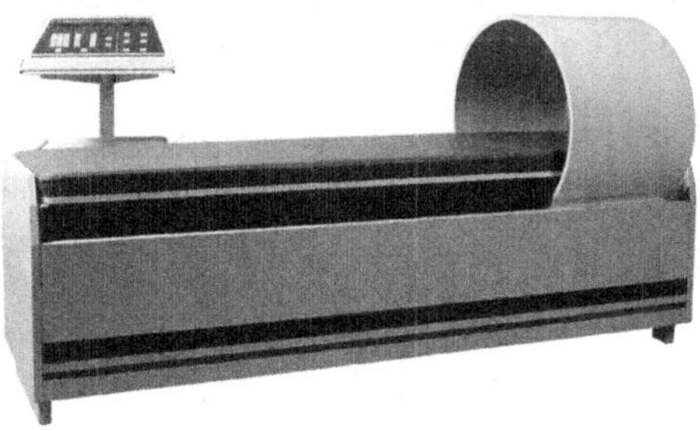

Figura 23. Solenoide en camilla.

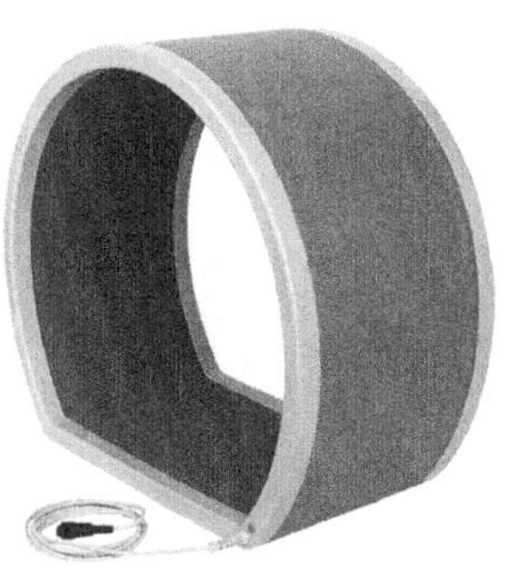

Figura 24. Solenoide portátil.

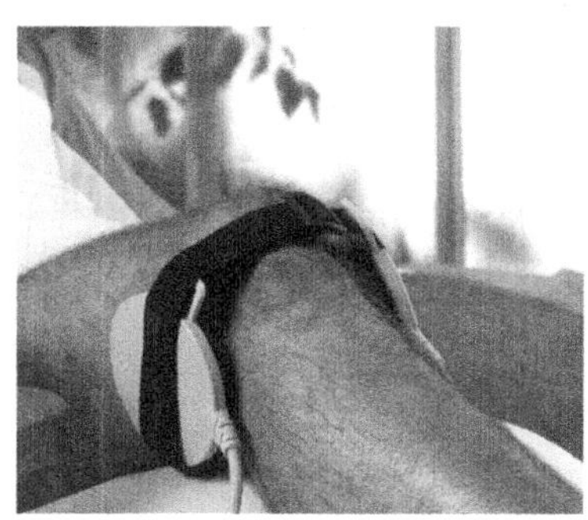

Figura 25. Bobina plana.

5.2.2.4. Características de los campos magnéticos

El campo magnético varía en función del tipo de corriente eléctrica que atraviese el solenoide:

a) Si la corriente es continua, el campo magnético será **continuo**:
   - Es polar: mantiene siempre la misma polaridad Norte o Sur.
   - Se comporta igual que un imán clásico produciendo sólo orientación iónica.

- ▹ Se produce el efecto Joule de forma continua, siendo el **calor** generado directamente proporcional al cuadrado de la intensidad eléctrica y al tiempo de duración, lo que puede conllevar un calor excesivo para el organismo.

b) Si la corriente es **alterna** (igual que la de la red eléctrica), el campo magnético será pulsado. La polaridad norte-sur cambia constantemente a la misma frecuencia que las ondas eléctricas. Podemos encontrarnos distintos tipos de ondas (Fig. 26):

- ▹ Ondas sinusoidales.
- ▹ Ondas cuadrangulares.
- ▹ Onda sinusoidal de semiciclos positivos (polaridad norte).
- ▹ Onda sinusoidal de semiciclos negativos (polaridad sur).
- ▹ Además es frecuente aplicar barridos de frecuencia y trenes de ondas magnéticos para hacer el campo magnético variable a lo largo del tiempo.

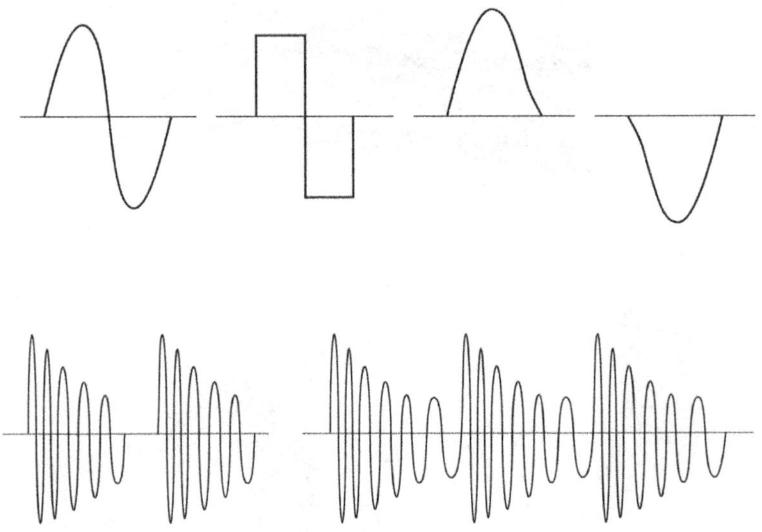

Figura 26. Tipos de ondas más frecuentes en magnetoterapia. Ondas sinusoidales, cuadradas, semionda positiva, semionda negativa, barrido y trenes de onda.

Existe mucha diversidad en cuanto a las **frecuencias** utilizadas en los equipos de magnetoterapia. Podemos encontrar equipos con:

- Frecuencia fija en 50 Hz o en 100 Hz (la más habitual suele ser de 50 Hz por ser la frecuencia de la corriente alterna de la red eléctrica).
- Frecuencia variable de 1 a 100 Hz.
- Frecuencias altas variables hasta 500 Hz, 2,000Hz, etc.

En general, para los tratamientos terapéuticos se recomiendan campos magnéticos variables (pulsados), de baja frecuencia (10 a 100Hz) y baja intensidad (entre 10-100 Gauss).

5.3. Efectos de los campos magnéticos

Una característica especial de los campos magnéticos es que atraviesan todo el organismo llegando a una profundidad absoluta, pudiéndose tratar así todos los tejidos del cuerpo humano.

Los campos magnéticos van a producir efectos bioquímicos, celulares, tisulares y sistémicos.

- En el ámbito **bioquímico** encontramos los siguientes efectos fundamentales:
  - ▹ Migración de las partículas con carga eléctrica.
  - ▹ Producción de corrientes eléctricas inducidas, intra y extracelulares.
  - ▹ Efecto piezoeléctrico sobre hueso y colágeno.
  - ▹ Aumento de la solubilidad de distintas sustancias en agua.
- A nivel **celular,** los efectos indicados en el ámbito bioquímico determinan los siguientes efectos:
  - ▹ *Estímulo general del metabolismo celular* (estimula la acción enzimática, llegada de nutrientes, etc.).
  - ▹ *Normalización del potencial de membrana alterado*: Cuando hay una disfunción celular se altera el equilibrio iónico entre el medio intracelular y el extracelular. Al ocurrir esto, la célula es incapaz de realizar sus funciones correctamente. Al aplicar un campo magnético pulsante provocamos una inducción en la membrana celular, generando electricidad en la misma, y recuperando con ello su diferencia de potencial y equilibrio iónico fisiológicos.
- En **órganos y sistemas** (producidos por los efectos anteriores):
  - a) **Relajación muscular**: Sobre la fibra muscular, tanto estriada como lisa, tiene un efecto relajante disminuyendo todo tipo de espasmos y contracturas.
  - b) Sobre el **sistema nervioso central**: Regula la función endocrina y activa el sistema inmunitario. También induce una relajación y sopor general.
  - c) **Vasodilatación:**
    - ° Efecto **trófico regenerador de tejidos** (piel, hueso, tendón, etc.).
    - ° Efecto **antiinflamatorio o antiflogístico**: mayor aporte de elementos de defensa, bioquímicos o formes, estímulo en la reabsorción edemas y liquido extracelular, etc.).
    - ° Efectos de **regulación circulatoria**, vasodilatación arterial y estimulación del retorno venoso. También reduce la viscosidad de la sangre (efecto hipotensor y antitrombótico).
    - ° Estimula la **circulación linfática** y el aumento de defensas.

d) **Aumento de la presión parcial de oxígeno en los tejidos**:

Los campos magnéticos aumentan la capacidad de disolución de diversas sustancias en agua. Una de las sustancias cuya solubilidad aumenta es el oxígeno, se produce un aumento de hasta un 1000% de la presión parcial de oxígeno en sangre disponible; esto supone un extraordinario efecto trófico en órganos con escasa vascularización.

e) **Efecto sobre el metabolismo del calcio en el hueso y sobre el colágeno**:

Un efecto importante de la magnetoterapia es su capacidad de estímulo trófico del hueso y del colágeno, efecto ligado a la producción local de corrientes de muy débil intensidad, por el mecanismo de la piezoelectricidad. También ayuda a la fijación del calcio en el hueso, por lo que se emplea en osteoporosis, general o localizada, síndrome de Südeck, retardos de osificación y pseudoartrosis. Los campos magnéticos estimulan la producción del colágeno, lo cual es de interés tanto en los procesos de cicatrización como para la prevención del envejecimiento de la piel.

f) **Efecto analgésico**:

La magnetoterapia produce un discreto efecto analgésico, derivado tanto de una acción directa en las terminaciones nerviosas, de su actuación sobre el mecanismo productor del dolor (inflamación) como por el aumento en la producción de endorfinas. En la clínica, este efecto no es de rápida aparición, pero es mantenido y persistente.

g) **Efecto de relajación orgánica generalizada**: Normalización del sueño y acción sedante.

5.4. Normas de aplicación práctica

El paciente se sitúa en posición cómoda y la zona a tratar se introduce dentro del solenoide o se colocan a ambos lados las bobinas planas.

Se debe colocar la zona afectada lo más cerca posible a la pared del solenoide o a la parte central de la bobina plana (mayor densidad de líneas de fuerza magnética).

Debe advertirse al paciente que no va sentir nada durante la sesión de tratamiento con magnetoterapia.

Los efectos pueden manifestarse de forma tardía (a partir de la décimo sesión en adelante). Si después de la decimoquinta sesión el paciente no manifiesta ningún tipo de mejoría, debemos pensar en la posibilidad de suspender el tratamiento porque puede que el paciente no sea receptivo a la terapia.

El promedio de duración de las sesiones debe estar alrededor de 30 minutos. Por debajo de los 15 minutos el efecto es insignificante y por encima de los 60 minutos se llegaría a un estado de saturación contraproducente. Cuando se trate más de una zona corporal tampoco conviene sobrepasar los 60 minutos como tiempo máximo en una sola sesión.

A lo largo del ciclo de tratamiento pueden aparecer picos de dolor transitorios.

Es conveniente saber distinguir entre la aparición de los picos de dolor que suelen remitir en 24-48 horas y las fases de incremento de dolor por saturación que son de tipo persistente y conllevan una supresión del tratamiento.

Es frecuente que los efectos de la magnetoterapia se presenten de forma retardada en el tiempo (debido a que los procesos fisiológicos que estimula necesitan un tiempo hasta que se hagan evidentes).

La aplicación de campos magnéticos puede producir un efecto hipotensor que habrá que vigilar en el paciente al terminar la sesión de tratamiento.

Las sesiones se aplicarán diarias, aunque no hay inconveniente en hacerlo a días alternos o incluso varias veces al día, siempre con la precaución de no provocar saturación.

Suelen aplicarse una media de 20 a 30 sesiones. Si se necesitaran más sesiones habrá que hacer un periodo de descanso (entre 10-15 días) antes de reanudar otra vez el tratamiento.

El tiempo de tratamiento total dependerá del efecto que queramos conseguir (respetando los descansos):

- Efecto analgésico: entre 1-3 semanas.
- Efecto estimulador de la circulación: entre 4-6 semanas.
- Efecto regenerador tisular: entre 7-10 semanas.

La diferencia fundamental entre el campo continuo y el campo alterno, radica en que, mientras el campo continuo genera una relajación-sedación celular. El campo alterno es principalmente estimulante de la reproducción y activación celular.

No deben colocarse cerca dos solenoides, incluso, en la medida que sea posible, éstos deben encontrarse en habitaciones separadas o, en su defecto, a una distancia mínima de 5 metros.

Cuando el aparato está caliente, no es que se le esté aplicando calor al paciente, sino que este calor es provocado por el calentamiento del conductor al paso de la corriente; la magnetoterapia es una modalidad terapéutica atérmica.

El tratamiento con campos magnéticos pulsantes puede realizarse combinado con otras técnicas de Fisioterapia, no sólo como tratamiento único.

5.5. Dosificación

No existe todavía una metodología adecuada y científica para su dosificación (parámetros de intensidad o fuerza se aplican de forma más o menos empírica) aunque, en general, los mejores resultados se consiguen con campos magnéticos pulsados de baja frecuencia y baja intensidad.

- En cuanto a la **dosis** o **intensidad**, se suelen emplear dosis desde 10 hasta unos 100 ó 100 Gauss (1-10 mT), y en concreto:
  - ▹ Dosis bajas: 10-50 Gauss (1-5 mT) para conseguir un efecto analgésico y antiinflamatorio. Más adeacuadas para casos agudos.

  - ▷ Dosis altas: 50-100 Gauss (5-10 mT) con un efecto más estimulante para casos crónicos.
  - ▷ Dosis bajas en niños, personas mayores y en la zona de la cabeza.
- En cuanto a la **frecuencia**:
  - ▷ Se utilizan frecuencias bajas (10-20 Hz) para patologías del sistema nervioso, patologías renales, vasculares y respiratorias.
  - ▷ Se utilizan frecuencias altas (50-100 Hz) para patologías traumáticas con objetivo estimulante.
  - ▷ Frecuencias de 50-60Hz han demostrado ser particularmente efectivas.
- En cuanto a la **forma de onda** no existe mucha evidencia al respecto, aunque parece que:
  - ▷ Las más adecuadas son las sinusoidales (ya sean pulsados o continuos).
  - ▷ Los campos magnéticos pulsantes con ondas semisinusoidales provocan mayor crecimiento del callo de fractura en el hueso, obteniendo muy buenos resultados en las pseudoartrosis.
  - ▷ Ocurre una gran producción y liberación de endorfinas con una forma de onda sinusoidal de 50 Hz, consiguiéndose así un importante efecto analgésico.
  - ▷ Los barridos de frecuencias son adecuados para estimular más tipos celulares y serán adecuados cuando el tratamiento no está focalizado en ningún tejido en concreto.
- **Efectos polares** (p.ej. en las bobinas planas en las que cada una de ellas posee una polaridad diferente):
  - ▷ Campos magnéticos continuos:
    - ° Polo norte: efecto antiinflamatorio en procesos agudos.
    - ° Polo sur: reactivación local del trofismo en procesos crónicos.
  - ▷ Campos magnéticos pulsados. Ayudan a la consolidación ósea cuando:
    - ° Polo norte consigue electronegatividad y recalcificación ósea (se coloca sobre el callo de fractura).
    - ° Polo sur provoca electropositividad y destrucción ósea (se coloca en la zona opuesta).

5.6. Indicaciones

El campo de indicaciones de la magnetoterapia es muy amplio ya que su efecto general es restaurar la normalidad funcional de células, tejidos y órganos mediante sus múltiples efectos terapéuticos. Algunas de ellas son:

a) **Traumatología y ortopedia**:
  - ▷ Osteoporosis.
  - ▷ Fracturas (es una de las principales indicaciones de la magnetoterapia; se acelera el proceso de consolidación desde los primeros días de tratamiento).

- ▷ Retardos de consolidación y pseudoartrosis.
- ▷ Injertos óseos.
- ▷ Calcificaciones.
- ▷ Afecciones de la columna vertebral (cervicalgias, dorsalgias, lumbalgias, sacroileítis, etc.).
- ▷ Artropatías degenerativas.
- ▷ Reumatismos extraarticulares: polimialgia reumática, síndromes discales, radiculitis, ciatalgias, periartritis, etc.
- ▷ Miositis y tendomiositis.
- ▷ Contusiones, esguinces, luxaciones, contracturas musculares, tendinitis, epicondilitis, etc.
- ▷ Atrofia de Südeck.

b) **Neurología:**

- ▷ Neuralgias (braquial, intercostal, del trigémino, etc.).
- ▷ Migrañas.
- ▷ Neuropatía óptica epidémica.

c) **Otorrinolaringología:**

- ▷ Sinusitis.
- ▷ Síndromes vertiginosos.

d) **Dermatología y patología vascular:**

- ▷ Acelera los procesos de cicatrización.
- ▷ Alteración de la circulación periférica (enfermedad de Raynaud, acrocianosis, etc.).
- ▷ Acné.
- ▷ Psoriasis.
- ▷ Úlceras varicosas, úlceras por presión.
- ▷ Hematomas (una vez pasada la fase hemorrágica, para su reabsorción).

e) **Medicina interna:**

- ▷ Insuficiencia hepática, trastornos de la circulación cerebral.
- ▷ Colitis ulcerosa, gastritis, úlcera gástrica no sangrante.
- ▷ Nefrosis, nefroesclerosis.
- ▷ Bronquitis, asma, etc.

f) **Psiquiatría:**

- ▷ Neurosis ansiosa.
- ▷ Neurosis depresiva.

5.7. Contraindicaciones

Aunque una de las ventajas de la magnetoterapia, es su inocuidad, debido a su gran efecto estimulante no se aplicará en:

- Mujeres embarazadas (tanto pacientes como fisioterapeutas porque no se sabe el efecto que podrían causar los campos magnéticos en el feto).
- Trayecto cardíaco en pacientes con cardiopatías.
- Insuficiencia coronaria o angor (aunque últimamente está en estudio).
- Pacientes con marcapasos (por posibles interferencias).
- Procesos cancerígenos (por peligro de diseminación).
- Cartílago epifisario del niño (posibilidad de osificación prematura).
- Fiebre aguda.
- Micosis.
- Hipertiroidismo.
- Todos los estados sangrantes (porque favorece la vasodilatación; cuidado con úlceras sangrantes o hemorragias invisibles internas).
- Infecciones activas, sobre todo en procesos como la septicemia o la tuberculosis.
- Puede aplicarse magnetoterapia en presencia de placas o implantes metálicos ya que la posibilidad de calentamiento es mínima.
- No aplicar en pacientes portadores de prótesis ortopédicas magnetizables (p.ej. prótesis de cadera).
- Debe prohibirse la introducción de metales en el campo, anillos, pulseras, relojes, etc., porque, aunque no producen ningún efecto perjudicial, distorsionan el mismo.

Fisioterapeutas Servicio Andaluz de Salud (SAS)

Temario específico Vol. 3

Servicio Andaluz de Salud (SAS)

Tema 61

Técnicas eléctricas musculares. Fortalecimiento y elongación muscular por medio de corrientes eléctricas. Técnicas de las corrientes alternas más utilizadas para el fortalecimiento y la elongación muscular. Indicaciones terapéuticas y contraindicaciones

Ángeles Díaz Fernández
Fisioterapeuta

Rodio ediciones

Índice esquemático

1. **Introducción**

2. **Consideraciones generales previas**
    - 2.1. Clasificación de las fibras musculares
    - 2.2. Clasificación de la musculatura
    - 2.3. Efectos de la corriente eléctrica en los músculos
    - 2.4. Formas de contracción muscular

3. **Técnicas de electroestimulación**
    - 3.1. Electroestimulación en músculos denervados
    - 3.2. Electroestimulación en músculos sanos

1. INTRODUCCIÓN

La **electroestimulación** consiste en la aplicación de una corriente eléctrica capaz de despolarizar la membrana de la fibra muscular (o nerviosa) y producir su contracción de forma artificial.

Esta contracción muscular puede producirse por estimulación directa con la corriente eléctrica en las fibras nerviosas eferentes motoras, en el correspondiente tronco nervioso o en el propio músculo (punto motor).

Dependiendo de la inervación del músculo a tratar, la electroestimulación tendrá dos grandes aplicaciones:

- En denervaciones completas o parciales: Para volver a recuperar la función normal del músculo (contracción) que ahora no se produce o está muy alterada.
- En músculos sanos (inervación conservada): Para recuperar, mantener o aumentar el tono muscular.

La provocación artificial de contracciones musculares se realiza habitualmente mediante corrientes continuas interrumpidas o con corriente alternas. Para conseguir resultados adecuados, estas corrientes deberán ser similares a los impulsos fisiológicos que provocan la despolarización de las fibras musculares. En general, presentarán las siguientes características:

- Frecuencia tetanizante[1] (que provoquen contracciones musculares múltiples, de todo el músculo).
- Anchura de pulso similar al fisiológico, según el tipo de fibra muscular.
- Intensidad alta[2] (para que sea capaz de producir una respuesta motora de calidad).
- Moduladas en trenes, con o sin rampas.

2. CONSIDERACIONES GENERALES PREVIAS

Antes de hablar de la electroestimulación, es necesario hacer una descripción básica de las unidades funcionales de los músculos: las fibras musculares.

---

1 En la práctica, a partir de 7 Hz se considera una frecuencia tetanizante. Frecuencias menores producirán contracciones aisladas de algunas fibras del músculo. Las contracciones tetánicas más agradables se producen en el rango de 40-80 Hz.

2 El umbral bioeléctrico para la estimulación directa de la fibra muscular es entre 100 y1.000 veces más alto que el umbral para estimulación del nervio (electroanalgesia).

2.1. Clasificación de las fibras musculares

Las fibras musculares más importantes en el tema de la electroestimulación son las **fibras tipo I** y las **fibras tipo IIb**; es decir, las que habitualmente conocemos como fibras tónicas y fibras fásicas (o rojas y blancas respectivamente)[3].

Es importante conocer sus características principales así como sus diferencias ya que la corriente eléctrica va a actuar directamente sobre ellas y los resultados serán mejores si la adecuamos a estas peculiaridades (Fig. 1).

Fibras musculares tónicas	Fibras musculares fásicas
Fibras "rojas"/Fibras tipo I	Fibras "blancas"/Fibras tipo IIb
Capilaridad elevada	Capilaridad baja
Inervación neuronas Alfa2	Inervación neuronas Alfa1
Frecuencia tetánica 10-20 Hz	Frecuencia tetánica 50-150 Hz
Metabolismo aeróbico (más mioglobina)	Metabolismo anaeróbico (menos mioglobina)
Más resistentes a la fatiga	Se fatiga fácilmente
Estáticas o posturales	Dinámicas
Función principal: resistencia	Función principal: fuerza y potencia

Figura 1. Algunas características de las fibras musculares tónicas y fásicas.

- Las fibras tónicas son de menor grosor, por lo que podrán desarrollar menor fuerza que las fásicas; que suelen ser, como mínimo, el doble de gruesas) pero son más resistentes a la fatiga muscular ya que realizan un metabolismo aeróbico, mientras que las fásicas son menos resistentes porque su tipo de metabolismo anaeróbico genera muchos residuos de ácido láctico.
- Las fibras tónicas, generalmente, son las primeras en contraerse para producir un movimiento (tienen un umbral de despolarización más bajo porque las motoneuronas Alfa2 son más pequeñas que las Alfa1 y, por tanto, se activan antes) pero realizan poca fuerza. Si el movimiento requiere un esfuerzo mayor se activarán después las fásicas cuya función es proporcionar una fuerza adicional de mayor duración o bien, una fuerza explosiva de corto plazo (en este caso sí pueden llegar a activarse antes que las tónicas).
- Las fibras tónicas predominan en músculos con una función constante y automática (los llamados músculos tónicos o de la estática y, generalmente, con una morfología longitudinal); una mayor actividad de fibras rojas ocurrirá en el ejercicio mantenido y en el que se requiera poca fuerza. Las fibras fásicas están más presentes en músculos del movimiento (músculos dinámicos de morfología más oblicua o transversal) y se reclutarán, sobre todo, cuando el ejercicio requiera de mucha fuerza, poca resistencia y corta duración.

[3] También existen las fibras tipo IIa (**fibras mixtas** o **intermedias**) que poseen características funcionales intermedias entre la fibra tónica y la fibra fásica y las **fibras tipo IIc**, fibras inmaduras presentes en el neonato

- Los tiempos de respuesta bioeléctrica también son diferentes según el tipo de fibra muscular (por eso se les llama coloquialmente fibras "rápidas" y fibras "lentas"). Esta diferencia será importante a la hora de escoger los parámetros de la corriente que sean más adecuados para cada tipo de fibras. En general:
  - ▷ **Fibras fásicas / rápidas / tipo IIb** responderán mejor a corrientes con:

    Tiempos de impulso más cortos: desde 0,2ms hasta 0,4ms.

    Frecuencia mayor: desde 50 Hz hasta 150 Hz.
  - ▷ **Fibras tónicas / lentas / tipo I** responderán mejor a corrientes con:

    Tiempos de impulso más largos: hasta 1ms.

    Frecuencia menor: aproximadamente desde 10-20 Hz.

2.2. Clasificación de la musculatura

Todos nuestros músculos están formados por ambos tipos de fibras pero en proporciones diferentes que van a depender del músculo en cuestión y, sobre todo, del tipo de actividad muscular predominante que realice.

Según la superioridad de un tipo u otro de fibras, los músculos pueden clasificarse[4] en:

a) **Músculos tónicos**
  - ▷ Paravertebrales y erectores del tronco (región lumbar y cervical)
  - ▷ Escalenos, ECM
  - ▷ Músculos de la cintura escapular: pectoral menor, angular de la escápula, trapecio superior, supraespinoso, deltoides anterior y posterior, porción corta del bíceps braquial, etc.
  - ▷ Cuadrado lumbar
  - ▷ Músculos del miembro inferior: piramidal, isquiotibiales, psoas, recto anterior, etc.

b) **Músculos fásicos**
  - ▷ Paravertebrales de la región dorsal (transverso-espinoso)
  - ▷ Abdominales
  - ▷ Músculos de la cintura escapular: romboides, trapecio inferior y medio, fascículos inferiores del pectoral mayor, deltoides medio y tríceps braquial.
  - ▷ Músculos del miembro inferior: vastos interno y externo, glúteos (mayor, menor y medio), tibial anterior, peroneos, gemelos, etc.

El uso diario y el entrenamiento muscular específico pueden producir transformación de unas fibras en otras, ya que las fibras son capaces de adaptarse a las condiciones

4 Se trata de una clasificación general ya que existe mucha variabilidad en el porcentaje predominante de un tipo de fibra u otro según muchos factores (raza, sexo, profesión, grado de ejercicio físico, etc.).

cambiantes: la conversión de fibras musculares fásicas en tónicas ocurre con mayor facilidad que al contrario y es reversible (p. ej. por la inactividad física). El grado de transformación depende de la constitución propia de cada persona. Este proceso también se puede conseguir con electroestimulación, las fibras musculares pueden sufrir esta modificación morfológica e histoquímica con largos e intensos periodos de entrenamiento mediante la elección de la frecuencia de estimulación específica de cada fibra:

- Una frecuencia baja (hasta aprox. 20 Hz) de forma continuada produce el "enrojecimiento del músculo.
- Una frecuencia alta (hasta aprox. 150 Hz) de forma continuada produce el "emblanquecimiento" del músculo.

2.3. Efectos de la corriente eléctrica en los músculos

- Aumento de la fuerza muscular (tonificación o potenciación muscular).
- Concienciación propioceptiva de la contracción muscular (en casos de inactividad funcional).
- Conseguir una contracción muscular artificial cuando no se puede de forma natural (p. ej. denervaciones).
- Mejora del trofismo muscular.
- Regulación del tono muscular.
- Reabsorción y bombeo de líquidos (a nivel sanguíneo y linfático).
- Relajación muscular (p. ej. en contracturas).
- Prevenir la fibrosis muscular.
- Modificación de la composición celular de la fibra muscular.

En personas sanas el incremento de fuerza conseguido con la electroestimulación no es superior al conseguido a través de ejercicio físico, pero en el caso de personas de musculatura débil o atrofiada, sí lo es. Este fenómeno quizá se explica en parte por el hecho de que con excitación eléctrica se contraen todas las unidades motrices sin distinción y con el ejercicio físico se contraen selectivamente según necesidad.

El tratamiento de electroestimulación debe complementarse **siempre** con ejercicio activo (con o sin resistencia) por parte del paciente para que los resultados sean mejores y más funcionales.

2.4. Formas de contracción muscular

Con electroestimulación podemos conseguir varios tipos de contracciones musculares que tendrán distintos usos terapéuticos:

a) **Contracciones aisladas**: Para electrodiagnóstico y tratamiento de parálisis periféricas. Se consigue con una frecuencia de 1 Hz (una contracción cada segundo, no es múltiple) o bien poniendo trenes muy amplios (p.ej. 50 Hz, tren de 1 segundo de trabajo y 15 segundos de pausa).

b) **De forma continuada** (sin interrupciones): Normalmente debe evitarse para no fatigar bruscamente al sistema neuromuscular; además pueden ser dolorosas y en intensidades elevadas producir lesiones. Pueden utilizarse en casos excepcionales, como por ejemplo:
   - ▹ Para conseguir una *relajación muscular por saturación*: deben ser muy débiles y con frecuencias altas, provocarán saturación del período refractario y una consiguiente relajación muscular posterior.
   - ▹ En técnicas de *elongación muscular*, la corriente se emitirá de forma continuada hasta que le haya desaparecido la sensación nociceptiva del estiramiento al paciente.

c) **Con trenes o ráfagas**: Es la forma más utilizada en electroestimulación porque provocan una contracción muscular múltiple de forma periódica con varios segundos de trabajo y varios segundos de descanso. Sus rampas de subida y de bajada deben ser progresivas.

d) **Vibración muscular**: Se producen al aplicar una frecuencia de entre 1 a 6 Hz sin trenes. Son muy útiles para relajar el músculo, p.ej. suelen aplicarse durante varios minutos después de la electroestimulación con ese objetivo.

3. TÉCNICAS DE ELECTROESTIMULACIÓN

3.1. Electroestimulación en músculos denervados

Cuando el conjunto neuromuscular se encuentra afectado (p. ej. en casos de denervación total o parcial):

- Se altera la capacidad funcional del músculo (mala o nula calidad de contracción al no recibir un adecuado estímulo eléctrico nervioso).
- Cambian las características bioeléctricas de las fibras musculares (éstas pueden no estar dañadas pero al no contraerse se adaptan al cambio y sus propiedades se modifican).
- Se produce un empeoramiento progresivo del metabolismo de la fibra muscular debido a la falta de inervación[5].

La persistencia en el tiempo de estos procesos (habitualmente la recuperación de las lesiones nerviosas es bastante lenta) conducirá a una atrofia muscular e, incluso, a una degeneración del tejido muscular que será sustituido finalmente por un tejido conjuntivo fibroso sin capacidad contráctil (**fibrosis**). Para evitar esta situación será esencial intentar mantener un mínimo de actividad funcional del músculo hasta que

---

[5] Según la teoría de Eccles, las fibras musculares se adaptan en todos los aspectos a la motoneurona que las inerva. Si se modifica su inervación, las propiedades de la fibra también variarán.

se produzca la recuperación del tejido nervioso dañado; el problema es que al realizar electroestimulación en esos músculos denervados con las corrientes y parámetros habituales (idóneos para una fibra muscular sana e inervada) no se produce el deseado efecto contráctil y no son eficaces.

Por tanto, para conseguir una contracción efectiva en esos músculos tendremos que, primero, averiguar sus nuevos parámetros bioeléctricos y, después, construir con esos datos una corriente adaptada a las nuevas circunstancias patológicas del conjunto neuromuscular.

3.1.1. Curvas de respuesta fisiológica

Se trata de un procedimiento de exploración en el que el fisioterapeuta podrá obtener información acerca de la respuesta de excitabilidad del tejido neuromuscular.

La realización de estas curvas tiene un triple objetivo:

- *Diagnóstico:* nos informará del estado patológico actual del conjunto neuromuscular (grado de denervación muscular).
- *Pronóstico:* la obtención de algunos parámetros nos informarán sobre la evolución de la lesión nerviosa.
- *Terapéutico*: obtendremos parámetros específicos para construir una corriente excitomotriz para tratar al músculo mientras ocurre la regeneración nerviosa.

Para realizarlas se colocarán dos electrodos (método bipolar) en los puntos motores del músculo o del nervio lesionado. Se aplicarán impulsos de tipo farádico aislados de duraciones de fase[6] decreciente (se comienza con 1.000 ms hasta 0,001 ms) y tendremos que determinar la intensidad requerida para generar una contracción apenas perceptible (ya sea visible o palpable) en el músculo (o músculos denervados) en cada uno de esos tiempos de impulso. Esos datos de intensidad encontrados se van indicando en una gráfica diseñada para tal fin. La curva aparece cuando se unen todos estos puntos.

Se realizan dos curvas consecutivas de la misma forma, sin variar ni mover los electrodos; la única diferencia es que una de ellas se realiza con impulsos de tipo cuadrangular (llamada curva I/T o curva de intensidad-tiempo) y la otra se realiza con impulsos triangulares (llamada curva A/T o curva de acomodación-tiempo). Ambas deben dibujarse en la misma gráfica (Fig. 2).

Una vez realizadas ambas curvas, se interpretarán de forma correcta los resultados y así, obtendremos una serie de parámetros y datos tanto para el diagnóstico del estado de excitabilidad del conjunto neuromuscular (que puede estar reducido o, incluso haber desaparecido) como para el tratamiento (forma de los impulsos, tiempo de pulso e intensidad necesaria para que se produzca la contracción).

La curva A/T de impulsos triangulares presenta un interés especial ya que nos va a proporcionar los datos necesarios para realizar la electroestimulación de una manera eficaz.

---

6 También llamados tiempos de impulso.

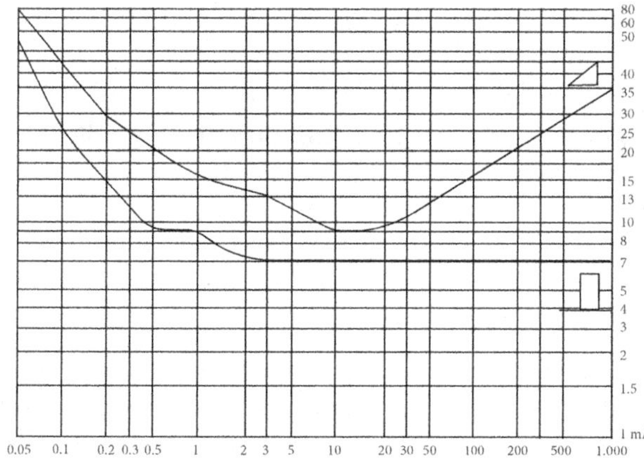

Figura 2. Ejemplo de una gráfica de electrodiagnóstico fisiológica (sin patología por denervación) con las curvas I/T y A/T.

Los parámetros que podemos obtener de la **curva I/T cuadrangular** o **CIR**[7] son:

- **Reobase**: Intensidad mínima de corriente necesaria para lograr una contracción muscular utilizando un impulso cuadrangular de 1 segundo de duración.
- **Punto o tiempo útil muscular**: Tiempo (en milisegundos) necesario u óptimo para provocar una contracción muscular con un impulso cuadrangular. Los valores para un músculo sano se estiman entre 1-10ms.
- **Punto o tiempo útil nervioso**: Tiempo (en milisegundos) necesario u óptimo para estimular la fibra nerviosa; sus valores de referencia están entre 0,1-1ms.
- **Umbral farádico**: Intensidad mínima necesaria para la contracción muscular utilizando un impulso cuadrangular de 1ms (que es el tiempo de impulso habitual de las corrientes farádicas).
- **Cronaxia**: Tiempo de impulso que corresponde en la gráfica a la intensidad doble de la reobase. Para músculos sanos, su valor está comprendido entre 0,05-1ms. Este tiempo es progresivamente mayor en función del grado de afectación patológica del conjunto neuromuscular. Es un parámetro de diagnosis y de pronóstico.

Los parámetros que podemos obtener de la **curva A/T triangular** son:

- **Umbral galvano-tétano (UGT):** Intensidad mínima de corriente necesaria para lograr una contracción muscular utilizando un impulso triangular de 1 segundo de duración.
- **Umbral farádico**: Intensidad mínima necesaria para la contracción muscular utilizando un tiempo de impulso triangular de 1ms (el habitual de las corrientes farádicas).

---

7 CIR: Curva de intensidad rectangular.

- **Duración de fase óptima (ángulo de deflexión):** Tiempo (en milisegundos) necesario u óptimo para provocar una contracción muscular con un impulso triangular; valores de referencia entre 10-100ms.
- **Índice o coeficiente de acomodación**: Resultado de dividir el UGT entre la reobase y expresa de forma cuantitativa el grado de acomodación del músculo. Si se encuentra entre 2,5-7 se consideran valores normales de acomodación; valores inferiores indicarán pérdida de acomodación (denervación) y valores superiores indicarán hipersensibilidad. También es un parámetro útil para el diagnóstico y el pronóstico de la lesión.

El objetivo fundamental de la realización de estas curvas es encontrar el tiempo de impulso adecuado para tratar a estos músculos: será el punto más bajo de la curva triangular (por eso se llama "duración de fase óptima" o ángulo de deflexión) (Fig.3). El resto de parámetros me da una información más cualitativa del estado del conjunto neuromuscular.

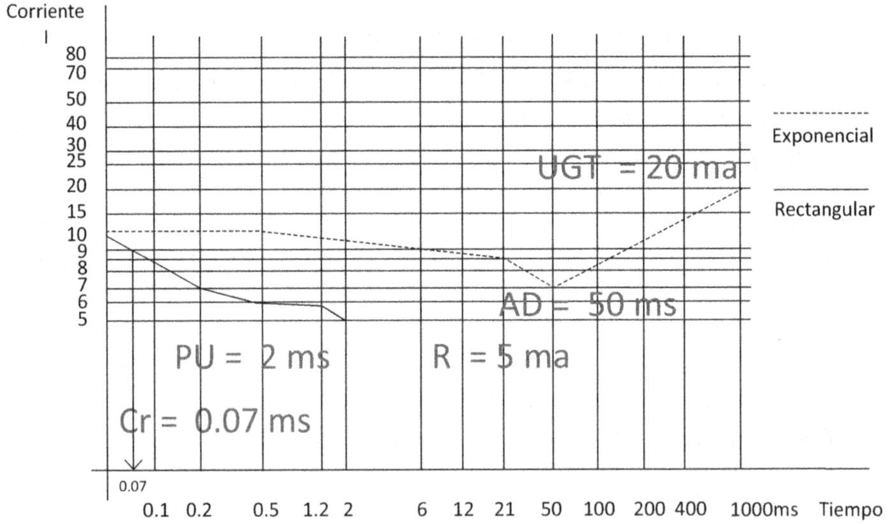

Figura 3. Ejemplo práctico de la representación gráfica de las curvas I/T y A/T con sus principales parámetros señalados. UGT (Umbral Galvano-Tétano); AD (ángulo de deflexión); R (Reobase); PU (Punto útil muscular) y Cr (Cronaxia)[8].

3.1.2. Tratamiento electroterápico en músculos denervados

Con toda la información obtenida de las curvas de respuesta fisiológica y gracias a una correcta interpretación de las mismas, ya se puede realizar de forma adecuada

8 Imagen en http://www.vertebien.com.ar/definiciones.html

y selectiva el tratamiento mediante corriente eléctrica de esos músculos alterados[9], p. ej.: en parálisis periféricas.

- **Forma del impulso**: Para provocar una contracción selectiva de las fibras nerviosas denervadas (sin que aparezca contracción de las fibras sanas cercanas) se optará por un impulso de tipo triangular o exponencial.
- **Tipo de corriente**: Se utilizarán corrientes farádicas de tipo triangular en forma de impulsos aislados (nunca en trenes al principio del tratamiento). Cuando el músculo(s) vuelven a poseer una inervación más adecuada pueden aplicarse estímulos múltiples (trenes de faradización) seguidos de ejercicios activos.
- **Duración del impulso** *(duración de la fase)*: La duración del impulso óptima se encuentra en el punto más bajo de la curva de impulsos triangulares.
- **Duración de las pausas entre impulsos**: El intervalo entre impulsos debe ser lo bastante largo para dar tiempo al músculo para que se recupere de la contracción (como mínimo el doble del tiempo de la duración del impulso pero ampliarlas más en casos de patología). En la práctica se suele utilizar 2.000 mseg (2 segundos), y se podrá llegar hasta los 5 segundos en casos de denervación casi completa.
- **Intensidad de la corriente**: La intensidad se ajustará entre el nivel de estimulación motora (aparezca contracción) y el umbral máximo de tolerancia. Desde un punto de vista práctico suele alcanzarse el doble de la intensidad que se alcanzó para lograr la duración de fase óptima. En todos los casos, la intensidad deberá estar siempre por debajo del umbral de tolerancia.
- **Duración del tratamiento**: El tratamiento se termina tan pronto como se produzca fatiga del músculo o grupo muscular (va disminuyendo la calidad de las contracciones). No debe superar los diez minutos.

Hay que destacar que este tratamiento sólo tendrá sentido si existen posibilidades razonables de reinervación del músculo.

El objetivo del tratamiento va a ser la optimización y mantenimiento del tejido muscular (mejorar la atrofia y prevenir la fibrosis degenerativa) mientras ocurre la regeneración nerviosa.

3.2. Electroestimulación en músculos sanos

3.2.1. Fortalecimiento muscular

Los objetivos de la electroestimulación son:

- Mantenimiento de la fuerza muscular.
- Recuperar la fuerza muscular (tonificación).

---

9 Los datos de las curvas de respuesta fisiológica también se pueden utilizar en el tratamiento de músculos sanos.

- Aumento de la fuerza muscular (potenciación muscular).
- Recuperar la sensación propioceptiva de contracción muscular.
- Estimular la circulación sanguínea en el músculo.
- Evitar o disminuir el edema en miembros.
- Disminuir los estados de espasmo o contractura muscular.
- Preservar la calidad y cantidad del tejido muscular (prevenir la fibrosis).

3.2.1.1. Tipos de corrientes alternas utilizadas

La electroestimulación sólo se aplicará si el sistema nervioso periférico está intacto (si no es así, tal y como hemos indicado anteriormente, usaríamos corrientes de tipo farádico para el tratamiento de las parálisis periféricas).

Los tipos de corrientes alternas usados en electroestimulación son:

- **ESTIMULACIÓN MUSCULAR ELÉCTRICA (TENS o EMS)**

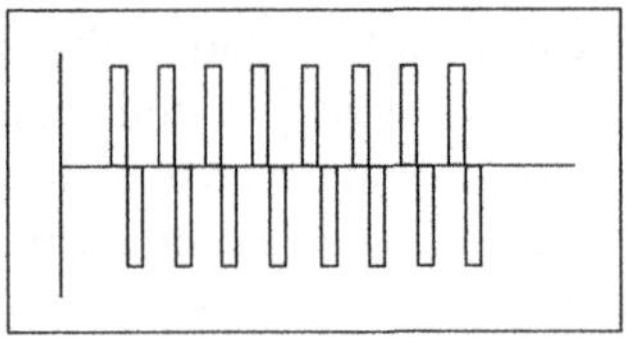

Figura 4. Impulso bifásico simétrico de baja frecuencia, adecuado para electroestimulación.

Son corrientes alternas de baja frecuencia (entre 10 y 150 Hz) formadas por impulsos bifásicos simétricos (Fig. 4). Su intensidad máxima es de 80 mA (miliamperios).

Son el mismo tipo de corriente que el TENS para electroanalgesia, con sus parámetros ligeramente modificados para adecuarlos a las características bioeléctricas de las fibras musculares (tónicas o fásicas). Algunos autores las llaman EMS[10] (Fig. 5).

- ▹ *Duración del impulso*: Entre 0,2 y 0,4 ms (fibras rápidas e intermedias); hasta 1ms (fibras lentas).
- ▹ *Frecuencia*: 20 Hz o menos (músculos tónicos); 50 Hz (músculos intermedios)[11]; de 80 Hz hasta 150 Hz (músculos fásicos).
- ▹ Siempre agrupados en forma de *trenes* (con o sin rampas).
- ▹ Intensidad máxima tolerable (buena calidad de contracción muscular).

---

[10] TENS = *Transcutaneous electrical nerve stimulation*. EMS = *Electrical muscle stimulation*.

[11] 50 Hz se considera una frecuencia adecuada en la mayoría de los casos cuando no existe una marcado predominio de un tipo u otro de fibras o cuando aún siendo el músculo de predominio fásico, su estado y actividad actuales han modificado la composición de estas fibras (p. ej. cuádriceps en caso de atrofia muscular por desuso).

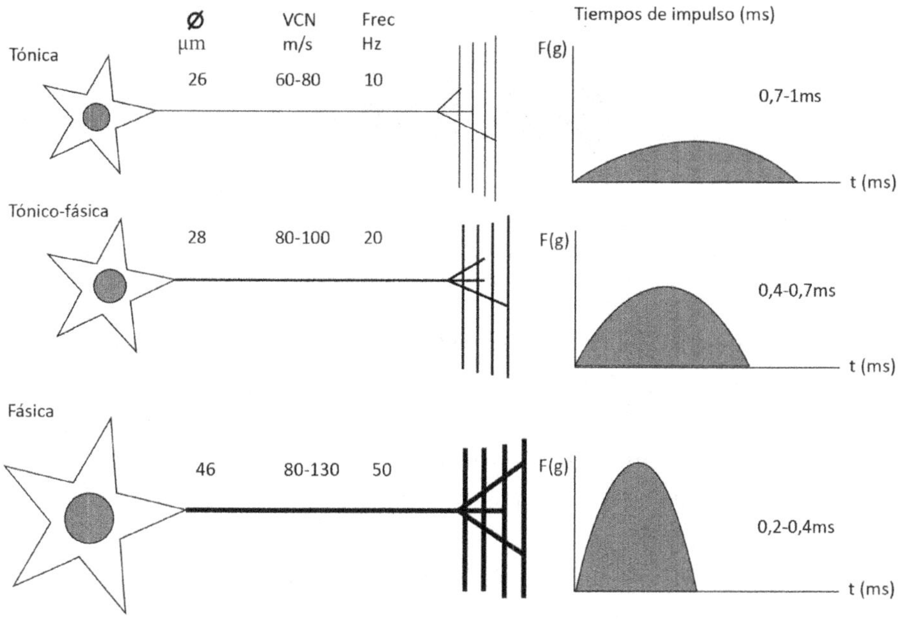

Figura 5. Características bioeléctricas de los distintos tipos de fibras musculares (Ø=diámetro; VCN=Velocidad de conducción nerviosa; Frec= Frecuencia).

- **CORRIENTES INTERFERENCIALES (MEDIA FRECUENCIA)**

  Estas son las corrientes que presentan mayores ventajas a la hora de realizar electroestimulación: penetran muy bien en los tejidos alcanzando mayor profundidad que el resto (debido a su mayor frecuencia), no producirán ningún efecto galvánico (ni eritema ni quemadura) y permite intensidades más elevadas (más de 80 mA) sin ocasionar daño a los tejidos. Son muy bien toleradas por los pacientes.

  Pueden ser de dos tipos:

  a) **Interferenciales clásicas. Tipo BIPOLAR**

  Compuesta por dos corrientes alternas de media frecuencia que se cruzan para que se produzca una interferencia entre ambas (la frecuencia de estas ondas portadoras es de aprox. 4.000 Hz). Como consecuencia de la interferencia, el resultado será una única corriente que está modulada con forma sinusoidal (Fig. 6). Aunque sigue siendo de media frecuencia, la repetición cíclica de su modulación es de baja frecuencia y el organismo la entiende como tal. Esta onda modulada se llama AMF y su frecuencia oscilará entre 10-150Hz.

  - *Frecuencia portadora*: Generalmente 4.000 Hz.
  - *AMF:* 20 Hz o menos (músculos tónicos); 50 Hz (músculos intermedios); de 80 Hz hasta 150 Hz (músculos fásicos).
  - Siempre agrupados en forma de *trenes* (con o sin rampas).
  - *Intensidad máxima tolerable* (buena calidad de contracción muscular).

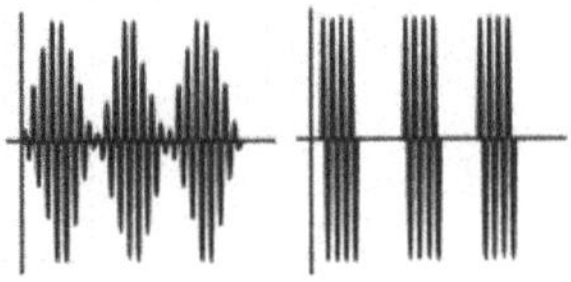

Figura 6. Tipos de modulación en corrientes interferenciales: de tipo sinusoidal (clásicas) y de tipo cuadrangular (rusas o de Kotz).

b) Corrientes rusas o Corrientes de Kotz[12].

Son corrientes interferenciales de media frecuencia con una modulación cuadrangular. Se consiguen excelentes resultados con mínimas molestias.

Sus parámetros son específicos (Fig. 7):

- *Frecuencia de onda portadora*: 2.500 Hz.
- *AMF* de 50 Hz.
- *Ciclo de trabajo* del 50% (Ratio impulso/pausa de 1:1; 10 ms de impulso y 10 ms de reposo).
- La modulación cuadrangular resultante viene agrupada en forma de *trenes* (10 segundos de trabajo muscular y 50 segundos de pausa). Además estos trenes también están modulados en intensidad (creciente al principio y decreciente al final, como si fueran rampas).
- *Intensidad máxima tolerable.*

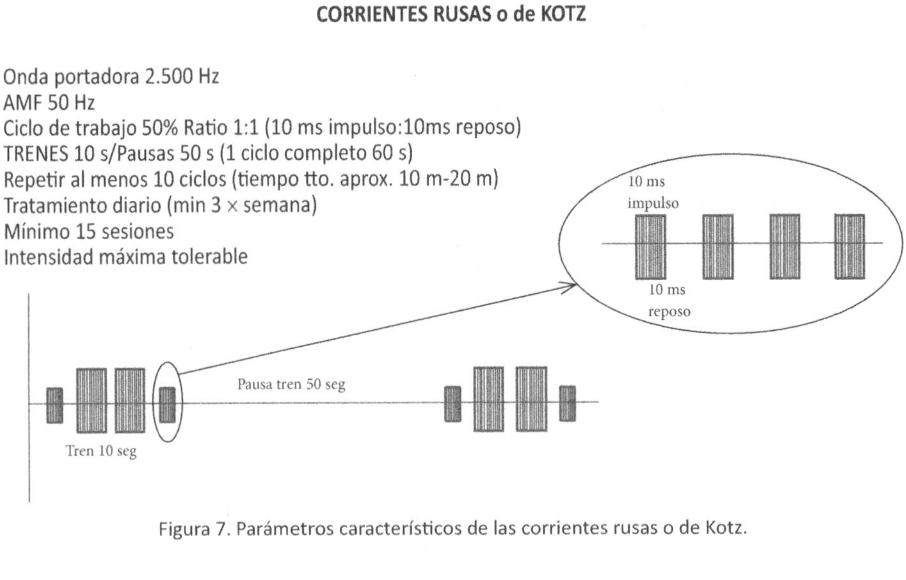

Figura 7. Parámetros característicos de las corrientes rusas o de Kotz.

---

[12] Hace referencia al profesor de Medicina ruso, Yakov Kotz, que en la década de los setenta las desarrolló como método de potenciación muscular.

- **TRENES DE FARADIZACIÓN (CORRIENTES NEOFARÁDICAS)**

  En la actualidad son corrientes alternas asimétricas de baja frecuencia[13] y aunque, se han eliminado las semiondas negativas, presenta un alto componente galvánico (con sus ventajas e inconvenientes). No son tan bien toleradas por los pacientes, sobre todo a intensidades altas.

  - *Frecuencia* de la corriente farádica es específico: 50 Hz. (Tiempo de impulso 1ms: tiempo de pausa 19ms. Ciclo completo dura 20ms y en un segundo (1.000ms) caben 50 ciclos). Algunos aparatos permiten su modificación.
  - Los *trenes de faradización* están formados por conjuntos de estos impulsos con forma cuadrangular agrupados en trenes de intensidad creciente y descenso también decreciente (rampas). Tiempo de trabajo del tren: suficiente para conseguir y mantener la contracción unos segundos; en su cálculo hay que incluir a las rampas. Tiempos de reposo del tren (al menos el doble de segundos que el de trabajo) (Fig.8).
  - *Intensidad alta* (máxima tolerable) que permita una contracción muscular de calidad; si aparecen molestias debido a ella es preferible optar por otra corriente excitomotriz sin componente monofásico que dejarla y que se produzcan efectos adversos (dolor, eritema, etc.)

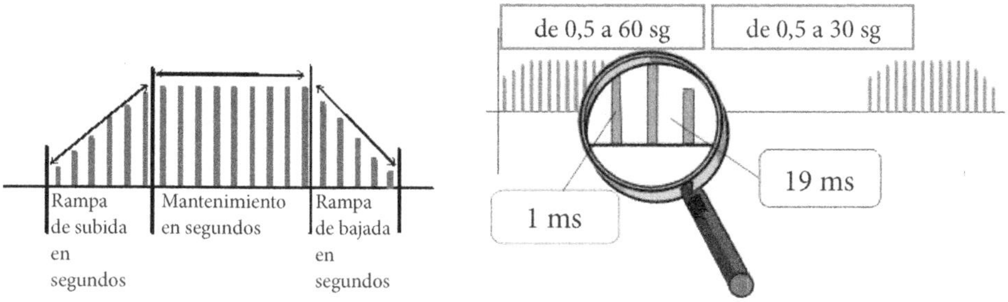

Figura 8. Esquema de los trenes de faradización.

Aunque pueden utilizarse para fortalecimiento muscular habitual, su principal indicación son los casos de reinervación incipiente en parálisis periféricas.

3.2.1.2. Normas de aplicación clínica

Como normas generales a la hora de aplicar estas técnicas de electroestimulación, podemos citar:

- Es aconsejable calentar previamente los grupos musculares a trabajar (con electroterapia suave, calor, masaje, etc.).
- Colocación adecuada de los electrodos: Antes de ejecutar una estimulación muscular, es preciso ubicar el electrodo activo (negativo) en un punto motor,

[13] Las primeras farádicas fueron corrientes continuas interrumpidas (triangulares y cuadrangulares).

ya sea muscular (placa motora) o nervioso, para obtener la mayor efectividad terapéutica. Si se estimula en otra área, el umbral de dolor se podría encontrar rápidamente y esto no permitiría obtener un nivel alto de intensidad que pudiera provocar una buena contracción muscular[14].

- ▷ *Método bipolar.* Los dos electrodos son del mismo tamaño y quedan ubicados dentro del músculo que se quiere estimular. Colocar, preferiblemente, el electrodo negativo en el punto motor. Generalmente se aplica en músculos grandes y longitudinales.
- ▷ *Método monopolar.* El electrodo activo (negativo), más pequeño, se colocará en un punto motor (ya sea nervioso o muscular). El electrodo indiferente, que es de mayor tamaño, se ubicará también en el músculo en cuestión, proximal al electrodo activo. Se puede utilizar en músculos pequeños o para estimular selectivamente puntos motores

- Elección del tejido a estimular:
  - ▷ *Estimulación directa en el músculo*: aplicación bipolar o monopolar.
  - ▷ *Estimulación nerviosa*: aplicación monopolar; electrodo negativo en punto motor nervioso; electrodo positivo cercano en vientre muscular.
  - ▷ *Estimulación mixta*: intentamos abarcar puntos motores tanto musculares como nerviosos con una aplicación bipolar.
- Intensidad elevada de la corriente que provoque una contracción tetánica de buena calidad (muchos autores recomiendan el nivel máximo de tolerancia); siempre evitando la aparición de dolor y pudiendo empezar con intensidades más bajas en las primeras sesiones (siempre que se produzca una contracción muscular) e ir aumentándola progresivamente conforme mejora el estado del músculo.
- El tipo de impulso más eficaz para electroestimulación es el cuadrangular[15] (ya que la membrana de las fibras musculares siguen la ley del "todo o nada" a la hora de despolarizarse). De la misma manera será la forma de los trenes, más o menos atenuada si añadimos rampas).
- El parámetro de duración del impulso se pueden obtener de las curvas de respuesta fisiológica o podemos aplicar los valores estándar para músculos sanos según las características bioeléctricas de las fibras que predominen (Fig. 5). La frecuencia también se escogerá en función del tipo o estado del músculo:
  - ▷ Músculo fásico y bien entrenado: Tiempos de impulso muy cortos (Entre 0,2-0,4 ms). Frecuencia entre 80-150 Hz.
  - ▷ Músculo con predominio de fibras intermedias (la mayoría de los casos, p. ej. músculos fásicos poco entrenados o atrofiados): Tiempos de impulso entre 0,2-0,5 ms). Frecuencia óptima alrededor de 50 Hz.

---

[14] A veces, la aparición de dolor durante una estimulación eléctrica muscular puede ser señal de una mala ubicación de los electrodos.

[15] Exceptuando, como hemos indicado, el tratamiento de las parálisis periféricas que se realizarán con impulsos triangulares.

  - ▷ Músculo tónico[16]: Tiempos de impulso mayores (entre 0,4-1ms). Frecuencias entre 10-20 Hz.
- Los impulsos siempre se agruparán en forma de trenes, también llamados "ráfagas", para que se produzca una sola contracción múltiple o tetánica mantenida en el tiempo (puede oscilar entre 2-10 segundos). También se pueden poner rampas a estos trenes (de ascenso, descenso o ambas) lo que aumentaría el tiempo total del tren. Los reposos entre cada tren deberán ser de, al menos, el doble del tiempo de contracción (incluso mayores según el grado de lesión o de debilidad).
- El tiempo de contracción efectiva del músculo en cada sesión de tratamiento debería de ser, como máximo, de 15 minutos (sin contar los reposos; si los incluimos toda la sesión podría durar, también como máximo, 30 minutos) (Fig. 9).
- Con electroestimulación podemos conseguir los distintos tipos de contracción muscular:
  - ▷ Isométrica o estática. La corriente realiza la contracción isométrica del músculo, sin que el paciente haga nada o le podemos pedir al paciente que contraiga el músculo al mismo tiempo.
  - ▷ Dinámica concéntrica. Situamos la articulación en posición de reposo y cuando aparezca la corriente le pedimos al paciente que realice el movimiento a la vez[17]. Puede hacerse con o sin resistencia.
  - ▷ Excéntrica. Cuando venga la corriente le pedimos al paciente que realice el movimiento antagonista. Reservado para músculos en estado óptimo.
- Puede realizarse mediante "aplicación intencionada" (el propio paciente es el que controla el interruptor del aparato y al pulsarlo se emite la corriente para provocar la contracción).
- Al finalizar la sesión se aconseja relajar la musculatura (con vibraciones electroterápicas, masaje,..) y/o realizar estiramientos.
- La duración total del tratamiento suele ser de unas tres semanas con tratamiento diario, o al menos tres veces en semana (Fig. 9).
- El tratamiento de electroterapia puede también ser considerado en sí mismo como una forma de calentamiento muscular previo a la realización de otro tipo de ejercicios dinámico y propioceptivos.
- Para conseguir los mejores resultados el tratamiento de electroestimulación siempre debe combinarse con ejercicios activo dinámico y funcional.

---

[16] Hay que recordar que la mayoría de músculos puramente tónicos se encuentran en planos anatómicos profundos de difícil acceso para la electroterapia.

[17] Si el paciente realiza movimientos dinámicos y se va a mover la zona donde están colocados los electrodos, puede ser conveniente cambiar el modo de trabajo de CC a CV para evitar posibles molestias por variación de intensidad.

- En la clínica habitual es frecuente realizar con electroestimulación todas las fases de la potenciación muscular: calentamiento, trabajo muscular y relajación. Un **ejemplo práctico** para estimular un músculo fásico con EMS podría ser:
  a) *Calentamiento:* Tiempo de impulso 0,3 ms. Frecuencia 20-25 Hz. Trenes de 3: 6 (3 segundos de trabajo y 6 segundos de descanso). Durante 4-5 minutos. Intensidad suficiente para producir contracciones suaves.
  b) *Trabajo muscular*: Tiempo de impulso 0,2-0,4 ms. Frecuencia 80 Hz. Trenes de 6/12. 20 minutos. Nivel máximo de tolerancia.
  c) *Relajación*: Tiempo de impulso 0,2-0,4 ms. Frecuencia 5 Hz. Sin trenes. 2 minutos. Intensidad suficiente para notar una leve vibración muscular agradable.

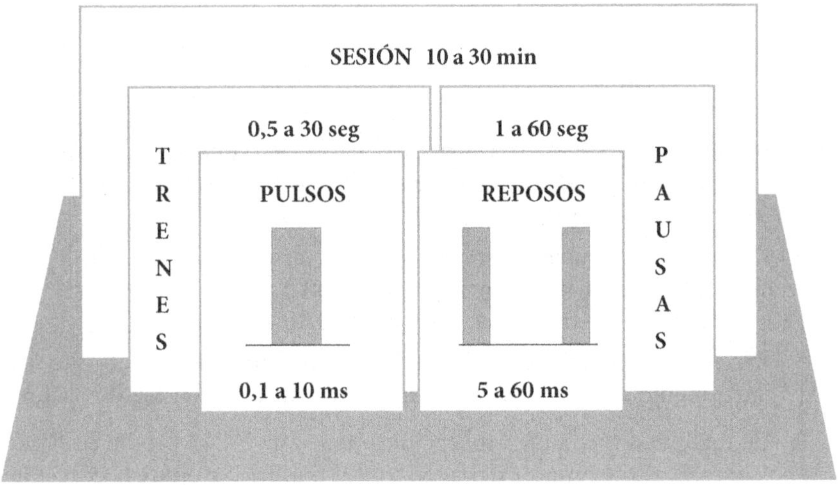

Figura 9. Esquema general del tratamiento con electroestimulación (para músculos sanos).

3.2.1.3. Indicaciones

- Atrofias musculares por desuso.
- Mantenimiento del trofismo muscular en caso de lesiones nerviosas periféricas.
- Inestabilidad articular.
- Entrenamientos musculares (nivel deportivo).
- Readaptación al ejercicio tras periodos de inactividad o inmovilización.
- Reeducación de esfínteres (p.ej. incontinencias).
- Reeducación perineal.
- En fases preoperatorias para prevenir la atrofia y conservar el trofismo muscular.
- En fases postoperatorias para recuperar el trofismo y la fuerza muscular (p. ej. artroscopias, meniscectomías, etc.).

- Alteraciones del raquis (algias o desequilibrios).
- Desequilibrios musculares.

3.2.1.4. Precauciones

- Podemos producir **daño al tendón,** dado que en esta contracción "externa o artificial" del músculo estamos neutralizando el mecanismo de protección contra una tensión excesiva del músculo.
- El incremento súbito de la fuerza y de las contracciones que se generan por la estimulación eléctrica (o una mala dosificación) pueden llegar a **dañar el tejido conjuntivo**, sobre todo la fascia muscular o producir micro roturas fibrilares. Subir y bajar la intensidad siempre muy progresivamente.
- Si la frecuencia es muy alta (tiempo de reposo entre impulsos corta) y la intensidad elevada, se corre el riesgo de **tetanización súbita**, con el consiguiente peligro de causar roturas o laceraciones de las fibras musculares.
- La aparición de dolor o fatiga muscular suspendería inmediatamente la sesión de tratamiento.

3.2.1.5. Contraindicaciones

- Áreas con inflamación (tendinitis, artritis, bursitis, capsulitis, etc.).
- Zonas infectadas.
- Lesiones musculares agudas (roturas fibrilares, etc.)
- Ciertas miopatías.
- Tejidos no consolidados (fracturas, heridas, etc.).
- Flebitis.
- Trombosis.
- Zonas de hipoestesia o anestesia.

3.2.2. Elongación muscular

En la literatura científica todavía se encuentran pocas indicaciones directas para el estiramiento muscular mediante corrientes eléctricas. Algunos estudios indican que este método ofrece varias ventajas en comparación los métodos tradicionales, sobre todo, si se requieren resultados a corto plazo; es decir, si el músculo debe ser estirado rápidamente el estiramiento mediante corriente eléctrica es un método efectivo para ello.

3.2.2.1. Ventajas de la elongación muscular mediante electroterapia

- Con la electroestimulación se consigue reclutar casi al 100% de las unidades motoras. Como consecuencia:
  - ▹ Se conseguirán estirar fibras más profundas del músculo que habitualmente no se estiran con los métodos clásicos.

  - ▹ Se generará calor en el interior del músculo; calor con efecto beneficioso en la matriz del colágeno, volviéndose el músculo más flexible.
  - ▹ El estiramiento será mucho más intenso (de más fibras musculares).
- La corriente eléctrica bloquea la transmisión nociceptiva (de la sensación de estiramiento al límite al llegar a la barrera motriz), por ello la elongación se producirá sin que el paciente aumente el tono muscular como reacción defensa al dolor provocado por esa sensación de estiramiento forzado.
- Con esta técnica estamos realizando un trabajo excéntrico del músculo en cuestión, con los efectos beneficiosos añadidos de este tipo de trabajo muscular.

3.2.2.2. Tipo de corrientes para elongación muscular

Para el estiramiento muscular se utilizarán preferiblemente corrientes alternas de baja frecuencia (tipo EMS: p. ej. 50 Hz de frecuencia y 0,3 ms de impulso, aplicación continua) o de media frecuencia (interferenciales bipolares: p. ej. 4000 Hz de onda portadora y 100 Hz de frecuencia, también con aplicación continua)[18]. La razón de esta elección es porque:

- Se necesitan intensidades altas.
- Son corrientes más suaves y soportables.
- No producen quemaduras ni otro tipo de efectos galvánicos.

Si se necesitaran intensidades superiores a los 80 mA entonces la corriente de elección sería las corrientes interferenciales bipolares, ya que ese es el límite máximo de intensidad en las corrientes de baja frecuencia (EMS), pudiendo aparecer molestias a esos elevados niveles.

3.2.2.3. Normas de aplicación clínica

Es frecuente que después de esta técnica aparezcan "agujetas" o dolores en la masa muscular durante 2-3 días, debido a las microlesiones que se han producido al estirar las fibras repartidas por todo el músculo. Debido a estas molestias también puede aparecer rigidez articular (con función protectora).

Aunque la técnica en sí es muy eficaz, con resultados evidentes casi de inmediato, también son muy frecuentes estos efectos adversos mencionados (agujetas intensas, dolor y/o rigidez posterior, pequeñas lesiones o roturas fibrilares, etc.). Por tanto, la utilización o no de la técnica será una decisión a tomar por el fisioterapeuta valorando sus ventajas e inconvenientes.

Como normas generales de la aplicación práctica:

- **Colocación de los electrodos**: en ambos lados del vientre muscular; aplicación bipolar.

---

[18] No serían adecuadas las corrientes rusas o de Kotz porque va vienen moduladas en trenes y para elongación muscular usaremos la corriente mantenida en el tiempo, sin modular.

- El **desarrollo de la técnica** es el siguiente:
  - ▹ Se selecciona el tipo de corriente, que sea suave, sin efectos galvánicos y que permita una gran amplitud. P. ej. corriente interferencial bipolar; AMF de unos 100 Hz; Onda portadora de 4,000 Hz. Sin trenes, aplicación continua.
  - ▹ Se realiza el estiramiento del músculo (contracción muscular del antagonista) hasta llegar a esa sensación molesta que nos indica el final de la flexibilidad. Entonces se sube progresivamente la intensidad de la corriente eléctrica hasta que se note bien la contracción muscular y ya no se perciba la sensación molesta del estiramiento.
  - ▹ Se vuelve a estirar el músculo realizando una contracción del antagonista hasta que se vuelve a sentir el estiramiento, inmediatamente subimos la intensidad hasta que vuelva a desaparecer la sensación de estiramiento.
  - ▹ Este proceso se repite hasta que se haya obtenido el resultado deseado o hasta que la sensación de estiramiento ya no desaparezca aunque aumentemos más la intensidad de la corriente. En ese punto se habrá alcanzado el límite de elasticidad del colágeno del tejido conjuntivo.
- La **amplitud** se determinará de forma subjetiva por el paciente según sea la sensación del estiramiento muscular. Cuando realizamos la elongación muscular y esta sensación aparece su subirá la intensidad de la corriente hasta que desaparezca. Esta sensación de estiramiento desaparece, entre otras causas, precisamente por el bloqueo que provoca la corriente eléctrica.
- En cuanto a la **duración de la sesión**, el tratamiento se acabará cuando se haya conseguido el efecto de estiramiento deseado (p. ej. conseguir mayor rango articular, una determinada distancia, etc.) o cuando la sensación de estiramiento ya no desaparezca aunque aumente la intensidad de la corriente. En la práctica habitual, la duración aproximada no excede de unos 4-5 minutos.
- **Repetición de la sesión**: Esta decisión vendrá determinada por la efectividad conseguida en la primera sesión. Por tanto, pueden ocurrir varias situaciones:
  - ▹ El músculo ya se estira hasta la longitud deseada (después de esa única sesión) y no ha vuelto a acortarse. No se repetirán más sesiones.
  - ▹ El músculo se estiró hasta el objetivo deseado pero se ha vuelto a acortar. Repetiremos sesiones. Hay que tener en cuenta que si el músculo se volvió a acortar pasadas sólo unas horas después de la sesión de tratamiento, es posible que se trate de un acortamiento muscular funcional; esto sería una contraindicación y no realizaríamos más sesiones porque no serían efectivas.
  - ▹ El músculo no alcanzo el grado de estiramiento deseado en la primera sesión. Se necesitarán más sesiones siempre que no se produzcan lesiones ni efectos secundarios.
- La *frecuencia de repetición* de las sesiones será determinada por el estado muscular; en cuanto hayan desaparecido los fenómenos de rigidez y/o agujetas podrá realizarse la siguiente sesión.

3.2.2.4. Indicaciones

- Acortamientos musculares causados por hipertonía.
- Acortamientos musculares causados por rigidez del tejido conjuntivo (P. ej. fibrosis recientes con adherencias poco establecidas, tendinitis, epicondilalgias, tendinitis aquilea, falta de flexibilidad, etc.).

3.2.2.5. Precauciones

- Se puede producir rotura o lesiones de estructuras musculares muy fácilmente debido al bloqueo de la sensación nociceptiva que nos informaba de la posibilidad cercana de lesionar el tejido.

  Podemos intentar minimizar este riesgo intentando que la realización de la técnica recaiga, casi por completo, en el paciente que podrá así controlar mejor sus sensaciones. Por ejemplo:

  - No realizar el estiramiento de forma pasiva (no debe hacerlo el fisioterapeuta) sino de forma activa, mediante contracción isométrica del antagonista.
  - Aplicación intencionada de la corriente: así el paciente controlará perfectamente cuando aplicar la corriente y con qué intensidad.
- Debido a la eficacia del método, se produce un desequilibrio inmediato agonista-antagonista.
- No debe emplearse nunca previo al deporte ya que pueden haberse producido, fácilmente, lesiones tisulares.

3.2.2.6. Contraindicaciones

- Lesiones musculares o tendinopatías en fase aguda.
- Afecciones articulatorios agudos (artritis, bursitis, etc.).
- Tejidos no consolidados como fracturas, roturas fibrilares y ligamentosas.
- Algunas formas de espasticidad.
- Algunas formas de miopatías.
- Acortamientos musculares funcionales.

Temario específico
Volumen 3

Servicio Andaluz de Salud (SAS)

Fisioterapeutas

Servicio Andaluz de Salud
(SAS)

Bibliografía y Webgrafía

Rodio
ediciones

TEMA 44

- https://www.youtube.com/watch?v=dG28FUi1ugo#t=25
- https://www.youtube.com/watch?v=nFh-RxiHTas

TEMA 46

- http://www.sld.cu/galerias/pdf/sitios/rehabilitacion/fisioterapia_en_pacientes_criticos_1.pdf
- http://www.fisiorespiracion.es/quees.htm
- http://es.slideshare.net/martitaseas/fisioterapia-respiratoria-pacientes-crticos
- http://patients.thoracic.org/information-series/es/resources/07ventilacion.pdf
- http://www.eccpn.aibarra.org/temario/seccion5/capitulo93/capitulo93.htm
- http://es.slideshare.net/guestaf3c660/destete-vetilatorio-mara-elena-moreno

TEMA 50

- Arcas MA, Gálvez DM, León JC, Paniagua SL y Pellicer M. "Tratamiento Fisioterápico en Pediatría". Sevilla. Eduforma. 2006. 1ª Edición.
- Dimeglio A. "Ortopedia infantil cotidiana". Masson. Sauramps Médical. Barcelona. 1991. 1ª Edición.
- Espinosa J, Arroyo MO, Martín P, Ruiz D y Moreno JA. "Guía Esencial de Rehabilitación Infantil". Editorial Médica Panamericana. Madrid. 2010. 3ª Reimpresión.
- Macías L y Fagoaga J. "Fisioterapia en Pediatría". McGraw – Hill – Panamericana. Madrid. 2002. 1ª Edición.
- Molnar GE y Alexander MA. "Pediatric Rehabilitation". Hanley & Belfus, INC. Philadelphia. 1999. 3ª Edición.
- Redondo MA y Conejero JA (directores). VVAA. "Rehabilitación Infantil". Editorial Médica Panamericana. Madrid. 2012. 1ª Edición.

TEMA 51

- Arcas MA, Gálvez DM, León JC, Paniagua SL y Pellicer M. "Tratamiento Fisioterápico en Pediatría". Sevilla. Eduforma. 2006. 1ª Edición.
- Dimeglio A. "Ortopedia infantil cotidiana". Masson. Sauramps Médical. Barcelona. 1991. 1ª Edición.
- Espinosa J, Arroyo MO, Martín P, Ruiz D y Moreno JA. "Guía Esencial de Rehabilitación Infantil". Editorial Médica Panamericana. Madrid. 2010. 3ª Reimpresión.
- Molnar GE y Alexander MA. "Pediatric Rehabilitation". Hanley & Belfus, INC. Philadelphia. 1999. 3ª Edición.

- Redondo M. A y Conejero JA (directores). VVAA. "Rehabilitación Infantil". Editorial Médica Panamericana. Madrid. 2012. 1ª Edición.

TEMA 52

- http://fissioterapia.blogspot.com.es/2012/05/la-columna-vertebral-raquis.html
- http://es.paperblog.com/dolor-interescapular-la-dorsalgia-595686/
- Manual de rehabilitación de la columna vertebral (editado por Craig Liebenson).
- http://www.vital-salud.org/enfermedades-neurologicas/dolor-de-espalda-lumbalgia-causas-diagnostico-tratamiento/

TEMA 56

- "El desarrollo de los niños paso a paso". Marta Sadurní Brugué, Carles Rostàn Sànchez, Elisabet Serrat Sellabona. Editorial UOC. 2008.
- "El desarrollo psicomotor. Desde la infancia hasta la adolescencia". Gloria Cabezuelo Huerta, Pedro Frontera Izquierdo. Narcea Ediciones. 2010.
- "Educación motriz y educación psicomotriz en Preescolar y Primaria". Roberto Rigal. Ed. Inde. 2006.
- "El niño discapacitado". Raúl H. Martino, Luis E. Barrera.
- "El niño sano". Álvaro Posada Díaz, Juan Fernando Gómez Ramírez, Humberto Ramírez Gómez. Editorial Panamericana.
- "Fisioterapia en Pediatría". L. Macías Merlo. Ed. Mc Graw Hill. 2003.

TEMA 57

- Calderón-Sepúlveda, RF. Escalas de medición de la función motora y la espasticidad en parálisis cerebral. Rev Mex Neuroci 2002; 3(5): 285-289.
- Le Métayer M. Reeducación cerebromotriz del niño pequeño. Educación terapéutica. Masson SA, 1995, Barcelona.
- Macías Merlo L, Fagoaga Mata J. Fisioterapia en Pediatría. Mc Graw-Hill Interamericana, 2002, Madrid.
- Póo Argüelles, P. Parálisis cerebral infantil. Protocolos Diagnóstico Terapeúticos de la AEP: Neurología Pediátrica.
- Robles Pérez de Azpillaga A, Rodríguez- Piñero Durán M, Zarco Periñán MJ, Rendón Fernández B, Mesa López C y Echevarría Ruiz de Vargas C. Versión española de la Gross Motor Function Measure (GMFM): fase inicial de su adaptación transcultural. Rehabilitación 2009; 43(5): 197-203
- Sistema de Clasificación de la Función Motora Gruesa para Parálisis Cerebral. Escala GMFCS publicada con autorización del Dr Robert Palisano.

Made in the USA
Monee, IL
08 November 2026

68091702R00308